“十二五”普通高等教育本科国家级规划教材
“十三五”高等医学院校本科规划教材

供基础、临床、护理、预防、口腔、中医、药学、医学技术类等专业用

医学细胞生物学

Medical Cell Biology

（第4版）

主　编　安　威

副主编　王宇童　赵俊霞

编　委（按姓名汉语拼音排序）

安　威（首都医科大学）
白　云（北京大学医学部）
董凌月（首都医科大学）
都　建（安徽医科大学）
聂晨霞（长治医学院）
王乾兴（遵义医科大学）
王宇童（首都医科大学）
项　鹏（中山大学中山医学院）
徐　晨（重庆医科大学）
杨宏新（内蒙古医科大学）
易　岚（南华大学医学院）
赵俊霞（河北医科大学）
赵文然（哈尔滨医科大学）
郑立红（齐齐哈尔医学院）

秘　书　吴　媛（首都医科大学）

北京大学医学出版社

YIXUE XIBAO SHENGWUXUE

图书在版编目（CIP）数据

医学细胞生物学 / 安威主编 .—4 版 .—北京：
北京大学医学出版社，2019.7（2023.7 重印）
ISBN 978-7-5659-1918-3

Ⅰ. ①医…　Ⅱ. ①安…　Ⅲ. ①医学－细胞生物学
Ⅳ. ① R329.2

中国版本图书馆 CIP 数据核字（2018）第 274985 号

医学细胞生物学（第 4 版）

主　　编：安　威
出版发行：北京大学医学出版社
地　　址：（100191）北京市海淀区学院路 38 号　北京大学医学部院内
电　　话：发行部 010-82802230；图书邮购 010-82802495
网　　址：http：//www.pumpress.com.cn
E-mail：booksale@bjmu.edu.cn
印　　刷：北京瑞达方舟印务有限公司
经　　销：新华书店
责任编辑：赵　欣　　责任校对：靳新强　　责任印制：李　啸
开　　本：850 mm×1168 mm　1/16　　印张：22　　字数：628 千字
版　　次：2019 年 7 月第 4 版　2023 年 7 月第 7 次印刷
书　　号：ISBN 978-7-5659-1918-3
定　　价：50.00 元

修订说明

国务院办公厅颁布《关于深化医教协同进一步推进医学教育改革与发展的意见》、以“5+3”为主体的临床医学人才培养体系改革、教育部本科临床医学专业认证等一系列重要举措，对新时期高等医学教育人才培养提出了新的要求，也为教材建设指明了方向。

北京大学医学出版社出版的临床医学专业本科教材，从2001年开始，历经3轮修订、17年的锤炼，各轮次教材都高比例入选了教育部“十五”“十一五”“十二五”国家级规划教材。为了顺应医教协同和医学教育改革与发展的要求，北京大学医学出版社在教育部、国家卫生健康委员会和中国高等教育学会医学教育专业委员会指导下，经过前期的广泛调研、综合论证，启动了第4轮教材的修订再版。

本轮教材基于学科制课程体系，在院校申报和作者遴选、编写指导思想、临床能力培养、教材体系架构、知识内容更新、数字资源建设等方面做了优化和创新。共启动46种教材，其中包含新增的《基础医学概论》《临床医学概论》《诊断学》《医患沟通艺术》4种。《基础医学概论》和《临床医学概论》虽然主要用于非临床医学类专业学生的学习，但须依托于临床医学的优秀师资才能高质量完成，故一并纳入本轮教材中。《诊断学》与《物理诊断学》《实验诊断学》教材并存，以满足不同院校课程设置差异。第4轮教材修订的主要特点如下：

1. 为更好地服务于全国高等院校的医学教育改革，对参与院校和作者的遴选精益求精。教材建设的骨干院校结合了研究型与教学型院校，并注重不同地区的院校代表性；由各学科的委员会主任委员或理事长和知名专家等担纲主编，由教学经验丰富的专家教授担任编委，为教材内容的权威性、院校普适性奠定了坚实基础。

2. 以“符合人才培养需求、体现教育改革成果、教材形式新颖创新”为指导思想，以深化岗位胜任力培养为导向，坚持“三基、五性、三特定”原则，密切结合国家执业医师资格考试、全国硕士研究生入学考试大纲。

3．部分教材加入了联系临床的基础科学案例、临床实践应用案例，使教材更贴近基于案例的学习、以问题为导向的学习等启发式和研讨式教学模式，着力提升医学生的临床思维能力和解决临床实际问题的能力；适当加入知识拓展，引导学生自学。

4．为体现教育信息化对医学教育的促进作用，将纸质教材与二维码技术、网络教学平台相结合，教材与微课、案例、习题、知识拓展、图片、临床影像资料等融为一体，实现了以纸质教材为核心、配套数字教学资源的融媒体教材建设。

在本轮教材修订编写时，各院校对教材建设提出了很好的修订建议，为第4轮教材建设的顶层设计和编写理念提供了详实可信的数据储备。第3轮教材的部分主编由于年事已高，此次不再担任主编，但他们对改版工作提出了很多宝贵的意见。前3轮教材的作者为本轮教材的日臻完善打下了坚实的基础。对他们的贡献，我们一并表示衷心的感谢。

尽管本轮教材的编委都是多年工作在教学一线的教师，但囿于现有水平，书中难免有不当之处。欢迎广大师生多提宝贵意见，反馈使用信息，以臻完善教材的内容，提高教材的质量。

“十三五”高等医学院校
本科规划教材评审委员会

序

国务院办公厅《关于深化医教协同进一步推进医学教育改革与发展的意见》(以下简称《意见》)指出，医教协同推进医学教育改革与发展，加强医学人才培养，是提高医疗卫生服务水平的基础工程，是深化医药卫生体制改革的重要任务，是推进健康中国建设的重要保障。《意见》明确要求加快构建标准化、规范化医学人才培养体系，全面提升人才培养质量。要求夯实 5 年制临床医学教育的基础地位，推动基础与临床融合、临床与预防融合，提升医学生解决临床实际问题的能力，推进信息技术与医学教育融合。从国家高度就推动医学教育改革发展作出了部署、明确了方向。

高质量的医学教材是满足医学教育改革、培养优秀医学人才的核心要素，与医学教育改革相辅相成。北京大学医学出版社出版的临床医学专业本科教材，立足于岗位胜任力的培养，促进自主学习能力建设，成为临床医学专业本科教学的精品教材，为全国高等医学院校教育教学与人才培养工作发挥了重要作用。

在医教协同的大背景下，北京大学医学出版社启动了第 4 轮教材的修订再版工作。全国医学院校一大批活跃在教学一线的专家教授，以无私奉献的敬业精神和严谨治学的科学态度，积极参与到本轮教材的修订和建设工作当中。相信在全国高等医学院校的大力支持下，有广大专家教授的热情奉献，新一轮教材的出版将为我国高等医学院校人才培养质量的提高和医学教育改革的发展发挥积极的推动作用。

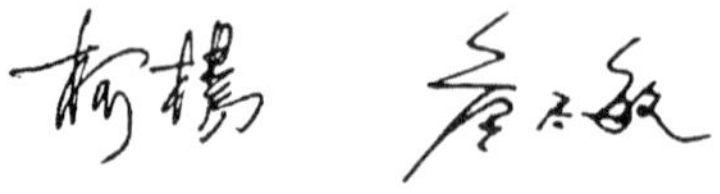

前　言

由全国 12 所医学院校、14 名专家教授共同编写的《医学细胞生物学》(第 4 版) 五年制本科教材已经完成。作为主编，利用“五一”小长假，我又将全书仔细审校了一遍，算是过了一个名副其实的“劳动节”，今天恰逢“五四”青年节，算是为青年学子们送上一份礼物。

众所周知，如果上网搜索，各出版社目前发行的《细胞生物学》教材不下 10 种，为何我们还要再编写一套教材？只是希望该领域教材数目变成“10+1”？或者让学生和老师们多一个选择机会？如果目的单是如此，我是无论如何也不会接受主编这一重任的。编写此书的目的在于：

1. 历史的需要　上版教材的前言中我提到，一份好的教材在于它的生命力，即能出版多少版。我寄希望于在记忆力尚好的前提下，能看到这本教材的第 5 版、第 6 版、第 N 版……医学生都知道，截至 2017 年，《格氏解剖学》已出版 41 版了，成为解剖学乃至医学教材中的“Bible”。如果国内医学教材都能以出版到第 N 版作为目标，若干年后，世界教材出版业舞台上也定将有中国的身姿，这难道不是“中国梦”吗？

2. 现实的需求　本书上一版于 2013 年 10 月出版，已经使用 5 年多，到了该再版的窗口期。上版教材在受到师生良好评价的同时，也暴露出一些问题，主要是教材内容与当代细胞生物学研究进展稍显脱节。以细胞生物学和分子生物学为代表的生命科学进展在过去 10 多年可谓日新月异，生命科学与医学的结合更是给人类带来福音。以病毒性肝炎为例，其肆虐人类数十年，被其夺去生命者不计其数。当我有幸参加一次“丙型肝炎根治药物发布会”时，仰望着“天下再无丙肝”的横幅，感悟着生命科学的进步带给人世间的齐天洪福。为此，这版教材刻意将更多的生命科学最新进展融入到教学内容，浓墨重彩地描绘细胞与疾病之关系，帮助同学们运用“细胞生物学”这一武器去看待疾病与健康，掀去疾病的“分子盖头”。

3. 责任的呼唤　古之学者必有师。师者，所以传道授业解惑也。惑而不从师，其为惑也，终不解矣。诚然，古人已经将教师的地位和责任诠释无疑，但当下高校人才培养的核心仍不牢固，“本科姓本”的理念未能深入人心。近年来，在 SCI 论文和“影响因子”的冲击下，高校教学环境和质量下滑趋势令人担忧。因此，我们这些工作在教学科研一线的中生代教师有责任担负起教书育人的历史重任，在“讲好课”的同时，编一本好的教材，当好教书匠，育好一代人，正所谓“移灯看影怜渠瘦，掩户留香笑我痴”。

当然，还是那句话，一本教材质量如何，同学和老师最有资格评价。如果“点赞”，就请送给所有作者；如果“吐槽”，我乐于独自承担。

安　威

首都医科大学细胞生物学系教授

2019 年 5 月 4 日

二维码资源索引

目 录

第1章

细胞概论

第一节　细胞与细胞生物学的概念

细胞（cell）是生命活动的基本单位。没有细胞，生命将不复存在，换言之，细胞是组成生命体的最小单位。细胞也是生物体遗传的基本单位，并具有遗传的全能性。为了维系生命的延续，细胞还必须具有分裂与增殖功能。有些教科书提到，细胞是生物体（organism）结构和功能的基本单位，这里所谓的生物体，是承载生命过程的群体单位，例如动物类（包括牛、马、羊等）、植物类（花、草、叶、树木等）、微生物（细菌、病毒、支原体等）。有些生物体只由单个或数个细胞组成，这些生物体则称为单细胞生物（single-cellular organism），例如细菌。而绝大多数生物体则由群体细胞组成，称为多细胞生物（multi-cellular organism），例如动物类和植物类。习惯上，将形态、结构、功能相似的细胞归纳起来，称为组织（tissue），例如上皮组织、神经组织、肌肉组织等。而由同一类组织精细排布、形成功能特定的结构体，称为器官（organ），例如心脏、肺、肝、胰腺等。由一个或数个功能相近的器官组合起来，能够发挥某种或某几种特定生理功能，则称为系统（system），如循环系统、消化系统、呼吸系统、免疫系统等。众所周知，人体是多种组织和器官及多种系统组成的高等动物。一个成年人体全部细胞约为 10^{14} 个，即 100 万亿个细胞，人体是细胞总数最多，也是类型最为复杂的生物体。人体细胞的特点可以用 16 个字概括——数量繁多，形态各异，大小不一，功能多样。

细胞生物学（cell biology）是研究细胞生命活动规律的科学。早年，细胞生物学研究主要依靠显微镜观察，借助细胞示踪和细胞培养技术，注重揭示细胞结构组成以及亚细胞定位，属于细胞学（cytology）单一学科。随着生命科学技术的不断发展，细胞生物学与分子生物学、遗传学、系统生物学相互交融，其研究领域不断扩展，更加注重探究细胞与分子之间、细胞器之间、细胞与细胞之间、细胞与细胞外界相互作用的规律，也有人将细胞生物学与分子生物学整合并论，称为细胞与分子生物学（molecular and cellular biology）。21 世纪初，细胞生物学与医学紧密结合，格外关注健康与疾病过程中的细胞与分子机制，特别强调细胞增殖、分裂、再生和死亡等与疾病发生、发展、转归的内在联系。可以预言，未来的细胞生物学将可能成为生物医学科学（biomedical sciences）重要的基础。当今社会有诸多热门话题，诸如：人类的祖先从何而来？人体是如何从单一受精卵发育成为完整个体的？双胞胎孪生体的基因为何各有不同？人为何要经历“生老病死”？衰老基因如何开启？等等。诸如此类的重大理论问题，只能寄希望于医学细胞生物学不断进展，才能找到答案。

第二节　细胞生物学简史

一、细胞的发现

从研究内容来看，细胞生物学的发展可分为三个层次，即显微水平、超微水平和分子水平。从时间纵轴来看，细胞生物学的历史大致可以划分为四个主要的阶段。从 16 世纪后期到 19 世纪 30 年代可谓细胞研究的第一阶段，也是细胞发现和细胞知识的积累阶段。通过对大量动植物的观察，人们逐渐意识到不同的生物都是由形形色色的细胞构成的，典型的代表是英国科学家罗伯特 · 胡克（Robert Hooke，1635—1703）。胡克可谓多才多艺，尤其对机械制造、光学以及化学造诣颇深。同时，他对生物学也兴趣颇浓。1665 年，作为英国皇家学会会员的他，设计了一台复杂的显微镜。有一天，他用锋利的刮胡刀将一块橡木切成一片片薄片，放到自己发明的显微镜下观察。他发现，镜下显示的橡木切片边界清晰，规则排列，形状犹如一个个小盒子，有点像教士们所住的单人房间。因此，他把细胞命名为 cellula（拉丁语，意为 small room）。这是史上第一次有人成功观察到细胞。实际上，胡克所描述的 cellula 不过是植物细胞死亡后留下的细胞壁（图 1-1）。同年，他出版了 *Micrographia*（显微图谱）一书，该书实际上是胡克的自传，描述了时年 30 岁的他在过去历年间，采用不同镜片所观察到的各种实验结果。该书充分印证，胡克作为细胞发现之父，当之无愧。

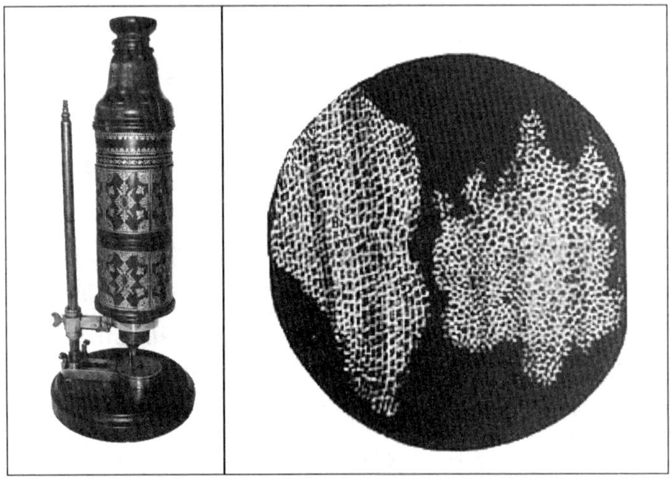

图 1-1　罗伯特 · 胡克发明的显微镜（1665）以及所观察到的细胞壁结构（橡木切片）

与胡克齐名，并对细胞发现做出同等贡献的是荷兰人安东尼 · 范 · 列文虎克（Antoni van Leeuwenhoek，1632—1723）。与胡克相比，列文虎克家境贫寒，以至于少年的他不得不在布店中打工学徒。他没上过大学，也没获得过任何学位，除了荷兰语外，不懂其他任何语言。1671 年，列文虎克才开始了科学技术生涯，时年他已近 40 岁，可谓大器晚成。他磨制透镜的最初目的是检验布匹的质量，后来他进一步把磨制的透镜装配成了各种各样的显微镜，对许多物体进行深入观察。据说他一生中制作了 500 多台显微镜，至今尚有 10 台保存在世界各国的博物馆中。他利用显微镜在液体标本中发现了许多微生物。1683 年 9 月 17 日，在给英国皇家学会的信中，他首次描述了细菌的发现过程。从自己口腔的牙垢中，他惊奇地发现了许多能够运动的微小物体，他称其为“小动物”（animalcules）。后来，他陆续从妻子和女儿牙垢中，特别是两位老者牙垢中都发现了这些“小动物”的存在。这是人类首次观察到活的细胞。1683 年，也就是胡克出版 *Micrographia* 专著后的 18 年，他把所观察到的结果写信报告给了英国皇家学会。他的报告引起了轰动，因为这是第一次观察到了过去谁也没有看到过的微小生物。此后，他又陆续把观察到的结果向皇家学会报告，先后共写了 30 多封信。列文虎克一生中没有发表过论文，也没有出版过专著，这些信实际上就是他的学术论文，论文中描述了许多重大发现，如细菌、原生动物、轮虫和性细胞等。他还测量了一些细胞的大小，如红细胞为 7.2 μm，细菌为 2 ～ 3 μm。40 余年中，他观察了节肢动物、软体动物、鱼类、两栖类、鸟类和哺乳动物（包括人）的精子。由此可见，列文虎克是一位名副其实的卓越的生物学家。他虽然没有使用 cell 一词，然而他确实首先观察到了完整的活细胞。由于列文虎克所报告的都是一些重大发现，英国皇家学会把他的信件全部由荷兰文译成了英文，并汇编成了论文集，冠名为 *Philosophical Transaction*（哲学汇编 1673—1724）。他所观察到的细菌、红细胞、精子都是游离的活细胞，因此，把细胞的发现归功于列文虎克是无异议的。鉴于列文虎克在生物学研究中做出的卓越贡献，1680 年他当选为英国皇家学会会员，1699 年获得了巴黎科学院通讯院士的荣誉称号。

继细胞发现之后，不断有人利用显微技术对细胞的形态进行研究，其间，虽有不少科学家曾对细胞的作用提出不同的解释，但对细胞存在的意义与作用一直没有做出理论概括。例如，法国人让·巴蒂斯特·拉马克（Jean-Baptiste de Lamarck，1744—1829）早先从军，1766 年作战负伤退役，先进入医学院学习医学，又对植物学产生浓厚兴趣。真正使他成名的领域则是在后来的动物学研究，1793 年他获得动物学教授职位，但随后的 6 年中，他只发表了 1 篇论文，低效率的科研产出令他非常尴尬。这是因为作为动物学家的他始终坚信：一切物种（species）是终生不变的。1801 年他发表了专著，对无脊椎动物进行详细分类，在书中他首次提到进化（evolution）这一概念。可以说这是对他过去长时间坚信物种不变理论的一次洗心革面。他抛弃了过去一直坚信的物种是终生不变的理论，提出生物体不断进化的假说，并且认为外界环境是生物体不断进化的主要原因。同时他认为，没有细胞与组织，就不可能有活的生物体。而法国植物学家 Charles Brisseau Milbel（1776—1854）更是认为，组成植物的基本单位是细胞。相对后来的细胞理论而言，这是当时对细胞最正确的描述。法国生理学家 Henri Dutrochet（1776—1847）于 1824 年进一步描述了细胞的原理。他认为：所有组织都由细胞所组成，这些细胞向外生长，彼此间靠微小的黏附力相互依托，而所谓动物器官不过就是由不同组织组合而成的。

直到 19 世纪 30 年代，德国人施莱登（Matthias Jacob Schleiden，1804—1881）和施万（Theodar Schwann，1810—1882）提出：一切植物、动物都是由细胞组成的，细胞是一切动植物的基本单位。这一学说即“细胞学说”，是建立在之前科学家研究结果之上而形成的。

施莱登是德国植物学教授，1938 年发表《植物发生论》（*Beiträge zur Phytogenesis*）一书。他认为无论多么复杂的植物，任其形形色色，甚至五彩斑斓，都是由细胞构成的。

施万是德国解剖学教授，同时也是细胞生物学家。他完全接受施莱登提出的这个学说，并把它扩展为所有生命现象的起源和基础的一般理论。他把施莱登在植物中的发现应用到动物中去，并于 1838 年提出了“细胞学说”（cell theory）这个术语；1839 年发表了“关于动植物结构和生长一致性的显微研究”（*Mikroskopische Untersuchungen über die Übereinstimmung in der Struktur und dem Wachstum der Tiere und Pflanzen*）。因此，细胞学说的创立被认为归功于施莱登和施万两个人，而且年份也被定到 1839 年。最初的细胞学说之核心有两条：①所有生命体都是由细胞构成的（all living things are composed of one or more cells）；②细胞是构成生命体的基本单位（the cell is the most basic unit of life）。关于细胞的来源，施莱登认为：细胞乃由非细胞形成（free-cell-formation），其过程好比自发晶体形成（spontaneous crystallization）。1858 年，被称为病理学之父的德国人鲁道夫·魏尔绍（Rudolf Virchow，1821—1902）提出“一切细胞来源于细胞”（Omnis Cellulae Cellula，英文意思是 every cell originates from another existing cell which looks like it）的著名论断，使细胞学说得以进一步完善。因此，细胞学说的第三条为：③所有细胞来自于已有细胞（all the cells come from the pre-existing cells）。

细胞学说的重要意义在于肯定了细胞作为生命的组成单位这一事实。细胞学说是人类科学研究历史上的重要突破，被恩格斯誉为 19 世纪的三大发现之一。基于这一理论，不仅所有生命现象，而且人类的各种疾病都可以从细胞中找到答案，这就是魏尔绍于 19 世纪提出的著名的细胞病理学（cytopathology）的精髓所在。

二、细胞器的发现

19 世纪 30 年代到 20 世纪初期可谓细胞研究的第二阶段。经过 200 多年的发展，显微术的运用已经相当深入，因此利用该技术研究细胞的结构与功能是这一时期的主要特点。形态学、胚胎学和染色体知识的积累，使人们认识了细胞在生命活动中的重要作用。1831 年，苏格兰人 Robert Brown 发现了植物细胞核。他早年学医后从军，任外科军医。1800 年，他乘探索号（investigator）科考船远赴大洋洲，在那里他收集到 3400 多种植物，并带回英国继续研究。1831 年，他首次提出并正式命名细胞核。其实，早在 1802 年，奥地利人 Franz Bauer 就发现并描绘出细胞这一椭圆形结构，但并未命名。

德国植物学家 Hugo von Mohl（1805—1872）毕业于图宾根大学（University of Tübingen），27 岁时便获得植物学教授职位。他对植物学的兴趣可谓到了痴迷程度，图书馆和实验室几乎是他生命中的一切，乃至终生未娶。他的研究前后贯穿 40 年，发表了大量文章，其中于 1845 年间发表的“Vermischte Schriften”（杂文集），首次提到原生质（protoplasm）这一概念。Protoplasm 源于希腊文，英文解释为“the substance of a living cell including cytoplasm and nucleus”，意为细胞中的所有物质，包括细胞质与细胞核；他首次发现 protoplasm 在细胞分裂时的特征性改变，后来成为施莱登细胞学说中 free-cell-formation 的理论基础；他首先发现细胞壁结构，其迄今仍是植物细胞区别于动物细胞的特点之一；他首先观察到细胞管腔和纤维结构，成为后人所发现的细胞骨架之雏形。

由于显微镜分辨率的提高，加之石蜡切片法及其他重要染色方法的发明，一些重要细胞器相继被发现。例如，Van Beneden 和 Boveri 发现中心体（1883）；Richard Altmann 发现线粒体（1894）；Golgi 发现高尔基复合体（1898）。

作为神经元概念的奠基人，德国神经解剖学家 von Waldeyer-Hartz 发现，分裂的细胞中存在大量的嗜碱性微丝，它们全部位于细胞核内，虽然其功能尚不明确，但它们与细胞分裂密不可分，特别是当发生有丝分裂（mitosis）和减数分裂（meiosis）时。无独有偶，作为 Waldeyer 的同事，德国人 W. Flemming 早在 1879 年就观察了蝾螈细胞的有丝分裂现象，但却是 Waldeyer 于 1882 年才用 mitosis 这一术语加以命名，据此，他又在 1888 年提出染色体（chromosome）这一概念。这一现象后来被德国人 E. Strasburger 在植物细胞中发现有丝分裂，认为有丝分裂的实质是核内丝状物（染色体）的形成及其向两个子细胞的平均分配，动植物的受精实质上是父本和母本配子核的融合，并于 1984 提出了 prophase（分裂前期）和 metaphase（分裂中期）的概念。

同年代发生在遗传学的最伟大贡献莫过于奥地利人孟德尔（Gregor Johann Mendel）提出的分离与组合定律。这位现代遗传学之父（father of modern genetics）经过整整 8 年（1856—1864）的不懈努力，终于在 1865 年发表了《植物杂交试验》的论文，提出了遗传单位是遗传因子（现代遗传学称为基因）的论点，并揭示出遗传学的两个基本规律——分离规律和自由组合规律。这两个重要规律的发现和提出，为遗传学的诞生和发展奠定了坚实的基础，这也正是使得孟德尔名垂后世的重大科研成果。遗憾的是，这一伟大贡献直到 1890 年被三位科学家（Carl Correns，Hugo de Vries，Erichvon Tschermak）重复后才得到举世公认。

或许是孟德尔提出的“遗传因子”激发了瑞士科学家 F. Miescher 研究遗传物质本质的兴趣。Miescher 17 岁时便进入德国哥廷根大学学习医学，但只读了 1 年便放弃了，因为他对细胞学产生了更加浓厚的兴趣，并立志解释所谓 protoplasm 的化学本质。为此，他转学到了德国图宾根大学。Miescher 起初想从组织中分离淋巴细胞，再来分析其成分，但当时非常困难。经导师 Hoppe-Seyler 指点，他尝试从脓液中分离得到较纯的淋巴细胞。受困于当初落后的分析手段，Miescher 无法获得细胞蛋白质的特性与成分。但成功永远属于细心的人。他发现，在制备蛋白质过程中，有一种细胞成分随着加入酸而沉淀，加入碱后又溶解。Miescher 认定这一物质来自“nucleus”，但并不知道其化学特点。经过后来无数次实验，终于在 1869 年 2 月 26 日写给叔叔 Welheim His（神经科学大师）的信中这样描述：“这种物质不溶于水和酸，但却溶于碱，它有别于蛋白质，是一种完全未知的新物质，称为 nuclein”。同时，他还用火焰燃烧法证明所谓“nuclein”主要由碳、磷、氮等物质组成。后来，这种称为“nuclein”的物质被认为是“deoxyribonucleic acid”（脱氧核糖核酸），名称沿用至今。

1908 年，美国人 T. H. Morgan 以 Drosophila melanogaster 为标本开始著名的遗传学实验，1910 年提出遗传的染色体理论，1919 年发表“遗传的本质”（*Physical Basis of Heredity*），1926 年发表“基因学说”（theory of the gene）。

三、电子显微镜的发明

20 世纪 30—70 年代，借助于电子显微镜技术，细胞学进入了第三发展阶段。Ernst August Friedrich Ruska（1906—1988）为德国物理学家，1986 年由于发明了电子显微镜而获得诺贝尔物理学奖。Ruska 在慕尼黑工业大学完成大学学业后，转到柏林工业大学从事博士研究。他发明电子显微镜时刚满 25 岁，博士还没有毕业。在博士实验中，他发现传统意义上的光学显微镜由于受到光的波长限制，放大倍数难以提高。如果使用波长为光波 1/1000 的电子作为光源，其拍摄出物体照片的清晰程度远比光学显微镜高得多。按照这一原理，他把几个磁线圈串联起来作为电子镜片，成功地建造出世界上第一台电子显微镜。其后的 40 年间，人们利用电镜不仅发现了细胞的各类超微结构，而且也认识了细胞膜、线粒体、叶绿体等不同结构的功能，使细胞学发展为细胞生物学。De Robertis 等人 1924 年出版的有关生物学的教材取名为《普通细胞学》（*General Cytology*），而在 1965 年第 4 版的时候，书名已经更改为《细胞生物学》（*Cell Biology*），这是最早的细胞生物学教材之一。

四、分子生物学时代

细胞学研究发展到第四阶段，始于 20 世纪 70 年代。随着分子生物学技术的迅猛发展，带动细胞生物学研究不断向分子与基因水平深入。值得注意的是，人类基因组计划的顺利完成为以细胞生物学、发育生物学、遗传学等为代表的生命科学提供了有力支撑。由于基因组计划只是针对编码人类基因序列与结构分析，未涉及其功能的探究，因此，后基因组计划，即蛋白质组计划应运而生。这一计划更加着重基因以及蛋白质功能，因此越来越受到学界的广泛关注。与此同时，细胞生物学与分子生物学的结合愈来愈紧密，研究细胞的分子结构及其在生命活动中的作用成为当今生命科学的主要任务，而围绕这一任务形成了基因调控、信号转导、肿瘤生物学、细胞分化和凋亡等许多研究热点。

近代细胞生物学的重大突破

20 世纪 50 年代分子生物学的兴起，推动细胞生物学的研究进入了分子水平。现将重点科学成就介绍如下：

1. 1910 年，德国人 A. Kossel 获得诺贝尔生理学或医学奖，他首先分离出腺嘌呤、胸腺嘧啶和组氨酸。
2. 1935 年，美国人 W. M. Stanley 首次得到烟草花叶病毒的结晶体。
3. 1940 年，德国人 G. A. Kausche 和 H. Ruska 发表了世界上第一张叶绿体的电镜照片。
4. 1941 年，美国人 G. W. Beadle 和 E. L. Tatum 提出“一个基因编码一个酶”的概念。
5. 1944 年，美国人 O. Avery、C. Macleod 和 M. McCarthy 等人通过微生物转化试验证明 DNA 是遗传物质。

6. 1949 年，加拿大人 M. Bar 发现巴氏小体。

7. 1951 年，美国人 James Bonner 发现线粒体与细胞呼吸有关。

8. 1953 年，美国人 J. D. Watson 和英国人 F. H. C. Crick 提出 DNA 双螺旋模型，被后人称为 20 世纪人类最伟大的发现之一。

9. 1955 年，比利时人 C. de Duve 发现溶酶体和过氧化物酶体。

10. 1955 年，美国人 Vincent Du Vigneaud 因人工合成多肽而获诺贝尔奖。

11. 1956 年，蒋有兴（美籍华人）利用徐道觉（另一位美籍华人）发明的低渗处理技术证实了人的染色体数目为 46 条，而不是早先认为的 48 条。

12. 1957 年，J. D. Robertson 用超薄切片技术获得了清晰的细胞膜照片，显示暗-明-暗三层结构。

13. 1961 年，英国人 P. Mitchell 提出线粒体氧化磷酸化偶联的化学渗透学说，获 1978 年诺贝尔化学奖。

14. 1961—1964 年，美国人 M. W. Nirenberg 破译 DNA 遗传密码子。

15. 1968 年，瑞士人 Werner Arber 从细菌中发现 DNA 限制性内切酶。

16. 1970 年，美国人 D. Baltimore、R. Dulbecco 和 H. Temin 由于发现在 RNA 肿瘤病毒中存在以 RNA 为模板，逆转录生成 DNA 的逆转录酶而共享 1975 年诺贝尔生理学或医学奖。

17. 1971 年，美国人 Daniel Nathans 和 Hamilton Smith 发现了核酸酶切技术。

18. 1973 年，美国人 S. Cohen 和 H. Boyer 将编码蛋白质的基因拼接在质粒中，导入大肠埃希菌并成功得到表达产物，从而揭开基因工程的序幕。

19. 1975 年，英国人 F. Sanger 发明了 DNA 测序的双脱氧法，并因该项成果于 1980 年获诺贝尔化学奖。此外，Sanger 还由于 1953 年测定了牛胰岛素的一级结构而获得 1958 年诺贝尔化学奖。

20. 1982 年，美国人 S. B. Prusiner 发现蛋白质因子 prion（朊病毒），认为蛋白质作为独立的感染物质也能传播，从而更新了医学感染的概念，于 1997 年获诺贝尔生理学或医学奖。

21. 1983 年，美国人 K. B. Mullis 发明聚合酶链反应技术（polymerase chain reaction，PCR）用于体外快速扩增 DNA，于 1993 年获诺贝尔化学奖。

22. 1984 年，德国人 G. J. F. Kohler、阿根廷人 C. Milstein 和丹麦科学家 N. K. Jerne 由于发展了单克隆抗体技术、完善了极微量蛋白质的检测技术而分享了诺贝尔生理学或医学奖。

23. 1989 年，美国人 S. Altman 和 T. R. Cech 由于发现某些 RNA 具有酶的功能（称为核酶）而共享诺贝尔化学奖。Bishop 和 Varmus 由于发现正常细胞同样带有原癌基因而分享当年的诺贝尔生理学或医学奖。

24. 1996 年，克隆技术成功地应用于体细胞无性繁殖。苏格兰卢斯林研究所 Lan Wilmut 博士领导的研究小组利用分化成熟的乳腺细胞克隆出“多莉”羊，成为 20 世纪末的重大新闻。

25. 1998 年，美国人 T. Wakayama 和 R. Yanagimachi 成功地用冻干精子繁殖出小鼠。

进入到 21 世纪，细胞生物学的进展方兴未艾，某些领域的研究产生了巨大突破，带动了整个生命科学与医学的发展。

26. 2000 年，世界首例克隆猪在苏格兰诞生，是由 Alan Coleman 领导的研究小组克隆的。

27. 2001 年，美国人 Leland Hartwell、英国人 Paul Nurse 和 Timothy Hunt 因对细胞周期调控机制的研究而获诺贝尔生理学或医学奖。

28. 2002 年，英国人 Sydney Brenner、美国人 H. Robert Horvitz 和英国人 John E. Sulston 因在器官发育的遗传调控和细胞程序性死亡方面的研究而获诺贝尔生理学或医学奖。

29. 2003 年，美国科学家 Peter Agre 和 Roderick MacKinnon 分别因对细胞膜水通道、离子通道结构和机制的研究而获诺贝尔化学奖。

30. 2006 年，诺贝尔生理学或医学奖授予了美国人 Craig Mello 和 Andrew Z. Fire，以表彰他们发现了 RNA 干扰技术（RNA interference，RNAi）。

31. 2007 年，意大利出生的美国科学家 Mario Capecchi、英国人 Martin Evans 以及 Oliver Smithies 因发明了基因敲除技术，对于阐述基因的功能具有重要帮助而获得诺贝尔生理学或医学奖。

32. 2009 年，诺贝尔生理学或医学奖授予了三位美国人——Elizabeth Blackbur、Carol Greider 和 Jack Szostak，以表彰他们发现染色体的端粒与端粒酶。三位科学家发现并阐述端粒如何保护染色体末端和端粒如何复制端粒。这一开创性工作使人类了解了有关细胞寿命、衰老、死亡等一系列科学问题。

33. 2010 年，诺贝尔生理学或医学奖的获得者为英国科学家 Robert Edwards。Edwards 早在 20 世纪 50 年代就开展试管婴儿技术研究，并于 1974 年首获成功。试管婴儿技术的成功，打破了人类繁衍的自然方式和过程，是生殖医学领域的一场革命，是现代医学治疗不育症的人类辅助生殖技术之一，对生命医学的发展产生了重大影响。

34. 2012 年，诺贝尔生理学或医学奖授予 79 岁的约翰·戈登爵士（Sir John Bertrand Gurdon）和 50 岁的日本学者山中伸弥（Shinya Yamanaka）。两位科学家在相差 40 多年时间中探索着同一个科学问题。1962 年，戈登教授发现细胞的特化是可以逆转的（图 1-2）。在一项经典的实验中，他将美洲爪蟾的小肠上皮细胞核注入去核的卵细胞，结果发现一部分卵依然可以发育成蝌蚪，其中的一部分蝌蚪可以继续发育成为成熟的爪蟾。这一实验的重要意义在于，首次提出细胞全能性的概念，细胞的分化潜能是可以改变的。戈登爵士这一重大发现之年，正是山中伸弥出生之年。2007 年，山中博士所在的研究团队通过对小鼠的实验，发现诱导人体表皮细胞使之具有胚胎干细胞活动特征的方法。此方法诱导出的干细胞可转变为心脏和神经细胞，为研究治疗目前多种心血管绝症提供了巨大助力。他们的工作共同“发现成熟细胞能够通过再编程而具有多能性”。诺贝尔奖委员会认为，他们精彩的成果完全颠覆了人们对发育的传统观念，关于细胞命运调控和发育的教科书内容已经被改写。

上述重大科学发现得到科学界的广泛认同。人类可以通过细胞核移植改变细胞命运，也可以重新启动生命。这些结果在哺乳动物体细胞核移植首次成功后（1996 年的克隆羊“多莉”）即得到印证。然而，作为“克隆羊之父”的英国罗斯林研究所的 Ian Wilmut 博士却与诺贝尔奖擦肩而过，实属遗憾。

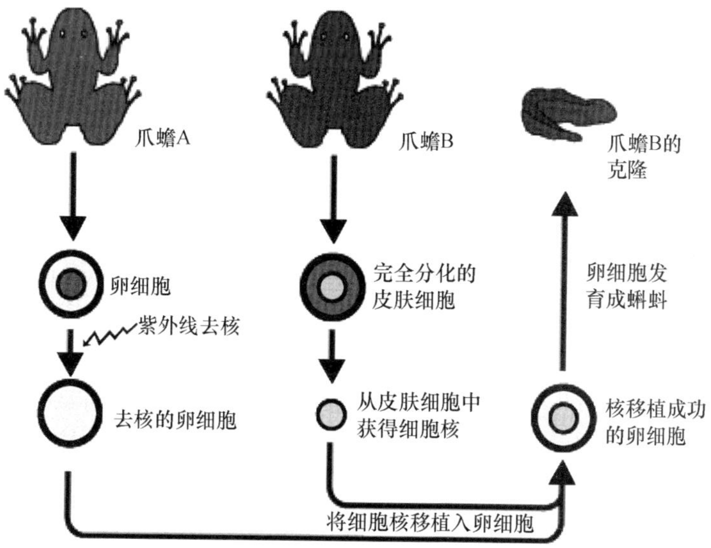

图 1-2 戈登实验证明细胞的全能性

35. 2013 年，诺贝尔生理学或医学奖授予了美国人 James E. Rothman、Randy W. Schekman 以及德国人 Thomas C. Südhof，以表彰他们在细胞囊泡转运及其机制研究中做出的伟大贡献。这一重大发现，诠释了细胞内生物大分子作为胞内运送的“货物”如何进行包装，如何选择目的地，到达后又是如何卸载的。而作为运送这些“货物”的工具——囊泡（vesicles），好比穿梭于细胞器之间或跨细胞膜运输的货船，它们完成“货物”在细胞内的分拣、装船、运送、到达、验货等多道复杂程序。三位科学家的伟大发现，不仅解释了神经递质在突触释放并参与神经信号传递，而且也使得人们对胰岛素等多种激素如何释放、参与调节生理功能有了更加深入的理解（图 1-3）。其中 Schekman 博士利用酵母遗传技术，克隆出负责囊泡运输的多个关键基因；Rothman 博士的贡献在于发现了多种囊泡与细胞器间的重要蛋白质，这些蛋白质指挥着囊泡准确地到达目的地，并与靶细胞器的特异性蛋白质结合，保证“货物”运送精准到位；Südhof 的成就体现在揭示了这些囊泡与靶细胞精准结合的分子机制。对于三位科学巨匠的贡献，业内专家如此评价：他们的发现为长期以来细胞生物学的困惑给予了完美的解释，使我们从根本上明确了这样一个道理，如果囊泡转运出现障碍，则有可能造成人类罹患诸如神经系统疾病、糖尿病以及免疫系统疾病等严重后果。

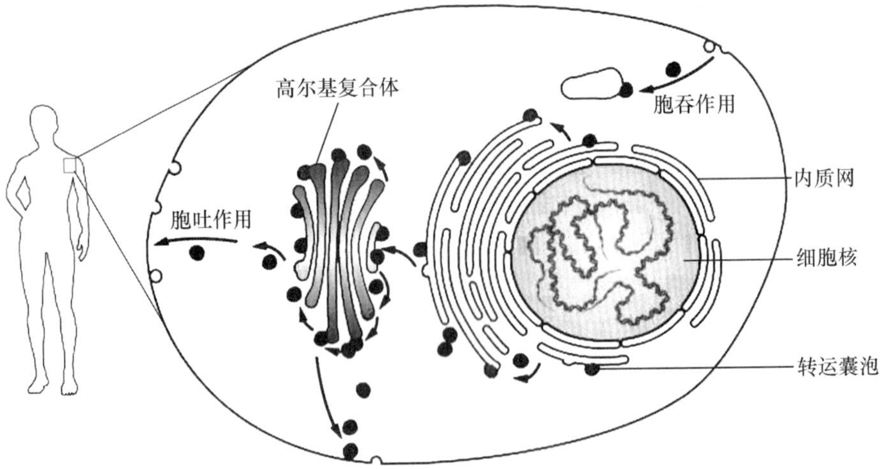

图 1-3　细胞内物质运输

每一个细胞都具有细胞器，细胞内合成的生物大分子需要囊泡包裹，然后精确地运送到目的地

36. 2016 年，诺贝尔奖授予日本学者大隅良典（Yoshinori Ohsumi），以表彰他发现有些细胞组分如何被降解或被再循环利用的现象，即细胞自噬（autophagy）。有人把细胞自噬形象地比喻成“自己吃自己”（self-eating）。自噬概念最早在 20 世纪 60 年代提出，科学家们发现，即将消亡的细胞器或细胞组分先用包膜将所要消灭的内容物包裹起来，形成“囊中之物”，然后再送入所谓再生细胞器——溶酶体加以“蚕食”。由于人们一直没有足够的实验证据，自噬的概念一致未被人们所接受。直到 20 世纪 90 年代，大隅在发酵酵母中幸运地找到了控制自噬的基因，后来证明人类细胞中同样存在类似的自噬调节基因，才使这一科学奥秘重现端倪。大隅提出的自噬理论的重要意义在于，圆满地解释了人体细胞在面临饥饿条件下通过自噬可以生存，或在细菌感染情况下可以通过自噬来消灭入侵者。相反，个体的自噬基因发生突变意味着患肿瘤和神经退行性疾病的可能性大为增加。

第三节　细胞的基本知识

一、细胞的组成

（一）细胞的化学成分及其结构

总体说来，组成细胞的成分分为两大类，一类是水，约占细胞的 70%，另一类是非水化学物质，占 30%。非水化学物质包括有机物和无机物。细胞内无机元素有氢（H）、氧（O）、氮（N）、磷（P）、硫（S）、钙（Ca）、钾（K）、铁（Fe）、钠（Na）、氯（Cl）及镁（Mg）等。这些化学元素或单独存在，或与其他分子组成许多无机化合物，供细胞所需。细胞内有机物组成实际上非常简单，最主要的是碳原子（C）。碳之所以重要是因为两个碳原子可以形成稳定的共价键，借此生成侧链和外环，侧链和外环又可形成新的侧链与外环。理论上，以碳链为基础构成的有机物分子量可以无限大。碳原子还可与其他原子组合成其他有机物，如甲基（$—CH_3$）、羧基（—COOH）、羰基（—C＝O）等。根据分子量大小，可将细胞有机物分为小分子物质（small molecule）和大分子物质（macromolecules）两类。一般来说，小分子物质分子量介于 100 ～ 1000，碳原子数目少于 30，主要包括糖（sugar）、脂肪酸（fatty acids）、氨基酸（amino acids）和核苷（nucleotides）4 类。除核苷外，其他 3 种生物小分子主要作为游离分子而存在于细胞质。这 4 类小分子物质各自聚合在一起，构成分子量更大的多糖（polysaccharides）及糖原（glycogen）、脂肪（fat）及膜脂质（membrane lipids）、蛋白质（protein）和核酸（nucleic acids），称为生物大分子（表 1-1）。相比小分子物质而言，细胞内生物大分子含量更高（图 1-4）。生物大分子常常以单体或多聚体形式存在于细胞内，或它们之间相互组合，构成细胞的分子基础和结构体系，例如膜蛋白、核蛋白、脂蛋白、糖蛋白与糖脂等（表 1-2）。蛋白质是细胞内最为特殊的一类生物大分子，它形态多样，功能迥异，既可作为酶，催化细胞内多种生物反应，也可以作为基础单元（building block）组成细胞特殊结构。例如，微管蛋白聚合形成微管，帮助细胞塑形；肌球蛋白作为分子马达，帮助肌肉收缩；组蛋白缠绕 DNA，帮助形成染色体（质）。

表1-1　离心分离各种细胞亚组分的比较

细胞亚组分	大小（μm）	相对离心率（g）	时间（min）
细胞核	4 ～ 12	500 ～ 1000	5 ～ 10
核膜	2000 ～ 30 000	30	
线粒体	0.4 ～ 2.5	1000 ～ 10 000	10 ～ 15
溶酶体	0.4 ～ 0.8	6000 ～ 15 000	10 ～ 20
完整高尔基复合体	1.0 ～ 2.0	10 000 ～ 20 000	20 ～ 30
高尔基复合体小泡	0.05 ～ 0.5	50 000 ～ 100 000	20 ～ 40
粗面内质网小泡	0.05 ～ 0.35	30 000 ～ 100 000	30 ～ 60
滑面内质网小泡	0.05 ～ 0.3	30 000 ～ 100 000	30 ～ 60

从分子量来看，生物大分子的分子量介于小分子和细胞器之间，但生物大分子的特性复杂多变，浩瀚神秘。众所周知的人类基因组计划（human genome project）最终揭示人类基因的组成、种类与数目。如果把人类基因组 2.5 万条基因、30 亿碱基对（base pair，由 ATCG 组成）逐一排列加以印刷，估计要几十卷。相对人类基因组学，其他大分子的组学（omics）研究［诸如糖组学（glycomics）、蛋白质组学（proteomics）、脂质组学（lipidomics）］

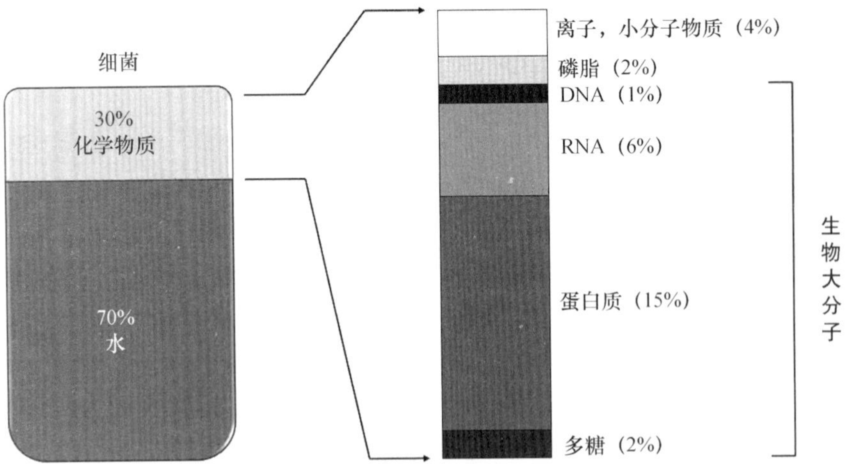

图 1-4　细菌各种成分所占比例

表1-2　典型哺乳动物细胞的化学组成

成分	细胞中所占的比例（%）
水	70
无机物（钠、钾、钙、镁、氯等）	1
有机物　小分子物质	3
大分子物质	
蛋白质	18
核酸	2
磷脂等	4
糖	2

起步较晚。而很多组合功能学研究，例如代谢组学（metabolomics）才刚刚起步。众所周知，蛋白质是由 20 种不同氨基酸组成的多聚体，已知蛋白质特性很大程度上取决于一级结构（线性排列），倘若一种蛋白质包含 200 个氨基酸，它的结构就有 20^{200} 种可能性。随着氨基酸排序的变换，这个蛋白质又有多少种特性？恐怕是一个天文数字。核酸作为另一类生物大分子也极度复杂。以一条 10 000 个碱基组成的基因组 DNA（属于短链 DNA）为例，理论上就有 $4^{10\,000}$ 种排列组合结果。而这条 10 000 个碱基的 DNA 只不过是组成细胞遗传信息中的“九牛一毛”。由此可见，将细胞生物学，甚至扩展到生命科学，比作神秘的宇宙，不为过之。然而，说其宇宙魅力无穷，是说人类对其的了解还非常浅薄。但对于生物学家而言，解析蛋白质与核酸两种生物大分子的复杂性的工作尚属起步，而面对如此浩瀚的数据，要找出它们与人类健康之关系，正是医学工作者未来的己任。

参与细胞内结构组成的生物大分子主要有三种形态（表 1-3）。

第一种结构是膜状，包括细胞质膜、内膜和核膜。这些膜主要由蛋白质和脂质所构成。它们把细胞的胞质分成不同的区域，起相对隔离的作用，以保证细胞中的各种不同物质代谢过程互不干扰，有秩序地进行。细胞质膜，通常称细胞膜，是细胞的界膜，细胞通过细胞膜与外界进行物质交换。

第二种结构是线（纤维）状。有些线状结构由蛋白质组成，如微管（由微管蛋白组成）、微丝（由肌动蛋白组成）和中间丝（由角蛋白、结蛋白、波形纤维蛋白、神经原纤维蛋白、胶质纤维酸性蛋白等组成）。这些线状结构对细胞的运动、形状和分裂起重要作用。另一些线状结构由核酸组成，如信使 RNA（mRNA）和核仁中的核糖体 RNA（rRNA），以及 DNA 和蛋白质构成的染色质，在遗传信息的复制和转录过程中进行着高度复杂的动态变化。

第三种结构是颗粒状。线粒体内膜上和叶绿体类囊体膜上的基粒，以及核糖体（ribosome）都属于颗粒结构。前两者由蛋白质构成，可进行氧化磷酸化和光合磷酸化，后者则由 RNA 和蛋白质组成，是蛋白质合成的场所。

表1-3　细胞化学成分的基本结构及其与细胞功能的关系

基本结构	类型	亚显微结构部位	主要化学成分	主要功能
膜状	无孔	细胞膜、内膜系统、线粒体膜等	脂蛋白	物质转运和信号转导、物质代谢过程的区域化与秩序化
	有孔	核膜		
线状	可高度集缩（通过螺旋化或折曲）	染色质	脱氧核糖核蛋白	遗传信息的复制和转录
	不可高度集缩	微丝、微管、中等纤维	蛋白质	原生质运动和支架、细胞分裂活动
颗粒状	有柄	线粒体基粒	蛋白质	氧化磷酸化
	无柄	核糖体	核糖核蛋白	蛋白质合成

（二）细胞器

自 1665 年胡克发现细胞（cellula），后经 174 年漫长历史，直到 1839 年随着“细胞学说”的提出，细胞的确切定义——细胞是一切生物体进行生命活动的基本结构、功能和发育单位——才真正为人所接受。但人们对这一生命体的基本结构仍是浑然不知，曾一度认为细胞不过就是原生质（protoplasm）而已。所谓原生质是捷克人 Purkinje 于 1839 年在研究细菌时首先提出的，他认为细胞是由质膜、细胞质和细胞核（或拟核）所组成的。100 多年后的今天，借助于高分辨率光学和电子显微镜，人们已经充分了解细胞的精细结构，但是用科学规律去客观看待 100 多年前提出的原生质概念，应该承认，它不愧为一项伟大发现，形象地勾勒出细胞结构的雏形。真核细胞的细胞质（cytoplasm）是指介于细胞核膜与细胞质膜之间的所有物质，包括胞质和细胞器。细胞质并不是均质的，其中包含了许多有形结构。凡是在光镜和电镜下能够分辨出的具有一定形态特点、被单层或双层膜包绕、执行某些特定功能的结构，即称为细胞器（organelles），如线粒体，主要负责细胞能量合成与供应，谓之细胞能量工厂。近些年来研究发现，线粒体与控制死亡有关，无论细胞死亡还是凋亡，都与线粒体的功能密切相关。内质网为单层膜结构，主要负责蛋白质和脂质的合成、分拣与运输。高尔基复合体也是单层膜结构，主要参与蛋白质合成，也参与糖与多糖合成，还负责催化合成多肽与蛋白质（糖蛋白）。溶酶体和过氧化物酶体为单层膜结构包绕的细胞器，主要负责摄入物质的消化分解，同时，用于细胞内某些成分的降解。细胞器所占细胞的比例见表 1-4。除细胞器外，细胞质中还含有胞浆（cytosol），也称胞浆基质（cytoplasmic matrix），呈胶体状（gel-like），占细胞总体积的 50% ～ 60%，主要由水、生物大分子、酶、代谢产物以及可溶性前体物所构成。

表1-4　典型肝细胞中某些组分所占的比例与数量

细胞区室	所占细胞的比例（%）	每个细胞所含有的数量
细胞质	54	1
线粒体	22	1700
高尔基复合体和内质网	15	1
细胞核	6	1
溶酶体	1	300

二、细胞形状与大小

（一）细胞形状

组成生命体的细胞具有某些共性，但由于不同细胞的结构、功能和所处的环境不同，因此形状可能会千差万别，如圆形、椭圆形、多角形、扁形、梭形、柱形，甚至呈现不规则形状等。

单细胞生物往往是独立生活，即便是成群体存在，它们彼此也毫不相干。所以每种单细胞生物的形态相对固定，如细菌，有呈棒状的，称为杆菌；形如球状的称为球菌；而弯曲样的则称为弧菌等。单细胞动物或植物的形状就要更复杂一些，如草履虫呈鞋底状、眼虫带鞭毛呈梭形。高等生物是多细胞组成的有机体。功能相同的细胞群组合在一起，称为组织，如心肌组织基本上由具有收缩功能的心肌细胞构成；肝组织则由具有分泌功能的肝细胞组成。细胞的形状除了受本身的分化状态影响外，还与所执行的生理功能有关，如肌肉细胞呈长梭形，利于伸缩；红细胞为扁盘状，利于 O_2 和 CO_2 的气体交换；神经细胞具有很长的细胞突起，以便于传导神经冲动。由此可见，形态结构和功能的趋同性是细胞的一个重要特征。

（二）细胞大小

细胞的大小（即体积）差别很大。最大的细胞，例如鸵鸟卵黄细胞直径可达 5 cm，而最小的细胞，例如支原体直径却只有 0.2 μm。一般来说，原核生物细胞直径（1 ～ 10 μm）小于真核生物细胞（10 ～ 100 μm）；哺乳动物的细胞小于植物细胞。绝大多数哺乳动物细胞非常小，需要借助显微镜进行观察。

细胞大小的差异不仅见于不同个体之间，即便是同一个体，不同组织来源的细胞大小也会有差异，产生这种差异的原因在于细胞代谢活动及细胞功能。例如，代谢活跃的肌细胞一般比较粗大，而平滑肌细胞则比较纤细。高等动物的体细胞直径一般为 20 ～ 30 μm。表 1-5 列出了几种细胞的大小。

表1-5　几种细胞的大小（μm）

人卵	变形虫	海胆卵	肝细胞	红细胞	伤寒沙门菌	流感嗜血杆菌	肺炎支原体
120	100	70	20	7	1.2	1.0	0.1

细胞的大小还受外界环境条件的影响。经常参加体育锻炼的人肌肉发达，其原因是肌纤维增粗。但不论种的差异多大，细胞的大小通常在一个恒定的范围，尤其是同一器官和组织的细胞。大象与小鼠体表面积相差悬殊，但大象与小鼠相应器官与组织的细胞大小都无明显差异。即使是差别最大的神经细胞，它们的细胞大小也只相差 2 倍左右。因此器官的大小主要决定于细胞的数量，而与细胞的大小无关，这就是所谓的“细胞体积的守恒定律”。细胞体积的守恒主要受以下两个因素的影响。

1. 细胞的核与质之间有一定的比例关系，称为核质比值，可用公式表示：$NP=V_n/(V_c-V_n)$。该式中，NP 为核质比值，V_n 和 V_c 分别代表细胞核和细胞的体积。通常细胞核的体积约占细胞总体积的 10%，即 $V_n=1/10V_c$，因此核质比值为 1/9。这是制约细胞最大体积的主要因素之一。在细胞分裂周期中，只有细胞大小达到一定值才能触发细胞分裂。因此有人将之称为细胞周期调控的体积检测点（size checkpoint）。

2. 细胞的“比面值”（或叫相对表面积），即单位体积所占有的表面积，可用公式表示：$I=S/V$。式中 I 为比面值，S 和 V 分别代表细胞表面积和体积。比面值与细胞内外物质的交换及细胞内物质交流有一定的关系。假设细胞是球状，则由 $S=4\pi R^2$，$V=\frac{4}{3}\pi R^3$，得 $I=3/R$。可以看出细胞直径越小，其比面值越大；反之，细胞越大，其比面值越小。例如，1 个直径为 0.1 μm 的支原体 $I=60$；1 个直径为 1.0 μm 的球菌 $I=6$。

细胞在生命活动中，必须与周围环境不断进行物质交换，同时进入细胞内的物质在内部也有不断扩散传递的问题。细胞体积小，比面值就大，这对物质的迅速交换和转运是非常有利的。细胞增大，比面值减小，细胞与外界的物质交换就显得非常困难。为了克服这一困难，许多体积较大的细胞其质膜都向内陷入，使比面值增大；还有些细胞则在其表面形成许多突起（微绒毛和变形足），如小肠上皮细胞（1500 ～ 3000 根微绒毛 / 细胞），如此，它们的比面值增加了近 20 倍，有利于吸收营养物质。

细胞体积的最小极限决定于其独立生活所需最基本成分占用的体积。根据推算，一个细胞体积的最小极限直径不可能小于 100 nm，而现在发现的支原体细胞的直径已接近这个极限，并且支原体具备了一个细胞生存与增殖的最基本结构装置与功能，因此，支原体是迄今发现的最小、最简单的细胞。

（三）细胞数量

除病毒外，一切生命体均由细胞构成。单细胞生命体只由 1 个细胞构成，如细菌。多细胞生物体根据其复杂程度由数百乃至上万亿个细胞构成。但有些极低等的多细胞生物体，如盘藻，也仅由 4 ～ 8 个或几十个未分化的、类型相同的细胞组成。高等动（植）物有机体则由无数个功能与形态结构相同或不同的细胞组成。例如，人体内有 200 多种不同类型的细胞，虽然它们的形态结构与功能大相径庭，但是其之间有着精细的分工与合作。成人个体大约含有 10^{14} 个细胞，刚出生的婴儿则有 10^{12} 个细胞。1 g 哺乳动物肝或肾组织有 2.5 亿～ 3 亿个细胞。

三、细胞的基本共性

从结构上看，一类细胞或是一种细胞，无论是真核细胞还是原核细胞，也不论是单细胞还是多细胞，更不论结构是简单还是复杂，都保持着其特有的形态与结构，可谓千姿百态。从功能上看，细胞又是一个独立的、有序的、自动控制性很强的集合体，无与伦比。但是，作为生命体的基本单位细胞，无论结构如何多样，无论功能如何迥异，都具有以下几个共同特点。

1. **细胞拥有一套独特的遗传密码及使用方式**　细胞的简单与复杂主要取决于其含有的遗传信息量，即一套完整遗传物质的总和，也称基因组（genome）。基因组信息十分庞大，从已经完成的人类基因组计划结果来看，如果把这一巨大信息转换成碱基四个字母——ATCG，要写满几百万页纸。令人惊奇的是这一浩瀚的信息（information）就贮存在一套微小的染色体上。而染色体体积甚至比小四号字母“i”的 1/2 万的还要小（i 实心点直径为 0.2 mm，而染色体为 0.01 μm）。

长久以来，基因（gene）仅被作为一种生物信息的承载体，现在看来，基因的功能远不止作为一个承载体这一经典范畴，取而代之的是主宰细胞发生、发展的核心物质，同时又是影响细胞结构及其功能的决定性因素，几乎所有的细胞生物功能，如发育与分化、增殖与衰退、合成与代谢、迁移与运动、死亡与凋亡等都由基因所控制。而搞清楚细胞是如何利用这些庞大的生物信息来完成一系列复杂功能，是当今生命科学研究的重大课题。

2. **细胞能精确地自我复制**　正如生物体能繁衍后代一样，细胞也能自我复制，细胞的复制过程称为分裂（division），是一个母细胞成分均等分配给两个子细胞的精细过程。以体细胞为例，在分裂前，母细胞的遗传物质必须倍增，以满足两个子细胞组成之需。分裂后，由于两个子细胞所得到的内涵物完全均等，故体积基本一致。但有些细胞例外，如卵原细胞通过增殖和分化形成初级卵母细胞（oocytes）时，其中一个初级卵母细胞胞质得到 90%，另一个可能只分得余下的 10%，但两个细胞所含遗传物质均为母细胞的一半。

3. **细胞需要能量才能生存**　细胞在保持其复杂结构以及维持这些结构正常运转过程中，需要源源不断的能量供给。植物细胞可以利用细胞膜上光吸收性色素捕获光能，再将光能转化为化学能并以糖和淀粉等形式加以贮存。动物细胞摄取葡萄糖作为主要能量单位。体内葡萄糖从肝细胞释放入血，供所有细胞摄取。葡萄糖进入细胞后，会以某种形式（如ATP）将其能量贮存起来，待需要时使用。

4. 细胞是一个加工厂 细胞的功能就像是一个微型“化工厂”。以最简单的细胞——细菌为例，发生在细菌内的生化反应多达数百种。细胞内发生的所有生化反应都需要酶催化，这些生化反应统称为细胞代谢（cell metabolism）。

5. 细胞是一个“栩栩如生”的世界 细胞作为生命的基本单位，其内部时时刻刻都在发生着各种事件，比如物质合成转运、吞噬分泌、能量代谢等，此外，肌细胞收缩舒张、腺细胞分泌、神经细胞的递质传递、免疫细胞的趋化等，都是细胞活动的具体体现。因此，细胞的活动可谓“生生不息”，这些活动的停止意味着生命将告结束。

6. 细胞具有应激反应 不同种类的细胞对外界刺激的反应性也不同。例如，单细胞生物在运动途中遇到障碍就会“自动”躲避，而遇到营养食物就“主动”上前；多细胞生物体对外界的应激反应虽没有单细胞那样简单，但也会有各种各样的反应，只是反应的程度有所不同。细胞表面的受体（receptor）是引发细胞应对外界反应的分子基础。受体是细胞表面的一类特殊分子，可谓细胞通往外界的“门户与要塞”，它们负责把外界物质运进细胞并引发细胞特异反应。此外，受体还能与某些物质发生特异性结合，把外界的信息传入细胞。受体的化学本质主要是蛋白质。早年认为，受体只存在于细胞表面，现在认为，胞浆和细胞核都存在着受体。习惯上，将能与受体特异性结合的分子称为配体（ligand）。激素、生长因子、细胞因子、脂质分子、细胞外基质、离子甚至某些气体分子等都可以作为配体与受体结合。受体与配体结合，通过细胞内一系列分子的接续，可以使外界信号继续向细胞内传递，这一过程称为信号转导（signal transduction）。而细胞为此做出的各类反应，例如细胞内物质合成与分解、细胞增殖与分裂、细胞黏附与运动、细胞死亡与凋亡等则是信号转导产生的效应。

7. 细胞能够自我调节 细胞具有自我调节的功能，以适应外部环境的变化。由于环境的改变，细胞通过自我调节改变获得了或者丧失了部分功能，主要归结于基因结构与功能的改变，遗传学上称为突变（mutation）。值得注意的是，有些突变并不影响突变细胞或突变个体的表型（phenotype）改变，但更多的突变结果则是带给突变体以明显表型改变，例如，细胞DNA复制与分裂过程中的基因突变（插入、缺失、错排等）。这些突变如不能及时纠正，将遗传到子代细胞，严重者还可造成子代细胞生长失控，形成恶性转化（malignant transformation），即细胞癌变。

早在1891年，德国胚胎学家Hans Driesch就曾发现细胞分裂可人为调节（图1-5）。在海胆（sea urchin）胚胎发育过程中，早期桑葚胚形成阶段的受精卵细胞（即首次分裂形成2个卵裂球细胞，第二次分裂形成4个卵裂球细胞），若在体外培养，每个细胞可以独立分化形成正常胚胎。人们不禁要问，为何这样一个只占1/2或1/4囊胚的卵裂球细胞不会发育成为1/2甚至1/4的个体，而是可以通过自我调节，独立发育成完整的个体？体外分离培养的这些卵裂球细胞何以“得知”其相邻细胞发生缺失？如是，它们又是如何独立地承担起“传种接代”这份“擎天大业”？莫非是这些早期胚胎细胞具备了某种“先知先得”的特异功能？这一里程碑式的重大发现奠定了细胞的全能性理论，而直到100多年后的今天才被发育生物学家广泛认知，但其中的理论问题仍无法解释。

8. 细胞内物质的相互作用 随着细胞分子生物学的不断进展，人们已知控制细胞结构与功能的全部信息都贮存在核酸中，长期以来，人们一直认为只有蛋白质才是遗传信息的唯一执行者。每一个蛋白质分子都是由特定基因所编码的，忠实地履行“规定”的职责，如同工厂的流水线作业，前后工序之间衔接有条不紊。每一条程序决定一道工序，如蛋白质合成、激素分泌、肌肉收缩都由不同的程序来决定。蛋白质或是单独作用，或通过蛋白质-蛋白质间相互

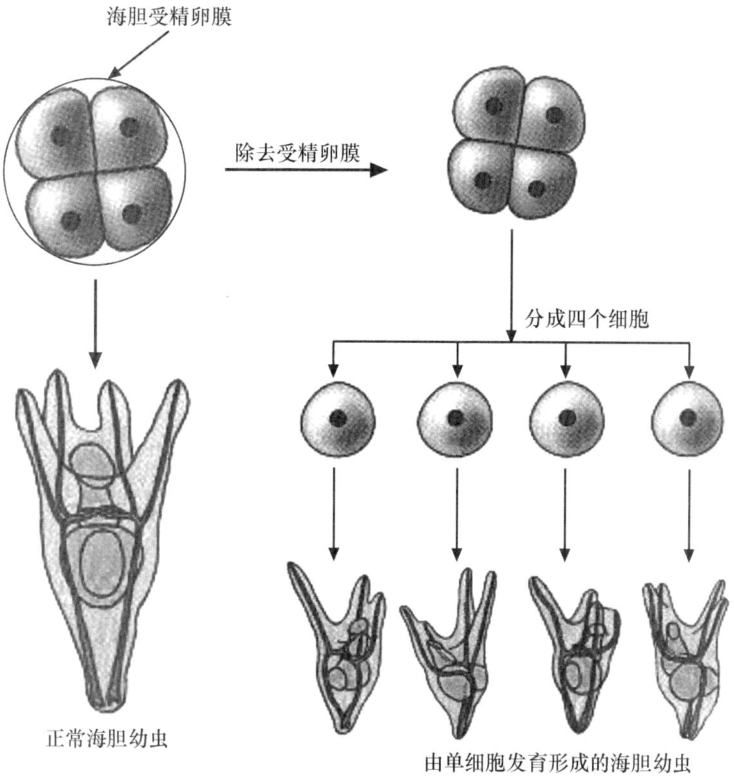

图 1-5　海胆囊胚切割后仍能形成成体的示意图

作用，行使某些生物学功能。正是有了核酸和蛋白质两种生物大分子以及它们之间复杂的相互作用，细胞才有了多样性的生物学功能。但近年来，随着生命科学的发展，人们逐步认识到生物大分子种类多种多样，作用方式极为复杂。将生物大分子进行聚类分析，派生出多个新学科，如基因组学、蛋白质组学、糖组学、脂质组学。除蛋白质外，有些脂质、多糖、小分子化合物也可能是遗传信息的执行者，尽管它们不为任何基因所编码。例如，人类红细胞表面含有不同侧链糖分子，决定着抗原类型或 ABO 血型。不同脂质或多糖成分还决定着肿瘤细胞表面抗原表位，依据这些表位而设计开发出的抗肿瘤靶点药物，成为未来肿瘤免疫治疗和药物治疗的新方向。随着表观遗传学的发展，核酸不仅被认为是遗传信息的传递者，同时也是传递过程的调节者。近年来，一类被称为小分子 RNA 的物质（包括 microRNA 和 long non-coding RNA）可以通过简单配对原理与相应 mRNA 结合，在转录前（后）或翻译水平上影响基因表达；有些长链非编码 RNA 入核后直接与结构基因上游启动子区特异性结合，从而影响基因转录，也可抑制 RNA 聚合酶Ⅱ的活性，通过介导染色质重构以及组蛋白修饰，影响下游基因的表达。

第四节　原核细胞

在种类繁多、浩如烟海的细胞世界，根据其进化地位、结构的复杂程度、遗传装置的类型与生命活动的方式，可以分为原核细胞与真核细胞两大类。

原核细胞（prokaryotic cell，prokaryotes）一词来自希腊文，pro 表示“在……之前”，karyon 表示核（nucleus）。原核细胞是指一类无明显细胞核结构的单细胞生物，例如细菌（bacteria）和蓝藻（cyanobacteria）。它们的遗传物质集中存在于细胞的一个或几个区域中，而另一类原核生物支原体（mycoplasma）的遗传物质可均匀分布于整个细胞中，因此原核细胞主要包括细菌、蓝绿藻类和支原体。在地球这块土地上，原核细胞已生存约 35 亿年，比真核细胞生物早约 20 亿年。原核细胞的三个最基本特点是：①细胞内没有细胞核及核膜；②细胞内没有特定分化的复杂结构以及内膜系统；③遗传信息量相对较小，信息承载的染色质仅为简单的环状 DNA 分子。原核细胞的体积一般很小，直径范围 0.5 ～ 5.0 μm。由原核细胞构成的生命体称为原核生物，而几乎所有的原核生物又都是由单个原核细胞构成的。原核生物在地球上的分布广度与对生态环境的适应性远比真核生物大得多。细菌作为原核细胞的典型代表之一，不仅为微生物学界，也为医学界所关注，故本书仅对细菌作简单介绍。

细菌依照细胞的形状，可分为三类：球状或椭圆状的称为球菌，杆状或圆柱状的称为杆菌，螺旋形或弧形的称为螺旋菌。绝大多数的细菌直径在 0.5 ～ 1.0 μm。细菌均没有典型的细胞核，取而代之的是类似核的区域，称为拟核或类核（nucleoid），为环状 DNA 分子的聚集地。核区四周是较浓密的胞质。除了核糖体外，没有类似真核细胞的细胞器。细菌细胞膜是典型的生物膜结构，但它具有多功能性（图 1-6）。细菌增殖以二分裂（binary fission）方式进行，即一个细菌细胞壁横向分裂，形成两个子代细胞。

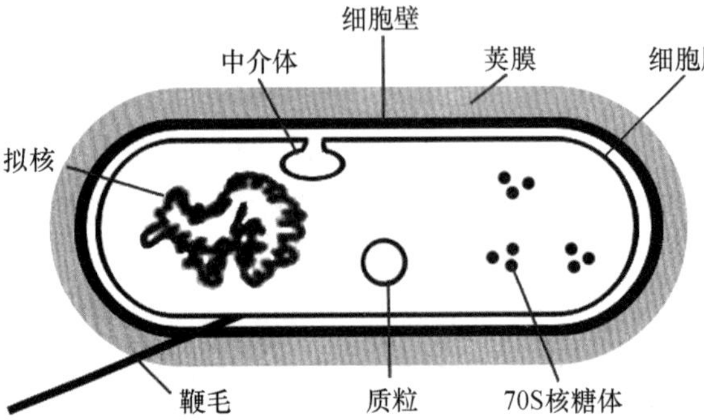

图 1-6 细菌模式图

一、细菌的表面结构

1. **细胞膜**（plasma membrane） 细菌细胞膜是由磷脂双分子层与镶嵌蛋白质构成的富有弹性的半透性膜。膜厚 8 ～ 10 nm，外侧紧贴细胞壁。细菌细胞膜含有丰富的酶系，执行许多重要的代谢功能。细菌细胞膜的多功能性是其区别于其他原核生物细胞膜的一个十分显著的特点，如细胞膜内侧含有电子传递与氧化磷酸化的酶系，具有真核细胞线粒体的部分功能。细胞膜内侧含有一些酶，与核糖体共同执行合成向外分泌蛋白质的功能。

2. **细胞壁**（cell wall） 细菌膜外的一层较厚、较坚韧并略具弹性的结构，称为细胞壁。所有细菌的细菌壁成分都是肽聚糖（peptidoglycan)，肽聚糖是由乙酰氨基葡萄糖、乙酰胞壁酸与 4 ～ 5 个氨基酸短肽聚合而成的多层网状大分子结构。革兰氏阳性菌与阴性菌的细胞壁成分与结构差异很明显。革兰氏阳性菌细胞壁厚 20 ～ 80 nm，含有多层肽聚糖以及丰富的壁酸（teichoic acids）；相反，革兰氏阴性菌细胞壁厚约 10 nm，肽聚糖和壁酸均较少，但其他成分却比阳性菌复杂。抗生素中的青霉素抑制细菌生长的主要作用是通过抑制肽聚糖的合成而干扰细胞壁的形成。革兰氏阳性菌因细胞壁的肽聚糖含量极高，故对青霉素非常敏感，反之，革兰氏阴性菌由于胞壁肽聚糖含量极少，对青霉素不敏感。

3. **荚膜**（capsule） 荚膜是某些细菌表面的特殊结构，是位于细胞壁表面的一层松散的黏液物质，荚膜的成分因不同菌种而异，主要是由葡萄糖与葡糖醛酸组成的聚合物，也有含多肽与脂质的。荚膜对维持细胞的主要生命活动似无直接作用，但具有一定程度的保护作用，如保护细胞免受干燥的影响，保护病原菌免受细胞的吞噬。荚膜本身还可作为细胞的营养物质，在营养缺乏时被细菌利用。

4. **鞭毛**（flagella）**和菌毛**（pili） 鞭毛是某些细菌的运动器官。细菌的鞭毛结构十分简单，是以鞭毛蛋白（flagellin）为主的韧性蛋白质结构，直径约为 20 nm，长度可达 20 μm。鞭毛运动所需能量由跨膜形成的离子电化学势能（electrochemical gradient）所提供。菌毛为细菌表面的附件，细菌间的遗传信息传递就是靠菌毛来实现的。

二、细菌的拟核和遗传物质

原核细胞没有细胞核和核膜。以细菌为例，细菌的遗传物质 DNA 呈环状，所组成的一条染色体通常位于胞质的一个区域，形态上不规则，称为拟核（nucleoid）。因很少与组蛋白结合，细菌 DNA 常裸露。正常情况下，一个细菌内只有一个拟核。当细菌处在生长增殖状态时，由于 DNA 的复制次数与细菌分裂次数并不同步，故一个细菌内可见几套 DNA 分子同时存在，仿佛几个拟核。

在细菌细胞内除了上述的拟核及染色体 DNA 外，还存在染色体外 DNA，它们是可进行自主复制的遗传因子，称为质粒（plasmid）。质粒是裸露的环状 DNA 分子，可携带 2 ～ 200 个基因。细菌可以在没有质粒 DNA 的情况下正常生存，其代谢活动不受影响。因此，质粒 DNA 在遗传工程研究中很重要，常用作基因工程中的载体。将某些特定真核细胞的基因连接到质粒 DNA，导入大肠埃希菌进行大量复制，可达到基因体外扩增的目的。

三、细菌核糖体

每个细菌细胞含 5000 ～ 50000 个核糖体，大部分游离于细胞质中，仅有少部分附着在细胞膜内侧。核糖体与 mRNA 形成多聚核糖体。细菌核糖体的沉降系数为 70S，由 50S 大亚基和 30S 小亚基组成。大亚基含有 23S rRNA、5S rRNA 和 30 多种蛋白质；小亚基含有 16S rRNA 与 20 多种蛋白质。研究发现，30S 小亚基对四环素和链霉素很敏感，50S 大亚基对红霉素和氯霉素很敏感。这种结构与组成正是抗生素干扰多肽链翻译而达到抑菌作用的关键所在。

第五节　真核细胞

一、真核细胞的基本结构体系

真核细胞（eukaryotic cell，eukaryote）的词义来自希腊语，eu 表示真正的，karyon 表示核，可以看出拥有细胞核是真核细胞有别于原核细胞的最明显特征。此外，真核细胞拥有分化良好的细胞器与内膜系统，拥有特异蛋白质组装的细胞骨架系统，以及以线粒体为代表的有氧代谢体系，这些都是真核细胞的特点（图 1-7）。真核细胞比原核细胞进化程度高，目前认为它是由原核细胞进化而来的，原始真核细胞于 12 亿～ 16 亿年前在地球上出现。细胞核的出现是细胞进化历程中的一个巨大飞跃。真核细胞与原核细胞的首要区别在于前者拥有核膜，包绕细胞核，使真核细胞 99% 以上的遗传信息集聚在核内。功能上，核膜为一个屏障，把细胞质与细胞核分开，形成两个相互独立的区域（compartment），换言之，如果将原核细胞比作“单居室”，则真核细胞类似于“一室一厅”。

真核细胞区别与原核细胞的第二个特点是生物膜系统的进一步特化。除了细胞膜外，真核细胞内部形成一套结构与功能类似于细胞膜，但用于包裹不同细胞器的膜系统，称为内膜系统。

真核细胞的第三个特点是具有完善的细胞骨架体系（包括微管、微丝和中间丝），用于支撑细胞结构，有助于细胞黏附、细胞转运和细胞通讯等功能。真核细胞虽然结构复杂，但是根据各种结构的化学组成可以划分为三大基本结构体系，也是区别于原核细胞的三个特点：①具有完整的细胞核，有利于执行复杂的遗传信息传递与表达功能；②具有复杂的细胞内膜系统；③具有复杂的细胞骨架系统。

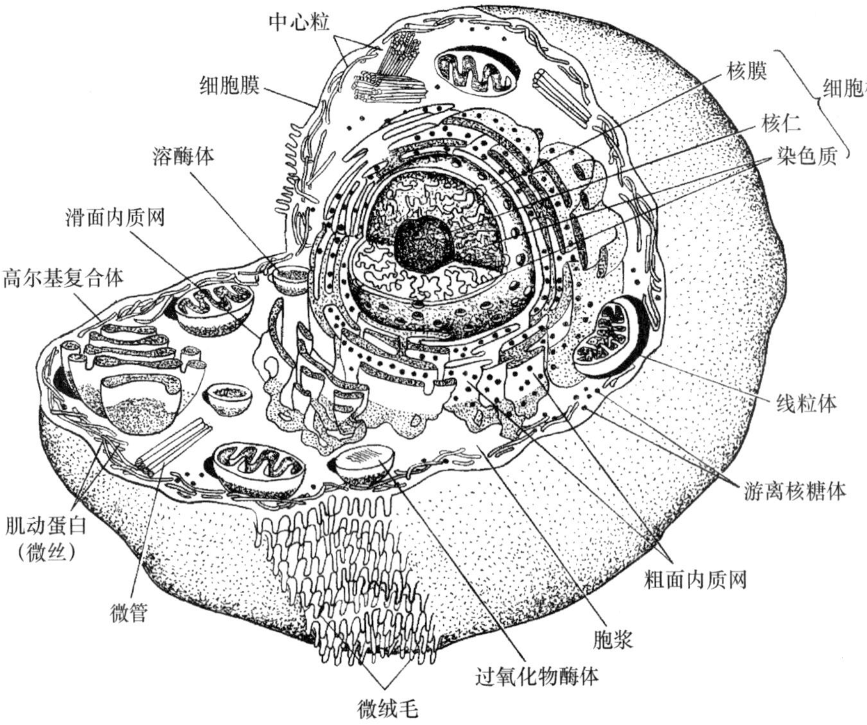

图 1-7 真核细胞模式图

1. **生物膜系统** 真核细胞内部存在由膜围绕的多种细胞器，细胞内膜与细胞质膜统称为生物膜（biomembrane）。生物膜具有共同的结构特征，具有各自高度专一的功能，以保证细胞生命活动的高度有序化和高度自控性。

细胞质膜（plasma membrane），也称细胞膜（cell membrane），构成细胞边界，使细胞具有一个相对稳定的内环境。细胞膜的主要功能是进行选择性的物质交换，并有能量转换、分子识别、黏附运动以及信号转导等作用。除细胞膜外，细胞内还有一些执行特殊功能的亚细胞（sub-organ）结构，这些结构往往被单层或双层生物膜围绕，将这些亚细胞结构称为细胞器（organelle）。为了区别于细胞膜，习惯上将包绕细胞器的膜结构称为细胞内膜（internal membrane，endomembrane），主要包括线粒体、内质网、高尔基复合体、溶酶体等。近来，也有人将核糖体（ribosome）、纤毛（ciliates）、中心体（centrosomes）等称为细胞器，但严格意义上讲，由于它们不具备膜结构，只能属于生物大分子复合物（macromolecule complex）。

细胞质膜是细胞的天然屏障，对于保障细胞内生物活动有序进行非常重要。细胞膜表面具有的某些特定分子（如抗原）可作为标记，被免疫分子及其他细胞所识别，发挥信息传递作用。细胞膜表面还具有种类繁多的载体，帮助小分子物质（如糖、离子等）完成跨膜转运。同样，细胞膜也是物质进出细胞所必须跨越的首道屏障。欲进入细胞的营养物质或其他生物大分子，首先要被细胞膜内陷形成的小泡（vesicle，也称囊泡）所包裹，然后通过小泡运输至溶酶体。溶酶体含有许多水解酶，主要负责消化分解小泡内物质（或分子），再进一步转运到其他细胞器做进一步处理，这一过程称为胞吞作用（endocytosis）。细胞外大分子、颗粒物质、部分细胞碎片甚至病毒与细菌均需通过这种方式才能进入细胞。相反，欲释放出细胞中的物质（如激素、抗体、分泌性蛋白质等），也要先被这种小泡所包裹，之后在内质网和高尔基复合体修饰与分选，才能将其转运到胞外，这一过程称为胞吐作用（exocytosis）。由此可见，物质可通过跨膜转运进出细胞，也可借助小泡在细胞器之间进行物质传递，将这种借助囊泡进行物质转运的方式称为囊泡运输（vesicle transport）。

2. **遗传信息传递与表达系统**　染色质（chromatin）由 DNA 和蛋白质（主要是组蛋白与少量酸性蛋白质）构成，DNA 复制与 RNA 转录都是在染色质上进行的。真核细胞的遗传信息的传递同样遵从中心法则，即 DNA—RNA—蛋白质。不同于原核细胞，真核细胞的转录过程主要在核内进行，而翻译过程则在胞质中进行。核小体是染色质和染色体的基本结构单位，在细胞分裂阶段染色质进一步折叠、压缩，从而组装成一种特殊线状结构——染色体（chromosome）。真核细胞的核糖体是由 rRNA 与数十种蛋白质构成的颗粒结构，其沉降系数为 80S，由 60S 大亚基和 40S 小亚基组成。大亚基含有 28S rRNA、5.8S rRNA、5S rRNA 和 40 多种蛋白质。小亚基含有 18S rRNA 和 30 多种蛋白质，是合成蛋白质的细胞器，其功能是将氨基酸根据 mRNA 的指令按一定序列合成肽链。值得一提的是，真核细胞基因转录和翻译与原核细胞相比更为复杂，参与的调节因素更多。除了基因序列本身改变外，表观遗传方式对转录的调节备受关注。所谓表观遗传学（epigenetics），是指在 DNA 序列不发生改变的情况下，生物体表型或基因型表达发生了稳定的可遗传变化，即亲代细胞在有丝分裂时，有能力把自己的一整套基因表达程序传递给子代细胞。表观遗传学包括组蛋白共价修饰（covalent histone modification）、DNA 甲基化（DNA methylation）、染色质重塑（chromatin remodeling）以及非编码 RNA（non-coding RNA）等。表观遗传学的最典型例子就是在生物体发育过程中细胞命运的决定。在形态发生过程中，一个全能干细胞（totipotent stem cell，TSC）能够决定它最终能分化形成多少种多能干细胞（pluripotent stem cell，PSC）系并进一步分化形成各种成熟细胞，很大程度上是通过各种表观修饰，在激活一些基因的表达的同时抑制另外一些基因表达而完成的。同样，蛋白质翻译后的修饰也非常复杂。翻译后的蛋白质在侧链上添加不同的功能基团，例如磷酸化、硫酸化、乙酰化、甲基化，可以改变蛋白质功能。

3. **细胞骨架系统**　细胞骨架（cytoskeleton）系统是由一系列特异的结构蛋白质构成的网架系统，细胞骨架可分为细胞质骨架与核骨架，实际上它们又是互相联系的。细胞质骨架是主要由微丝（microfilaments）、微管（microtubules）与中间丝（intermediate filaments）等构成的网络体系。微丝的主要成分是肌动蛋白，直径 5 ～ 7 nm，其主要功能可能与胞质运动（细胞收缩、胞质分裂、变形运动等）有关，近年来研究显示，微丝还与信号传递有关。微管的直径较大些，其内、外径分别为 14 nm 和 24 nm。微管主要由微管蛋白与一些微管结合蛋白组成。除了对细胞结构起支撑作用外，微管主要为细胞内分子运输提供了完善的轨道系统。胞内大分子物质、颗粒物质和囊泡运输正是基于这些轨道系统才得以实现的。中间丝的直径介于微管与微丝之间（直径约为 10 nm），故得名。中间丝的组成比较复杂，可分为多种类型，其蛋白质成分的表达与细胞分化关系极为密切。

核骨架的研究在近几年才有较快的进展，广义的核骨架应包括核纤层与核基质两个部分。核纤层的成分是核纤层蛋白，核基层的蛋白质成分则颇为复杂。现已发现，核骨架与基因表达、染色体构建和排布有关。

二、真核细胞与原核细胞本质之差

上述介绍的真核细胞三大特点，也就是真核细胞有别于原核细胞最本质的差别所在（表 1-6）。

1. **真核细胞具有核和核膜**　真核细胞具有细胞核，细胞核被核膜所覆盖，后者将胞质与核质彻底分开，使遗传信息储存、复制与转录过程局限在一个独立区域，即在细胞核内进行。而执行这些信息，如蛋白质合成、能量代谢、物质转运等过程均在细胞质内进行。相反，原核细胞的 DNA 分子主要聚集在细胞质，周围没有核膜包围。因为不具备细胞核，因此原核细胞的遗传信息加工复制（如 DNA 合成、RNA 转录）与信息的执行（如蛋白质合成）都在细胞质一个区域（compartment）内完成。

表1-6 原核细胞与真核细胞基本特征的比较

特征	原核细胞	真核细胞
细胞膜	有	有
核膜	无	有
染色体	由一个环状 DNA 分子构成的单个染色体，DNA 不与或少与蛋白质结合	多个染色体，染色体由线状 DNA 与蛋白质结合组成
核仁	无	有
线粒体	无	有
内质网	无	有
高尔基复合体	无	有
溶酶体	无	有
核糖体	70S（为 50S 与 30S 的大小亚基）	80S（为 60S 与 40S 的大小亚基）
核外 DNA	细菌具有裸露的质粒 DNA	包括线粒体 DNA、叶绿体 DNA
细胞壁	主要成分为氨基糖和壁酸	动物细胞无细胞壁，植物细胞壁的主要成分为纤维素和果胶
细胞骨架	无	有（微管，微丝，中间丝）
细胞增殖方式	无丝分裂（直接分裂）	有丝分裂（间接分裂）

2. **真核细胞具有丰富的细胞内膜系统** 真核细胞具有丰富的细胞内膜系统和其所包绕的细胞器，如内质网、高尔基复合体、溶酶体、线粒体、过氧化物酶体等。细胞内膜的形成是细胞进化过程中的一次重大飞跃。相反，原核细胞就没有这些内膜系统，细胞膜只是靠内陷折叠，以及与各种酶或色素结合，才能最大程度地满足其功能。

3. **真核细胞具有形状迥异的骨架** 细胞骨架包括微管、微丝和中间丝。这些网络状排布的骨架系统负责维持细胞形态和结构。试想，缺少这套骨架系统的细胞，就仿佛一栋没有钢筋的大厦。细胞骨架还具有轨道作用，保证细胞内物质（例如肌球蛋白、动力蛋白等）有序运输。此外，细胞骨架还具有平衡细胞内外物质运输、调节细胞分裂等功能。近年来认为，细胞核骨架对遗传基因的表达与调控也至关重要。

4. **丰富的遗传信息** 过去曾认为，真核细胞的遗传信息量是原核细胞无法比拟的。现在知道，真核细胞基因组容量与原核细胞相比，实际上不相上下，但是前者所编码的基因数更加庞大，这主要归功于真核细胞具有更加复杂化的信息加工体系。真核细胞基因表达分为转录、转录后修饰、翻译、翻译后修饰等过程，整个过程序贯发生，不可颠倒。而且同时，每个过程又都有严格调控，称为基因调节（gene regulation），其中在转录前发生的称为转录前调节，在转录后和翻译阶段发生的称为转录后调节。真核细胞基因调节非常复杂，往往存在时段性、多样性和特异性，所有这些都是原核细胞所不能比拟的。真核细胞分裂分为无丝分裂（amitosis）、有丝分裂（mitosis）、减数分裂（meiosis）三种。前两者的区别在于是否存在染色质纺锤丝形成和染色体变化。无丝分裂系由细胞核与细胞质直接分裂，又称间接分裂。而减数分裂是细胞分裂中发生了染色体数目减半的现象，故得名。原核细胞，如细菌是以二分裂（binary fission）这种无性繁殖的方式增殖分裂，繁衍后代。细菌没有核膜，只有一个大型的环状 DNA 分子，细菌细胞分裂时，DNA 分子附着在细胞膜上并复制为二，然后随着细胞膜的延长，复制而成的两个 DNA 分子彼此分开；同时，细胞中部的细胞膜和细胞壁向内生长，形成隔膜，将细胞质分成两半，形成两个子细胞。这个过程就被称为细菌的二分裂。

第六节　细胞生物学与医学

一、疾病的原因是细胞分子水平发生了紊乱

医学与细胞生物学的关系十分紧密。医学是以人体为对象，研究疾病的发生、发展、诊断、治疗、预防及转归机制的一门实验科学。而细胞生物学是以细胞为对象，在细胞、亚细胞和分子水平研究生命规律的科学。现代医学研究中经常要借助细胞生物学、分子生物学、遗传学等手段与方法，从细胞与分子层面探索疾病的发病机制以及诊断治疗的可能性。细胞生物学的每一个重大发现都会推动医学产生革命性进步，如人类基因组计划、基因诊断与基因治疗、基因工程药物、细胞与组织工程等。目前，基础医学中的多数学科，如解剖学与组织胚胎学、病理学与病理生理学、免疫学与微生物学都在采用细胞分子生物学方法与技术，研究各自的热点问题，而临床医学中涉及细胞生物学的内容就更为广泛。随着人类对疾病发生机制认识的不断深入，已经找到克服某些过去难以诊断与治疗的顽症的新方法。100 多年前，德国著名病理学家 Virchow 的著名论点“所有疾病之病因均可从细胞分子生物学中找到答案”已为现代医学广泛认同。

细胞生物学的研究成果成为指导医学实验的武器。

镰状细胞贫血（sickle anemia）是临床上较为常见的一种血液病。基因学研究表明，镰状细胞贫血的病因是血红蛋白 β 链第 6 位氨基酸密码子发生突变（谷氨酸→缬氨酸），导致红细胞携氧功能大大降低，其细胞形态由双凹椭圆状变成镰刀状，故称镰刀样红细胞。此时红细胞容易发生破裂，产生溶血。新生儿呼吸窘迫综合征（neonatal respiratory distress syndrome，NRDS）主要发生在早产儿，临床以进行性呼吸困难为主要表现，病理以出现嗜伊红透明膜和肺不张为特征，故又名肺透明膜病（hyaline membrane disease）。NRDS 患者肺泡膜鞘磷脂和卵磷脂成分发生紊乱，两者比值超越合理范围，使肺泡产生凹陷和破裂，严重地影响了患儿肺泡气体交换和正常通气。

重症肌无力（myasthenia gravis）是一种自身免疫性疾病，患者身体中会产生一种自身抗体，这种抗体可以在神经肌肉接头（neuromuscular junction）的突触后膜与乙酰胆碱受体（acetylcholine receptor）特异性结合，因此阻碍了正常神经递质乙酰胆碱（ACh）发挥作用。临床主要表现为部分或全身骨骼肌无力和易疲劳，活动后症状加重，严重者伴随肌萎缩。临床上可采用抗胆碱酯酶药，使胆碱能神经末梢释放的乙酰胆碱不被破坏而积聚，或大剂量糖皮质激素进行抗炎治疗（抑制抗原抗体免疫反应），而达到救治目的。

同样，细胞结构与功能的改变往往是导致疾病发生的重要诱因。例如，线粒体因缺氧、肿大、破裂引发的疾病往往累及身体内所有细胞，但主要表现在骨骼肌、心肌和大脑，分别被称为线粒体肌病、线粒体心肌病和线粒体脑病。最近研究表明，染色体的功能与细胞衰老关系密切。染色体末端拥有一种结构，称为端粒（telomere），它由 DNA 重复序列组成。这种结构与细胞的寿命息息相关。世界上首例克隆动物羊“多莉”，在出生后不久即呈现为早老状态，其原因可能与体内端粒结构受损有关。内质网发生病变通常影响蛋白质合成和转运。在一些肝病的病理切片中，经常见到细胞呈气球样变，这是由于肝炎病毒、酒精、CCl_4 等有害物质侵袭肝细胞后，造成内质网肿胀，形成镜下典型的气球样变。溶酶体与细胞吞噬物的分解代谢有关，常被称为“清道夫”。进入细胞的有害物质如不能被溶酶体及时清除，可造成严重后果。例如，采矿工人在作业中吸入的尘粒常含有大量的二氧化硅（SiO_2）。SiO_2 在肺泡内形成矽酸分子。由于矽酸破坏溶酶体膜，使大量水解酶外漏，产生细胞自溶而死亡。死亡细胞留下的空洞会被纤维组织填充，久而久之肺发生纤维化，弹性降低，通 / 换气严重障碍，即一种严重的

职业病——硅沉着病（矽肺）。应用克矽平（oxypovidinum）中的聚乙烯吡啶氧化物可有效结合矽酸，稳定溶酶体，达到治疗矽肺的目的。

细胞生物学的突破性进展同样促进医学的进步。胃溃疡是一种常见的消化系统疾病。在20世纪80年代初期，压力和生活方式导致的胃酸分泌增加，破坏了胃黏膜屏障，被视为导致胃溃疡的主要原因。当时的医学界将胃溃疡看作一种慢性病，对它束手无策。1982年，澳大利亚学者巴里·马歇尔和罗宾·沃伦发现了幽门螺杆菌，并证明该细菌感染是导致胃炎、胃溃疡和十二指肠溃疡的“元凶”。之后，大量研究表明，超过90%的十二指肠溃疡和80%左右的胃溃疡，都是由幽门螺杆菌感染所导致的。抗生素的治疗方法已被证明能够根治胃溃疡等疾病。马歇尔和沃伦的发现，革命性地改变了世人对胃病的认识，大幅度增加了胃溃疡等患者获得彻底治愈的机会，为改善人类生活质量作出了贡献。诺贝尔奖评审委员会评价说，马歇尔和沃伦先驱性的发现，使胃溃疡从原先人们眼中的慢性病，变成了一种“采用短疗程的抗生素和胃酸分泌抑制剂治疗就可治愈的疾病”。

而细胞生物学的进展带给医学的进步往往都是革命性的。20世纪70年代末，美国学者Robert Furchgott试图阐明神经递质乙酰胆碱（ACh）引起的一个矛盾的实验现象：给动物静脉注射ACh后，血管舒张，血压降低；如果在体外将ACh直接加到血管肌条，则作用相反，血管呈现收缩。Furchgott发现血管的反应依赖于血管最内层细胞——内皮细胞层。如果有内皮细胞层，ACh使血管舒张；但是如除去内皮细胞，ACh使血管收缩。ACh似乎引发了内皮细胞释放某种扩散性因子，他将之命名为“内皮细胞舒张因子”（endothelium-derived relaxing factor，EDRF）。与此同时，另一位美国学者Ferid Murad研究发现，某些含硝基的药物，其舒张血管作用同样依赖内皮的存在。很快他又发现，这些含硝基的化合物可能通过NO（一氧化氮）增加了血管平滑肌细胞（SMC）内环鸟苷一磷酸（cyclic guanosine monophosphate，cGMP）含量。很快人们发现EDRF也可升高血管平滑肌cGMP的含量。后来又发现许多物质，如血红蛋白、亚甲蓝都可抑制EDRF和硝基血管扩张剂的活性，这两项研究在此交汇。1987年，Furchgott和Louis Ignarro报道，EDRF和NO是同一种物质。

NO这种气体分子，对公众来说主要是汽车尾气中的污染物，但是在20世纪90年代成为了重要的生物分子，被誉为“明星分子”，并被选为1992年度*Science*杂志年度分子之首。NO在心血管系统中作为信号分子的研究，解释了硝酸甘油治疗心绞痛近百年历史上的机制不明的困惑，为此，R. Furchgott、L. Ignarro和F. Murad分享了1998年诺贝尔生理学或医学奖。

二、现代医学的几个热点问题及与细胞生物学的关系

（一）再生医学与干细胞

机体遭受严重损伤以及随后康复过程中，受损组织和器官的功能能否重建仍然是生物学和临床医学面临的重大难题。据报道，全世界每年有上千万人遭受各种形式的创伤，有数百万人因疾病康复过程中重要器官发生纤维化而导致功能丧失，有数十万人迫切希望进行各种器官移植。但令人遗憾的是，目前的组织器官修复无论是体表还是脏器，都仍然停留在纤维化修复（即瘢痕愈合）的解剖修复层面上，距离生理性修复，即“再生出一个完整的受损器官”的理想期望差距甚远。另外，器官移植作为一种替代治疗方法尽管有其巨大的治疗作用，但仍然是一种“拆东墙补西墙”的有损伤和有代价的治疗方法，而且由于受到供体器官短缺、伦理道德限制以及严重的免疫排斥等诸多方面的困扰，很难满足临床救治的需要。因此，借助于现代科学技术的发展，如何使受损的组织器官获得完全再生或在体外复制出所需要的组织或器官进行替代性治疗，便成为生物学、基础医学和临床医学关注的焦点，不仅具有重要的科学价值，而且还有巨大的应用前景。在这种情形下，人们迫切需要一种新的学科作为支撑来解决上述问

题，再生医学（regenerative medicine）由此孕育而生。

从广义上讲，可以认为再生医学研究如何促进创伤与组织器官缺损生理性修复以及如何进行组织器官再生与功能重建，可以理解为通过研究机体的正常组织特征与功能、创伤修复与再生机制及干细胞分化机制，寻找有效的生物治疗方法，促进机体自我修复与再生，或构建新的组织与器官，以维持、修复、再生或改善损伤组织和器官功能。从狭义上讲，再生医学是指利用生命科学、材料科学、计算机科学和工程学等学科的原理与方法，研究和开发用于替代、修复、改善或再生人体各种组织器官的信息技术，其技术和产品可用于因疾病、创伤、衰老或遗传因素所造成的组织器官缺损或功能障碍的再生治疗。

很久以前人们就知道，骨髓组织中含有一类特殊的造血干细胞（hematopoietic stem cell），将其输入受体患者体内能够再生，从而替代失代偿的血液组织功能。骨髓的再生能力令人惊奇，一个小鼠的骨髓细胞就足以再生成动物的整个血液细胞。遵循这种思维，人们将再生医学的理念与细胞分化和干细胞联系在一起。所谓干细胞（stem cell）是指一类未分化的细胞群，具有自我更新、多向分化的特点。在人体多种器官中，它们扮演着一种“维修工”的角色，只要生命在延续，干细胞就可以不断分化，以替代衰老和死亡的成体细胞。由干细胞分裂而形成的新细胞具有了两种使命，要么成为新的干细胞，要么分化成为特化的组织细胞，如肌细胞、红细胞、脑细胞等。干细胞具有两个明显特征，可以自我分裂繁殖，保持其未分化之特性；也可以被诱导成为具有特殊功能的细胞。而某些器官，如骨髓和消化道的干细胞本身就有自我再生与分化的潜能，以满足身体的特殊需求。干细胞可分为胚胎干细胞（embryonic stem cell）和成体干细胞（somatic stem cell）两大类型，前者指一群来自于囊膜内层的全能干细胞（pluripotent stem cell），后者指器官中相对分化并具一定增殖潜能的干细胞，这类细胞的分化潜能与增殖能力依器官不同差异很大。2006 年，一项重要成果证明，某些体细胞即使分化成熟，在经过基因重编程（genetic reprogram）改造后仍可返回到分化初期的干细胞状态，成为所谓的诱导性全能干细胞（induced pluripotent stem cells，iPSCs)。成体干细胞以及 iPSCs 是当今生物学的热点研究课题之一。利用细胞导入技术将具有分化潜能的干细胞植入病变组织或器官，以达到治疗疾病的目的，称为细胞治疗（cell-based therapy），为再生医学的核心内容。

（二）人类基因组计划与蛋白质计划

现代医学发展告诉我们，不仅遗传性疾病的发生与基因突变缺失有关，而且许多非遗传性疾病（如肿瘤、高血压、糖尿病）的发生也与基因结构和功能异常有关。因此，科学家们迫切需要知道人类的遗传信息到底由多少基因构成，即自身遗传信息“家底”是什么？哪些基因容易出问题？这些所谓的问题基因与疾病有何关系？等等。正是在这种需求下，人类基因组计划（human genome project，HGP）便孕育而生。人类基因组计划是由美国科学家于 1985 年率先提出，于 1990 年正式启动的。美国、英国、法国、德国、日本和中国六国科学家共同参与了这一耗资达 30 亿美元的庞大计划。这一计划旨在为 30 多亿个碱基对构成的人类基因组精确测序，发现所有人类基因并搞清其在染色体上的位置，破译人类全部遗传信息。人类基因组计划与曼哈顿原子弹计划和阿波罗登月计划并称为 21 世纪三大科学计划。国际人类基因组计划启动的重要原因是美国能源部的推动。因为他们认为，人类基因作为一种宝贵的资源，远比石油、煤炭等传统的能源重要得多。1984 年，在美国犹他州的阿尔塔，由美国能源部资助的一个旨在讨论日益发展的 DNA 重组技术的会议上，科学家们第一次讨论了人类基因组测序的价值。而首次对于人类基因组测序的可行性进行认真的探讨是在 1986 年由罗伯特 · 辛西默（Robert Sinsheimer）主持的一个会议上。与会者的发言非常地大胆：“这一启动计划（人类基因组启动计划）的最终目标是了解人类基因组”“就像了解人类身体构造对于目前医学发展的贡献，对人类基因组的了解将对医学和其他健康科学研究提供必不可少的支持”。到了 1988 年，人类基因组计划得到显著的推动，这是因为 DNA 双螺旋结构的发现者之一、诺贝尔奖获得者詹姆斯·沃森领导的基因组研究中心宣告成立，其隶属于美国国立卫生研究院（National Institute of Health，NIH）。对于人类基因组计划，沃森的评价是："不尽快将它（人类基因组计划）完成将是非常不道德的""我有幸有机会让我的科学生涯从双螺旋跨越到 30 亿步（指的是人类基因组计划的 30 亿美元投资）的人类基因组"。1990 年，投资 30 亿美元的人类基因组计划由美国能源部和国立卫生研究院正式启动，预期在 15 年内完成。但由于与 NIH 主要领导者在有关基因序列的知识产权意见问题上分歧较大，沃森于 1992 年辞去中心主任一职，彻底退出了该计划，其位置由弗朗西斯·柯林斯（Francis Collins）取代。值得高兴的是，中国科学家有幸参与了这一人类历史上伟大的计划。在中国国家自然科学基金委员会的支持下，中国的人类基因研究计划于 1994 年得以立项，并得到了国家高技术发展计划和国家自然科学基金的资助。1998 年，中国南方基因组中心成立；1999 年，北方基因组中心和中国科学院基因组中心成立。1999 年 9 月，中国正式加入人类基因组计划，承担 1% 的测序工作。2000 年 4 月，完成人第 3 号染色体上 3000 万个碱基对的工作草图。

这一计划的主要目标是在 15 年内完成人类基因组核苷酸的序列测定工作。由于相关国家的通力合作，2001 年初这一计划宣告提前完成。迄今，由人类基因组计划发现和定位的功能基因多达 26 000 条（尚无精确数字），其中有 42% 的基因功能尚未明确；在已知基因中，编码酶的基因占 10.28%，编码核酸酶的占 7.5%，编码信号转导蛋白分子的占 14.4%，编码转录因子的占 6.0%，编码受体分子的占 5.3%，编码选择性调节分子的占 3.2%。发现并了解这些功能基因的作用对于基因功能和新药的筛选都具有重要的意义。总体上讲，人类基因组计划在以下几个方面带给人类福音。

1. **疾病基因的定位克隆** 人类基因组计划的直接动因是要解决包括肿瘤在内的人类疾病的分子遗传学问题。6000 多种单基因遗传病和多种大面积危害人类健康的多基因遗传病的致病基因及相关基因，代表了对人类基因中结构和功能完整性至关重要的组成部分。所以，疾病基因的克隆在 HGP 中占据着核心位置，也是计划实施以来成果最显著的部分。

在遗传和物理作图工作的带动下，疾病基因的定位、克隆和鉴定研究已形成，从表位→蛋白质→基因的传统途径转向"反求遗传学"或"定位克隆法"的全新思路。随着人类基因图的形成，3000 多条人类基因已被精确地定位于染色体的各个区域。今后，一旦某个疾病位点被定位，就可以从局部的基因图中遴选出相关基因进行分析。这种被称为"定位候选克隆"的策略，将大大提高发现疾病基因的效率。

2. **多基因疾病的分子研究** 目前，人类疾病的基因组学研究已进入到多基因疾病这一难点。由于多基因疾病不遵循孟德尔遗传规律，难以从一般的家系遗传连锁分析取得突破。这方面的研究需要在人群和遗传标记的选择、数学模型的建立、统计方法的改进等方面进行艰苦的努力。

对于单基因遗传等疾病，采用连锁分析和基因定位方法取得了一定进展。但对于复杂性疾病，连锁分析则有很大的局限性，所谓复杂性疾病是由多基因和环境因素共同导致的疾病。而一项称为全基因组关联分析（genome-wide association study，GWAS）的新技术有望解决这一问题。GWAS 是应用人类基因组中数以百万计的单核苷酸多态性（single nucleotide polymorphism，SNP）为标记，在全基因组范围内选择遗传变异进行基因分型，比较发病者和对照间每个变异频率的差异。计算变异与疾病的关联强度，选出最相关的变异进行验证并最终确认与疾病相关，以期发现影响复杂性疾病发生的遗传特征的一种新策略。近年来，随着人类基因组计划的实施以及基因芯片技术的发展，人们已通过 GWAS 方法发现并鉴定了大量与人类复杂性疾病关联的遗传变异，为进一步了解控制人类复杂性疾病的遗传特征提供了重要的线索。

近来也有学者提出，用比较基因表达谱的方法来识别疾病状态下基因的激活或受抑，以求从根本上解释疾病发生与发展的细胞与分子基础。而实际上，“肿瘤基因组解剖学计划（cancer genome anatomy project，CGAP）”就代表了在这方面的尝试。

3. **功能缺失突变的研究**　确定某一基因功能最有效的方法，就是观察该基因表达被阻断后在细胞和整体所产生的表型（phenotype）变化。在这方面，基因敲除（knock-out）方法，也称基因剔除，是一种特别有用的工具。目前，国际上以美国、加拿大和日本为代表的发达国家纷纷启动了类似的计划，对酵母、线虫和果蝇展开大规模功能基因组学研究，其中进展最快的是酵母。随着线虫和果蝇基因组测序的完成，一些突变株系和技术体系建立后，不仅能够成为研究单基因功能的有效手段，而且为研究基因冗余性和基因间的相互作用等深层次问题奠定了基础。例如，正是人们在线虫体内发现了与细胞死亡有关的相关基因，才使得人们相继克隆了人类凋亡基因，并应用到某些以细胞凋亡为主要特征的神经退行性病变，如阿尔茨海默病（Alzheimer disease）的研究中，使研究水平不断深入。小鼠作为哺乳动物中的代表性模式生物（model organism），在功能基因组学的研究中占有特殊的地位。同源重组技术可以破坏小鼠的任何一个基因，这种方法的缺点是费用高。利用点突变、缺失突变和插入突变造成的随机突变是另一种可能的途径。对于人体细胞而言，建立反义寡核苷酸（antisense nucleotide）和小分子 RNA 干扰技术（RNA interference）阻断基因表达的体系可能更加合适。蛋白质水平的剔除术也许是说明基因功能最有力的手段。利用组合化学方法有望生产出化学剔除试剂，用于激活或失活各种蛋白质。

人类基因组计划的完成在带给人们欢乐的同时，也给科学家们带来了困惑。传统的观念认为，在人类 30 亿碱基对（base pair，bp）中，仅有 3% 参与基因构成。假设每一条基因长度为 1000 bp，人类细胞至少含有 100000 条基因。然而，出乎科学家们的预料，人类基因组只有 26 000 条基因，远远低于 100 000 条的估计值，这一数字仅比果蝇基因数多 1 倍左右（14 000 条），与小鼠相仿，不及水稻的一半。人类作为高等动物的理论在遗传学这一数据面前变得如此困惑。然而，实验还告诉我们，人类基因结构异常复杂，表达方式千变万化。要搞懂这些基因的真正功能，还需要庞大的计划，即后基因组计划（postgenomic project），亦称蛋白质组计划（proteomic project）。蛋白质组学的目标是阐述体内所有具有功能性蛋白质的空间构型、作用特点、折叠规律，这些知识的获得对于基因工程药物生产、大规模开发抗肿瘤药物、发现所有基因编码蛋白质的结构与功能具有划时代的意义。与人类基因组计划相比，蛋白质组计划则更为复杂，投入的人力、物力、财力相对更大。伴随着人类基因组计划，基因芯片技术悄然兴起。基因芯片（gene chips）的目的是将功能相同的基因分门别类，固化到载物上，如同电脑芯片，这样就可在高通量条件下，快速分析某些基因是否存在及功能如何。基因芯片对疾病的诊断有巨大的指导作用。

（三）基因诊断

众所周知，一个生物体的生理与病理特征都是由其所含的遗传基因所决定的。因此，如果因感染某种病原体引发疾病，可通过检测该病原体标志基因加以诊断，这便是基因诊断（gene diagnosis）的理论基础。目前基因诊断主要包括 3 种方法：①核酸杂交。原理是利用 DNA 双链互补原则，将怀疑某种病原体感染的 DNA 片段以同位素（或非同位素发光物质）标记，制成探针（probe）。将此探针与自人体组织或细胞标本中提取的 DNA 相互作用（这一过程称杂交，hybridization）。如果样本中含有病原体基因，便可同探针杂交，同时探针所标记的同位素可以产生放射性信号，将阳性结果清楚地显示出来。② PCR 检测。聚合酶链反应（polymerase chain reaction，PCR）利用一段 DNA 为模板，在 DNA 聚合酶和核苷酸底物共同参与下，将该段 DNA 扩增至足够数量，以便进行结构和功能分析。PCR 方法在临床上快速诊断细菌性传染病等方面具有极为重要的意义。③基因测序。将体内某些病变基因分离出来，进行 DNA 碱基序列分析，可以确定目的基因是否突变及突变点的位置，通过与基因文库等数据比较，得出致病基因的信息。

基因诊断已经从传统意义上的遗传病和感染性疾病检测向肿瘤等恶性疾病的检测拓展。众所周知，肿瘤的疗效在很大程度上取决于早期诊断。绝大多数肿瘤学家都认为，如果能在出现症状前就诊断肿瘤，就可比任何新药都更有效地挽救更多的生命。这里有一个生动的例子。1967 年，时任美国副总统的 Hubert Humphrey 发现自己尿血，就立即去医院检查。但当时尿检中并未查到癌细胞，因此未诊断为肿瘤。1976 年，他的病情恶化，再去医院复查时，病理诊断结果为晚期膀胱癌，错过手术治疗肿瘤的最佳时机。1994 年，也就是 PCR 技术问世的第 9 年，经他的遗孀 Muriel Humphrey 同意，约翰 · 霍普金斯（John Hopkins）大学医学院的专家对保存的 Humphrey 总统尿样标本进行 PCR 检查，结果发现样本中 *p53* 基因发生突变。已知 *p53* 是一种抑癌基因，它的突变及功能丧失与肿瘤发生密切相关，试想如果能早期进行膀胱癌基因诊断，那么 Humphrey 就可能得到早期治疗。肿瘤是多基因参与、多阶段变化的复杂病理过程。多种癌基因的激活和抑癌基因的失活，造成细胞生长的调节失控。利用 PCR 方法能够对失调的癌变细胞做出早期诊断。

在医学实践中，对疾病及时分类与分型，关系到临床治疗效果。例如，根据对胰岛素的反应不同，可将糖尿病分为 1 型和 2 型。前者为胰岛素敏感性，后者常表现为胰岛素抵抗，因此对于不同类型糖尿病，治疗方案截然不同。自 1997 年以来，一种新型糖尿病（即非 1 型−非 2 型糖尿病）已被美国糖尿病协会列为特殊类型糖尿病。这类糖尿病称为青年发病成年型糖尿病（maturity onset diabetes of the young，MODY），它是 β 细胞单基因病，为常染色体显性遗传，属于胰岛素依赖的早发型糖尿病。虽然对非胰岛素药物治疗反应良好，但是这类病诊断困难，常常贻误治疗时间。过去诊断 MODY 主要依靠基因序列分析，费时费力，而且假阳性率较高。GWAS 的问世，使这一问题很快得到解决。通过高通量的数据分析，人们发现，MODY 主要由于致病基因 *HNF1A* 突变，常伴有 C 反应蛋白（C-reactive protein）水平降低。这是因为突变的 *HNF1A* 不能有效结合到 C 反应蛋白启动子区域，造成后者合成受阻。通过这种关联分析，使人确信 C 反应蛋白可以作为 HNF1A-MODY 的诊断标志物。结合患者的发病年龄和临床表现，大约 90% 的病例可以得到确诊。

（四）基因治疗

基因治疗（gene therapy）是将功能正常的基因导入那些基因结构或功能发生紊乱的细胞内，以替代、置换、增补等方法纠正病变基因，使患者基本表型发生改变的操作过程。基因治疗的原理如图 1-8。

人类首次基因治疗的尝试发生在 1979 年。是年，受雇于美国加州大学的 Matin Cline 利用体外基因移植技术将 β- 球蛋白移植到两位来自意大利和以色列的患者体内，试图治疗他们所患的重度地中海贫血。然而还未来得及评价疗效，Cline 就惹上官司，原因是这套治疗方法未得到任何相关部门批准。结果，Cline 从系主任职位上被解职，所获得的几项科学基金也不得不中止。这一事件迫使美国国立卫生研究院（NIH）于次年（1980）紧急成立了一个重组 DNA 咨询委员会（Recombinant DNA Advisory Committee），专门管理基因治疗相关事宜。

首次尝试以基因疗法治疗肿瘤的学者是美国外科医生 S. Rosenberg，他将对肿瘤细胞具有高度杀伤作用的白细胞介素 -2（IL-2）和肿瘤坏死因子（TNF）编码基因连接到逆转录病毒载体，导入肿瘤浸润淋巴细胞（tumor infiltration lymphocytes，TILs）。由于 TILs 具有特异性浸润肿瘤细胞的功能，在将含有 TNF 和 IL-2 基因的 TILs 回输到晚期恶性黑色素瘤患者体内后，TILs 大量聚集在肿瘤组织并不断释放 TNF 和 IL-2，从而有效地杀死肿瘤细胞，实验取得一定疗效。此疗法在临床试验治疗晚期恶性黑色素瘤中显示出良好的效果，继手术、放疗、化疗之后，被称为肿瘤第四种治疗策略。

1990 年，美国医生 Blase、Anderson 和 Culver 等利用基因治疗方法针对一种重度联合免

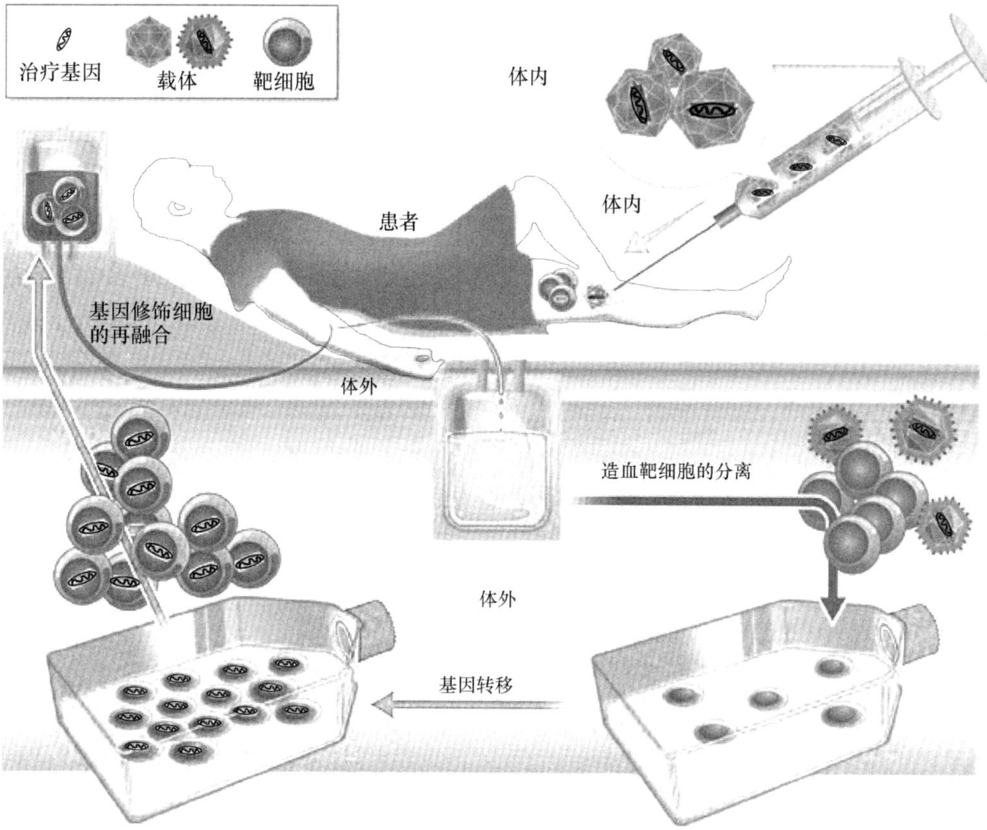

图 1-8　基因治疗的原理

疫缺陷病（severe combined immunodeficiency，SCID）开展临床试验。SCID 是由于先天性腺苷脱氨酶（adenosine deaminase，ADA）基因缺乏导致的重症免疫缺陷症，传统上认为 SCID 患儿的生命不会超过 5 岁。医生们将腺苷脱氨酶植入患有 SCID 的 4 岁美国女孩 Ashanthi DeSilva 体内，成功地检测到重组 ADA 基因的表达与功能，实验获得巨大成功，她的生命得以挽救。

随后十几年可称得上是基因治疗研究“阳光灿烂的日子”。截至 2017 年 11 月，全世界一共有 2 597 项基因治疗方案获准在临床试用。而 2012 年 6 月，这一数据仅为 31 个国家、1 774 例。若时光倒退 10 年，2007 年仅有 28 个国家获批 1 292 例（图 1-9）。

但基因治疗经历了惨痛的失败。基因治疗并不总是处于阳光灿烂的日子，1999 年 9 月 17 日，18 岁的美国人 Jesse Gelsinger（一位因 X 染色体上基因突变而罹患罕见肝病的患者）在接受腺病毒为载体的基因治疗的第 4 天突然死于多器官功能衰竭，由于基因治疗中采用了腺病毒，故科学家们怀疑 Jesse 真正的死因是病毒导致机体产生严重的免疫反应，这也是 5000 多例临床试验者中因基因治疗发生死亡的唯一例外。由于这一严重事件，随后一段时间，临床上有关基因治疗的试验戛然而止。随后，2002 年，来自巴黎和伦敦的报告说患者在接受重症联合免疫缺陷（SCID），又称气泡男孩病（bubble-boy disease）的基因临床试验治疗后，却患上了白血病样疾病。

但后来科学家们不断总结经验，陆续开发出一些安全性较高的治疗方案。目前基因治疗的临床试验涉及呼吸、消化、心血管、神经系统的多种疾病。病种也从开始时单基因病变所致的遗传病向肿瘤、感染、艾滋病等复杂病因疾病拓展（图 1-10）。中国也批准了 2 个临床方案，分别是利用单纯疱疹病毒胸苷激酶（HSV-TK）为靶基因治疗神经胶质瘤和基因治疗鼻咽癌研究。最令人振奋的是 2008 年 12 月 University College London 的 Moorfields 眼科医院宣布成功地使一位失明的年轻人重见光明。由于基因 *RPE65* 异常，这位患者患上 Leber 先天性黑

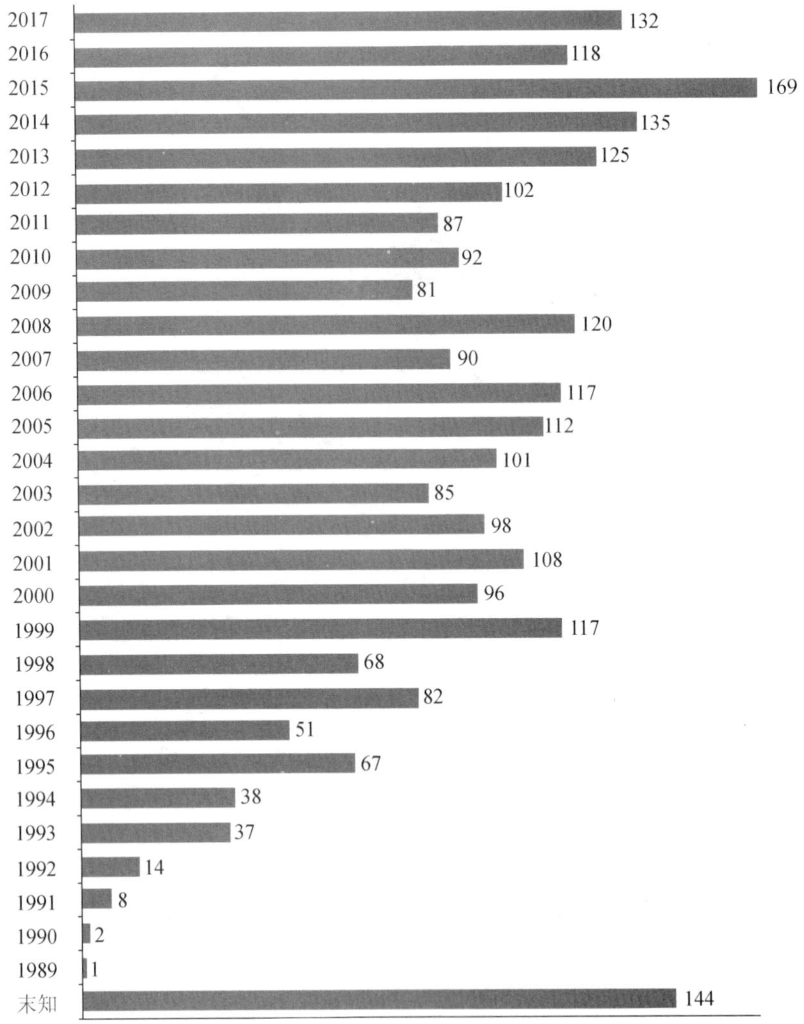

图 1-9 1989—2017 年全球批准的基因治疗临床试验数量

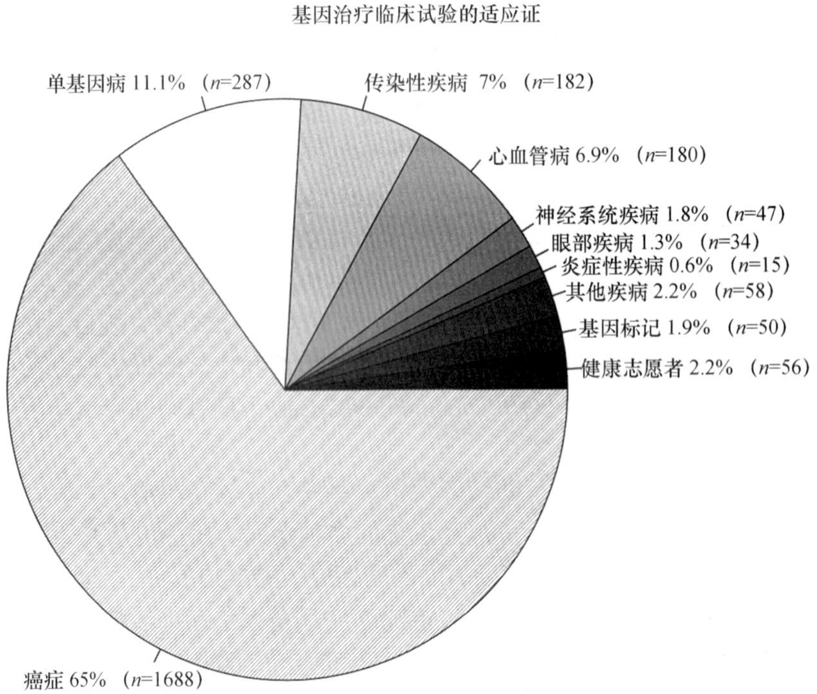

图 1-10 基因治疗临床试验所含疾病类型

曚（Leber’s congenital amaurosis，LCA)——一种罕见的遗传性眼疾。这是人类历史上首次利用基因疗法治疗眼科疾病，取得了革命性成就。

基因治疗的核心技术是如何将替代基因或功能基因精准、有效地整合到宿主基因组。目前，基因编辑技术（gene editing technology）已经取得了长足的进步，正在为基因治疗疾病带去革命性变革。20 年前，人们发现核酸酶（nuclease）能靶向结合双链 DNA 并将之切割，这一发现极大扩展了基因编辑技术的应用。在核酸酶切割位点不仅可以插入基因或删减基因，即基因替换，还可对该位点上下游的基因进行精准修补（即基因编辑）。以锌指核酸酶（zinc finger nucleases，ZFNs）为例，ZFN 由一个 DNA 识别域以及一个 DNA 剪切域组成，识别域为锌指结构的转录因子，DNA 剪切域即 Fok Ⅰ限制性内切酶，当两个 ZFN 转录因子结合到相应基因位点，且这两个位点足够近（一般 6 ~ 9 核苷酸）时，Fok Ⅰ限制性内切酶可将中间 DNA 双链剪断，供特异基因插入。利用核酸酶开展的临床试验包括 ZFN 基因编辑技术治疗 HIV-1 感染和转录激活物样效应核酸酶（transcription activator-like effector nuclease，TALEN）治疗晚期白血病儿童。这些试验虽具有一定疗效，但仍需长期随访。近年来，一项更为新颖的基因编辑技术得以广泛应用，即 CRISPR/Cas9（clustered regularly interspaced short palindromic repeats/CRIPS-associated gene 9）。CRISPR/Cas9 为一种核酸酶，是细菌和古细菌在长期演化过程中形成的一种适应性免疫防御武器，可用来对抗入侵的病毒及外源 DNA。CRISPR/Cas9 体系的工作原理是，用导向 RNA（guide RNA）引导 Cas9 蛋白定位到基因组特定位置，在基因组 NGG（任意碱基加两个鸟嘌呤，也称 PAM) 序列位置切割双链 DNA，再对基因组进行编辑（图 1-11）。30 年前 CRISPR/Cas9 被人类首次发现，当初认为它不过是碱性磷酸酶同工酶（alkaline phosphatase isozyme）基因下游的一组罕见的核苷酸重复序列。近年来，CRISPR/Cas9 核酸酶已被重新开发和利用，使基因编辑技术更加精准、高效，引发基因编辑技术和基因治疗领域的一场新革命。众所周知，动物体内带有多种病原体（例如猪体内携带 60 多种内源

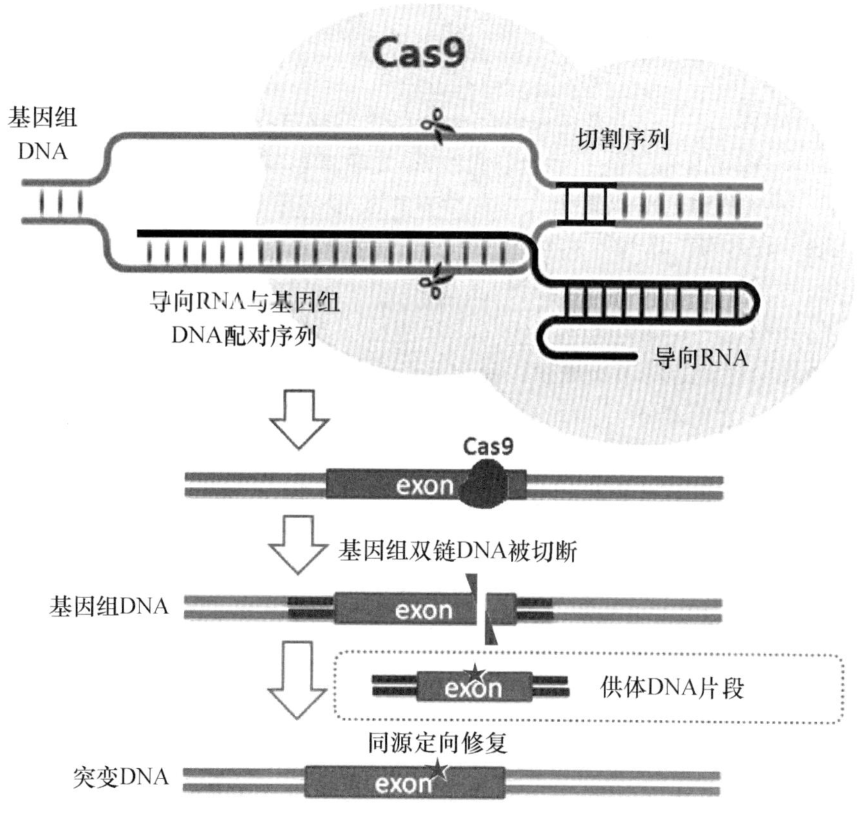

图 1-11　CRISPR-Cas9 基因编辑技术原理

性逆转录病毒），如果将动物器官不加净化移植给人类，将给受体的生命与健康带来巨大危害。CRISPR/Cas9被用于精确定点删除整合到宿主猪胚胎基因组中的逆转录病毒。最近，人们首次应用CRISPR/Cas9修饰的细胞治疗癌症。2016年10月28日，四川大学的肿瘤学家利用CRISPR/Cas9基因编辑技术，将改造后的T细胞输入患侵袭性肺癌的患者体内（试验编号NCT02793856），取得了显著的抗肿瘤疗效。受此鼓舞，该课题组计划再开展7项类似试验，针对其他实体瘤进行CRISPR/Cas9基因治疗。由于基因编辑技术有着潜在的巨大市场应用，生物技术公司亦跃跃欲试，纷纷投入这一新兴领域。血友病B是凝血因子Ⅸ缺乏导致凝血功能障碍的一种血液疾病。有人尝试用ZFNs技术将白蛋白基因启动子作为引导序列，在ZFNs的下游插入凝血因子Ⅸ基因，使患者的肝可以终生稳定地产生凝血因子Ⅸ，治疗血友病B。由于白蛋白作为引导，故这一体系只有进入肝细胞才会被激活，进入其他细胞则是非激活状态（脊髓灰质炎和血友病B试验编号为NCT0341324、NCT02702115和NCT02695160）。

目前，科学家还在努力寻找更多的可供治疗的基因，正在开发更有效的基因导入方法，正在探索能够“人工”控制导入基因在体内表达的规律。相信一旦这些问题得到根本解决，基因治疗必将成为人类降服恶魔的有力武器。

小结

细胞是组成生物体的最小单位，是生命活动的基础。细胞死亡代表着生命活动的结束。由单细胞组成的生物体称为单细胞生物，而由多细胞组成的生物体称为多细胞生物。细胞生物学是研究细胞结构与功能的科学，它在细胞水平、亚细胞水平以及分子水平探讨细胞发生、分化、增殖、分裂、死亡等现象与本质，旨在揭示生命发生与发展之规律。

细胞研究分为4个阶段。第一个阶段以细胞发现为代表。1665年英国人胡克首次发现细胞形态类似于小盒子样的结构，并命名为cellula，即为cell（细胞）。而后数十年间，荷兰人列文虎克的研究认证并完善了有关细胞形态的描述，此外，他首先发现了活细胞。1830年之后，三位德国科学家相继提出细胞理论，认为所有生命体都是由细胞构成的；细胞是构成生命体的基本单位；所有细胞来自已有细胞。这一细胞理论被后人认为是19世纪最伟大的发现之一。在第二阶段和第三阶段，科学家们分别借助高分辨显微镜和电子显微镜，成功地发现了多种细胞器和细胞超微结构，但研究仍主要停留在细胞形态学观察与描述。20世纪60年代后，借助于分子生物学技术与基因技术的革命，细胞生物学研究进入到第四个阶段，逐步由单纯形态学观察向形态与功能相结合的层面迈进，诞生了一个新的学科——细胞分子生物学。它的诞生昭示着未来有关细胞的研究必将以揭示细胞活动本质与规律为目标，不断深入。得益于研究方法、研究手段与研究理念的不断进步，细胞生物学已经被视为生命科学的前沿学科，带动着整个生命科学领域研究飞速发展。细胞生物学一系列重大理论的阐明以及标志性技术的突破在带给人类巨大利益的同时，也推动着整个社会的文明与进步。

原则上，细胞分为两类，即原核细胞与真核细胞。原核细胞的代表是细菌，它们体积普遍较小，直径在10 μm以内，支原体被认为是最小的原核细胞。原核细胞无细胞核，也缺乏细胞器，其遗传物质DNA存储在细胞内被称为拟核的区域中。细菌以二分裂方式增殖。真核细胞具有1个甚至多个细胞核，体积较原核细胞大，典型的人体细胞直径在10～20 μm。此外，除细胞膜外，真核细胞还具有由生物膜包绕的多种亚细胞结构，称为细胞器，包绕细胞器的生物膜也称内膜。真核细胞的另一特点是具有丰富的内膜结构。再有，真核细胞具有复杂的遗传信息存储与加工体系；有蛋白质合成、脂质和糖等生物大分子合成及运输体系；有复杂的细胞信号传递与应答体系；还有精细的自我调节功能。真核细胞的分裂方式有无丝分裂、有丝分裂、减数分裂三种。

细胞生物学与医学的关系十分密切。所有疾病的发生归根到底都是细胞与分子紊乱所致。正因如此，细胞任何结构与功能的损害都有可能引发人类疾病。同样，在临床实践中采用细胞与分子生物学技术与手段，不仅有助于揭示疾病发生发展的规律，更有可能对其进行早期诊断与治疗。基于人类基因组计划，可以推测人类含有 26 000 左右条基因，少部分基因的功能已经清楚，但大多数基因功能尚未得知，特别是对很多重要基因与基因间相互作用、蛋白质与蛋白质相互作用，以及这些作用所产生的潜在结果还知之甚少。为此，人们提出了后基因组计划（即蛋白质组计划），这项研究方兴未艾。人类已经从细胞与分子学研究中看到了战胜疾病的曙光，为此，正在深入研究重要疾病的基因定位，试图利用多种基因诊断方式加以早诊、确诊。基因治疗作为一种全新的治疗手段，对疾病治疗的潜在价值不言而喻，虽然走过了 30 多年的风风雨雨，取得了一些成绩，但仍显不足。而近年来，干细胞研究的突破性结果似乎带给人类克服疾病的另一道曙光，对于某些无法治愈的疾病或许是最后的选择。

（安　威）

第2章 细胞生物学研究方法与技术

细胞生物学的进展离不开实验技术的进步。由于研究对象微小，相比生物学其他分支学科，细胞生物学的发展更依赖于新的研究方法与技术。本章将简要介绍细胞生物学研究中常用的方法与技术，以及利用这些方法、技术所能了解的信息。

第一节　显微镜技术

历史上，显微镜技术是细胞学家和细胞生物学家研究细胞的形态结构的最主要的工具。在近几十年中，显微镜技术又被拓展到对细胞内分子的定位和运动的研究中去。显微镜技术可分为光学显微镜（light microscope）、电子显微镜（electron microscope）和扫描隧道显微镜（scanning tunneling microscope）三个层次的技术。光学显微镜是最早用于研究细胞显微结构（microscopic structure）的技术；电子显微镜将分辨率（即区分开两个质点间的最小距离）进一步提高，可研究细胞的亚显微结构（submicroscopic structure）；扫描隧道显微镜则将分辨率进一步提高到分子水平，用于研究细胞的超微结构（ultrastructure）（图 2-1）。本章仅介绍前两种显微镜技术。

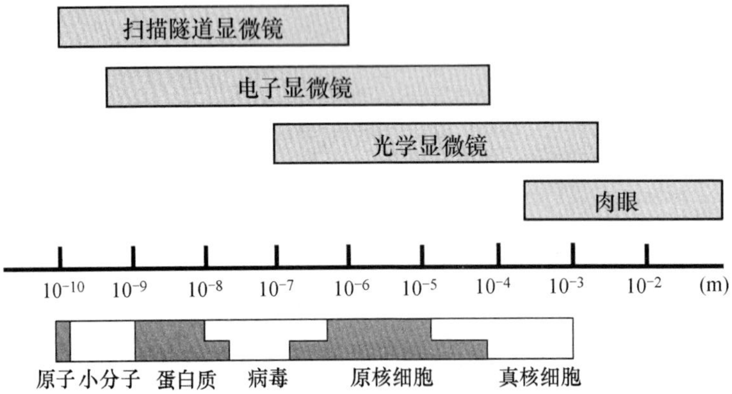

图 2-1　三类显微镜观察样品大小的比较

一、光学显微镜

光学显微镜技术是研究细胞结构最重要的工具，在细胞生物学领域中应用最为广泛。近年来，随着多种现代生物学技术与光镜技术的结合，光学显微镜已发展为多种类型，使这一技术展示出更新的活力。

（一）普通光学显微镜

普通光学显微镜（standard light microscope），简称光镜，是最常使用的显微镜，主要由三部分组成，即聚光镜、物镜和目镜。光镜采用可见光作为光源，分辨率为 0.2 μm，放大倍数通常为 100 ～ 1000 倍，其他几种显微镜都是在此基础上发展起来的。

用于普通光学显微镜观察的生物样品必须经过一系列的处理并制成 1 ～ 10 μm 厚的切片。

常规的生物样品需要经过固定、脱水、包埋、切片、染色等步骤处理后，方能在光镜下观察。生物标本的结构，主要是因为光线通过染色标本时其颜色（光波的波长）和亮度（光波的振幅）发生变化，才能使人眼观察到。

（二）相差显微镜

相差显微镜（phase contrast microscope）可以观察到明视野显微镜下很难观察的小的、未经染色的标本。相差显微镜能够利用光的衍射和干涉现象，将标本不同区域折射率的差别转化为肉眼可观察的明暗亮度差异。为达到这一目的，首先，相差显微镜要区分进入物镜的入射光与样品发散出的衍射光；其次，要使这两种不同来源的光线互相干涉，将干涉的程度通过图像每部分的明暗亮度来体现。

相差显微镜与普通显微镜的主要区别是在物镜后装有一块"相差板"，偏转的光线分别通过相差板的不同区域，由于相差板上部分区域有吸光物质，所以又使两组光线之间增加了新的光程差，从而对样品不同密度造成的相位差起"夸大"作用。最后这两组光线经过透镜又汇聚成一束，发生互相叠加或抵消的干涉现象，从而表现出肉眼明显可见的明暗区别。

相差显微镜适合观察单细胞或薄的细胞层，其标本无需染色，还可以观察研究活细胞中细胞核、线粒体和液泡的动态变化。相差显微镜属于干涉显微镜的一种，另一种类型的干涉技术称为微分干涉反差（differential interference contrast，DIC）。DIC 显微技术的反差由光线穿过样品时折射率的变化速率决定。因此，样品的边缘由于在短距离内折射率变化显著，在 DIC 显微镜下能观察到良好的反差。

（三）荧光显微镜

荧光显微镜（fluorescent microscope）是以各种特定波长光源激发生物标本中的荧光染料后，观察该荧光染料发出的可见颜色荧光的一种显微镜。荧光显微镜一般采用高压汞灯或弧光灯作为光源；在光源和反光镜之间放一组激发光滤色片，以产生特定波长的激发光；并在目镜和物镜之间放一组阻断滤片，只允许荧光染料产生的特定波长的荧光通过（图 2-2）。

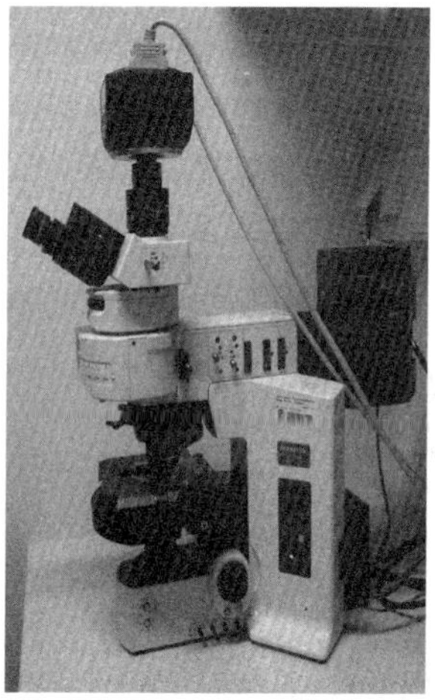

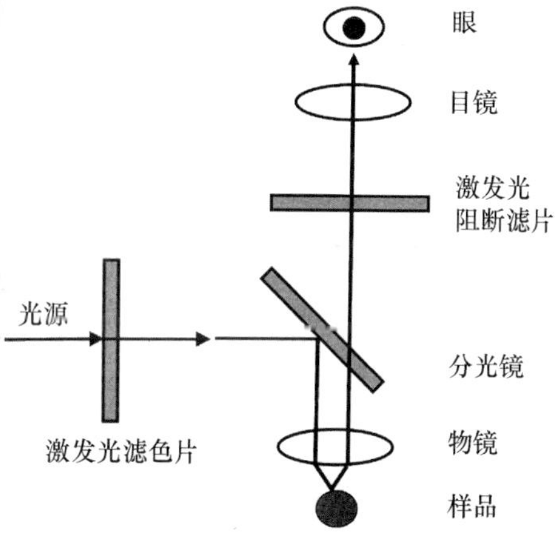

图 2-2 荧光显微镜基本原理示意图

利用荧光显微镜可研究荧光物质在组织和细胞内的分布，以达到对细胞的特定物质进行定性、定位和定量观察的目的。常把荧光染料（如罗丹明、荧光素等）通过共价键连接在抗体上，然后利用荧光染料标记的抗体显示一种特异蛋白质在细胞中的定位，这种技术被称为免疫荧光技术。荧光标记的蛋白质还可以用于活细胞内的动态研究。近年来，来自水母（*Aequorea victoria*）的绿色荧光蛋白（green fluorescent protein，GFP）被广泛使用。通常人们会利用 DNA 重组技术将所研究蛋白质基因与 GFP 的编码序列连在一起，通过转染的方式在细胞内表达这一嵌合蛋白质。由于带有 GFP 的嵌合蛋白往往参与细胞内的正常活动，因此可以在荧光显微镜下观察它们的定位，跟踪它们的动态变化。此外，荧光染料还可以用于 DNA 和 RNA 分子的定位。综上所述，由于荧光显微镜技术具有染色简便、敏感度高、特异性强、图像色彩鲜明、可多重染色等特点，所以该技术是目前对特异蛋白质等生物大分子定性、定位的有力工具。

（四）激光扫描共聚焦显微镜

激光扫描共聚焦显微镜（laser scanning confocal microscope）是在荧光显微镜的基础上，加装了激光光源和扫描装置。该项技术自 20 世纪 70 年代问世以来得到快速发展，成为分子细胞生物学的新一代研究工具。与普通荧光显微镜相比，激光扫描共聚焦显微镜具有明显的优点：其激光光源为单色平行光，成像聚焦后焦深小，纵向分辨率高；其光学系统物像共轭，扫描后可得到信噪比极高的光学横断面，不同焦平面的光学切片经三维重建后能得到样品的三维立体结构；具有高灵敏度、高分辨率和高放大倍数等特点，减少了光淬灭的影响。

激光扫描共聚焦显微镜最常用的功能是荧光检测、三维重建和显微操作等。其中荧光检测覆盖的内容极为广泛，通过多种荧光探针或荧光连接抗体，可对细胞内离子、pH 值、多种蛋白质分子进行动态测定。另外利用激光扫描还可以对细胞进行特殊操作，如利用光刀切割作黏附细胞分选，利用激光光陷阱技术对目标细胞进行非接触式的捕获和固定。激光作为光子刀可以用来完成细胞膜瞬间打孔以及对细胞器的切割等显微细胞外科手术。

二、电子显微镜

电子显微镜，简称电镜，诞生于 1931 年，距今已有 80 余年历史。由于电子显微镜使用了波长通常小于 0.1 nm 的电子束作为光源，因此与光学显微镜相比具有更高的分辨率。而光源的不同又决定了电子显微镜与光学显微镜不同的构造：使用电磁波透镜聚焦；镜筒中要求高真空；图像需用荧光屏或感光胶片来记录显示。电子显微镜最佳分辨率可达 0.1 ～ 0.2 nm，放大倍数达 150 万倍。电子显微镜样品的制备，也比光学显微镜制片过程更精细和复杂。电子显微镜可分为透射电子显微镜和扫描电子显微镜两大类。

（一）透射电子显微镜

1. **透射电子显微镜的原理与构造** 透射电子显微镜（transmission electron microscope，TEM）是发展最早、应用最广泛的电镜，主要用于观察组织、细胞内部的亚显微结构以及蛋白质、核酸等生物大分子的形态结构及病毒的形态结构（图 2-3）。

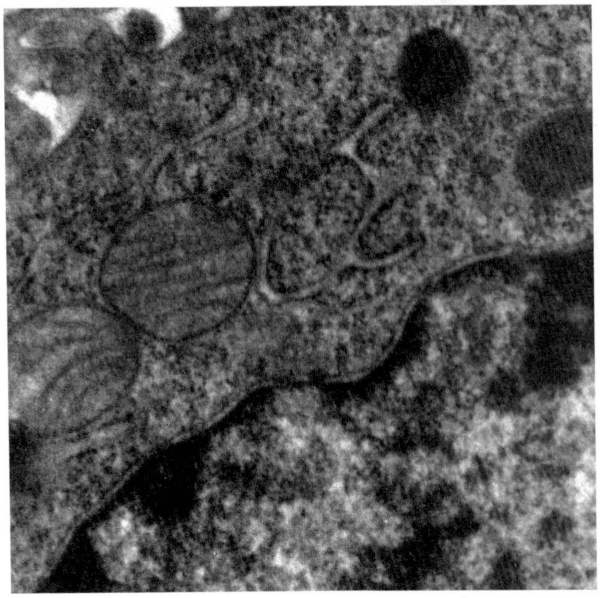

图 2-3 透射电子显微镜下观察到的 HepG2 细胞

2. 透射电子显微镜的组成　透射电子显微镜由四大系统组成：照明系统、成像系统、观察记录系统和真空系统。照明系统由电子枪和聚光镜组成。电子枪发射电子束作为电镜的照明光源，聚光镜则使电子束通过线圈产生的磁场汇聚在样品上。成像系统由样品室、物镜、中间镜和投影镜组成，主要是改变各个线圈的电流来调节磁场强度，使电子束聚焦成像。观察记录系统包括观察室和底片室。观察室内有荧光屏，电子束穿透样品后聚焦在荧光屏上，轰击荧光屏的电子，可以激发屏幕表面荧光晶体，形成肉眼可视的图像。图像的保留可通过荧光屏下的底片室内的胶片感光，使图像被拍摄下来，也可将图片通过探头输送到计算机中经打印机打出图片。电镜采用两级真空泵不断抽气，保持电子枪、镜筒、记录系统内的高真空，以利于电子的运动。

20 世纪 80 年代，在透射电子显微镜的基础上应用了超低温冷冻制样及传输技术，发展出冷冻电子显微镜（cryo-electron microscopy，cryo-SEM）技术。该项技术可实现直接观察液体、半液体及对电子束敏感的样品，如生物、高分子材料等。冷冻电镜本质上是利用电子散射机制，其基本原理就是把样品迅速冷冻，防止形成大块冰晶而破坏蛋白质结构。冷冻后的样品在低温放入显微镜内，利用电子作为光源对分子样品进行测量，透过样品和附近的冰层，透镜系统把散射信号转换为放大的图像在探测器上记录下来，最后进行信号处理，得到样品的三维结构。经过 30 年左右的发展，冷冻电镜技术已经成为研究生物大分子结构与功能的强有力的手段。该技术可以将相对较小的蛋白质成像，在接近天然环境的条件下获得高分辨率结构，蛋白质结构不受结晶过程的影响。这些优势使其成为了革命性的技术，解决了之前利用 X 线晶体衍射的传统方法研究结构生物学所面临的结晶困难的问题。

（二）扫描电子显微镜

扫描电子显微镜（scanning electron microscope，SEM）简称扫描电镜。透射电子显微镜主要用于细胞内部结构的观察，而扫描电子显微镜则主要用于观察细胞表面的结构，利用二次电子信号成像，观察样品表面形貌，其图像具有立体感（图 2-4）。

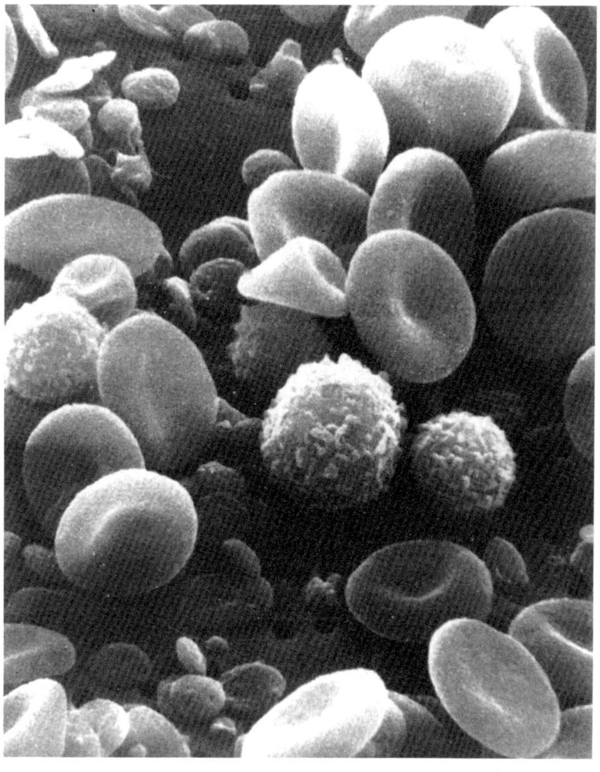

图 2-4　扫描电子显微镜下观察到的血细胞

扫描电子显微镜的样品制备首先要经过乙醇脱水，然后通过临界点干燥，以便在保持标本性状和表面特性的前提下去除水分。标本干燥后在上面覆盖一层重金属（通常为金或金钯合金）。电子被加速后聚焦形成电子束，作为探针在标本表面扫描。扫描电子束被标本表面反射后，检测器可通过检测阴极射线管中的反射电子束的强度并对其加以放大、转换，最终在屏幕上形成图像，反映出标本表面的形貌。

扫描电子显微镜的图像具有三维立体感，常用于观察细胞表面结构和各种生物学过程，以及细胞外物质与环境的相互作用。

第二节　细胞化学技术

细胞化学（cytochemistry）技术是在保持细胞结构完整的条件下，通过细胞化学反应研究细胞内各种成分（主要是生物大分子）的分布情况以及这些成分在细胞活动过程中的动态变化的技术。这类技术包括光镜和电镜水平的酶细胞化学技术、免疫细胞化学技术和原位杂交技术等。

一、酶细胞化学技术

酶细胞化学（enzyme cytochemistry）技术是通过酶的特异细胞化学反应来显示酶在细胞内的分布及酶活性强弱的一种技术。早期是利用光学显微镜对组织内的各种物质进行定性、定量分析，称为组织化学（histochemistry）。随着电镜技术的发展，人们开始用电镜观察酶的分布，称为电镜酶细胞化学（electron microscopic enzyme cytochemistry）技术。

酶细胞化学技术的原理是在一定条件下，利用组织细胞内的酶与其底物相互作用，形成初级反应产物，再用捕捉剂使酶反应产物形成在显微镜下可见的最终反应产物，使其在显微镜下可见。这一最终反应产物在光镜下表现为鲜明的颜色，在电镜下则表现为高电子密度。

二、免疫细胞化学技术

免疫细胞化学（immunocytochemistry）技术是将免疫学原理与细胞化学相结合的技术，利用抗原抗体特异结合的特性，检测组织和细胞中特异大分子的存在和分布。它包括光镜水平（简称免疫组化）和电镜水平（简称免疫电镜）的免疫细胞化学技术，可在原位检测细胞内的蛋白质、多肽、核酸、多糖、磷脂等多种大分子物质。

免疫细胞化学技术的原理是，把组织中的特异分子作为抗原，利用标记物标记特异抗体或抗原抗体复合物，使特异的免疫化学反应具有可见性，从而间接地显示该特异分子（抗原）在细胞或细胞器水平的定位。

细胞内的大分子物质，只要结构复杂到一定程度，可作为抗原或半抗原，就能利用免疫细胞化学技术进行检测，如蛋白质、多肽、核酸、多糖和磷脂等。免疫细胞化学技术所用的抗体，分为单克隆抗体和多克隆抗体，可结合标记分子。常见标记分子有荧光素、酶、胶体金、亲和物质、铁蛋白等几类。

标记抗体与细胞内抗原结合的方式有两种：①直接法，用标记的特异抗体直接检测相应抗原。②间接法，用未标记的特异抗体（第一抗体）与组织中的抗原结合，再用标记的第二抗体与第一抗体结合，间接检测组织中的抗原。这种方法因为在第一抗体上可以结合多个标记的第二抗体，所以其灵敏度比直接法更高。

三、原位杂交技术

原位杂交（*in situ* hybridization）技术是将分子杂交与细胞化学相结合的技术，是以标记的核酸分子为探针，检测特异核酸分子在细胞中的位置分布。

原位杂交技术的原理是，使用特异序列的标记后的核酸单链即探针，在适宜条件下与细胞中的互补核酸单链的靶序列发生杂交，再以放射自显影或免疫细胞化学方法对标记探针进行探测，从而在细胞原位显示特异的 DNA 或 RNA 分子。

用于原位杂交的探针包括 DNA、RNA 以及寡核苷酸探针。探针可与细胞内的核酸杂交，形成 DNA-DNA、DNA-RNA 或 RNA-RNA 杂交体。标记探针的标记物可分为放射性同位素和非放射性物质两大类。其中常用的非放射性物质包括荧光素、生物素、地高辛、5- 溴脱氧尿嘧啶及一些酶类。

第三节　细胞结构成分的离心分离技术

随着 20 世纪 40 年代超速离心机和细胞匀浆技术的发展，逐渐建立了细胞器的分离技术。采用这一技术进行细胞结构成分的离心分离，首先需要破碎细胞并制成悬液，其中包含了细胞核、线粒体、高尔基复合体、溶酶体、过氧化物酶体等多种膜包围的囊泡，之后根据它们各自特定的大小和密度，采用高速或超速离心的方法分离开来。

一、离心分离技术的原理与分类

（一）离心分离技术的原理

当静止不动时，在重力场的作用下，悬浮液中的颗粒可逐渐沉降下来，颗粒越重，其沉降的速度就越快。颗粒在悬浮液中的沉降速度并不仅与它的质量相关，还取决于它的密度、大小、形状以及介质溶液的黏度。悬浮液中颗粒或分子的沉降速度可用 Stokes 公式来表示：

$$V=\frac{2r^2(\rho_1-\rho_2)}{9\eta}g$$

其中 V 为颗粒沉降速度，r 为颗粒直径，ρ_1 为颗粒密度，ρ_2 为介质密度，η 为介质黏度，g 为作用于颗粒的离心力。从公式中可以看到，颗粒在离心力场中的沉降速度与颗粒对介质的密度差 $\rho_1-\rho_2$ 密切相关：当 $\rho_1>\rho_2$ 时，沉降速度为正数，颗粒向管底沉降；当 $\rho_1<\rho_2$ 时，沉降速度为负数，颗粒向管上方移动；当 $\rho_1=\rho_2$ 时，沉降速度为零，颗粒悬浮在介质中不移动。这一基本原理是离心分离技术的主要依据。

根据 Stokes 公式，在相同的离心力场中，不同颗粒的沉降速度只决定于 r、ρ_1、ρ_2 和 η 这 4 个因素。在实际应用中，采用沉降系数（sedimentation coefficient）S 来表示颗粒沉降的参数：

$$S=\frac{2r^2(\rho_1-\rho_2)}{9\eta}$$

沉降系数 S 与颗粒直径、颗粒密度、介质密度和介质黏度有关。在介质密度和黏度恒定的条件下，S 主要与颗粒的大小与密度有关，是表示颗粒大小和密度的参数。沉降系数的单位以秒表示，一般细胞结构成分的沉降系数介于（1～200）$\times 10^{-13}$ 秒，习惯上把 10^{-13} 秒作为沉降系数的单位（Svedberg unit），简称 S。

（二）离心分离技术的分类

细胞结构成分离心分离的方法主要有两类。一类是利用颗粒大小的不同进行离心分离，此类方法包括差速离心（differential centrifugation）和移动区带离心（moving-zone centrifugation）；另一类是利用颗粒的密度不同进行离心分离，称等密度离心（isodensity centrifugation）。

1. **差速离心法** 差速离心法通过一系列递增速度的离心，将不同大小颗粒分离。首先在低速离心条件下将大的颗粒沉降到管底，然后将上清液以较高的速度离心，使其中较大的颗粒沉淀于管底，这样依次把不同大小的颗粒逐级分离。各种细胞器的初步离心分离就采取了这一方法。使用差速离心法难以获得纯化的特定的细胞器，因此需要将获得的粗制品通过后面介绍的离心法进行进一步的纯化处理。

2. **移动区带离心法** 移动区带离心法用于大小差别较小的颗粒。具体方法是将要分离的样品放在介质溶液表面，形成一个狭带，然后超速离心，使不同大小的颗粒以不同的速度向管底方向移动，形成一系列区带，在最大的颗粒尚未到达管底时停止离心，从管底小孔中分次收集各种颗粒成分。在移动区带离心法中，介质的密度必须小于颗粒的密度。

3. **等密度离心法** 根据Stokes公式，当颗粒密度等于介质密度时，离心时颗粒悬浮于介质中不移动。等密度离心法就是根据这一原理进行的。采用包括各种颗粒密度范围的梯度介质（如氯化铯、蔗糖或多聚蔗糖溶液），将要分离的样品放在密度梯度液表面或者混悬于梯度液中。通过离心，使不同密度的颗粒或上浮或下沉，当到达与它们相同密度的介质区带时，颗粒不再移动，结果不同密度的颗粒位于各自的密度区带。停止离心后，可由管中不同位置的各密度区带收集不同密度的颗粒。

二、离心分离技术实验方法

（一）实验条件的选择

1. **离心方法的选择** 在进行细胞结构成分离心分离时，要根据所研究颗粒的大小和密度选择离心方法。在样品中颗粒的大小或沉降系数差别很大的情况下，通常采用差速离心法；如果颗粒大小差别较小，可用移动区带离心法；如颗粒的大小差别不大而密度有差别，则应采用等密度离心法；如果两种颗粒的大小和密度都相似，就必须先通过适当方法改变某种组分的性质，然后再进行离心分离。

2. **介质材料的选择** 理想的介质材料应具备以下特性：其溶液密度范围大、黏度低，对细胞结构成分损伤小，离心分离后容易去除，浓度容易测定等。常用的介质包括亲水有机分子（如蔗糖、甘油等）和重金属盐溶液（如氯化铯、硫酸铯等）。蔗糖和甘油溶液的最大密度是 $1.3\times10^3\ kg/m^3$，可用来分离较低密度的膜性细胞器如高尔基复合体、内质网、溶酶体和线粒体等。重金属盐溶液的最大密度可达 $1.9\times10^3\ kg/m^3$，可用来分离密度更高的分子和大分子复合体，如DNA、RNA、核糖体等。

（二）细胞器的分离

1. **破碎细胞** 在分离细胞器之前必须破碎细胞、释放细胞器。破碎细胞有低渗、超声、研磨、匀浆、冻融等多种方法，但最常用的方法还是细胞匀浆，即采用机械方法破碎细胞，去除细胞碎片后制成细胞器悬液。

2. **细胞器的初步分离** 用差速离心法分离各种细胞器。先用500～1000 g的低速离心，只有大的细胞器如细胞核和未破碎的细胞会沉降到管底；将第一次离心的上清液用10 000～20 000 g离心，使中等大小的细胞器如线粒体、溶酶体和过氧化物酶体等沉降下来；再将第二次离心的上清液用更高的速度（约100 000 g）离心，使小的细胞器如微粒体、内质网、高尔基复合体和质膜沉淀，上清液中剩下胞质溶胶的有关成分（表2-1）。差速离心分离难以获得纯化的特定细胞器，需要进一步对初步分离的细胞器进行纯化。

表2-1　离心分离各种细胞亚组分的比较

细胞亚组分	大小（μm）	相对离心率（gav）	时间（min）
细胞核	4 ～ 12	500 ～ 1000	5 ～ 10
核膜		2000 ～ 30 000	30
线粒体	0.4 ～ 2.5	1000 ～ 10 000	10 ～ 15
溶酶体	0.4 ～ 0.8	6000 ～ 15 000	10 ～ 20
完整高尔基复合体	1.0 ～ 2.0	10 000 ～ 20 000	20 ～ 30
高尔基复合体小泡	0.05 ～ 0.5	50 000 ～ 100 000	20 ～ 40
粗面内质网小泡	0.05 ～ 0.35	30 000 ～ 100 000	30 ～ 60
滑面内质网小泡	0.05 ～ 0.3	30 000 ～ 100 000	30 ～ 60

3. **细胞器的纯化**　对于初步分离的细胞器，可采用不同的方法进一步纯化。如线粒体、溶酶体和过氧化物酶体虽然大小相近，但密度不同，可用等密度离心法进一步分离；细胞核部分则可用高密度蔗糖溶液的差速离心法来纯化。对分离细胞器纯度的鉴别主要有两种方法：一种是利用电镜作形态鉴别；另一种方法是用生物化学的方法鉴定每种细胞器中的特殊标志性的分子。

第四节　细胞培养技术

在科研工作中，人们常常从生物体内取出组织或细胞，在体外（*in vitro*）模拟体内生理环境，在无菌、适当温度和一定营养条件下，对这些组织或细胞进行孵育培养，使之保持一定的结构和功能，以便于观察研究，这种方法就是细胞培养（cell culture）。

细胞培养具有诸多优点，例如可获得大量细胞，便于研究细胞的结构、功能和各种生命活动规律，细胞能在培养过程中分化，培养细胞能对药物、激素、生长因子等刺激产生应答。同时，细胞培养技术也存在着一定的局限性，主要是细胞离体以后失去与体内环境的密切联系，失去了神经－体液的调节和不同细胞间的相互作用，使体内外细胞出现了差异，这是应用细胞培养技术从事科学研究时应该意识到的问题。

一、细胞培养的基本知识

（一）培养细胞的类型认定

根据培养细胞在培养器皿中贴壁的情况，可将它们分为贴壁细胞和悬浮细胞两大类。

1. **贴壁细胞**　大多数细胞在培养过程中必须贴附在支持物表面上生长，在体外培养时贴附于支持物后形态上表现单一化而失去体内原有的某些特征，多呈上皮样或成纤维细胞样。正常贴壁细胞具有接触抑制的特性，细胞相互接触后可抑制细胞的运动，因此细胞不会相互重叠于其上生长。肿瘤细胞的接触抑制往往减弱或消失，因此细胞可向三维空间发展，导致细胞堆积。

2. **悬浮细胞**　少数细胞在培养过程中以悬浮状态生长，包括一些取自血、脾或骨髓的培养细胞，尤其是白细胞以及一些肿瘤细胞。这些细胞悬浮生长时可以呈单个细胞或细小的细胞团，胞体为圆形。其优点是在培养液中生长，生存空间大，便于大量繁殖。

（二）培养细胞的条件和细胞增殖过程

由于培养细胞的容器中的空间和营养都是有限的，当细胞达到一定密度后将增殖，则需分离出一部分细胞接种到其他容器，并及时更新培养液，这一过程称为传代（passage）。从细胞接种到下一次传代再培养的一段时间称为一代。正常细胞在衰老和死亡前可以进行有限次数的分裂（一般情况下为 20 ～ 50 次）。而一些经过遗传修饰的细胞可以在体外培养过程中无限生长，这种类型的细胞称为细胞系（cell line）。人的细胞系一般来自人的肿瘤或经致癌病毒或化学试剂处理过的细胞。

二、细胞培养的基本技术

（一）细胞分离和原代培养

原代培养（primary culture）指直接从生物体获取、分离细胞后进行首次培养。当培养材料为血液、羊水等细胞悬液时，可采用低速离心法分离；当培养材料为组织块时，首先要把组织块剪切至尽量小，然后用胰蛋白酶或胶原酶消化法使组织进一步分散，获得细胞悬液后再在适当的容器中培养（图 2-5）。

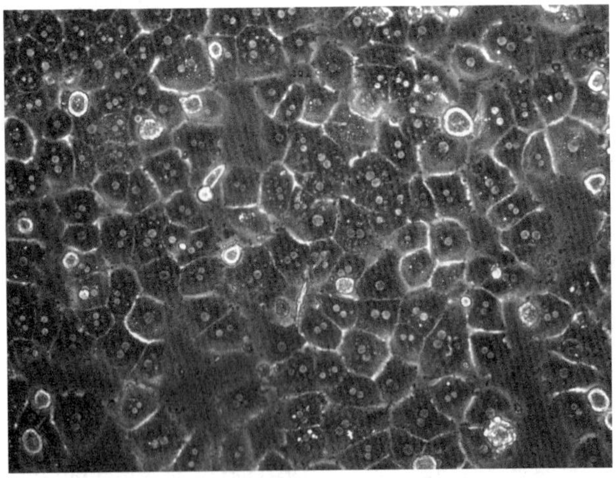

图 2-5　体外培养小鼠原代肝细胞的形态

（二）培养细胞的传代

将培养的细胞按照一定比例转移至新鲜的培养基中进行培养，这一过程称为传代培养（subculturing）。细胞由原培养瓶内分离稀释后传到新的培养瓶的过程称为传代，进行一次分离培养称为传一代。

培养细胞传代根据不同细胞采取不同的方法：贴壁细胞的消化传代多用混合了胰蛋白酶和 EDTA 的消化液消化，形成细胞悬液后再加入新鲜培养基；悬浮细胞的传代可直接添加新鲜培养液，或离心收集后换新鲜培养液。

（三）细胞的冷冻保存和复苏

长期传代的细胞在暂时不用时需要冷冻保存（简称冻存），研究工作中也要求原有细胞的代数维持在一定范围内。解决这些困难的方法就是将细胞冻存，需要的时候再行复苏。冻存前需向培养基中加入甘油或二甲基亚砜（dimethyl sulfoxide，DMSO）等保护剂，以减少冰晶对细胞的损伤。细胞冻存在液氮中，从理论上讲贮存时间是无限的。为保持细胞最高的存活率，一般在冻存与复苏的过程中都要遵循“慢冻快融”的原则，即细胞冻存时要逐步降低冷冻温度，复苏时即刻放入 37 ℃水浴中。

第五节　分析细胞学技术

分析细胞学是从定量的角度对细胞的各种形态学参数、生物学特征、细胞生化成分的组成和含量以及细胞的各种功能等进行研究的学科。分析细胞学技术的发展有两个主要领域，即固定式细胞分析和流式细胞分析技术。

一、流式细胞分析技术

流式细胞仪（flow cytometer）是将流体喷射技术、激光技术、空气技术、γ 射线能谱术及计算机等技术与显微荧光光度计密切结合的一种非常先进的检测仪器。该技术通过测量细胞及其他生物颗粒的散射光和标记荧光强度，来快速分析颗粒的物理或化学性质，并可以对细胞进行分类收集，高速分析上万个细胞，并能同时从一个细胞中测得多个细胞特征参数，进行定性或定量分析，具有速度快、精度高、准确性好等特点。

流式细胞仪的工作原理是将经荧光染色的单细胞悬液压入流动室内，并形成微小的液滴。大部分液滴不含细胞，但少数液滴中包含单个细胞。这些液滴通过激光束时，带有不同荧光的细胞所在的液滴可被充上正电荷、负电荷或不被充电。仪器给这些液滴充电后，液滴以细胞束的状态由流动室喷射出。在经高压偏转板时，带不同电荷的液滴会发生不同的偏转，细胞束可以按照所带电荷的不同而进入各自的收集管，不带电荷的液滴则进入正中的收集管，从而达到细胞分选的目的（图 2-6）。

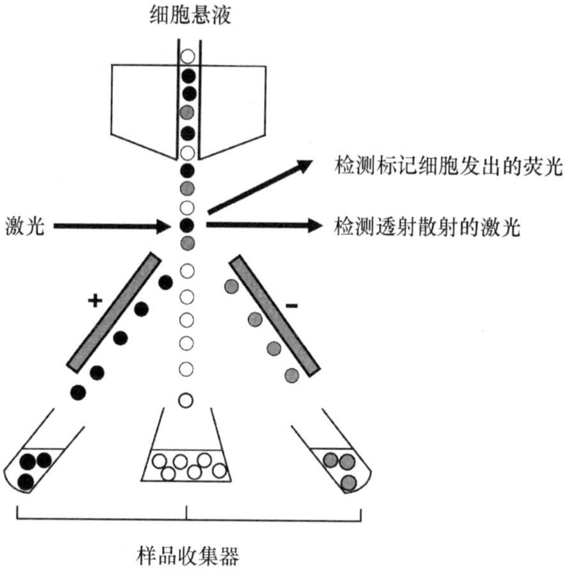

图 2-6　流式细胞仪基本原理示意图

二、显微分光光度术

显微分光光度术（microspectrophotometry）是显微镜技术和分光光度技术的结合。它是利用细胞内某些物质对特异光谱吸收的原理，对细胞内的某些重要的生物分子（如 DNA、RNA、蛋白质等）的含量进行定量测试，是组织化学和细胞生物学中定量研究的必不可少的工具。

显微分光光度计由主控计算机、多功能显微镜、透射和入射光源、单色仪、高精度扫描台和光电倍增管等构成。与通常的生化定量方法相比，显微分光光度术的主要优点是快捷简便、所用材料少、可定位测定单个细胞或细胞器内的多种物质及细胞的代谢产物。

（一）显微吸收光度测量

显微吸收光度法是一种光度测量的化学方法，它基于细胞内的蛋白质、多糖、核酸、脂质等能在不同等电点下电离出不同基团。使用不同的荧光染料可以与这些基团特异性地结合，从而使不同的细胞组分染上不同的颜色，在显微镜下成为可见的结构。染料与组分的结合必须是特异性的，即染料、细胞组分结合物的光吸收遵循比尔-朗伯定律（Beer-Lambert law），而且染色深浅与被染细胞组分之间呈化学剂量学关系。

当光束通过固体、液体或气体介质时，常有部分光被吸收转换成其他形式的能量。介质吸收特性必须遵循比尔-朗伯定律，当单色的平行光通过均匀溶液时，溶液的吸收能力和溶液的路程长度及溶质浓度成正比。可通过吸光度 A 来确定。

$$A = -\lg T = \lg I_0/I = K \cdot C \cdot L$$

式中，T 为溶液透光率，I_0 和 I 分别为入射光强和透射光强，K 为吸收常数，C 为吸光溶质浓度，L 为光程。

满足比尔-朗伯定律的条件是待测物质为均质，但生物学物质很少是均质的，经过光路系统各界面多次折射、反射后会导致测量中的各种误差。校正系统常用双波长法、一波二区法和扫描法来消除误差。扫描法是最令人满意的方法。测量时，先将待测物分成大量小区域，近似认为每个小区域内物质分布为均质，采用顺序逐点扫描法测出各小区域的吸光度，经积分后换算出待测物的总吸光度，求得其相对含量。

（二）显微荧光光度测量

定量显微荧光光度测量是组织化学和细胞化学中的另一种重要技术，可通过测试固定组织细胞内的荧光反应物来对生物学标本进行定量分析。与吸收光度测量相比，显微荧光光度测量有许多明显的优点：一般荧光测量所用染料浓度远比吸收法低，敏感度更高；荧光辐射的光子不受物体形状和分布的影响，所以无需扫描测量就可避免分布误差；样品可由计算机定位，可快速测量，适于大样本分析。显微荧光光度测量的缺点是：荧光易衰减，有漂白作用，有时会淬灭，还必须减去本底荧光值。因此测量时要提高信噪比，必须掌握适当的激发时间和合适的荧光标准。

第六节　细胞工程技术

细胞工程（cell engineering）指应用现代细胞生物学、发育生物学、遗传学、分子生物学的理论与技术手段，对细胞在整体、细胞器、基因等不同结构层次进行改造，如进行细胞融合、核移植、基因转移等，以获得具有特定生物学特性的细胞。

一、细胞融合

（一）细胞融合的概念

在细胞自然生长情况下，或在其他人为添加因素存在下，使同种细胞之间或不同种类细胞之间相互融合的过程，称为细胞融合（cell fusion）。细胞在自然生长过程中，发生自发融合的概率很低。在实际工作中常采用各种人为手段诱导细胞融合，包括病毒类融合剂如仙台病毒、化学融合剂如聚乙二醇（polyethylene glycol，PEG）及电激融合法等。

（二）单克隆抗体技术

细胞融合最典型的应用是单克隆抗体（monoclonal antibody）技术。细胞融合技术的发展和骨髓瘤细胞株的建成促成了B细胞杂交瘤技术的建立和单克隆抗体技术的成功。

单克隆抗体的制备过程中，首先将接受抗原免疫的小鼠脾中B淋巴细胞和小鼠骨髓瘤细胞按照一定比例混合，在聚乙二醇的诱导下使细胞膜上的脂质重排，令细胞膜局部打开，发生细胞融合。融合产生的杂交瘤细胞经过进一步筛选和克隆化，获得具有稳定生长和抗体分泌功能的单克隆杂交瘤细胞（株）（图2-7）。该细胞分泌的单克隆抗体是高度特异性的针对单一抗原决定簇的均质抗体，在生物医学研究和临床应用中有着重大的意义和价值。

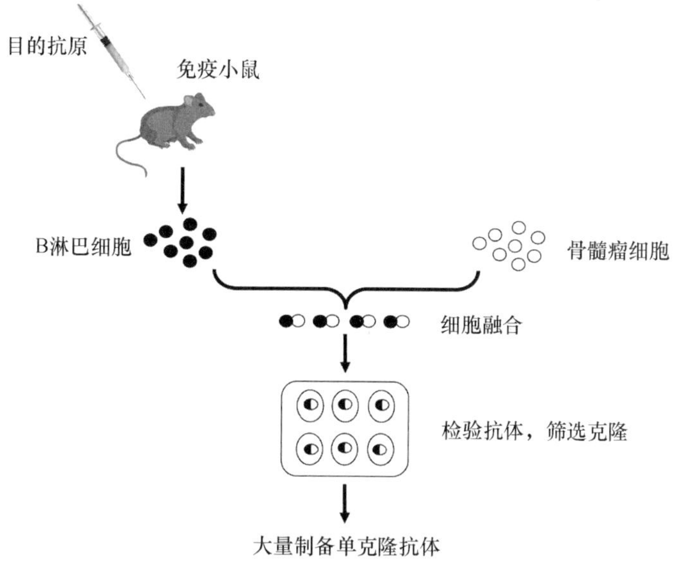

图 2-7　单克隆抗体制备流程图

二、细胞核移植

（一）细胞核移植的概念

细胞核移植（nuclear transfer）是指将来自胚胎细胞或体细胞一个双倍体的细胞核移植到去核的成熟卵母细胞或受精卵中。核移植技术首先是选取合适的受体细胞（通常为成熟卵母细胞），采用物理（如紫外线照射）或化学（如秋水仙碱）方法去除细胞核。将获得供体细胞的核通过显微注射技术转移到已经人工去核的受体细胞，施加微电流脉冲，使核质融合，形成一个重组卵。重组卵需经一定时间的体外培养，或放入中间受体动物输卵管内孵育，经过一段时间的培养，有的动物需形成桑葚胚或囊胚，再植入受体子宫里。

（二）克隆动物的产生

1996 年英国罗斯林研究所 Ian Wilmut 科研小组成功地以高度分化的成年芬兰多塞特白面母绵羊的乳腺细胞为核供体，去核的苏格兰黑面母羊的卵母细胞为受体细胞，重组细胞经体外培养后移植到另一只苏格兰黑面母羊的子宫，最终诞生了第一只克隆动物——小羊“多莉（Dolly）”（图 2-8）（实验过程参见第 12 章 细胞分化）。这一震惊世界的成果在 1996 年发表于著名的《自然》杂志上。“多莉”的诞生在理论上具有重要意义，说明高等动物高度分化的成体动物细胞核仍具有发育全能性。同时，这意味着人类可以利用动物的一个体细胞，像复印文

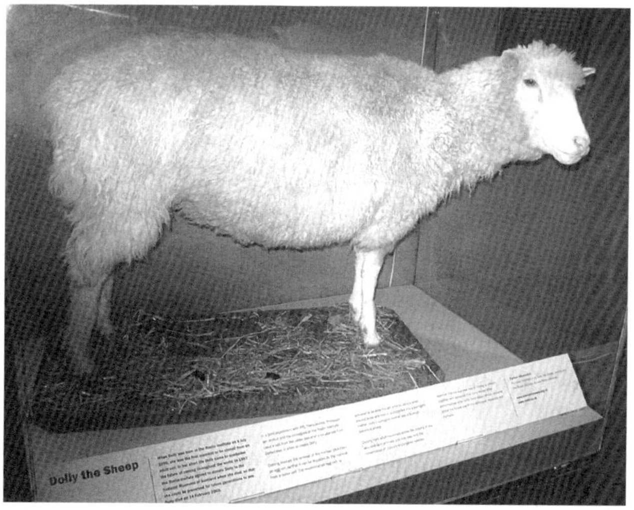

图 2-8　克隆羊“多莉”

件一样大量产生携带相同遗传信息的生命体。目前，通过体细胞核移植获得的“克隆鼠”“克隆猫”“克隆牛”“克隆猪”等均已面世。

三、基因转移

基因转移（gene transfer）技术是将外源目的基因或 DNA 片段引入受体生物或细胞并使其表达的一种技术。基因转移可分为物理学、化学和生物学三类方法。

（一）物理学方法

基因转移的物理学方法包括裸露 DNA 直接注射、电穿孔、基因枪、显微注射等。

裸露 DNA 直接注射法是最简单的基因转移方法。将裸露 DNA 直接注射到组织后，DNA 有可能直接被细胞所摄入。电穿孔法利用脉冲电场提高细胞膜的通透性，在细胞膜上形成纳米大小的微孔，使外源 DNA 能够瞬间透过细胞质膜转移到细胞中，其中的一部分 DNA 可以进入细胞核。该方法较为简单，广泛应用于培养细胞的基因转移。基因枪是利用高压加速将包裹了 DNA 的球状金属（如金或钨）颗粒直接射入完整的细胞中，应用于 DNA 疫苗和植物细胞的基因转移。显微注射法是通过显微注射将 DNA 溶液迅速注入受精卵中，该方法转入的基因随机整合在染色体 DNA 上，可产生转基因动物。

（二）化学方法

基因转移的化学方法包括磷酸钙共沉淀、DEAE- 葡聚糖、脂质体（liposome）法等。这些方法是通过增加细胞膜的通透性、增加胞吞或胞饮、增加 DNA 与细胞的吸附等机制而实现基因转移的。此类方法多用于培养细胞的基因转移。

DEAE- 葡聚糖法将外源 DNA 片段与 DEAE- 葡聚糖等高分子糖类混合，形成的含 DNA 的大颗粒黏附于受体细胞表面，通过其胞饮作用进入细胞内。这种方法的转染效率较低。磷酸钙共沉淀法是使待转化的 DNA 与磷酸钙共沉淀形成大颗粒，颗粒通过胞饮作用进入细胞。该方法转染效率高于 DEAE- 葡聚糖法，但实验的重复性较差。脂质体法令脂质体试剂与 DNA 作用，将 DNA 分子包入其囊状结构中，携带了 DNA 的脂质体可与受体细胞膜发生融合，DNA 片段随即进入细胞质和细胞核内。该方法基因转移效率较高。

（三）生物学方法

基因转移的生物学方法主要指病毒介导的基因转移。根据受体细胞类型的不同，可选择使用具有不同宿主范围和不同感染途径的病毒基因组作为转染载体。目前常用的病毒载体包括 DNA 病毒载体（包括腺病毒载体、腺相关病毒载体）和 RNA 病毒载体（如逆转录病毒载体）等。用作基因转导的病毒载体都是缺陷型的病毒，感染细胞后仅能将基因转入细胞，无法产生包装的病毒颗粒。这种方法的缺点是：病毒载体会诱导宿主体内产生一定程度的免疫反应；病毒载体存在一定的安全隐患；而且其转导能力有限，不适于大规模生产。

四、转基因和基因敲除动物

为研究某些特定基因的功能，目前常使用转基因或基因靶向技术制备转基因动物（transgenic animal）和基因敲除动物（gene knockout animal），通过增加或沉默这些特定基因在细胞、组织器官及动物整体水平的表达，来观察其对细胞的信号转导、基因表达、结构功能等方面的影响。转基因动物和基因敲除动物还提供了制造模拟人类疾病的动物模型的机制。

（一）转基因动物

转基因动物是指将外源重组基因转染并整合到动物受体细胞基因组中，从而形成在体内表达外源基因的动物，即通过基因工程对 DNA 进行体外操作，添加一段特定 DNA 序列后导入生殖细胞、胚胎干细胞或早期胚胎中，产生遗传结构得以修饰的动物，并且这些改变的性状可以遗传给后代。1981 年，美国宾夕法尼亚大学（University of Pennsylvania）的 Ralph Brinster 和华盛顿大学（University of Washington）的 Richard Palmiter 成功地将大鼠的生长激素（growth hormone）基因导入小鼠的受精卵中，从而获得了体型远超过野生型小鼠的生长激素转基因小鼠。转基因哺乳类动物的制备方法是将改建后的目的基因用显微注射等方法导入动物的受精卵（或着床前的胚胎细胞），然后将此受精卵（或着床前的胚胎细胞）植入受体动物的输卵管（或子宫）内，使其发育成携带有外源基因的转基因动物。根据外源基因导入的方法和对象的不同，目前制备转基因动物的方法主要有显微注射法、逆转录病毒法、胚胎干细胞法、电脉冲法、精子载体导入法等。

（二）基因敲除动物

基因敲除技术是指通过一定的途径使机体特定的基因缺失或失活的技术。基因敲除技术是 20 世纪 80 年代末期发展起来的，建立在基因同源重组技术以及胚胎干细胞技术基础上。目前被广泛使用的基因敲除动物是小鼠，大鼠的基因敲除技术更为困难，尚未普及。

制备基因敲除小鼠的方法有很多，以下为对其中一种传统方法的概述。制备带有突变基因片段及两侧同源重组臂的载体，将此载体通过电穿孔的方法导入从早期胚胎分离出的内细胞团细胞（即胚胎干细胞），载体中的突变基因可通过同源重组替代染色体中的野生型基因，从而使该基因失去功能。经过筛选后将发生同源重组的阳性细胞导入鼠的囊胚中，再将此囊胚植入假孕母鼠体内，而后发育成嵌合体小鼠。嵌合体小鼠与野生型小鼠杂交后，在后代中筛选基因敲除的杂合子。最后通过杂合子自交，产生基因敲除的纯合子。

近年来新发展的规律成簇间隔短回文重复（clustered regularly interspaced short palindromic repeats，CRISPR）/CRISPR 相关蛋白 9（CRISPR associated protein 9，Cas9）技术已成为制备基因敲除动物的热门技术。CRISPR/Cas9 是细菌和古细菌中存在的一种用于抵抗外来质粒或病毒中 DNA 的一种获得性免疫系统。利用预先设计的靶点特异性的 RNA 可将 Cas9 核酸酶带到基因组中的特定靶点，从而对特定基因位点进行切割，导致其突变。目前该技术已被迅速应用到基因敲除动物模型的构建中，与传统方法相比，具有简便、高效、快速等优点。

第七节　细胞生物学研究方法和技术与医学的关系

一、显微镜技术与临床病理诊断

（一）光学显微镜在临床病理诊断中的应用

临床病理诊断需要病理医师运用病理学理论、技术，结合个人专业经验，通过肉眼及显微镜下观察病变的细胞及组织结构，参考患者临床资料，对所患疾病做出直接判断。光学显微镜是临床病理诊断中最早采用和最经典的技术。在传统的形态观察的基础上，随着时代的发展，结合分子生物学和免疫组化技术，光学显微镜得到了最为广泛的应用。例如在肿瘤的病理诊断中，根据不同组织肿瘤细胞的特征性的免疫组化指标作为分型依据，在光学显微镜下进行观察，可以判断肿瘤细胞的最初来源，以便制订相应的有效治疗方法。

（二）电子显微镜在临床病理诊断中的应用

利用电子显微镜能够观察到更为细微的细胞结构，对于传统的光学显微镜获取的信息能够起到良好的补充和修正的作用。例如，一般的肌肉疾病可通过肌肉组织化学染色进行诊断，基本可以满足各种神经肌肉病、遗传性肌病的诊断与鉴别诊断。但是，对于一些罕见的神经肌肉疾病，尤其是各种代谢性肌病、线粒体肌病和各种先天性肌病等，还需要进一步行肌肉超微结构或免疫电镜检查。电镜对这些罕见肌病的诊断有不可替代的作用。

二、流式细胞技术与医学检验

（一）病毒抗原的检测

流式细胞技术既可以用于检测细胞内的病毒抗原，也可以检测受感染细胞表面的病毒抗原。其检测样本可来自血液、组织灌洗液、尿液和经过酶消化过的组织细胞。由于流式细胞仪可同时对单个细胞中的多个参数进行检测和分析，如果采用不同荧光染料标记不同的病毒抗体，还可以同时在同一样品中检测多种病毒抗原。

（二）免疫相关检测

流式细胞技术可同时检测出多种淋巴细胞表面抗原，将不同的淋巴细胞亚群区别开来，并计算它们相互之间的比例，从而监控患者的免疫状态，有助于免疫缺陷病毒感染、自身免疫性疾病、器官移植排斥等的诊断，并有助于研究各种与免疫有关疾病的发病机制。

三、荧光原位杂交技术与染色体遗传病检测

（一）荧光原位杂交技术原理

荧光原位杂交（fluorescence *in situ* hybridization，FISH）是在放射性原位杂交技术的基础上发展起来的一种非放射性分子细胞遗传技术，以荧光标记取代传统的放射性核素标记的一种新的原位杂交方法。探针首先与某种介导分子结合，杂交后再通过免疫细胞化学过程连接上荧光染料。FISH 的基本原理是将 DNA 或 RNA 探针用特殊的核苷酸分子标记，然后将探针直接杂交到染色体或 DNA 显微切片上，再用与荧光素分子偶联的单克隆抗体和探针分子特异性结合来检测 DNA 序列在染色体或 DNA 显微切片上的定性、定位、相对定量。FISH 具有安全、快速、灵敏度高、探针能长期保存、能同时显示多种颜色等优点。

（二）荧光原位杂交技术在检测染色体遗传病中的应用

FISH 在细胞遗传学中的应用是染色体涂染（chromosome painting），即利用多种荧光标记物使人类基因组中的 23 对染色体（22 对常染色体以及 1 对性染色体 X 和 Y）在显微镜下均带有不同颜色的荧光。这一技术不仅便于筛查唐氏综合征（Down syndrome，21 三体综合征）等常见染色体遗传病，而且还可以检查出使用常规细胞遗传学显带技术难以发现的微小的环状染色体，很大程度地提高了产前筛查染色体遗传病的准确率。

人类历史上第一例成功的基因治疗案例

四、基因治疗

基因治疗（gene therapy）是指将外源正常基因导入靶细胞，以纠正或补偿因基因缺陷和异常引起的疾病，达到治疗目的。基因治疗具有广阔的应用前景，但在临床上目前仍处于试验阶段。当前基因治疗主要仍采用病毒载体，这一方法具有携带外源基因片段大小受到限制、易引起机体免疫反应以及制备、贮存、质量控制比较困难等固有缺点。科学界一方面在改进病毒载体，另一方面也开展了对非病毒载体介导基因治疗的研究，如受体介导基因治疗等。

基因治疗的失败案例及启示

小结

细胞生物学的进展与实验技术的进步密切相关，细胞生物学的发展依赖于新的研究方法与技术。

显微镜技术是细胞学家和细胞生物学家研究细胞的形态结构的最主要的工具。显微镜技术可分为光学显微镜、电子显微镜和扫描隧道显微镜三个层次的技术。光学显微镜技术是最早用

于研究细胞显微结构的技术，可分为普通光学显微镜、相差显微镜、荧光显微镜、激光扫描共聚焦显微镜等技术。电子显微镜技术将分辨率进一步提高，研究细胞的亚显微结构，可分为透射电子显微镜和扫描电子显微镜技术。

细胞化学技术是在保持细胞结构完整的条件下，通过细胞化学反应研究细胞内各种成分的分布情况以及这些成分在细胞活动过程中的动态变化的技术。这类技术包括光镜和电镜水平的酶细胞化学技术、免疫细胞化学技术和原位杂交技术等。

细胞结构成分离心分离技术是建立在细胞破碎技术和超速离心技术基础上的。细胞匀浆后制成的悬液中包含了细胞核、线粒体、高尔基复合体、溶酶体、过氧化物酶体等多种膜包围的囊泡，可利用不同组分之间颗粒大小或颗粒密度的不同，采用高速或超速离心的方法加以分离。

细胞培养是在体外模拟体内生理环境，对组织或细胞进行孵育培养，使之保持一定的结构和功能的技术。根据细胞贴壁的情况，培养细胞的类型可分为贴壁细胞和悬浮细胞。根据细胞的来源，细胞培养可分为原代培养和传代培养。

分析细胞学是从定量的角度对细胞的各种形态学参数、生物学特征、细胞生化成分的组成和含量以及细胞的各种功能等进行研究的学科。分析细胞学技术的发展有两个主要领域，即固定式细胞分析和流式细胞分析。

细胞工程指应用现代细胞生物学、发育生物学、遗传学、分子生物学的理论与技术手段，对细胞在整体、细胞器、基因等不同结构层次进行改造，如进行细胞融合、核移植、基因转移、制备转基因动物及基因敲除动物等，以获得具有特定生物学特性的细胞。

细胞生物学研究方法和技术与医学密切相关：光学显微镜和电子显微镜技术被广泛应用于临床病理诊断；流式细胞技术被用于病毒抗原和免疫相关检测；荧光原位杂交技术被用于检测染色体遗传病；基因治疗技术也已进入临床试验。

（王宇童）

第3章 细胞膜与物质运输

所有细胞都由一层膜性结构所包被，这层膜性结构称为细胞外膜，通常简称细胞膜（cell membrane）或质膜（plasma membrane）。在真核细胞内，还有大量的膜性结构，它们组成了各具特色的细胞器，这些膜称内膜（endomembrane）。内膜与细胞膜统称为生物膜（biomembrane）。

生物膜的化学组成相似，基本结构大致相同，其主要功能是维持细胞或细胞器内环境的稳定，并在细胞的物质运输、代谢调控、细胞识别、能量转换以及肿瘤发生等方面发挥重要作用。

第一节　细胞膜研究简史

细胞膜的结构用光学显微镜无法观察，最初关于细胞膜结构的认知，都是从一些有关细胞生理活动的实验中获得的。直到20世纪50年代，利用超薄切片技术和电子显微镜，人们才第一次直观地观察到了细胞膜的结构。

1855年，瑞士植物学家Carl Nägeli发现，色素进入完整细胞和受损伤细胞的速度不同，进入完整细胞的速度比较慢。由此推测，在细胞的外围存在一个阻碍色素进入的边界，称之为质膜。

1895—1899年，英国学者Charles Ernest Overton以植物细胞为材料，对500多种物质穿越质膜进行了上万次实验。他发现，如果将细胞置于脂溶性的非极性溶液中，细胞不容易皱缩；相反，置于水溶性的极性溶液中，则细胞非常容易皱缩。由此，他认为，细胞是否发生皱缩与质膜对溶液中不同物质的通透性有关，换言之，细胞膜是一种具有通透选择性的结构。进一步研究发现，物质穿越细胞膜的速度与其在脂质中的溶解度有关，即溶解度越高，进出就越快，反之则慢，而与分子量大小无关。由此推测细胞膜可能是由脂质分子构成的。

1917年，美国化学家Irving Langmuir对细胞膜的组成进行了深入研究。他用一个特殊装置将细胞膜抽提物铺在水面上，发现能自动形成单层油膜，于是，他推断细胞膜是由脂质单分子所构成的：因为已知脂质分子既有亲水性（hydrophilic，或称极性，polar）基团，又有疏水性（hydrophobic，也称非极性，apolar）基团，是典型的两亲性分子。一旦接触水面，脂质分子就会呈现一种特殊状态，即亲水头部（head group）朝向水面，疏水尾部（tail group）背向水面，聚拢成一层膜状结构（图3-1）。

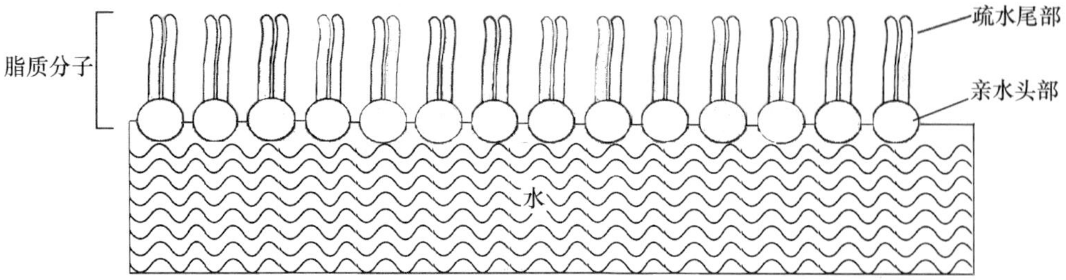

图3-1　脂质分子在水面上的排列模型

1925 年，两个荷兰科学家 Gorter 和 Grendel 对细胞膜进行了定量分析。他们将从红细胞膜中分离出的脂质分子铺展到水面上形成单分子层，测得该单分子层在水面所占面积等于原来红细胞表面积的 2 倍，因此推测细胞膜是由脂质双分子层所构成的，脂质分子的亲水的极性头部位于各层的外侧，而疏水的非极性尾部两两相对向内排列（图 3-2）。

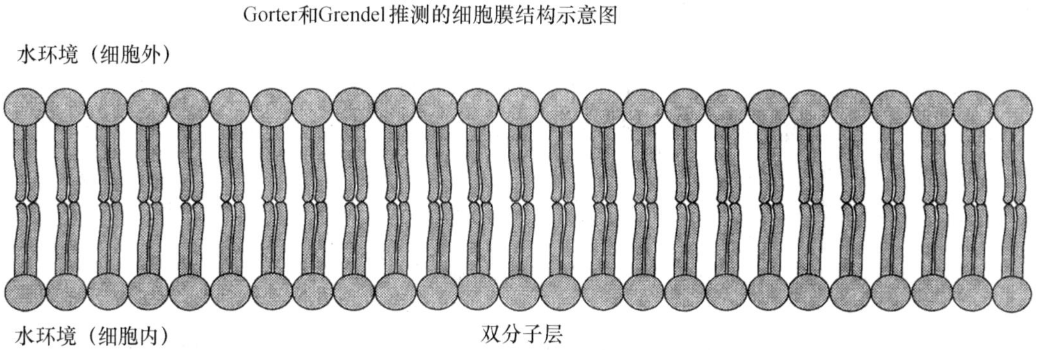

图 3-2　早期推测的细胞膜结构示意图

脂质双分子层概念的提出很好地解释了细胞膜的一些生理现象，但是，无法解答亲水物质如糖和离子等为什么能够比较快地通过脂类构成的细胞膜，以及为什么细胞膜的表面张力要比油水界面的表面张力要小等很多问题。于是，在脂质双分子层概念的基础上又提出了几十种不同的膜结构模型，下面介绍几个代表性模型。

一、片层结构模型提出膜的三层夹板式结构特点

Harvey 和 Danielli 采用生物物理学方法测定了细胞表面张力。他们首先制备了以脂质分子为成分的人工细胞膜，称为脂质体（liposome）。在比较脂质体与天然细胞膜的表面张力时发现，脂质体张力总是高于天然细胞膜，提示天然细胞膜不仅含有脂质分子，还可能含有其他成分。此时，如向脂质体中加入一定量的蛋白质，脂质体的表面张力与天然细胞膜几乎相等。说明细胞膜不仅由脂质分子组成，还可能包含蛋白质。Danielli 和 Davson 合作，通过实验再次证明细胞膜中确实含有蛋白质。依据这些结果，他们于 1935 年提出片层结构模型（lamella structure model），又称“三明治”（sandwich）模型。该模型认为，细胞膜由双层脂质分子所构成，脂质分子尾-尾相对并行排列，球形蛋白质通过静电作用与脂质分子的极性基团相结合，并覆盖在脂质双分子层的内外两侧，形成蛋白质-脂质分子-蛋白质“三明治”式结构（图 3-3）。

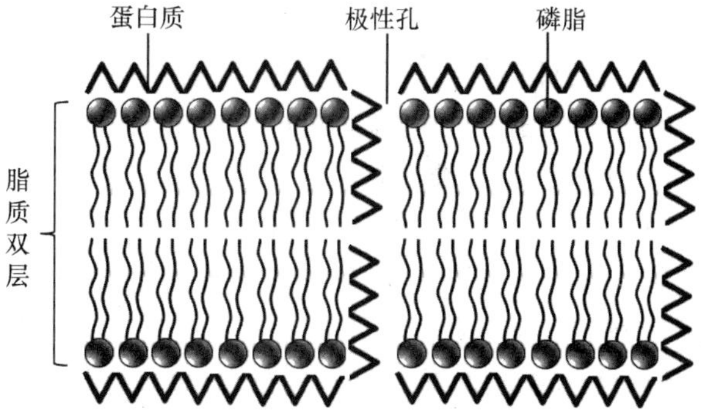

图 3-3　细胞膜的片层结构模型

尽管片层结构模型在当时得到了广泛的认同，但是它难以解释以下问题：

1. **化学键问题**　在制备膜蛋白过程中使用高浓度离子溶液，不能使蛋白质与脂质分子完全解离。提示膜蛋白与膜脂质分子不一定都是以离子键结合。

2. **脂质与蛋白质比值问题** 对细胞膜进行定量分析发现，膜中脂质分子在水面铺层的面积明显低于片层结构模型预期的细胞膜脂质双分子层面积，提示细胞膜中可能有蛋白质分子嵌入，增加了脂质双分子层的面积。

3. **酶解问题** 磷脂酶（lipase）是一种专门分解磷脂分子的酶。用磷脂酶处理细胞膜后，膜脂质大多数（约 75%）可被降解。这一结果提示，细胞膜的脂质分子并没有像片层结构模型所描述的那样被膜蛋白完全覆盖。

4. **膜蛋白含量问题** 实验发现，不同种类的细胞膜中膜蛋白含量差别很大。如神经细胞的轴突被膜（称为髓鞘，myelin）中的膜蛋白与膜脂质含量比值只有 0.25，而线粒体膜中膜蛋白与膜脂质含量比值却高达 3.2。

种种迹象表明，蛋白质不可能都是以球形分子的方式覆盖在脂质双分子层的内外表面。

二、单位膜模型体现膜结构的共同形态特征

1959 年，Robertson 运用超薄切片技术和透射电镜技术，观察研究各种细胞膜和细胞内膜的结构，人们才第一次看到了细胞膜的真实面貌（图 3-4）。

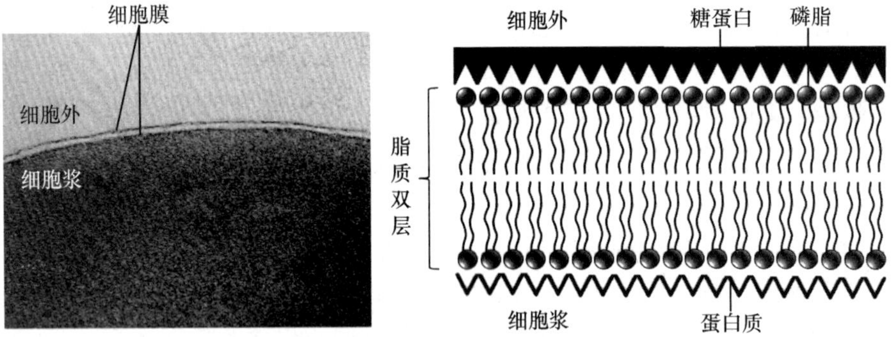

图 3-4 细胞膜电镜照片及单位膜模型

电子显微镜下的细胞膜均显示出“暗-明-暗”三层结构，内外两侧的暗带厚度各约 2 nm，推测是蛋白层；中间的明带厚度约 3.5 nm，推测是脂质双分子层，整个膜的总厚度是 7.5 nm。

Robertson 根据电镜下所看到的膜结构，提出了单位膜模型（unit membrane model）。该模型认为，所有生物膜都有类似的“暗-明-暗”三层结构，中间的明带由疏水的脂质分子尾部构成，两侧的暗带是脂质分子的头部以及通过静电作用与其结合的膜蛋白分子。膜蛋白并不是呈球形的片层结构模型，而是以 β 折叠形式存在的单层肽链。

从本质上看，Robertson 的单位膜模型与片层结构模型没有区别，主要的不同在于膜脂质双分子层两侧蛋白质的不同。单位膜模型强调膜蛋白是 β 折叠伸展的片层，而非球形。

单位膜模型提出了各种生物膜在形态结构上的共同特点，在超微结构中，“单位膜”的名称一直沿用至今。然而，单位膜模型把膜看成是静止的，这就无法解释细胞膜如何适应细胞生命活动的变化。不同细胞膜厚度是不一致的，大部分细胞膜厚度在 5 ～ 10 nm 范围。膜蛋白如果都是呈 β 折叠伸展的，则很难说明酶的不同活性状态和其构型变化的关系。此外，该模型也不能解释为什么有些膜蛋白提取容易，有些则很难。很显然单位膜模型的概念有待完善。

三、流动镶嵌模型是被普遍接受的模型

20 世纪 60 年代以后，由于新技术的发明和应用，使细胞膜的结构研究取得了长

足的进步。免疫荧光标记技术证实，膜蛋白是可流动的；电子自旋共振（electron spin resonance，ESR）技术证明，细胞膜中的磷脂分子也是流动的；冰冻蚀刻技术则显示出脂质双分子层中存在膜蛋白颗粒；红外光谱和旋光散射等技术证明膜蛋白主要是以 α 螺旋的球形结构存在。

1972 年，Singer 和 Nicolson 总结了当时有关膜结构的各种模型和有关膜研究的各种新技术所取得的成就，提出了流动镶嵌模型（fluid mosaic model）（图 3-5）。该模型认为，流动的脂质双分子层构成了细胞膜的主体，各种球形膜蛋白分子镶嵌于脂质双分子层：有的全部或部分嵌入脂质双分子层中，有的则吸附在脂质双分子层的内外表面。无论膜蛋白还是磷脂分子都可以在脂质双分子层结构中进行扩散。

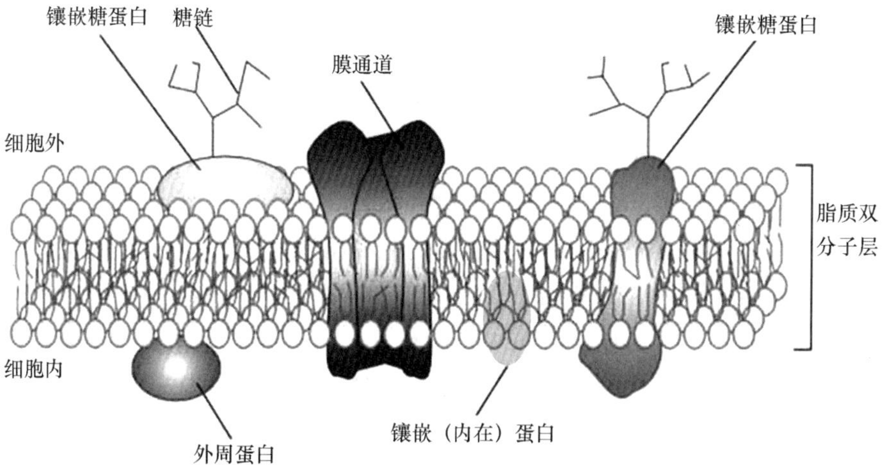

图 3-5　流动镶嵌模型

流动镶嵌模型强调膜的流动性和不对称性，很好地解释了细胞膜的各种生理活动，因而被普遍接受。但是，该模型并非十全十美，例如，它无法解释流动的质膜如何保持膜的相对完整性和稳定性；同时，这一模型也没有揭示膜蛋白对脂质流动性的影响；此外，该模型只强调膜流动的均一性，忽视了不同部位的膜，即流动性不均一这一基本特征。

因此，1975 年，Wallach 提出了“晶格镶嵌模型”（crystal mosaic model），对膜的流动性进行了补充。他认为生物膜中流动的脂质可以发生可逆的从无序（液态）到有序（晶态）的相变，镶嵌蛋白周围的脂质称“界面脂”，其流动性受到抑制。镶嵌蛋白和其周围的脂质分子共同构成膜中的晶态部分（晶格），而具有流动性的脂质呈小片的点状分布。因此在细胞膜上脂质的流动性是局部的。该模型很好地解释了生物膜既具有流动性又具有相对完整性及稳定性的原因。

1977 年，Jain 和 White 又提出了板块镶嵌模型（block mosaic model），对脂质双分子层的流动性进行了补充。他们认为：在流动的脂质双分子层中，存在许多大小不同、刚度不一、彼此独立运动的脂质板块（有序结构的板块），这些有序的板块被无序的流动的脂质区（无序结构的板块）所分割，这两种板块处于动态平衡之中，因而生物膜是由同时存在不同流动性的板块镶嵌而成的动态结构。

四、脂筏模型深化了对膜结构和功能的认识

随着对细胞膜结构和功能更广泛和深入的研究，1988 年，Simon 提出脂筏（lipid raft）模型（图 3-6）。1997 年 Kai Simons 和 Elina Ikonen 提出了功能筏 (functional rafts）的概念。认为细胞膜的厚度和组成都是不均一的，有些区域富含鞘磷脂、胆固醇和蛋白质，由于鞘磷脂具有

较长的饱和脂肪酸链，分子间的作用力较强，加上胆固醇的稳定作用，使得这些区域的脂质双分子层比周围要厚，结构致密，更有次序，介于无序液体与液晶之间，可以在流动的脂质双分子层中像竹筏一样移动，故称为脂筏。

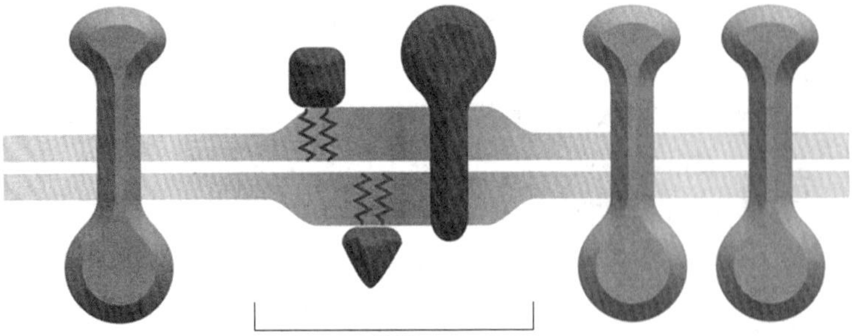

图 3-6 脂筏模型

脂筏是一种动态结构，它们可以相互融合，也可以分离。脂筏大都位于细胞膜脂质双分子层的外层（outer leaflet），主要含有鞘磷脂、胆固醇及糖基磷脂酰肌醇（glycosylphosphatidylinositol，GPI）-脂锚定蛋白。脂质双分子层的内层（inner leaflet）也有类似的脂筏结构，但其组成与外层有所不同，主要聚集有酰基化的锚定蛋白，特别是信号转导蛋白。近年来发现脂筏结构不仅存在于细胞膜上，也存在于高尔基复合体膜上。推测脂筏最初可能在内质网上形成，然后被转运到了细胞膜上。有些脂筏可在不同程度上与膜内细胞骨架蛋白交联。

从结构和组分分析来看，脂筏形成了一个有效的蛋白质停泊工作平台：许多蛋白质聚集在脂筏内，便于相互作用；脂筏结构提供了一个有利于蛋白质变构的环境，可以促使其形成有效的构象，以便发挥蛋白质特定的生物学功能。目前发现脂筏与膜的信号转导、物质的跨膜运输、蛋白质分选等活动有着密切的关系。

第二节 细胞膜的化学组成与生物学特性

细胞膜是由脂质和蛋白质以非共价键结合形成的一种薄层结构。脂质双分子层构成细胞膜的主体结构，形成一道疏水屏障，防止水溶性物质随意进出细胞。蛋白质是细胞膜各种特异性功能的主要执行者。除了脂质和蛋白质外，细胞膜还含有少量糖类。各类物质因其各自的分子特性不同，在细胞膜的结构和功能中承担不同的角色。

一、细胞膜的化学组成

细胞膜的化学组成基本相同，主要由脂质、蛋白质和糖类三种组分构成。一般而言，膜脂质占膜成分的 50%，膜蛋白占 40%，膜糖占 1% ～ 10%。实际上，细胞膜的化学成分的比例随着膜种类的不同而有很大差别。通常认为，膜中蛋白质含量越多，膜的功能越复杂。

（一）磷脂、胆固醇和糖脂是膜脂质的主要类型

作为细胞膜结构的重要组分之一，膜脂质包括磷脂、胆固醇和糖脂三种类型。它们都具有两亲性分子特点，即同时具有疏水和亲水结构域。

1. **磷脂** 磷脂是指含有磷酸的脂质。磷脂是组成生物膜的主要成分，占整个膜脂分子总量的一半以上。这些磷脂分别与甘油（glycerol）和鞘氨醇（sphingosine）结合，形成甘油磷脂与鞘磷脂两大类。真核细胞膜的磷脂（phospholipid）主要有4种：①磷脂酰胆碱

（phosphatidylcholine，PC），也称卵磷脂（图 3-7）；②磷脂酰乙醇胺（phosphatidylethanolamine，PE），也称脑磷脂；③磷脂酰丝氨酸（phosphatidylserine，PS）；④鞘磷脂（sphingomyelin，SM）。前三者属于甘油磷脂（phosphoglyceride），结构中均有甘油成分，甘油的两个羟基位被脂酰基取代，另一羟基则为含磷基团所取代。而鞘磷脂与甘油磷脂在结构上最重要的差别是结构中以鞘氨醇替代甘油，其余骨架部分与甘油磷脂相同（图 3-8）。

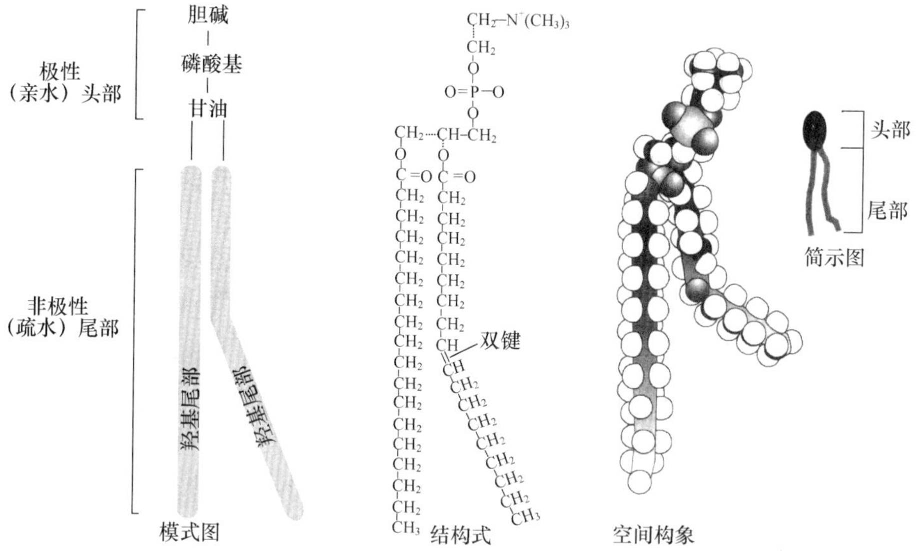

图 3-7　磷脂酰胆碱分子结构式及空间结构模型

磷脂分子是两亲性分子。极性区和非极性区分别以磷脂酰基和脂酰基为代表，两部分通过甘油或鞘氨醇基团结合而成。磷脂酰基部分较短，一般称为头部，包含磷酸基团，因而极性很强，是亲水的；脂肪酰基部分是两条较长的烃链，一般称为尾部，呈非极性，是疏水的。

不同物种间细胞膜磷脂的组成千差万别。例如，磷脂酰胆碱在鼠肝细胞膜中含量最多，占首位；而在人神经鞘膜中却占第二位。在大肠埃希菌细胞膜中则没有磷脂酰胆碱。

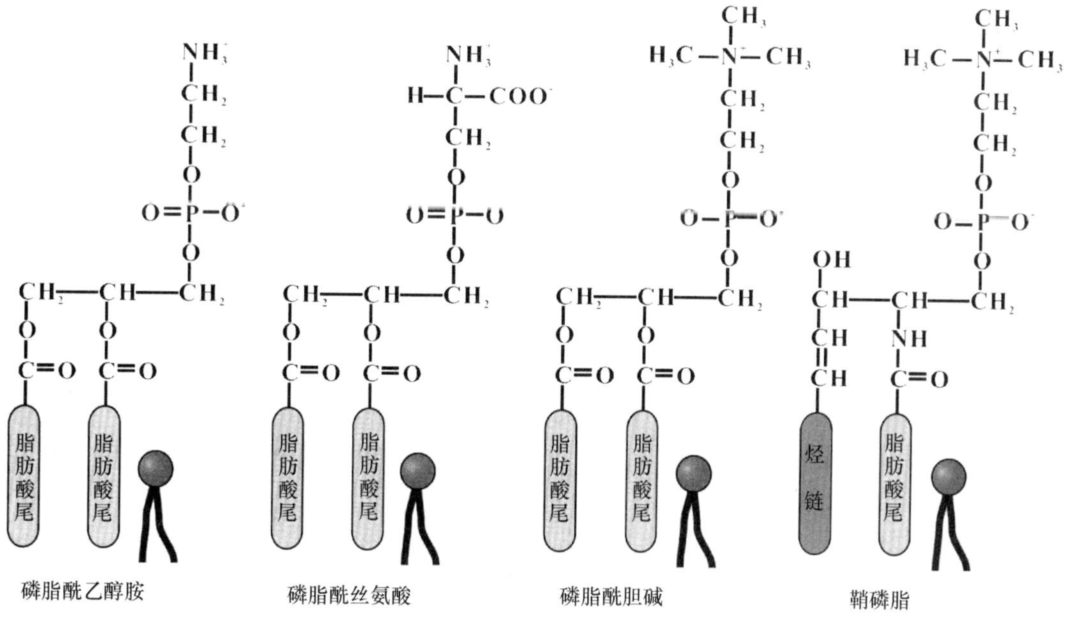

图 3-8　细胞膜中的主要磷脂分子结构

2. **胆固醇**　胆固醇（cholesterol）是细胞膜中的另一种重要脂质，分子较小，也为两亲性分子，主体由 4 个联合在一起的甾环构成，极性部分是连接于甾环上的羟基；非极性部分是甾环以及连接在甾环另一端的一条8个碳原子构成的短烃链（图3-9）。胆固醇由于其亲水基团较小，疏水性过强，不能够单独形成脂质双分子层而散布在磷脂分子之间。胆固醇极性头部的羟基基团紧邻磷脂的头部极性区，疏水的平面甾环结构富有刚性，与磷脂分子靠近头部的烃链相互作用，从而降低了磷脂中脂肪酸链的运动能力，使细胞膜更加稳定。胆固醇可调节膜的流动性，增加磷脂双分子层的厚度。动物细胞膜中的胆固醇含量占脂质分子30%～50%。中国仓鼠卵巢细胞突变株（M19）因细胞自己不能合成胆固醇，在体外培养时必须在培养基中添加胆固醇细胞才能存活，否则细胞会很快解体。

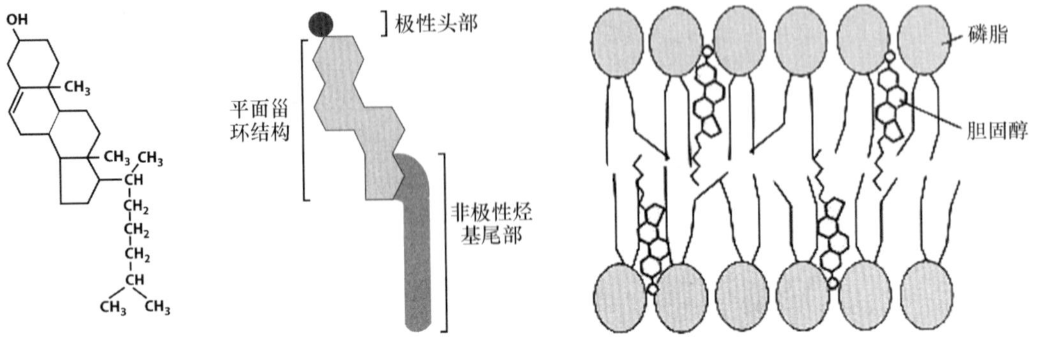

图3-9　胆固醇分子的结构式及其在脂质双分子层中与磷脂分子的关系

3. **糖脂**　糖脂（glycolipid）主要位于细胞膜的非胞质面，也是两亲性分子，由脂质和寡糖构成，含量占膜脂总量的5%以下。细胞膜表面的糖分子不能单独存在，它们或与脂质结合（称糖脂），或与蛋白质结合（称糖蛋白）。动物细胞膜的糖脂几乎都是鞘氨醇的衍生物，结构与鞘磷脂相似，称为鞘糖脂。糖脂的极性头部可由1～15个糖残基组成，脂肪酸链和鞘氨醇的碳氢链构成疏水尾部（图3-10）。最简单的糖脂是脑苷脂，由一个葡萄糖或半乳糖与鞘氨醇

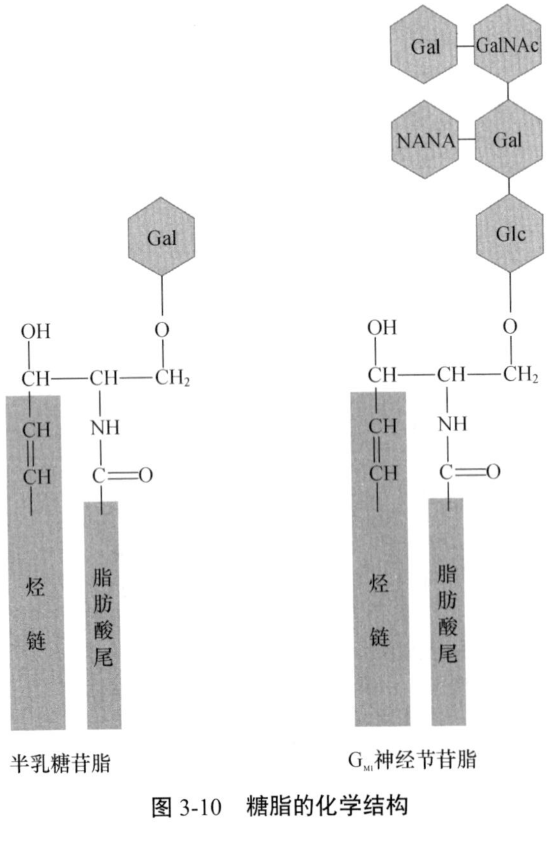

图3-10　糖脂的化学结构

及含 18 个碳原子的油酸组成。变化最多、最复杂的糖脂是神经节苷脂（ganglioside），它是神经细胞质膜中的特征性成分，其头部除含有葡萄糖和半乳糖外，还含有一个或多个带负电荷的唾液酸残基，即 *N*- 乙酰神经氨酸（*N*-acetylneuraminic acid，NANA）。神经节苷脂的一些糖基突出于细胞表面，是某些大分子的受体。已知的破伤风毒素、霍乱毒素、5- 羟色胺等的受体就是细胞膜上的不同的神经节苷脂。很多膜受体实际上是糖脂分子，因此，一般来讲，糖脂只存在于细胞膜外侧面。

（二）膜蛋白通过三种方式与膜结合

对于细胞膜而言，双层脂质分子只是提供了一个结构基础，细胞膜的功能主要由膜蛋白来完成。有些膜蛋白是转运蛋白，负责特定分子或离子的运进 / 运出细胞；有些是连接蛋白，负责相邻细胞之间、细胞器与细胞膜之间的连接；有些作为受体，负责接收周围环境中的各种化学信号，并将它们转导至细胞内，引起相应的反应；有些则是结合于质膜上的酶分子，催化特定生化反应（图 3-11）。

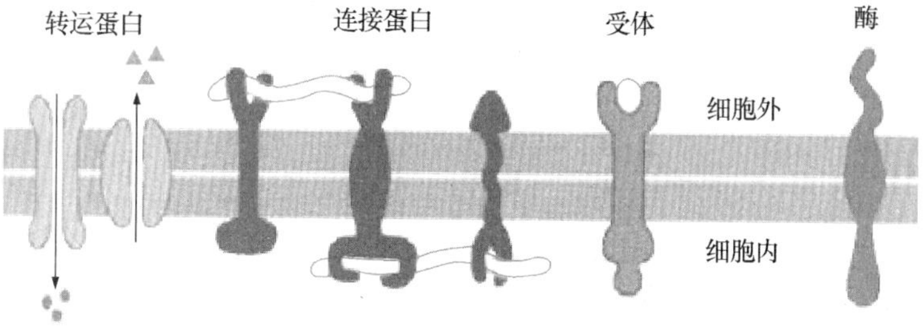

图 3-11　膜蛋白功能示意图

对于不同生物而言，其细胞膜蛋白含量及类型差异很大。根据膜蛋白与膜脂质双分子层的结合方式不同，膜蛋白可以分为三种类型：跨膜蛋白、外周蛋白和脂锚定蛋白（图 3-12）。

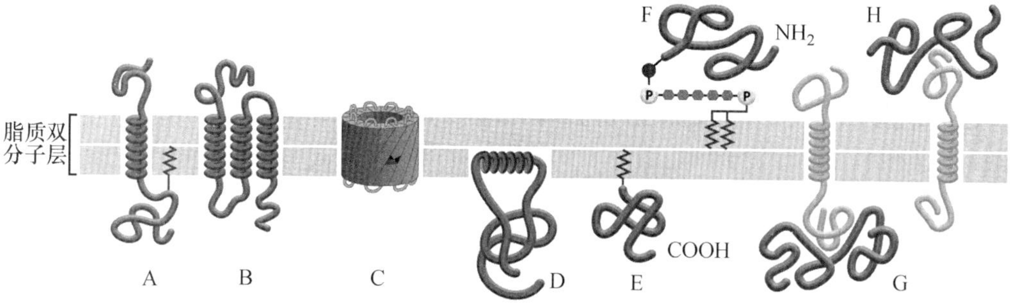

图 3-12　膜蛋白与脂质双分子层的结合方式

1. **跨膜蛋白**　跨膜蛋白（transmembrane protein）也称膜整合内在蛋白 (integral protein) 或镶嵌蛋白 (mosaic protein)，占膜蛋白总量的 70% ～ 80%。跨膜蛋白也属于两亲性分子，其亲水区域暴露于膜两侧的水溶液中，主要由极性的氨基酸组成；疏水区则位于脂质双分子层内部，并与脂质分子的疏水尾相互作用，主要由非极性氨基酸组成。在脂质双分子层的疏水区，肽键与肽键之间易于形成氢键，α 螺旋结构正好使这种氢键的合力达到最大，因此，绝大多数跨膜蛋白在脂质双分子层中都呈 α 螺旋结构。

利用分子生物学的研究技术与手段，人们知道了许多跨膜蛋白的氨基酸序列与结构，已经可以精确预测跨膜区肽链的氨基酸序列。如果实验测定，某一跨膜蛋白中连续 20 ～ 30 个氨基酸具有高度疏水特性，根据生物信息文库数据比对和计算，即可以推测这个序列有可能是 α 螺旋的跨膜结构（图 3-12A，图 3-12B）。倘若整个分子中仅有一段上述疏水区域，则可能为单次跨膜蛋白；倘若多次出现，则可能为多次跨膜蛋白。大多数跨膜蛋白的跨膜区域是 α 螺旋结构，也有的跨膜蛋白以 β 折叠形式存在，它们在脂质双分子层中围成筒状结构，称 β 筒（β-barrel）（图 3-12C）。大肠埃希菌细胞膜上的孔蛋白（porin）就是 β 筒的典型代表。孔蛋白通道充满水，能够允许分子量小于 10 kDa 的物质通过。

跨膜蛋白与膜结合非常牢固，不易分离，只有用去垢剂或有机溶剂使细胞膜崩解，才能分离此类蛋白。跨膜蛋白的生物学功能极为复杂，它们是组成生物膜的重要的结构物质，与支撑细胞、物质运输、能量转换、信息传递、神经传导以及免疫反应等功能有着密切关系。

2. **外周蛋白**　又称周边蛋白（peripheral protein），占膜蛋白总量的 20% ～ 30%。分布于细胞膜的内外表面，主要分布于细胞膜的内侧面。外周蛋白不插入脂质双分子层，因此它们与细胞膜的结合比较松散。外周蛋白主要通过静电引力、离子键或氢键等方式与膜脂质分子头部极性区域相结合，也可以与跨膜蛋白亲水区域间接结合 (图 3-12G，图 3-12H)。此外，外周蛋白还可以通过暴露于蛋白质表面的 α 螺旋的疏水面与脂质双分子层的胞质面单层相互作用，而与膜结合 (图 3-12D)。

与跨膜蛋白具有双亲性特点不同，外周蛋白大多数为亲水性，即它们是水溶性蛋白。由于与膜的结合力较弱，外周蛋白制备简便，使用一些温和的方法，如改变溶液的离子浓度或 pH、干扰蛋白质之间相互作用，可将它们从膜上分离下来，不需要破坏膜的基本结构。

膜外周蛋白有多种功能，研究最为透彻的当属红细胞的血影蛋白和锚蛋白，它们在红细胞膜内表面形成一个纤维网状结构，类似膜“骨架”，为红细胞提供机械支撑，并可将跨膜蛋白紧紧固定在细胞膜上。在维持红细胞双凹外形，帮助抵抗红细胞穿越毛细血管时所受挤压力，以及维持红细胞膜的完整性方面，膜外周蛋白发挥不可或缺的作用。此外，细胞执行吞噬功能，实现变形运动，细胞分裂时形成缢缩沟等生命活动过程，都需要外周蛋白参与。再有，一些酶和信号分子能否发挥作用，也都取决于外周蛋白与细胞外基质的相互作用。外周蛋白在细胞膜呈动态性分布；细胞生理和外界变化需要时，可将外周蛋白募集到细胞膜，或从细胞膜解离。

3. **脂锚定蛋白**　脂锚定蛋白（lipid-anchored protein）也称脂连接蛋白（lipid-linked protein）。类似于外周蛋白，脂锚定蛋白可位于膜的两侧。它们主要以共价键方式与脂质双分子结合，膜两侧的结合方式有所不同。位于细胞膜内侧的脂锚定蛋白以共价键结合在胞质面的单层脂质的脂肪酸链上 (图 3-12E)；位于细胞膜外表面的脂锚定蛋白是通过一条寡糖链与磷脂酰肌醇共价结合，因此，它们又被称为糖基磷脂酰肌醇（GPI）- 脂锚定蛋白 (图 3-12F)。GPI- 脂锚定蛋白需要磷脂酶 C（特异的磷脂酰肌醇酶）作用才能被分离提取。

脂锚定蛋白与跨膜蛋白相比，理论上运动性增大，更容易进行侧向移动，有利于和其他胞外信号分子更快地结合和反应。GPI- 脂锚定蛋白分布极广，目前已被确定的有 100 多种，包括多种水解酶、免疫球蛋白、细胞黏附分子、膜受体等。

膜蛋白的分离、纯化乃至结构分析是一件比较困难的工作，特别是跨膜蛋白，不易纯化，而且纯化后通常会失去其正常的构象。利用基因工程手段虽可表达膜蛋白，但难以形成晶体，因而多数膜蛋白的结构尚不清楚。

（三）细胞膜表面的糖分子与膜蛋白或膜脂结合

真核细胞表面覆盖着大量的糖类分子，占膜重量的 1% ～ 10%。膜中的糖类分子不独立存在，它们或与脂质结合形成糖脂，或与膜蛋白结合形成糖蛋白。不同细胞类型含有的糖类种类和数量有所区别，而且所结合的部位只在细胞表面。膜糖的绝大部分是以低聚糖或多聚体链形式共价结合于膜蛋白上形成糖蛋白，其中发生在膜蛋白的天冬酰胺残基上的称 *N*- 连接糖基化；在膜蛋白的丝氨酸或者苏氨酸残基形成的叫 *O*- 连接糖基化，并且经常几个位点同时发生糖基化。大部分暴露于细胞表面的糖蛋白常常带有多个寡糖链，而糖脂分子只带 1 个寡糖侧链，无论糖蛋白还是糖脂，其糖链都朝向细胞表面，即外侧面。

自然界存在的单糖及其衍生物多达 200 多种，在动物细胞膜中糖主要有 7 种：D- 半乳糖、D- 葡萄糖、D- 甘露糖、L- 岩藻糖、*N*- 乙酰半乳糖胺、*N*- 乙酰葡糖胺和唾液酸。

糖链组合形式千变万化，每种细胞表面寡糖链中的单糖数量、种类、排序、侧链等各不相同。细胞表面的糖分子的特性往往决定细胞的特性，例如，革兰氏阳性杆菌细胞膜中拥有丰富的 *N*- 乙酰氨基葡萄糖（*N*-acetyl-glucosamine），与胞壁磷酸结合后形成特有的抗原性；人类 ABO 血型主要由红细胞表面抗原所决定，四种不同血型抗原的差别就在于红细胞膜表面的血型糖蛋白寡糖链中一个糖基的不同。

在大多数真核细胞膜外表面有富含糖类，称为细胞外被（cell coat）或糖萼（glycocalyx）（图 3-13）。用重金属染料钌红染色后，电镜下显示其为边界不太清楚的厚 10～20 nm 的结构。细胞外被中的糖类主要包括糖蛋白和糖脂中的低聚糖链，同时也包括被细胞分泌出来又吸附于细胞表面的糖蛋白与蛋白聚糖的多糖链。这些吸附的大分子是细胞外基质的成分，所以细胞膜的边缘与细胞外基质的界限是难于区分的。

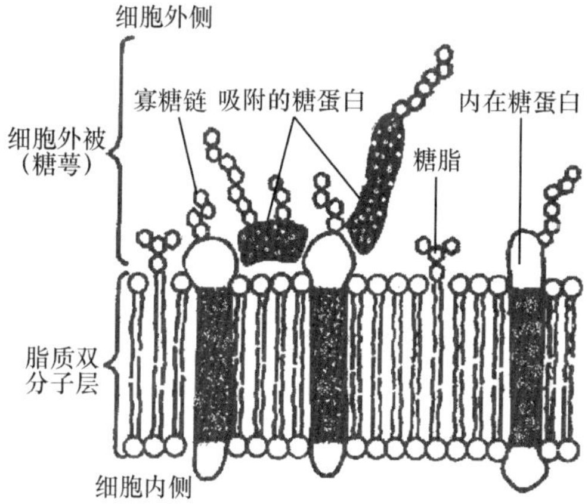

A. 细胞外被示意图

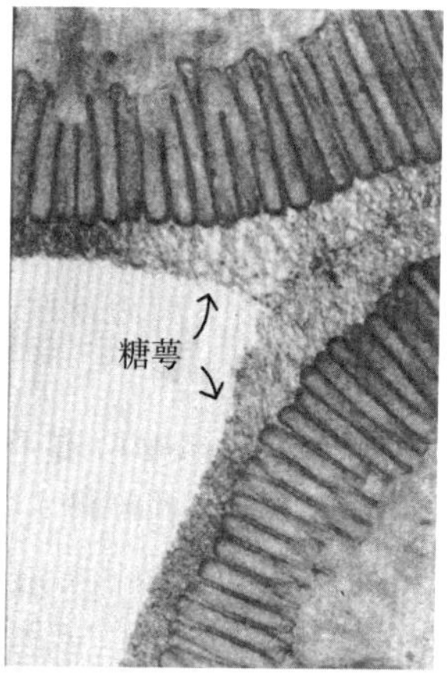

B. 小肠上皮细胞表面的糖萼

图 3-13　细胞外被（糖萼）示意图

现在细胞外被一般用来指与质膜相连的糖类物质，即质膜中的糖蛋白和糖脂向外表面延伸出的寡糖链部分，因此，细胞外被实质上是质膜的一部分。那些不与质膜相连的细胞外覆盖物称为细胞外基质。

细胞外被的主要功能是保护细胞，抵御各种物理、化学性损伤，如消化道、呼吸道等上皮细胞的细胞外被有助于润滑、防止机械损伤，保护黏膜上皮不受消化酶的作用。糖链末端富含带负电荷的唾液酸，能帮助捕集 Na^+、Ca^{2+} 等阳离子并吸引大量水分子，使细胞周围建立起水盐平衡的微环境。糖蛋白和糖脂相连的低聚糖侧链的功能大多还不太清楚，但发现它们与细胞识别、黏附、迁移等细胞活动有关。

二、细胞膜的生物学特性

细胞膜主要由脂质双分子层和以不同方式与脂质双分子层结合的蛋白质构成，它具有两个明显的特性，即流动性和不对称性。

（一）细胞膜的流动性是膜功能活动的保证

细胞膜是一种动态结构，膜的流动性（fluidity）是由膜脂流动性和膜蛋白的运动性所决定的，细胞膜的各种重要功能，都与膜的流动性密切相关。适当的流动性对细胞膜完成正常的生理功能来说，是一个极为重要的条件。因此，膜流动性的研究已经成为膜生物学的主要内容之一。

1. 膜脂的流动性 现在研究结果认为在正常生理温度下，脂质双分子层的组分既有固体分子排列的有序性，又有液体的流动性，是兼有两种特性的中间状态，即液晶态。当温度下降到一定程度（如＜25℃的某一点）时，可从流动的液晶态转变为晶态（或凝胶态）。温度升高，晶态也可熔融为液晶态，这种变化称为相变（phase transition），引发相变那一刻的温度称为相变温度（transition temperature，T_m）。由于细胞膜脂成分不同，相变温度也各不相同，在同样温度条件下，表现出不同的流动状态：有些细胞膜区域可能是晶态（例如脂筏），有些细胞膜区域则可能是液晶态。许多基本的生命活动，包括细胞的运动、生长、分裂、物质转运、分泌和吞噬等作用，都取决于细胞膜的流动性。细胞膜流动性减低，常表示细胞膜受损；而流动性丧失，意味着细胞走向死亡。

应用现代物理学的多种技术和方法可测定细胞膜脂分子的运动。研究结果显示，在相变温度以上，脂质分子的运动方式可归纳为下列六种（图 3-14）。

（1）侧向扩散（lateral diffusion）：在脂质的单分子层内，脂质分子沿膜平面侧向与相邻分子快速交换位置。侧向扩散是膜脂分子的主要运动方式，实验表明，在 30℃脂质分子的侧向扩散系数约为 10^{-8} cm^2/s，相当于每秒移动 1 μm 左右。

（2）旋转运动（rotation）：是脂质分子运动方向与膜平面相垂直的自旋运动。

（3）翻转运动（flip-flop）：是指脂质分子从脂质双分子层的一个侧面翻转到另一个侧面的运动，或从细胞膜翻转到与其紧密接触的细胞内膜。脂质分子发生自我翻转的概率微乎其微，一般需要翻转酶的帮助。内质网膜就存在翻转酶，它能促使某些新合成的磷脂分子从内质网膜的胞质面翻转到非胞质面。

（4）钟摆运动（flexion）：是指膜脂分子位置不变，其疏水尾部沿垂直于膜平面的轴前后左右摆动，类似钟摆。靠近极性头部的烃链摆动幅度较小，烃链的末端摆动幅度最大。

（5）伸缩震荡（flexible concussion）：膜脂分子的烃链具有韧性，可以沿着纵轴进行伸缩震荡运动。

（6）旋转异构（rotational isomer）：脂肪酸链围绕 C-C 键旋转，导致异构化的运动。

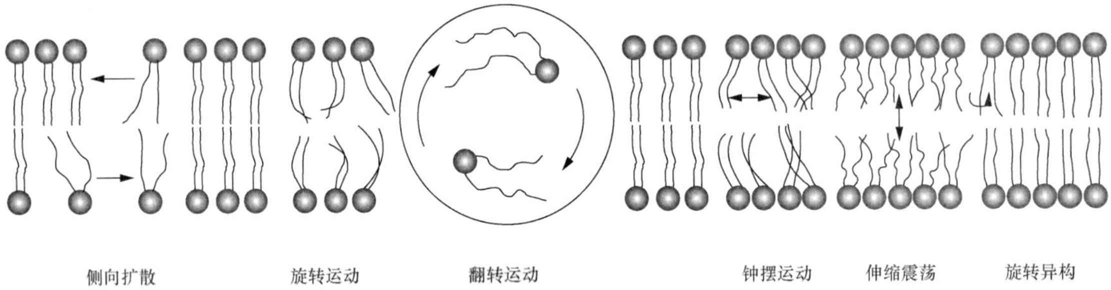

图 3-14 脂质分子的六种运动方式

2. 膜蛋白的流动性 分布在膜脂二维流体中的膜蛋白也具有流动性，既可侧向扩散，又能自由旋转。膜蛋白分子较大，运动速度缓慢。

（1）侧向扩散：许多实验证明，膜蛋白在脂质双分子层中可以进行侧向位移。1970 年，约翰·霍普金斯大学的 L. Frye 和 M. Edidin 通过人－鼠细胞融合（cell fusion）实验和间接免疫荧光法，首次证实膜蛋白在脂质双分子层二维平面中可以自由扩散。他们首先离体培养人成纤维细胞和小鼠成纤维细胞，用红色荧光和绿色荧光分别对两种细胞膜表面抗原加以标记，而后进行融合。然后用荧光显微镜观察发现，融合之初的细胞膜表面一半显示红色颗粒，另一半显示绿色颗粒；继续孵育 40 min 后，两种颜色的颗粒均匀分布于融合细胞膜上（图 3-15）。这表明两种细胞的膜抗原蛋白在融合后的细胞表面经扩散运动而重新分布。

测定膜蛋白的侧向扩散常用荧光光漂白恢复法（fluorescence photobleaching recover，FPR）。利用激光照射布满荧光标记膜蛋白的细胞，使膜上某一微区的荧光蛋白发生不可逆漂白；但孵育一定时间后，被漂白的区域可再现荧光，推测邻近区域的荧光标记膜蛋白通过侧向扩散，不断地移动到被漂白区域，使荧光又重新恢复。

（2）旋转运动：或称旋转扩散，膜蛋白能围绕与膜平面相垂直的轴进行旋转运动，其速度比侧向扩散慢。

实际上，并非所有的蛋白质分子在膜上都能自由运动，许多膜蛋白因与其他膜蛋白相互结合或与细胞骨架相连接，而限制了其运动性。

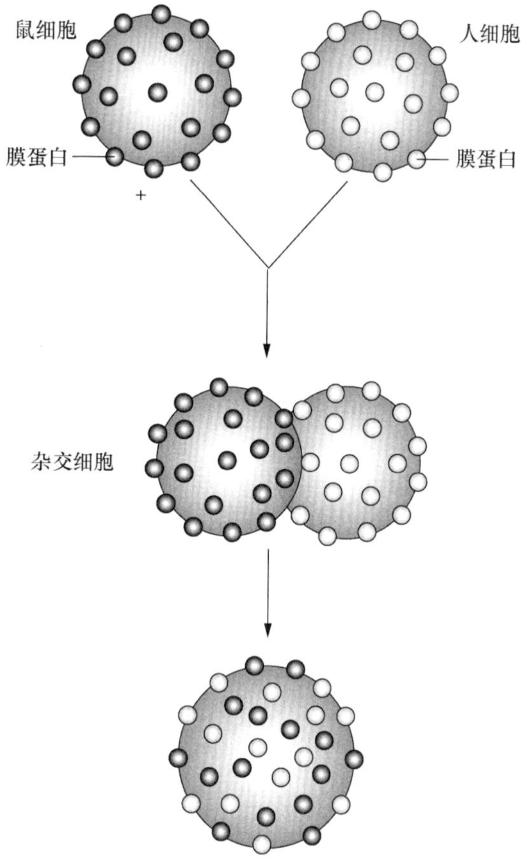

图 3-15　人–鼠细胞融合过程中膜蛋白侧向扩散示意图

3. **影响膜流动性的因素**　膜的流动性依赖于其组成成分和温度。不同生物的细胞膜，组成成分不同，T_m 值也不同。T_m 值越高，其膜脂质分子流动性越低。T_m 值主要受三种因素影响：脂肪酸链的长短、脂肪酸的饱和程度以及胆固醇的含量。①脂肪酸链越长，其 T_m 值也越高，即含长链脂肪酸较多的细胞膜流动性较差。这是因为长脂肪酸链尾端可以和另一脂层中脂分子的脂肪酸链尾端作用，阻碍了膜脂的运动。②不饱和脂肪酸因含双键部位的折曲，使得脂肪酸链间不易因范德华力而聚集，排列较为疏松，从而增加了膜的流动性。脂质双分子层中含不饱和脂肪酸越多，膜的相变温度越低，其流动性也越大，故含不饱和脂肪酸较高的细胞膜流动性较高；油酸和硬脂酸同为 18 碳原子的脂肪酸。由于油酸是不饱和脂肪酸，故油酸组成的细胞膜流动性大大高于硬脂酸组成的细胞膜（T_m 值相差 80℃）。一些细胞主要通过代谢来调节其膜脂脂肪酸不饱和程度，来抵御外界环境温度的影响。如当环境温度降低时，细胞通过脂肪酸去饱和酶（desaturase）催化将单键去饱和形成双键，或通过磷脂酶和脂酰转移酶在不同磷脂分子间重组脂肪酸链以产生含两个不饱和脂肪酸链的磷脂分子，这是细胞适应环境温度变化而调节其流动性的主要途径。③胆固醇对细胞膜流动性具有双向调节作用：在相变温度以上，因为胆固醇的环状分子结构难以变形，胆固醇可限制细胞膜的流动性。如果过量的胆固醇沉积在动脉血管壁内皮细胞膜，就会造成膜流动性降低，被认为是动脉硬化的诱因之一；在相变温度之下，胆固醇却又能干扰膜脂的有序性，诱发脂肪酸链摆动，从而阻止晶态形成，促进膜的流动性。

膜蛋白与膜脂分子的相互作用也是影响膜流动性的一个重要因素。膜内在蛋白越多，界面脂就越多，膜的流动性就越小。事实上，膜蛋白在限制膜脂运动的同时，其自身的运动也受到膜脂的束缚。

膜的流动性具有十分重要的生理意义。为了使生物膜具有合适的流动性以行使其正常功能，生物体可以通过细胞代谢等方式予以调控，如超出调节范围，细胞就会因难以维持正常功能而出现病态。

（二）膜不对称性决定膜的功能域

膜不对称性（membrane asymmetry）是指膜脂、膜蛋白和膜糖在膜脂质双分子层中的不对称性分布，包括种类和数量的差异。膜不对称性导致了膜功能的方向性，是细胞膜执行各种复杂生理功能的保证。

1. **膜脂的不对称性** 细胞膜由双层脂质分子所围成，分别称为外层（outer leaflet）和内层（inner leaflet）。内外两层中所含脂质分子的种类和数量差异很大。例如，人红细胞膜中，外层主要含磷脂酰胆碱和鞘磷脂，而内层含有较多的磷脂酰乙醇胺和磷脂酰丝氨酸（图 3-16）；外层胆固醇含量稍多于内层。近年来发现，膜结构中含量最少的磷脂酰肌醇多分布于内层。胆固醇和磷脂分布的不对称是相对的，仅表现为数量上的差异，而对于糖脂而言，它只分布在膜的外层，即非胞质侧，其分布是绝对不对称的。

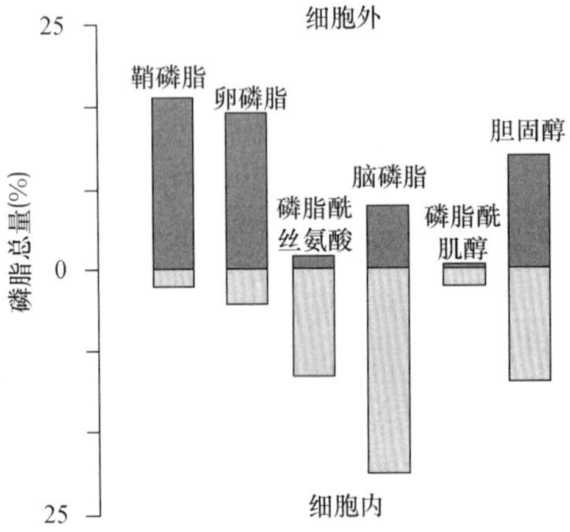

图 3-16 人红细胞膜中几种磷脂成分的不对称分布

2. **膜蛋白的不对称性** 各种膜蛋白质在细胞膜上都有特定的位置，分布不对称。如腺苷酸环化酶、血影蛋白等主要分布在内层，5′- 核苷酸酶、磷酸二酯酶、激素受体、生长因子受体等分布于外层。红细胞膜冷冻蚀刻标本显示内层中蛋白颗粒约占 2 800/μm^2，外层只占 1400/μm^2，蛋白数量上明显不对称。

3. **膜糖的不对称性** 与膜脂和膜蛋白相比，膜糖的不对称性分布更为显著。细胞膜的糖脂和糖蛋白的低聚糖链只存在于质膜的外层（非胞质面），而在内膜系统（细胞器）中，寡糖链只分布在细胞器膜腔的内侧（非胞质面）。

膜脂、膜蛋白和膜糖分布的不对称性具有重要的生物学意义，决定了膜功能的方向性和细胞生命活动的有序性。如存在于外层的膜受体，接收细胞外信号并向细胞内传递；而存在于内层的腺苷酸环化酶，催化 ATP 生成环磷酸腺苷（cAMP），作为细胞内的第二信使，最终引发细胞一系列生理活动。当衰老的淋巴细胞发生凋亡时，原本位于脂质双分子内层的磷脂酰丝氨酸翻转到外层，成为凋亡细胞的重要标签，被巨噬细胞识别和吞噬。

第三节 小分子物质的跨膜运输

细胞膜是个半开放的体系，或者说是一个选择性的渗透屏障，既为细胞的生命活动提供相对稳定的内环境，又不断地通过膜与外界环境进行物质交流和能量转换。由于细胞膜脂质双分子层的疏水性结构的作用，除少数气体分子（如 O_2、CO_2、N_2 等）、脂溶性分子和小的不带电荷分子能够通过简单扩散方式进入细胞外，大部分物质进出细胞都需要借助细胞膜上的转运蛋白（transport protein）才能完成。像蛋白质、脂质、多糖、细菌等大分子，甚至需要膜包被成囊泡才能完成跨膜运输。

细胞膜对进出细胞的物质的调节作用表现在：①通过膜的选择通透性来维持细胞内外的离子浓度差、渗透压的平衡；②维持正常的细胞膜内负外正的电势差以及细胞兴奋性；③维持生理条件下细胞内外环境与功能的稳态。

一、被动运输

被动运输是指所要转运的物质顺细胞膜两侧的浓度梯度或电化学梯度，由高浓度一侧向低浓度一侧进行的跨膜转运过程。由于运动的驱动力来自浓度梯度所蕴藏的势能，因而不需要消耗能量。根据转运过程是否需要借助转运蛋白，被动运输又分为简单扩散（simple diffusion）和易化扩散（facilitated diffusion）两类（图 3-17）。

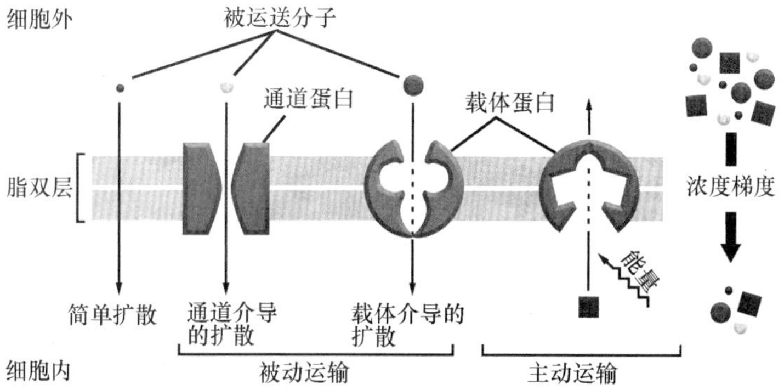

图 3-17　主动运输和被动运输

（一）简单扩散

简单扩散是最简单的物质跨膜转运方式，即物质由浓度高的一侧向浓度低的一侧自由运动，故也称自由扩散（free diffusion）。简单扩散不需要借助膜蛋白的帮助，物质跨细胞膜运输的速度完全取决于其分子量和脂溶解度。疏水性（非极性）小分子物质，如 O_2、CO_2、N_2 和苯等通过细胞膜较容易，而极性小分子物质，如 H_2O、尿素、甘油等则相对较难（图 3-18）。某一物质的通透性以 *P* 来表示，*P* 值与物质在水和油中的分配系数 *K* 及扩散系数 *D* 成正比，与膜的厚度成反比。$P=KD/t$（*t* 为膜的厚度）。

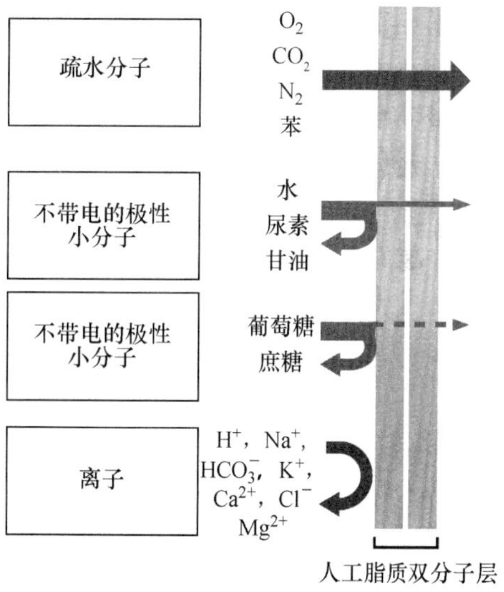

图 3-18　人工脂质双分子层对不同溶质的相对通透性

（二）易化扩散

如上所述，只有脂溶性、非极性或不带电的小分子物质可以通过简单扩散穿过细胞膜的脂质双分子层，绝大多数溶质，如各种离子、单糖、氨基酸、核苷酸及许多细胞代谢物都是需要细胞膜中特定的膜蛋白的帮助，才能完成跨膜转运。这种依赖于膜转运蛋白帮助才能完成的物质运输过程，称为易化扩散（facilitated diffusion），也称协助转运。细胞膜中转运蛋白占膜蛋白总量的 10% ～ 15%。根据膜转运蛋白与被转运物质的结合方式不同，可将它们分为两类：载体蛋白（carrier protein）和通道蛋白（channel protein）。

所有结构已知的膜转运蛋白都是多次跨膜的膜蛋白。一种膜转运蛋白往往只能运输一种特定的离子或分子，例如，钠通道只能运输钠离子，钾通道只能运输钾离子，葡萄糖载体只能运输葡萄糖等。基因突变会引起细胞膜上某些相关转运蛋白的减少或缺失，导致先天性的对某种特异性物质的吸收障碍。

1. **载体蛋白** 载体蛋白对所转运的物质具有高度的专一性，可以借助其上的特异结合位点与某一物质进行暂时的、可逆的结合。目前对载体蛋白发挥作用的细节还不清楚，一般认为是通过构象变化实现物质的转运。葡萄糖转运蛋白（glucose transporter）广泛存在于哺乳类动物细胞膜（如肝细胞膜、肌细胞膜和红细胞膜），有多种组织类型。其转运葡萄糖的过程如图 3-19 所示：在构象 1 时，葡萄糖结合位点朝向细胞外，结合葡萄糖之后，诱导其转变成构象 2，此时葡萄糖结合位点转向了细胞内，葡萄糖解离释放入细胞，随后又恢复原先的构象 1，这样循环往复不断地将葡萄糖运输到细胞内。

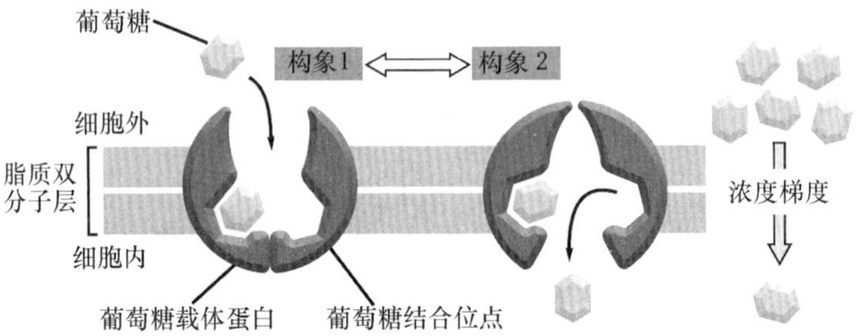

图 3-19 葡萄糖转运蛋白的构象改变与跨膜运输

人在餐后血糖浓度升高时，肝细胞膜上的葡萄糖转运蛋白多呈构象 1，能与葡萄糖结合；之后转运蛋白迅速改变为构象 2，不再与葡萄糖结合，将所运载的葡萄糖释放到胞内。饥饿可导致血糖浓度降低，此时胰高血糖素（glucagon）刺激肝糖原分解，生成大量葡萄糖，葡萄糖转运蛋白又将肝细胞内葡萄糖运输到胞外。可见糖的运输是双向的，既可以由细胞外到细胞内，也可由细胞内到细胞外，调节运输过程的动力是细胞膜两侧的葡萄糖浓度差。在这一过程中，葡萄糖转运蛋白通过自身构象的不断变化来完成葡萄糖运输过程。

2. **通道蛋白（离子通道）** 通道蛋白大都与离子转运有关，故这些通道蛋白又被称为离子通道（ion channel）。离子通道由跨膜蛋白构成，它们在膜上形成贯穿脂质双分子层的亲水性小孔，快速并有选择地帮助某些离子通过。体外实验显示脂质双分子层对 Na^+、K^+、Cl^-、Ca^{2+} 等离子是高度不透过的，但实际上在细胞中离子的穿膜速率很快，可在几毫秒内完成，这种高速率的转运需要借助于细胞膜上的离子通道来实现（图 3-20）。离子通道有如下特点：①通道是双向的，离子的浓度梯度和电位梯度构成的电化学梯度（electrochemical gradient）决定离子的运动方向。通道蛋白在转运过程中不与离子结合。②离子通道对被转运离子的大小和所带电荷都有高度的选择性。只有大小和电荷适宜的离子才能通过。例如钾离子通道只允许 K^+ 通过，而不允许 Na^+ 通过。③转运速率高，通道每秒可允许 10^6 ～ 10^9 个特定离子通过。④离子通道不是持续开放的，已经确认的大多数离子通道都有开放构象和关闭构象两种存在形式，通

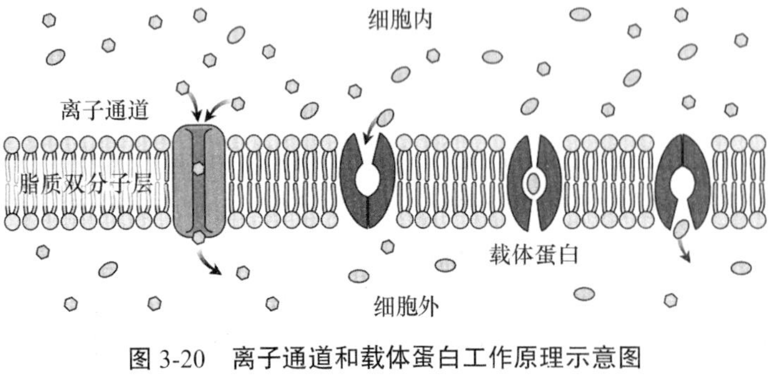

图 3-20 离子通道和载体蛋白工作原理示意图

道的开放与关闭受细胞内外多种因素的调控，被称为门控通道（gated channel），如同一扇门的开启和关闭。通常依据门控机制不同，将离子通道大致分为电压门控通道、配体门控通道、应力激活通道三大类。

水通道介导水的快速转运

二、主动运输

主动运输是指跨膜转运的物质由低浓度（或低电势）的一侧向高浓度（或高电势）的一侧的运输过程。由于转运过程是逆浓度差进行的，因此主动运输需要消耗能量才能完成。动物细胞主动运输的能量可来自 ATP、协同运输产生的电势能和光提供的动能（图 3-21）。

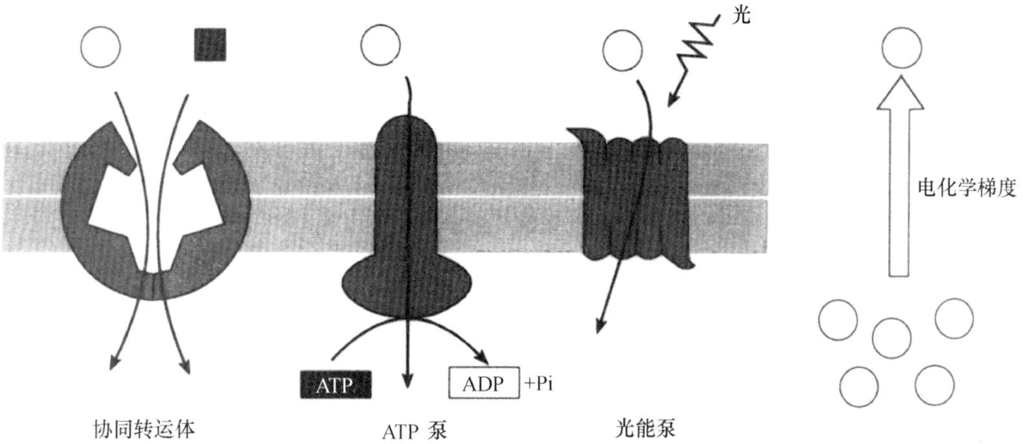

图 3-21　主动运输的能量来源

（一）ATP 提供能量的离子泵运输

ATP 提供能量的物质跨膜运输是最重要的一种主动运输方式。ATP 是高能分子，体内许多代谢过程都需要 ATP 提供能量，其中用于细胞跨膜运输消耗的 ATP 占总量的 30% 左右。如表 3-1 所示，胞内的 Na^+ 浓度低于胞外，而 K^+ 浓度却高于胞外。如果 Na^+ 发生外流，而 K^+ 内流，则属逆浓度差的转运，这种转运势必要消耗能量，其能量由水解 ATP 提供。需要指出的是，Na^+、K^+ 这种不平衡分布对于维持胞内许多重要酶的活性及神经兴奋信号传导至关重要。1955 年，Hodgkin 和 Keynes 发现，乌枪鱼离体神经细胞 Na^+ 的运输必须在 K^+ 存在的前提下才能完成，提示 Na^+、K^+ 运输有可能协同发生。后来有人在红细胞上证实 Na^+、K^+ 运输必须同时进行。1957 年，丹麦科学家 Jens Skou 从神经细胞膜中分离出负责 Na^+、K^+ 运输的蛋白质——Na^+-K^+ ATP 酶（Na^+-K^+ ATPase）。该酶是一种 ATP 水解酶，在水解 ATP 的同时释放能量，供离子逆浓度差转运。由于介导 Na^+ 和 K^+ 跨膜转运均为主动运输，即要消耗能量，故 Na^+-K^+ ATP 酶也称为 Na^+-K^+ 泵（Na^+-K^+ pump）。Jens Skou 由于对物质跨细胞膜转运研究所做出的突出贡献而获得 1997 年诺贝尔生理学或医学奖。

表3-1　哺乳动物细胞内外离子浓度的比较

哺乳动物细胞中的离子	细胞内浓度（mmol/L）	血液中浓度（mmol/L）
K^+	139	4
Na^+	12	145
Cl^-	4	116
HCO_3^-	12	29
Mg^{2+}	0.8	1.5
Ca^{2+}	<0.000 2	1.8

纯化的 Na^+-K^+ ATP 酶由两个 α 大亚基和两个 β 小亚基组成。α 亚基分子量为 120 kD，为一个多次跨膜蛋白分子，其中 ATP 和 Na^+ 能与 α 亚基胞内侧区域结合，而 K^+ 和乌苯苷(ouabain)（一种 Na^+-K^+ 泵特异性抑制剂）只能与 α 亚基胞外侧区域结合。β 亚基是个具有组织特异性的糖蛋白（分子量约为 55 kD），虽不直接参与离子的跨膜运输，但它是 Na^+-K^+ 泵必不可少的成员，具体功能尚不清楚。通过观察 Na^+-K^+ ATP 酶磷酸化反应，人们发现了 Na^+-K^+ ATP 酶的工作原理（图 3-22）。当 Na^+-K^+ ATP 酶朝向细胞质一侧时，能迅速与 3 个 Na^+ 结合，同时水解 ATP，形成 ADP 并释放出磷酸基团（P_i），将 Na^+-K^+ ATP 酶自身磷酸化。之后，该酶构象发生改变，Na^+ 结合位点转向胞外。这时，Na^+ 与 α 亚基的亲和力减弱，3 个 Na^+ 便解离到细胞外。紧接着，α 亚基又与 2 个 K^+ 结合，引发 Na^+-K^+ ATP 酶的去磷酸化（脱去磷酸基团）和构象改变，将 2 个 K^+ 运到细胞内。由此可见，Na^+-K^+ ATP 酶每完成一次转运过程，分别有 3 个 Na^+ 出胞和 2 个 K^+ 入胞。使用生物氧化抑制剂（如氰化物）可使 ATP 供给发生障碍，导致 Na^+-K^+ ATP 酶介导的转运过程立即停止。

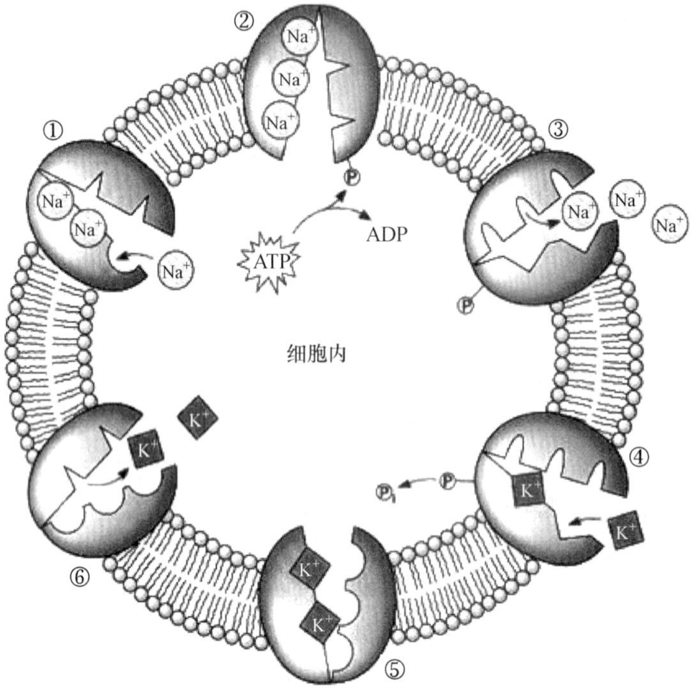

图 3-22　Na^+-K^+ ATP 酶工作原理

由 ATP 提供能量进行离子跨膜主动运输的另一个代表是 Ca^{2+} 依赖性 ATP 酶，简称 Ca^{2+} 泵。Ca^{2+} 泵可将 Ca^{2+} 从胞内泵到胞外；但是肌细胞内肌质网上的 Ca^{2+} 泵是将 Ca^{2+} 从细胞质运回肌质网内，从而使 Ca^{2+} 在细胞质中保持低水平。同 Na^+-K^+ 泵结构相类似，Ca^{2+} 泵的 α 亚基穿膜达 10 次，提示从进化角度分析，这类离子泵的来源可能相同。细胞内的 Ca^{2+} 浓度为 10^{-7} mmol/L，是细胞外 Ca^{2+}（1 ～ 2 mmol/L）的千万分之一。如此悬殊的浓度差主要是由 ATP 供能的 Ca^{2+} 泵负责维持。Ca^{2+} 泵工作原理与 Na^+-K^+ 泵一样，也是通过磷酸化和去磷酸化来调节 ATP 酶活性。

ATP 驱动泵都是细胞膜上的载体蛋白，具有酶活性，能够水解 ATP 使自身磷酸化，形成磷酸化中间体，故名 P 型离子泵，“P”代表磷酸化。动物细胞的 Na^+-K^+ 泵、Ca^{2+} 泵和哺乳动物胃腺壁细胞上的 H^+-K^+ 泵等都属于此种类型。

ATP 提供能量的离子泵的其他类型

（二）协同运输

细胞中有些分子的主动运输是由蕴藏在某些离子的浓度梯度中的势能所驱动进行的。当离子顺浓度梯度进行跨膜运输时，顺便将这些分子进行逆浓度梯度跨膜运输，这种依赖另一种物质的被动运输而进行的主动运输方式称为协同运输（couple-transport）或共转运（co-transport）。发生在小肠上皮和肾小管上皮细胞的吸收葡萄糖可谓是协同运输的典型案例（图 3-23）。小肠上皮细胞内葡萄糖浓度明显高于肠腔，但为了维持血糖稳定，必须持续不断地把肠腔中的葡萄糖运输到小肠细胞内。这种逆向运输所需要的能量来自于细胞顶侧面（apical surface）的 Na^+ 转运蛋白。由于肠腔的 Na^+ 高于小肠上皮细胞，使得转运蛋白可以将 Na^+ 顺电势差运到细胞内（被动运输）。而在结合 Na^+ 的同时，Na^+ 转运蛋白发生构象改变，又与葡萄糖结合，并将后者携带到胞内。由于葡萄糖的运输是逆浓度梯度进行的，故属于主动运输。在小肠上皮细胞底侧面（basal surface），葡萄糖与葡萄糖转运蛋白结合并被运送入血。这一过程是顺浓度梯度进行的，因此是被动运输。维持 Na^+ 浓度梯度的是小肠上皮细胞膜上的 Na^+-K^+ 泵。Na^+ 与葡萄糖协同运输对葡萄糖吸收和维持体内电解质平衡具有重要的生理学意义。

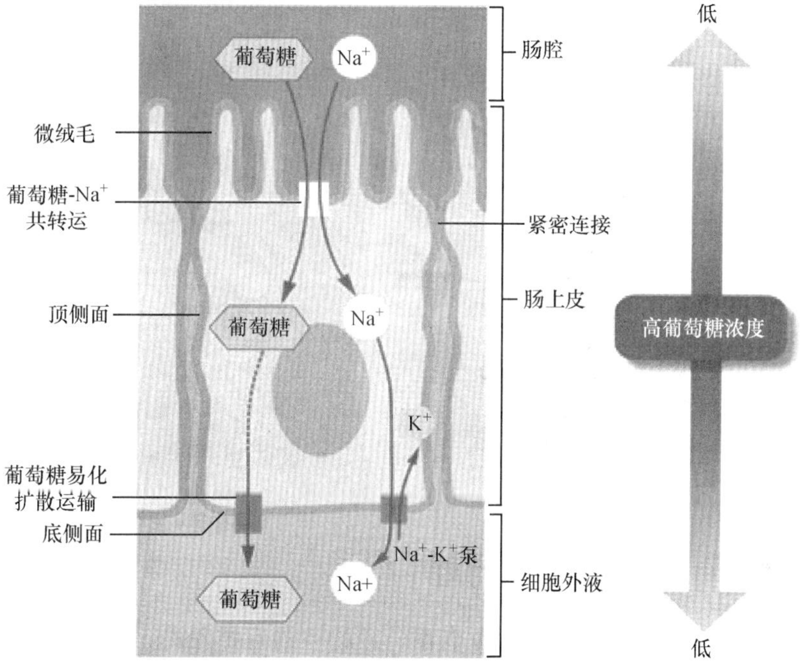

图 3-23　小肠上皮细胞 Na^+ 与葡萄糖的协同运输

从某种意义上说，协同运输消耗的是蕴含在离子浓度梯度中的能量，而维持这种浓度梯度需要 ATP 供能，等于间接消耗了 ATP，相对于 ATP 提供能量的离子泵所完成的主动运输方式，这是一种次级主动运输方式。动物细胞中，驱动次级主动运输的通常是 Na^+，植物细胞中则通常是 H^+。

第四节　大分子与颗粒物质的跨膜运输

小分子物质和离子在膜运输蛋白的介导下进行跨膜运输，但对于大分子以及颗粒物质如蛋白质、脂质、多糖等的转运来说膜运输蛋白就无能为力了。细胞在转运这类物质时，采取的是膜泡运输（vesicular transport）的方式，即被转运的物质首先要被膜包被到小泡（vesicle）中，通过小泡的形成和融合来完成转运过程。细胞摄入大分子和颗粒物质的过程称为胞吞作用（endocytosis）；细胞排出大分子和颗粒物质的过程称为胞吐作用（exocytosis），这些转运过程都涉及膜的融合、切割、重组和移位，需要消耗代谢能，也属于主动运输范畴。

膜泡运输不仅发生在质膜的跨膜运输中，胞内各种膜性细胞器（如内质网、高尔基复合体、溶酶体等）之间的物质运输也是以这种方式进行的。所以，膜泡运输对于细胞内外物质交换、信息交流均有重要作用。本节主要介绍大分子与颗粒物质通过质膜的转运过程。

一、胞吞作用

胞吞作用是细胞膜内陷，包围细胞外大分子和颗粒物质形成胞吞泡，脱离细胞膜进入细胞内的转运过程。根据胞吞物质的大小、状态和特异程度等的不同，可将胞吞作用分为三种类型：吞噬作用、胞饮作用和受体介导的胞吞作用。

（一）吞噬作用

细胞内吞较大的固体颗粒或多分子复合物，如细菌、尘粒、细胞碎片等物质进入细胞的过程，称为吞噬作用（phagocytosis）。被吞噬的颗粒首先吸附在细胞表面，一般认为，吸附不具有明显的专一性。随之，吸附区域的细胞膜内陷形成伪足，将颗粒物质包裹后摄入细胞，吞噬形成的膜泡称为吞噬体（phagosome）（直径＞250 nm）或吞噬泡（phagocytic vesicle）（图 3-24）。

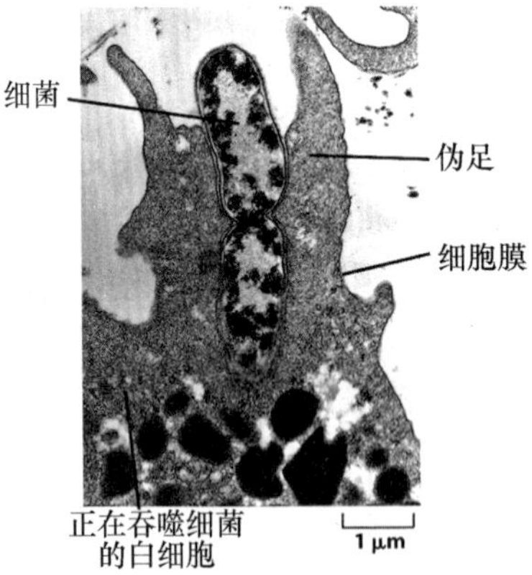

细胞吞噬电镜照片

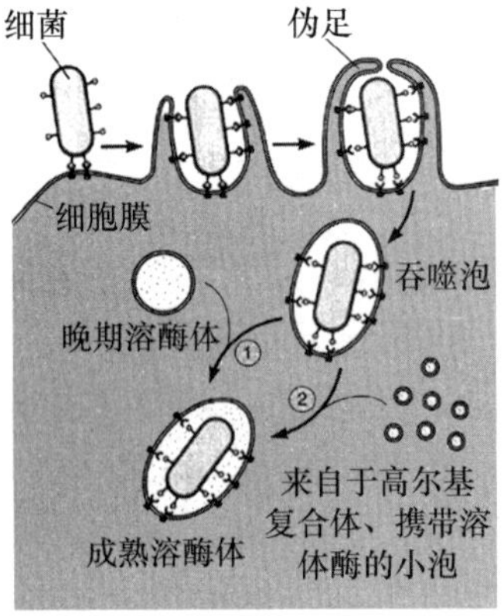

细胞吞噬示意图

图 3-24 吞噬作用

吞噬作用在原生动物中广泛存在，是获取营养物质的重要方式。在高等动物和人类，体内大多数细胞没有吞噬作用，只有少数几种特化细胞具有吞噬功能，如中性粒细胞、单核细胞及巨噬细胞等，其主要作用是消灭入侵的微生物、清除损伤和死亡的细胞。它们广泛分布在血液和组织中，在机体防御系统中发挥重要作用。

（二）胞饮作用

细胞摄入细胞外液及可溶性物质的过程，称为胞饮作用（pinocytosis）。它是一种非选择性的可连续进行的过程，当细胞周围环境中某些可溶性物质达到一定浓度时，即引发胞饮作用，被细胞吞入。胞饮作用通常是从质膜上特殊区域开始的，质膜内陷形成一个小窝，最后形成一个小泡（直径＜150 nm），称为胞饮体（pinosome）或胞饮泡（pinocytic vesicle）（图 3-25）。

胞饮现象常发生在能形成伪足或转运功能活跃的细胞，如人的黏液细胞、毛细血管内皮细胞、小肠及肾小管上皮细胞、巨噬细胞等。胞饮作用是持续发生的，一个巨噬细胞 1h 吞饮的细胞外液可达细胞体积的 20% ～ 30%，这就意味着每分钟就消耗 3% 的细胞膜，大约半小时所有质膜就全部更新一遍。

胞饮泡进入细胞后与内体融合或与溶酶体融合后被降解。胞饮作用所造成的质膜的损失和吞进的细胞外液，显然可以通过胞吐作用得到补偿和平衡。

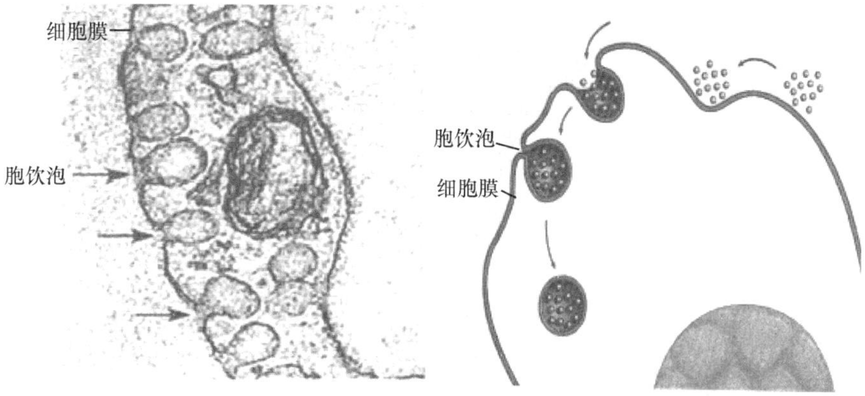

A. 胞饮作用电镜照片　　B. 胞饮作用示意图

图 3-25　胞饮作用

（三）受体介导的胞吞作用

受体介导的胞吞作用（receptor-mediated endocytosis）是细胞通过受体的介导，高效摄取细胞外特定大分子物质的过程。理论上讲，简单的胞饮泡足以捕捉细胞外液中的任何分子并将之运输至细胞内。然而对大多数动物细胞而言，通过网格蛋白（clathrin）包被的囊泡进行的胞饮作用是摄取大分子物质的主要途径。这些大分子与细胞表面的受体结合，在网格蛋白包被囊泡的帮助下以受体-配体复合体形式进入细胞（图 3-26）。此过程能选择性地吞入细胞外液中含量很低的成分，避免摄入过多的液体，与非特异性胞吞作用相比，可提高吞噬效率 1000 多倍。

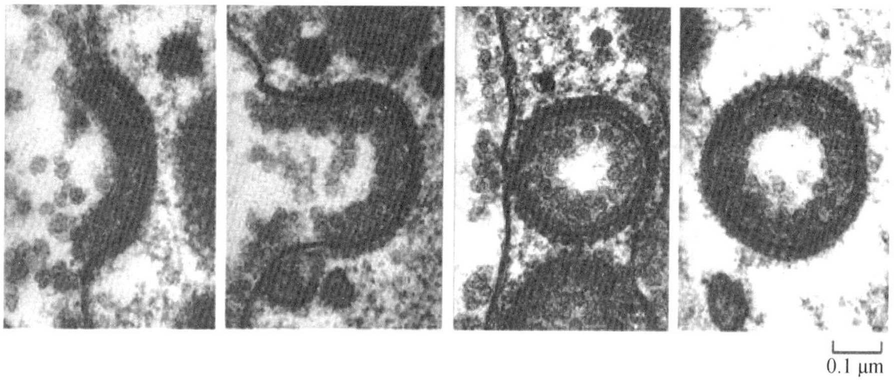

图 3-26　受体介导的胞吞作用电镜照片

1. **有被小窝和有被小泡的形成**　细胞膜上有多种配体的受体，如激素受体、生长因子受体、酶和低密度脂蛋白（low-density lipoprotein，LDL）受体等。受体集中在质膜的特定区域，电镜下可见这些区域向胞质侧凹陷，直径 50 ～ 100 nm，凹陷处的质膜内表面覆盖有一层毛刺状电子致密物，称为有被小窝（coated pits）。毛刺状电子致密物主要包括网格蛋白和衔接蛋白。有被小窝具有富集受体的功能，该处集中的受体浓度是质膜其他部分的 10 ～ 20 倍。有被小窝形成后进一步内陷，与质膜断离后形成有被小泡（coated vesicle）进入细胞。

有被小窝和有被小泡的外衣是五边形或六边形的网篮状结构（图 3-27A）。组成“网篮”的网格蛋白（也称笼形蛋白）是一种进化上高度保守的蛋白质，由一条分子量 180 kDa 的重链和一条分子量为 35 kDa 的轻链组成二聚体，3 个二聚体构成三腿蛋白复合体（triskelion)（图 3-27B、C）。三腿蛋白复合体是形成包被的基本结构单位，具有自我装配的能力，许多三腿蛋白复合体组成有被小泡的网篮状衣被结构（图 3-27D）。

网格蛋白的作用主要是牵拉质膜向内凹陷，参与捕获特定的膜受体使其聚集于有被小窝。

在受体介导的胞吞中，网格蛋白没有特异性，其特异性受衔接蛋白（adaptin）的调节。衔接蛋白是有被小泡包被的另一种组成成分，介于网格蛋白与配体-受体复合物之间，参与包被的形成并起连接作用（图 3-24）。目前发现，细胞内至少有 4 种不同的衔接蛋白，可特异性地结合不同种类的受体。

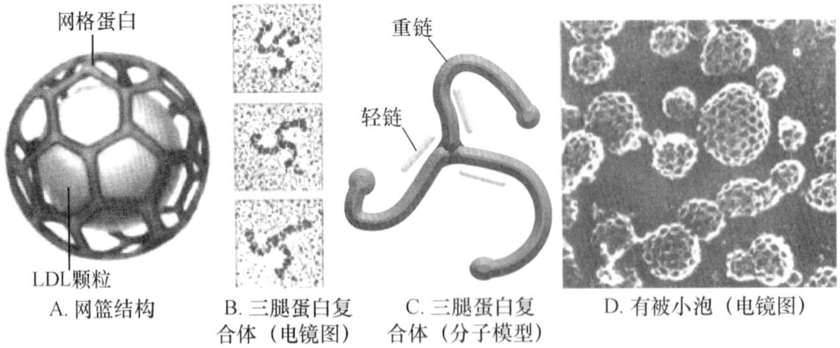

图 3-27　三腿蛋白复合体及网篮结构示意图

2. **无被小泡形成并与内体融合**　有被小窝逐渐凹陷并从质膜上缢缩形成有被小泡，还需要一种小分子 GTP 结合蛋白——动力蛋白（dynein）的参与。该蛋白自组装成一个领圈样结构环绕在内陷的有被小窝颈部，水解与其结合的 GTP，引起构象改变，从而将内陷的有被小窝从质膜上切离下来，形成网格蛋白有被小泡。一旦有被小泡从质膜上脱离下来，很快脱去网格蛋白包被变成光滑的无被小泡，而后网格蛋白被送回到质膜，重新参与形成新的有被小窝（图 3-28）。

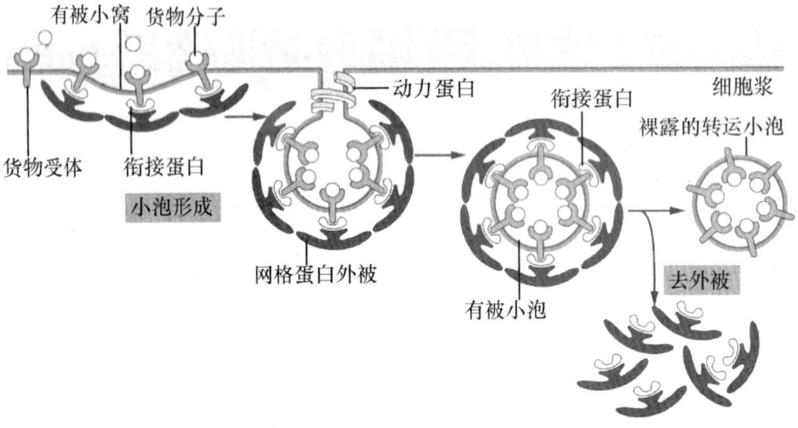

图 3-28　有被小泡的形成过程

无被小泡与早期内体（early endosome）融合。内体是动物细胞中经胞吞作用形成的一种囊泡，其作用是运输由胞吞作用新摄入的物质到溶酶体被降解。内体膜上有 H^+ 泵，可将胞质中的 H^+ 泵入内体腔中，使腔内 pH 下降至 5 ～ 6。在内体的酸性环境中，配体和受体间的亲和力改变，彼此分开。受体与配体分离后，内体以出芽的方式将受体送回质膜，以备循环利用。装载配体的内体与溶酶体融合后，配体被降解。

3. **受体介导的 LDL 胞吞作用**　胆固醇是构成细胞膜的脂质成分，也是胆汁、类固醇激素等的合成原料。动物细胞通过受体介导的胞吞作用摄入所需的大部分胆固醇。血液中胆固醇多以低密度脂蛋白颗粒形式存在和运输。LDL 为直径 20 ～ 25 nm 的球形颗粒，颗粒中心约含有 1500 个酯化胆固醇分子，颗粒外层包裹着磷脂分子和游离胆固醇分子组成的单层膜，膜上镶嵌有载脂蛋白（图 3-29）。

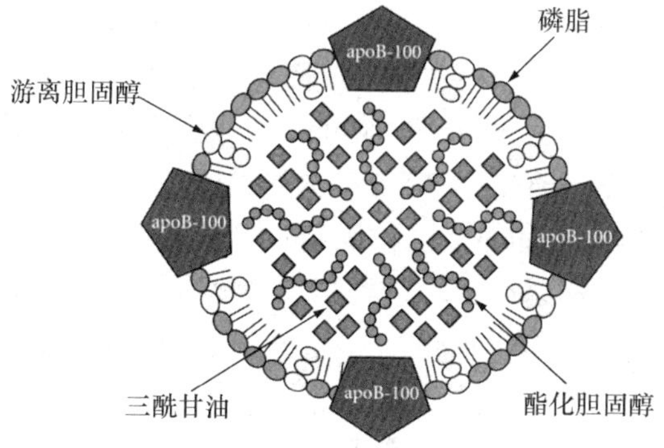

图 3-29　低密度脂蛋白颗粒

当细胞需要胆固醇时，细胞先合成 LDL 受体并嵌入细胞膜的有被区；细胞外液中的 LDL 颗粒与有被小窝处的 LDL 受体特异性结合，诱发有被小窝不断内陷，与此同时，环绕在内陷的有被小窝颈部的领圈样动力蛋白，水解与其结合的 GTP，引起其构象改变，从而将内陷的有被小窝从质膜上切离下来，形成直径为 50 ～ 250 nm 的有被小泡（图 3-30）。这说明受体介导的胞吞作用是耗能的主动运输过程。

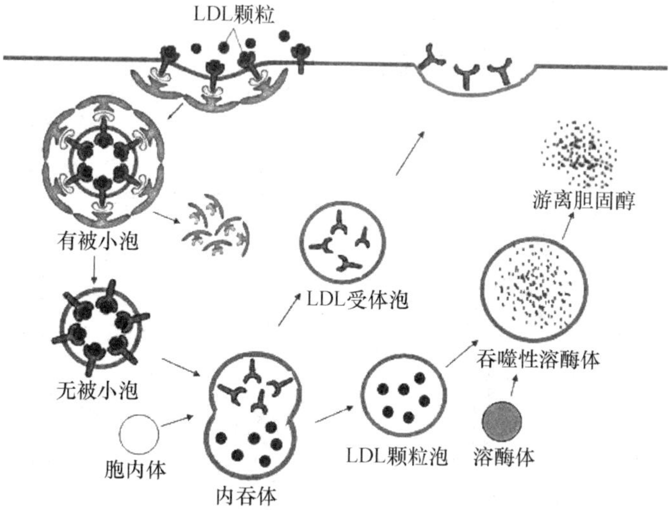

图 3-30　LDL 受体介导的胞吞过程示意图

有被小泡迅速脱去网格蛋白包被形成无被小泡，无被小泡与细胞内的内体融合，在内体的酸性（pH 5 ～ 6）环境中，LDL 颗粒与 LDL 受体分离，形成两个分别包含有 LDL 受体和 LDL 颗粒的囊泡。前者返回细胞膜的有被区参与受体再循环；后者与溶酶体融合，在溶酶体内，LDL 颗粒被酸性溶酶体酶降解成游离胆固醇供细胞利用。当细胞内游离胆固醇含量过多时，细胞可通过反馈调节机制，抑制胆固醇和 LDL 受体的合成。正常人每天降解 45% 的 LDL，其中 2/3 经由受体介导的胞吞途径被降解利用，如果这一过程受阻，血液中胆固醇的含量将升高，被认为是动脉粥样硬化的重要致病因素。

动物细胞中除 LDL 外，50 种以上的蛋白质、激素、生长因子、淋巴因子以及铁、维生素 B_{12} 等许多重要物质的摄入都是依赖受体介导的胞吞方式。流感病毒和艾滋病病毒（HIV）也通过这种胞吞途径感染细胞。肝细胞从肝血窦向胆小管转运 IgA 也是通过这种方式进行的。

二、胞吐作用

细胞将自身合成的物质（如肽类激素、酶类、细胞因子等）运出细胞，或将 细胞内代谢废物释放到细胞外的过程，称为胞吐作用（exocytosis），又称出胞作用，是一种与胞吞作用相反的运输过程。出胞的物质首先由内膜包裹形成膜泡，膜泡逐渐移向细胞膜并与之融合，将膜泡内物质释放于胞外。根据作用方式不同，胞吐作用分为连续性分泌和受调分泌两种形式。

（一）连续性分泌是细胞不受调节持续不断的分泌过程

连续性分泌（constitutive secretion）又称固有性胞吐途径（constitutive exocytosis pathway），是指分泌蛋白在粗面内质网合成之后，转运到高尔基复合体进行再加工、修饰、归类分选，形成分泌泡，随即被送至细胞膜，与质膜融合，将分泌蛋白释放到细胞外的过程。这是一个持续不断的动态过程，只是受到细胞内部的质量监控，不受细胞外信号的调节。连续分泌途径普遍存在于动物细胞内，分泌性蛋白质（如免疫球蛋白、白蛋白、补体、驻留蛋白、膜蛋白和细胞外基质各组分等）都是通过这种方式分泌出去的（图 3-31）。

（二）受调分泌是细胞外信号调控的选择性分泌过程

受调分泌（regulated secretion）是指分泌性蛋白合成后先储存于分泌囊泡中，只有当细胞接受外界信号（如激素）的刺激，引起细胞内 Ca^{2+} 浓度瞬间升高，才能启动胞吐过程，使分泌囊泡与细胞膜融合，将分泌物释放到细胞外。这种分泌途径只存在于那些能分泌激素、消化酶、神经递质等物质的特化细胞内，例如神经突触和内分泌细胞是这种受调分泌的典型代表（图 3-31）。

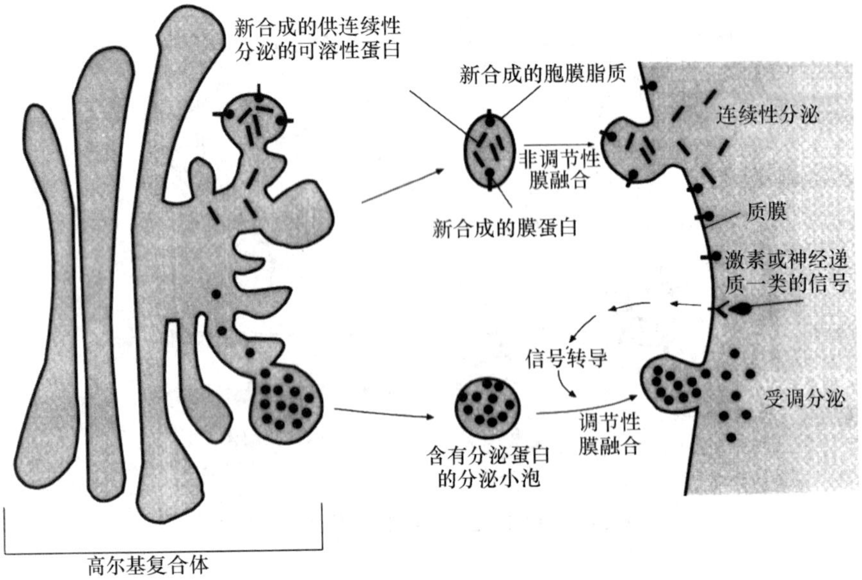

图 3-31　连续性分泌和受调分泌

第五节　细胞膜异常与疾病

细胞的各种生命现象有赖于细胞膜结构和功能的完整，细胞膜组分、结构的改变和功能的异常，势必引起细胞乃至机体的生理功能的紊乱，进而发生病理变化，引起疾病。

一、细胞膜组分异常与癌变

近年来，随着对生物膜研究的深入，已经发现癌细胞许多表型变化及其伴随的恶性行为均与细胞膜的改变密切相关。

1. **糖脂改变**　细胞膜上糖脂有着重要的生理功能：参与膜受体功能的调节；细胞间的黏着和识别；细胞的生长和分化等。细胞癌变过程中常伴有糖脂的变化，主要是糖链缩短，使膜上复杂糖脂减少，且有新糖脂出现。肝癌、胃癌、肺癌、胰腺癌和淋巴瘤细胞都发现有糖脂组分的改变，这种改变可出现在癌变前期。

2. **膜蛋白改变** 在癌细胞膜中，某些正常细胞表面所具有的蛋白质消失，却又增加一些正常状态下不多出现的蛋白质。例如，纤连蛋白（fibronectin，FN）是细胞分泌到细胞表面，帮助细胞与细胞外基质黏着的重要蛋白，在肿瘤细胞中明显减少。这和肿瘤细胞的黏附性降低、接触抑制丧失、浸润性生长以及恶性转移等行为密切相关。黏附相关蛋白的改变被认为有利于癌细胞转移。

3. **膜抗原改变** 主要表现为正常膜抗原的消失和异型抗原的产生。1999 年有报道显示，决定人类 ABO 血型的抗原不仅存在于红细胞膜，也存在于消化道和呼吸道上皮的细胞膜上。O 型或 B 型血的胃癌患者，其胃癌旁黏膜组织只有 O 型或 B 型抗原，而在胃癌组织中可出现 A 型抗原，这可能与某些糖基转移酶基因突变或酶活性改变有关。一些肿瘤细胞表面常出现特异性抗原，如肠癌患者血清中和癌细胞膜上癌胚抗原（carcinoembryonic antigen，CEA）出现。肿瘤细胞表面出现肿瘤相关移植抗原 (tumor-associated transplantation antigen，TATA) 被认为是膜抗原最具特征性的改变。一般认为这是由于致癌因子引起基因突变而产生的一种新的抗原。

二、转运蛋白功能紊乱与疾病

1. **胱氨酸尿症** 胱氨酸尿症（cystinuria）是一种遗传性膜运输异常疾病，是由患者肾小管上皮细胞运输胱氨酸及双氨基氨基酸（赖氨酸、精氨酸及鸟氨酸）的转运蛋白缺陷所导致的。患者肾小管上皮细胞的胱氨酸载体蛋白变化会使肾小球滤出的原尿中的 4 种氨基酸重吸收出现障碍，导致通过尿液过量排出 4 种氨基酸，使患者血液中相应氨基酸含量大大下降，而尿中这些氨基酸水平增高。由于胱氨酸不易溶于水，当患者每日尿量中胱氨酸达一定值，尿中胱氨酸就会形成晶体，导致尿路结石，引起肾损伤；同时这种患者小肠黏膜上皮细胞的主动运输机制可能也有类似缺陷。但这种运输缺陷一般不造成营养不良，而是以肾结石引起的肾功能损伤为主。

2. **肾性糖尿** 正常情况下，葡萄糖经肾小球滤出后，绝大部分在近端肾小管通过葡萄糖载体而被重吸收。原发性肾性糖尿（renal glycosuria）患者由于肾小管上皮细胞膜上的葡萄糖载体蛋白功能缺陷，导致葡萄糖重吸收障碍，使得血糖正常情况下出现糖尿。

三、离子通道异常与疾病

编码离子通道蛋白的相关基因突变也会导致严重的疾病。其中囊性纤维化（cystic fibrosis，CF）是目前研究最多的离子通道异常疾病。囊性纤维化是白种人中最常见的致死性常染色体隐性遗传病（亚洲人中罕见）。由于大量黏液阻塞全身外分泌腺导致慢性阻塞性疾病和胰腺功能不全，囊性纤维化临床主要表现为慢性咳嗽、大量黏痰、长期慢性腹泻、吸收不良综合征、生长发育迟缓等。

囊性纤维化跨膜转导调节子（cystic fibrosis transmembrane conductance regulator，CFTR）基因的突变可导致囊性纤维化。CFTR 是位于细胞膜上的一个氯离子通道。在 cAMP 的介导下，CFTR 发生磷酸化，引起通道开放，每分钟向胞外运输约 10^6 个 Cl^-。当 CFTR 基因突变（最常见的是编码 508 位苯丙氨酸的密码子丢失）后，有缺陷的 CFTR 不能在内质网中正常加工，大多数不能运送到细胞膜；少数突变的 CFTR 蛋白即使能被运到细胞膜，也因结构异常而丧失了正常 CFTR 司职离子通道应有的调节功能，导致上皮细胞无法外运 Cl^-，Cl^- 和水聚集于胞内。囊性纤维化表现为多器官病变，如果累及呼吸道上皮细胞，则可造成气道中分泌物的含水量不足、黏度增大，纤毛摆动困难，不利于痰液外排，易于引发细菌感染，患者表现为呼吸困难。

如果累及皮肤细胞，由于 Cl^- 外排障碍，则可导致汗腺细胞中 Na^+ 的再吸收困难，因此 CF 患儿皮肤常有盐堆积，也称为"盐孩"（salty baby）。若累及胆管、肠及胰腺细胞，也会出现类似功能障碍，产生相应的临床症状。囊性纤维化患者肺部感染铜绿假单胞菌最普遍，危害也最严重，病情非常严重。

四、膜受体异常与疾病

细胞膜受体在物质跨膜运输、细胞外信号转导、细胞识别和免疫等过程中起着非常重要的作用。膜受体结构或功能一旦发生异常，就会引发代谢物质累积，细胞生命活动调节紊乱，导致疾病的发生。

1. **家族性高胆固醇血症** 家族性高胆固醇血症（familial hypercholesterolemia）是一种遗传病，主要是编码低密度脂蛋白受体（low-density lipoprotein receptor，LDLR）的基因发生突变所致。由于细胞不能摄取低密度脂蛋白颗粒，引起血液中胆固醇浓度升高并在血液中沉积，患者会过早地发生动脉粥样硬化和冠状动脉粥样硬化性心脏病（简称冠心病）。LDL 受体异常主要包括受体缺乏或受体结构异常，前者是指受体数目缺少，后者是受体结构存在缺陷。如重型纯合子患者 LDL 受体数目只有正常人的 3.6%，患者血液中胆固醇含量比正常人高 6 ～ 10 倍，常于 20 岁左右发生动脉硬化，死于冠心病；轻型杂合子患者受体数目只有正常人的 1/2，也常在 40 岁左右发生动脉硬化，死于冠心病。有些患者 LDL 受体数目正常，但 LDL 受体与 LDL 结合部位有缺陷，不能与 LDL 结合；有些患者是 LDL 受体与网格蛋白结合部位缺失，不能定位在有被小窝处。如发现一种 LDL 受体胞质结构域中 807 位正常的酪氨酸被半胱氨酸残基替代，使受体失去了定位于有被小窝的能力。无论 LDL 受体结构还是数目，一旦发生异常都会造成 LDL 受体介导的胞吞作用障碍，出现持续的高胆固醇血症。

2. **重症肌无力** 重症肌无力（myasthenia gravis，MG）是一种长期慢性神经-肌肉系统性疾病，表现为不同程度的肌无力（muscle weakness），其中以眼肌、面肌和咀嚼肌首先受累。MG 也是一种受体异常的自身免疫性疾病，患者体内 N 型乙酰胆碱受体（nicotinic acetylcholine receptor，nAChR）含量正常，但是不明原因地产生了抗 nAChR 的抗体，即自身抗体。自身抗体与神经-肌肉接头处突触后膜上的受体结合，导致乙酰胆碱不能与受体结合，从而阻碍了乙酰胆碱的作用；如果病情持续，自身抗体还可以促使乙酰胆碱受体分解，使患者的受体数量显著减少。乙酰胆碱是运动终板结构中的重要信号分子，缺乏乙酰胆碱可引发肌肉收缩障碍，即临床上所谓的重症肌无力。

五、膜运输与疾病

膜运输的主要途径是内质网中合成的分泌蛋白质运输到胞外或其他细胞器，以及从胞外环境中吸收的复合物以利细胞代谢的胞吞途径。

膜蛋白、分泌蛋白质以及许多脂质分子都是在内质网中合成的，并在内质网中完成 N 连接的糖基化和正确的折叠。在离开内质网前以及到达高尔基复合体后的这个过程中，蛋白质还要经过进一步加工与修饰。随后，蛋白质才能被分选到不同的目的地，即质膜、分泌性囊泡和胞吞途径的细胞器。这种前向运输与逆向运输相互平衡，是细胞器稳态和膜运输装置重新使用的基本保证。在胞吞途径中，内化的分子也可以被有效地分选，即被选择的分子返回到细胞表面，而另外一些被运输到晚期内体和溶酶体。

参与膜运输装置的蛋白质呈现缺陷而导致的遗传性疾病可分为三类，即运输囊泡形成的装置缺陷和分选缺陷，沿着细胞骨架系统运输的载体缺陷，以及囊泡在靶膜处束缚、锚定和融合中出现的缺陷。

小结

细胞膜是位于细胞表面的一层薄膜，构成细胞与胞外环境进行物质交换的选择性屏障，在维持细胞内环境稳定、调节细胞正常生命活动中起重要作用。细胞膜还行使细胞识别、信号转导和细胞连接等许多复杂的功能。细胞膜与细胞内膜有相似的化学组成和大致相同的基本结构，统称为生物膜。

不同类型的细胞其细胞膜的化学组成基本相同，主要由脂质、蛋白质和糖类三种组分构成。膜脂主要包括磷脂、糖脂和胆固醇。磷脂分子含量最多，是双亲性分子，具有一个极性头部和两个非极性尾部，在水溶液中能自动形成脂质双分子层，构成膜的基本骨架。胆固醇也是双亲性分子，分子较小，分散在磷脂分子之间，可调节膜的流动性和稳定性。膜糖类通过共价键分别与脂质分子和蛋白质分子结合，构成糖脂和糖蛋白，糖分子侧链常常位于细胞膜外侧，在细胞表面形成糖萼（又称细胞被），可保护细胞、帮助识别、参与细胞与周围环境的相互作用。细胞膜的功能主要由膜蛋白完成。根据膜蛋白与膜脂质双分子层的结合方式不同，膜蛋白在不同细胞中其含量及类型有很大的变异，主要分为三种类型：跨膜蛋白、外周蛋白和脂锚定蛋白。细胞膜的主要生物学特性是不对称性和流动性。膜脂质、膜蛋白及膜糖的种类与数量在膜两侧的不对称分布确保了细胞活动的高度有序性。膜的流动性一般指膜脂和膜蛋白的流动性。膜脂与膜蛋白的类型和分布影响膜的流动性。

流动镶嵌模型是至今为止被普遍接受的细胞膜结构模型。该模型认为，流动的脂质双分子层构成了膜的主体，各种球形膜蛋白分子以镶嵌形式与脂质双分子层结合：有的部分或全部嵌入脂质双分子层中，有的以静电吸附的方式附着在脂质双分子层的内外表面。无论蛋白质还是磷脂分子都可以在脂质双分子层结构中进行扩散。流动镶嵌模型进一步强调了膜的流动性和不对称性，很好地解释了细胞膜的各种生理活动。脂筏模型深化了对膜结构和功能的认识。

物质的跨膜运输是细胞膜的基本功能，分为被动运输和主动运输。被动运输包括简单扩散和易化扩散，是指物质分子从高浓度（或高电势）向低浓度（低电势）方向运输，动力来自浓度梯度，因而不需提供能量。易化扩散需要借助膜转运蛋白，后者分为载体蛋白和离子通道蛋白。载体蛋白介导被动运输和主动运输，离子通道只介导被动运输。每种载体蛋白都能与特定的待转运分子结合，通过构象变化介导其跨膜运输。通道蛋白形成亲水的跨膜通道，允许适当大小的分子和带电荷离子通过。

主动运输是由载体蛋白介导物质逆浓度梯度或电化学梯度（由低向高）进行的跨膜转运，需要提供能量。Na^+-K^+ 泵由两个 α 亚基和两个 β 亚基组成，α 亚基为一个多次跨膜结构分子，具有 ATP 酶活性。它是通过催化 ATP 水解，驱动其构型改变，实现 Na^+ 和 K^+ 的对向运输。Na^+-K^+ 泵在维持细胞膜两侧正常的离子梯度、膜的正常兴奋性、细胞渗透压的平衡以及细胞容积的恒定等方面起着重要作用。Ca^{2+} 泵介导的运输也属主动运输，可将 Ca^{2+} 泵出到胞外或进入到肌质网。协同运输又称为离子浓度梯度驱动的主动运输，是膜两侧某种离子的浓度梯度蕴藏的电化学势能，推动了另一种物质进行主动运输的过程。动物细胞中，驱动物质主动运输的通常是靠 Na^+-K^+ 泵的建立并维持的 Na^+ 跨膜浓度梯度。

大分子或颗粒的跨膜运输借助囊泡来完成。动物细胞通过胞吞作用和胞吐作用进行大分子与颗粒物质的运输。胞吞作用又分为吞噬作用和胞饮作用。吞噬作用摄入的是大的颗粒物质或大分子复合物。胞饮作用吞入的是细胞外的溶液和一些小分子。受体介导的胞吞作用是细胞通过受体介导，特异地摄取胞外物质的一种高效途径。例如动物细胞对胆固醇的摄取，就是一个典型的受体介导的胞吞过程。含有胆固醇分子的 LDL 与细胞表面受体结合，通过受体介导的胞吞作用摄取受体 -LDL 复合物并将之运输至内体。在内体的低 pH 环境中 LDL 与其受体解离，受体经运输囊泡返回到质膜被重新利用，LDL送至溶酶体被分解利用。胞吐作用，又称出胞作用，是一种与胞吞作用相反的运输过程。出胞的物质首先由内膜包裹形成膜泡，膜泡逐渐移向细胞膜内表面并与细胞膜融合，将膜泡内物质释放于胞外。根据作用方式不同，胞吐作用分为连续性分泌和受调分泌两种形式。胞吞作用和胞吐作用都是通过囊泡运输方式进行的，对细胞中膜性结构的更新以及维持细胞的生存与生长都非常有必要。

细胞膜结构和功能的改变和异常，会导致细胞发生病理变化，甚至引起机体功能紊乱。如载体蛋白异常、离子通道缺陷、膜受体异常以及膜转运蛋白缺陷可引起物质转运发生障碍，引发疾病。研究细胞膜在各种疾病中的变化，对探讨疾病的发生、发展、诊断和治疗具有重要的意义。

（聂晨霞）

第4章 细胞内膜系统

在真核细胞的细胞质中，存在许多形态与功能各异的膜性结构，称为细胞器（organelles）。相对细胞膜，通常把这些存在于细胞内、包裹细胞器的膜性结构统称为内膜系统（endomembrane system）。主要包括内质网、高尔基复合体、溶酶体、过氧化物酶体等细胞器以及各种转运小泡（囊泡）囊膜（图4-1）。

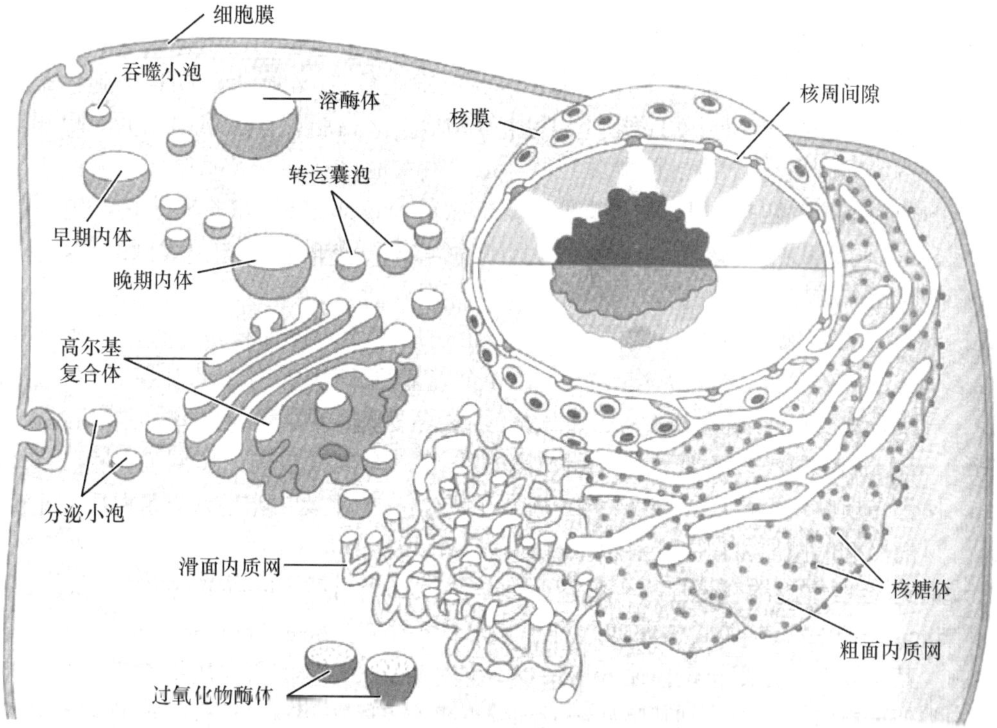

图4-1 细胞的内膜系统模式图

作为真核细胞区别于原核细胞的重要标志之一，内膜系统的产生是在漫长的历史演化过程中，细胞的内部结构不断分化、完善和生理功能逐渐提高的结果。它的出现具有重要的生物学意义：①有效地增加了细胞内膜的表面积，并在细胞内形成了一个个相互独立的膜性区室（compartment），使细胞内不同的生理生化过程能彼此相对独立、互不干扰地进行，极大地提高了细胞的整体代谢水平和功能效率；②内膜系统各成员间，通过形成转运囊泡进行彼此的物质和信息交流，使细胞内一系列生命活动能够有序地稳定进行；③当转运囊泡穿梭于各种膜性结构之间进行物质转运时，内膜系统各成员之间及细胞膜的膜成分也得到了不断的更新重组；④各种膜性转运囊泡在内膜系统和细胞膜之间进行的物质转运，沟通了细胞与外环境的相互联系，最终体现为细胞内在功能结构的整体性及与外环境间相互作用的高度统一性。

第一节 内 质 网

1945 年 K. R. Porter 等人在电镜下观察体外培养的小鼠成纤维细胞时发现，在细胞质的内质区分布着一些由小管、小泡连接吻合形成的网状结构，因其集中分布于靠近细胞核附近的细胞质（内质），故命名为内质网（endoplasmic reticulum，ER）（图 4-2）。现已证实，内质网广泛分布于除成熟红细胞以外所有真核细胞的细胞质中，并非局限分布于细胞质的内质区，常常会延伸到靠近细胞膜的外质区。虽然内质网体积仅占细胞总体积的 10%，但其膜面积却很大，通常可占细胞整个膜系统的 50% 左右。

一、内质网的化学组成

同细胞膜一样，内质网膜的主要化学成分也是脂质和蛋白质。脂质含量为 30% ～ 40%，蛋白质含量在 60% ～ 70%。

内质网膜上所含蛋白质及酶种类多样，所含酶蛋白在 30 种以上。根据其功能特性，大致分为几种类型：①与解毒功能有关的酶类，主要由细胞色素 P450、NADH- 细胞色素 c 还原酶、NADH- 细胞色素 b5 还原酶、细胞色素 b5 等构成；②与脂质物质代谢相关的酶类，如脂酰 CoA 连接酶、磷脂酸磷酸酶、胆固醇羟基化酶、磷酸胆碱转移酶及磷脂转位酶；③与糖类代谢有关的酶类，主要包括葡糖 -6- 磷酸酶（glucose-6-phosphatase，G-6-P）、β - 葡糖醛酸酶、葡糖醛酸转移酶和 GDP- 甘露糖基转移酶。其中葡糖 -6- 磷酸酶被看作内质网的重要标志酶。此外尚有参与蛋白质加工转运的多种酶类。

在内质网网腔中普遍存在一类被称为网质蛋白质（reticuloplasmin）的蛋白质。其共同特点是多肽链的羧基端（C 端）均含一个由 4 个氨基酸残基所构成的驻留信号（retention signal）——KDEL（Lys-Asp-Glu-Leu，即赖氨酸–天冬氨酸–谷氨酸–亮氨酸）或 HDEL（His-Asp-Glu-Leu，即组氨酸–天冬氨酸–谷氨酸–亮氨酸）。该信号通过与内质网膜上相应受体的识别结合，使蛋白质驻留于内质网腔而不被外运。网质蛋白的主要功能是参与蛋白质的正确折叠和转运，目前已知的网质蛋白主要有以下几种。

1. **免疫球蛋白重链结合蛋白** 免疫球蛋白重链结合蛋白质（immunoglobulin heavy chain-binding protein，BiP）是一类单体非糖蛋白，与热激蛋白 70（heat shock protein 70，Hsp70）是同源蛋白。其主要功能是阻止蛋白质的聚集或不可逆变性，并协助蛋白质折叠。其作用机制与热激蛋白类似，能特异性地识别新生肽链或部分折叠的多肽链并与之结合，帮助这些多肽进行折叠、装配和转运，其本身并不参与最终产物的形成，故将此类分子称为分子伴侣（molecular chaperones）。

2. **钙网蛋白** 钙网蛋白（calreticulin）是一种普遍存在的内质网钙结合蛋白。钙网蛋白具有一个高亲和性和多个低亲和性的钙离子结合位点，主要在钙平衡的调节、蛋白质折叠和加工、血管发生、抗原呈递和细胞凋亡等方面发挥作用。

3. **葡萄糖调节蛋白** 94 葡萄糖调节蛋白 94（glucose-regulated protein 94，GRP94）是一种广泛分布于真核细胞的二聚体糖蛋白，是内质网标志性的分子伴侣。其主要功能是参与新生肽链的折叠和转运。

4. **钙联蛋白** 钙联蛋白（calnexin）是一种钙离子依赖的凝集素样伴侣蛋白。其功能是与未完成折叠的新生蛋白质的寡糖链结合，避免蛋白质的凝集及泛素化，并阻止未完全折叠的蛋白质离开内质网。

5. **蛋白质二硫键异构酶** 多肽链中不同半胱氨酸之间二硫键（S—S）的形成是蛋白质折叠的一个重要组成部分。蛋白质二硫键异构酶（protein disulfide isomerase，PDI）可催化蛋白质中二硫键的形成，从而保证蛋白质的正常折叠。

二、内质网的形态结构和类型

内质网是由一层平均厚度为 5 ～ 6 nm 的单位膜围成的管状、泡状和囊状结构，这些结构彼此连通构成一个连续的、内腔相通的膜性管网系统。内质网在靠近细胞膜的部分可与细胞膜内褶相连；在靠近细胞核的部位，可与外核膜相连。

因细胞不同，或同种细胞的生理功能状态不同，内质网的形态、数量及分布差异很大。例如鼠肝细胞中管状、泡状和囊状的内质网都存在；但在睾丸间质细胞中大部分为小管或小泡状（图 4-2A）。内质网发达程度可作为判断细胞分化程度和功能状态的形态学指标之一。通常情况下，已分化细胞的内质网较为发达，这与分化细胞需要合成大量外分泌蛋白质有关。例如胚胎期的细胞，其内质网相对不发达，结构较简单。但随着细胞的逐渐分化，内质网数目由少到多，结构变得越来越复杂，由单管状到复管状、疏网状到密网状，膜上的核糖体也由少到多。

根据是否附着有核糖体，可将内质网分为粗面内质网（rough endoplasmic reticulum，rER）和滑面内质网（smooth endoplasmic reticulum，sER）两种基本类型。

（一）粗面内质网

粗面内质网多呈扁平囊状，排列整齐，因膜表面附着有核糖体颗粒而得名。作为内质网与核糖体构成的一种功能性复合体，粗面内质网主要与外输性蛋白质的合成有关。因此在胰腺细胞、浆细胞等具有分泌功能的细胞中粗面内质网发达；而在胚胎细胞、肿瘤细胞和未分化的细胞中则不发达。

粗面内质网虽然需要在电镜下才能观察到，但当细胞质内存在大量粗面内质网时，在光镜下仍可观察到细胞质的强嗜碱性染色结果。例如神经元胞质内的尼氏体（Nissl's body）、浆细胞胞质的嗜碱性物质以及胰腺外分泌细胞胞质的嗜碱性物质等。这些嗜碱性染色实际上是附着在粗面内质网上的核糖体在合成蛋白质时结合了大量嗜碱性的核酸的缘故。

核糖体（ribosome）是普遍存在于原核细胞和真核细胞内的核糖体蛋白复合物，是细胞内蛋白质合成的场所。电镜下，核糖体直径为 15 ～ 25 nm，由大、小两个亚基构成。真核细胞核糖体大亚基为 60S，由 3 种大小不等的 rRNA（5S、5.8S 和 28S rRNA）和 49 种蛋白质组成；小亚基为 40S，由一条 18S rRNA 和 33 种蛋白质构成。核糖体通常以大、小亚基的形式存在于细胞质中。只有当细胞在合成蛋白质时，大、小亚基才组装成核糖体，蛋白质合成结束后大、小亚基又解离。

真核细胞内核糖体包括两种类型：一类是附着在内质网膜和外层核膜表面的核糖体，称附着核糖体（attached ribosome）；另一类是游离在细胞质基质中的核糖体，称为游离核糖体（free ribosome）。核糖体在蛋白质合成过程中，都不是以单个核糖体的形式进行的，而是由 mRNA 将多个核糖体串联而形成具有蛋白质合成功能的多聚核糖体（polyribosome），从而大大提高了蛋白质合成的速率。

（二）滑面内质网

滑面内质网多为分支的小管、小泡，很少扩大形成扁囊（图 4-2B）。小管直径为 50 ～ 100 nm，膜厚 4 ～ 5 nm，它们相互连接成网，在一定部位可与粗面内质网、核膜及高尔基复合体相连，偶见与质膜相连。光镜下，由于细胞质基质和滑面内质网皆为嗜酸性，因此经苏木精–伊红染色法（hematoxylin-eosin staining，HE）不易识别出滑面内质网。通常滑面内质网丰富的细胞，如胃壁细胞、睾丸间质细胞、黄体细胞和肾上腺皮质细胞等，其嗜酸性较强。

滑面内质网是一种多功能细胞器，在不同细胞或不同状态的同一细胞中，其形态、分布和发达程度差异较大。肌细胞中的肌质网（sarcoplasmic reticulum）是一种特化的滑面内质网，它们在每一个肌原纤维中连成一网状结构（图 4-2C）。在肝细胞、分泌类固醇激素的细胞中，滑面内质网也比较丰富。

两种类型的内质网在不同组织细胞中分布的状况不同。有的细胞中都为粗面内质网；有的全为滑面内质网；有的细胞则两者皆有，但其比例不同，且可随细胞的发育阶段、功能状态的不同而相互转化。

除上述两种基本类型的内质网外，在某些特殊组织细胞中，还存在一些由内质网局部分化、衍生而来的异型结构。如视网膜色素上皮细胞中的髓样体（myeloid body）、生殖细胞、快速增殖细胞、某些哺乳类动物的神经元和松果体细胞以及一些癌细胞中的环孔片层（annulate lamellae）等。

在进行细胞组分的超速分级分离中，常可获得直径约 100 nm 的球囊状封闭小泡，称为微粒体（microsome），其实质是由破损的内质网自我融合形成的特殊结构。微粒体包括粗面微粒体（rough microsomes）和滑面微粒体（smooth microsomes）两种类型。粗面微粒体外表面有核糖体附着，具备蛋白质合成等粗面内质网的基本功能；滑面微粒体一部分来自滑面内质网，另一部分可能来自细胞膜、高尔基复合体或其他细胞器的碎片。目前有关内质网膜的化学组成与生理功能的认识大多来自微粒体的生理生化分析结果。

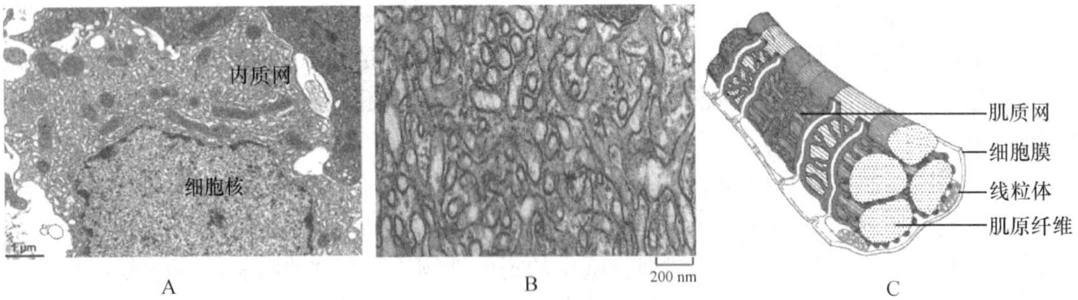

图 4-2 内质网的形态结构

A. 睾丸间质细胞内质网透射电镜图；B. 滑面内质网透射电镜图；C. 横纹肌细胞肌质网立体结构模式图

三、内质网的功能

（一）粗面内质网的主要功能

粗面内质网的主要功能是进行蛋白质的合成、修饰加工、分选及转运。

1. **参与蛋白质的合成** 核糖体是细胞内蛋白质合成的唯一场所。所有蛋白质的合成均起始于细胞质中的游离核糖体。至于蛋白质合成起始后的后续多肽链的合成，则以两种方式进行：①内源性蛋白质：内源性蛋白质的合成始终在游离核糖体上进行。包括分布于细胞质基质中的驻留蛋白、定位于细胞核的核蛋白、线粒体中由核基因组编码的蛋白质等。②外运性蛋白质：外运性蛋白质在游离核糖体上进行蛋白质合成起始后，核糖体转移到粗面内质网上，进行后续多肽链的合成。这类蛋白质包括：分泌到细胞外的分泌性蛋白，例如肽类激素、细胞因子、抗体、消化酶等；驻留蛋白，指那些定位在内质网、高尔基复合体、溶酶体等细胞器腔内的可溶性驻留蛋白；膜蛋白，这类蛋白质合成后先嵌入到内质网膜，随着膜性结构的移行和转换而最终到达其他内膜系统各个区域（包括细胞膜），成为膜整合蛋白，例如膜抗原、膜受体等。因此，粗面内质网的主要功能之一就是为外运性蛋白质合成提供核糖体附着的支架。至于核糖体如何附着到内质网膜、新生蛋白质的多肽链如何穿越内质网膜转移到内质网腔，信号假说给予了一个合理的解释。

（1）信号肽指导粗面内质网上蛋白质多肽链的合成：1975 年，G. Blobel 等提出了蛋白质分选的信号假说（signal hypothesis），认为引导蛋白质多肽链在粗面内质网上合成的决定因素是合成的多肽链氨基端（N 端）存在的一段特殊序列，即信号肽（signal peptide）或信号序列（signal sequence）。信号肽普遍存在于所有分泌蛋白多肽链 N 端，是由数目和种类各异的氨基酸构成的一段疏水氨基酸序列。信号肽引导蛋白质多肽链穿越内质网膜的基本过程如下（图 4-3）：

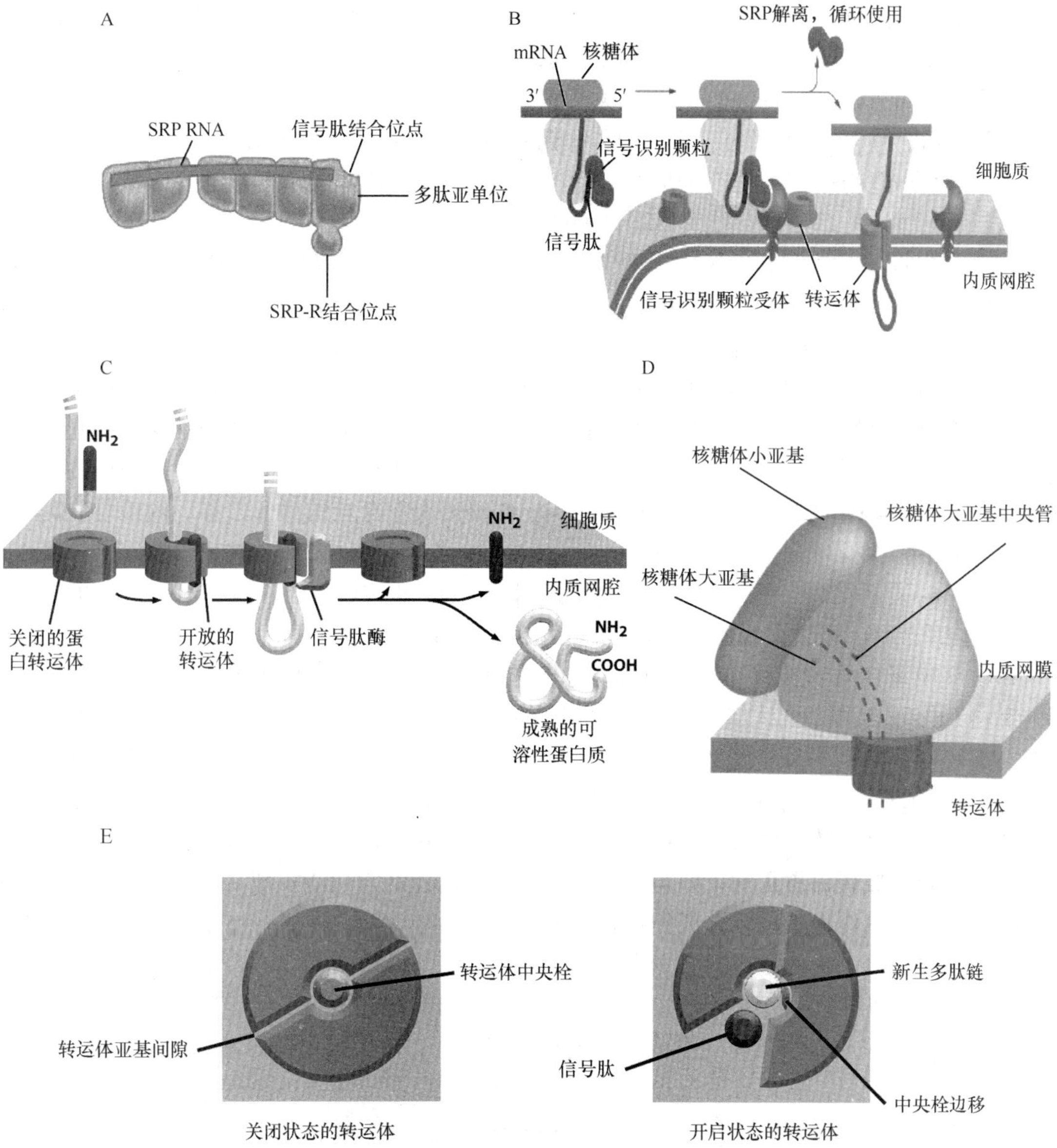

图 4-3　信号肽引导核糖体附着和新生多肽链的穿膜转移

A. SRP 结构示意图；B. 信号肽和 SRP 引导核糖体到达内质网；C. 新生多肽链穿越内质网膜进入内质网腔；D. 转运体与核糖体大亚基中央管形成的多肽链转移通道；E. 转运体结构断面示意图

1）分泌性蛋白质新生多肽链的合成始于细胞质中游离核糖体。当 N 端的信号肽被翻译后，立即被细胞质基质中的信号识别颗粒（signal recognition particle，SRP）识别并与之结合。SRP 是由一个 7S 的小分子 RNA 和 6 个多肽亚单位构成的复合体（图 4-3A）。SRP 一端与信号肽结合；另一端则可结合于核糖体形成 SRP- 核糖体复合体。SRP 与信号肽结合后占据了核糖体上的氨酰 -tRNA 位点（A 位），阻止了下一个氨酰 -tRNA 进入核糖体，从而使多肽链的合成暂时终止。

2）SRP- 核糖体复合体与内质网膜上的信号识别颗粒受体（SRP-receptor，SRP-R）识别并结合，将核糖体锚泊在内质网膜上，SRP 从复合物上解离，返回到细胞质基质中循环使用。此时，因 SRP 与核糖体结合而导致多肽链合成的暂时阻遏作用消失，多肽链延伸得以继续（图 4-3B）。SRP-R 是位于内质网膜上的膜整合蛋白，因其功能是通过识别 SRP 而将核糖体附着到内质网上，因此又称为停靠蛋白（docking protein）。

3）新生肽链通过核糖体大亚基中央管和转运体共同形成的通道，穿越内质网膜进入内质网腔后，信号肽序列被内质网膜腔面的信号肽酶（signal peptidase）切除，新生肽链继续延伸，直至完成（图 4-3C、D）。转运体（translocon，translocator）是一种位于粗面内质网膜上的多蛋白复合体，可形成外径约 8.5 nm、中央孔直径约 2 nm 的亲水性通道。信号肽结合可以诱导该通道的开启，使得新生肽链能穿越内质网膜进入内质网腔（图 4-3E）。

4）肽链合成完成并转运至内质网腔后，转运结束，核糖体大小亚基解聚，从内质网上解离，重新回到细胞质基质中。此时转运体的通道关闭。

（2）信号肽指导内质网上新合成肽链的插入转移：单次穿膜蛋白的插入转移由两种不同的机制介导。①共翻译插入（co-translational insertion）转移。在新生穿膜驻留蛋白多肽链上除存在一个位于 N 端、被称为起始转移序列（start transfer sequence）的信号肽外，还存在一个由疏水氨基酸组成，与内质网膜具有极高亲和力的终止转移序列（stop transfer sequence）。信号肽牵引蛋白质多肽链进行转移时，当终止转移序列进入转运体，转运体被钝化而终止肽链的转移。起始转移序列被信号肽酶切除，终止转移序列插入内质网膜而形成单次穿膜的内质网膜整合蛋白（图 4-4A）。②内信号肽（internal signal peptide）介导的插入转移。内信号肽因其位于多肽链的中间而得名。当内信号肽序列到达转运体时，转运体关闭，内信号肽单次穿膜而使蛋白质插入内质网膜。当内信号肽的 N 端的正电荷数量多于 C 端时，蛋白质插入后的方向为 C 端进入内质网腔；反之，N 端进入内质网腔（图 4-4B、C）。

多次穿膜蛋白质的转移和插入机制类似于单次穿膜。如果膜整合蛋白包含一个起始转移序列和一个终止转移序列，但起始转移序列不在多肽链 N 端，穿膜的结果就是起始转移序列和终止转移序列之间的肽链进入内质网腔形成环状结构，而 N 端和 C 端留在内质网外面（图 4-4D），从而形成 2 次穿膜的内质网膜穿膜蛋白质；如果穿膜蛋白质有 2 个以上的起始转移序列或 2 个以上的终止转移序列，则形成多次穿膜的内质网膜蛋白（图 4-4E）。

2. 帮助新合成蛋白质正确折叠与装配 蛋白质结构稳定与功能实现在很大程度上取决于其空间构型。内质网作为蛋白质合成的重要场所，在对所合成蛋白质进行质量监控的同时，帮助新合成蛋白质按照一定的方式折叠成高级的三维空间结构。内质网存在着丰富的氧化型谷胱甘肽（GSSG），有利于多肽链上半胱氨酸残基之间形成二硫键；蛋白二硫键异构酶附着在内质网膜的腔面，可极大地加快二硫键形成和肽链折叠的速度；内质网中还存在如前所述的 GRP94、钙网蛋白等网质蛋白，它们可通过识别并结合未折叠蛋白质或错误折叠蛋白质，使之暂时停留在内质网内，待正确折叠后才允许其运出。某些情况下，如缺氧、低血糖、氧化应激、病毒感染、高脂血症、重要蛋白质突变等时，导致未折叠蛋白质或错误折叠蛋白质在内质网过多聚积，可引起内质网的未折叠蛋白反应（unfolded protein response，UPR）。UPR 通过调节相关分子伴侣蛋白表达（如 HSP、BiP 等），加速内质网腔内蛋白质的正确折叠和组装。而对那些难以正确折叠的蛋白质，则启动内质网相关降解（ER-associated degradation，ERAD）程序，加速它们的清除。因此，在蛋白质合成过程中，内质网起到一个质量控制器的作用，通过发挥纠错功能，达到蛋白质质量监控的目的。

3. 蛋白质的修饰 内质网的另一个功能是进行蛋白质的加工修饰。主要包括：

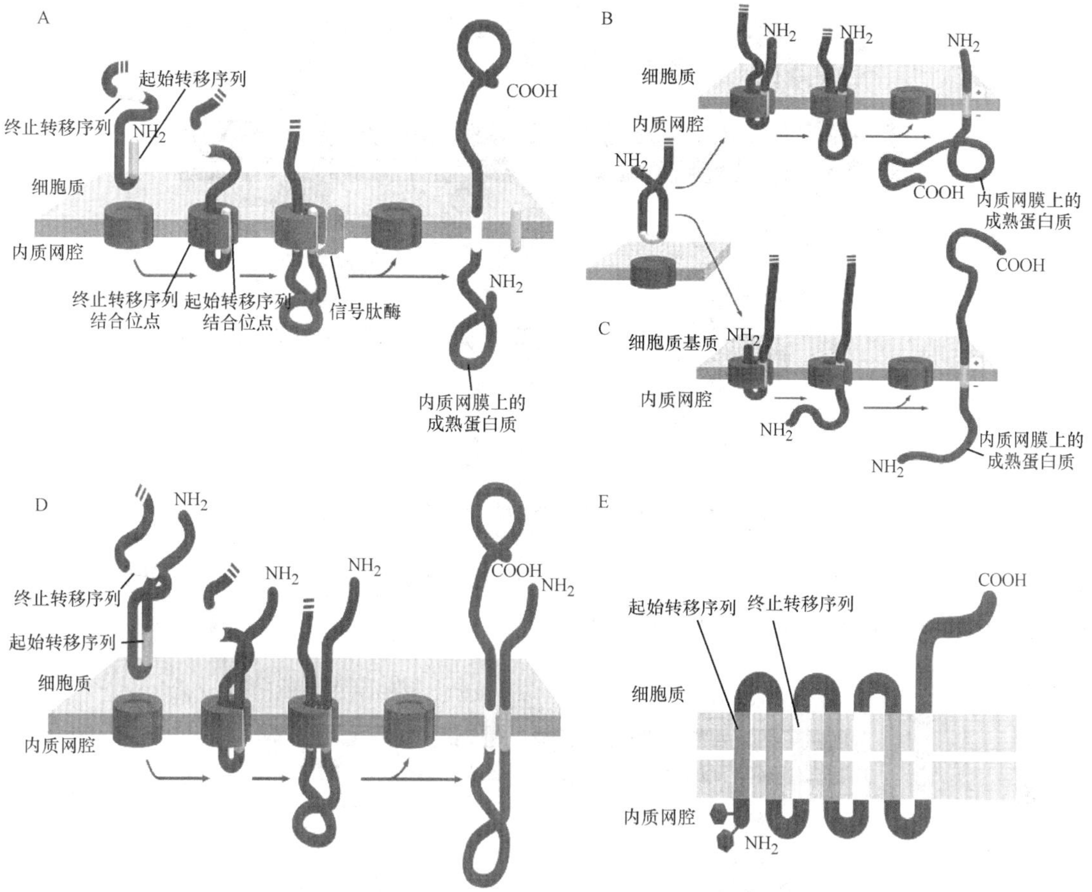

图 4-4　信号肽指导内质网穿膜驻留蛋白的插入转移

A. 共翻译插入；B、C. 内信号肽介导的插入；D. 两次穿膜蛋白质的插入；E. 多次穿膜蛋白质的插入

（1）蛋白质的糖基化修饰：糖基化（glycosylation）是在糖基转移酶的作用下，蛋白质与单糖或寡糖共价结合形成糖蛋白的过程。游离多聚核糖体合成的可溶性蛋白质都未被糖基化；附着核糖体合成的蛋白质大多需糖基化修饰后形成糖蛋白。因此，由内质网合成并输送到高尔基复合体、溶酶体、细胞膜以及细胞外的蛋白质大多数是糖蛋白。研究表明，在内质网催化糖与蛋白质结合的糖基转移酶实际上是粗面内质网膜腔面的一种膜整合蛋白。蛋白质糖基化过程从内质网开始，并最后在高尔基复合体中完成。蛋白质的糖基化修饰有两种：一种是发生在粗面内质网腔的 *N*- 连接的糖基化，它是将糖链结合到蛋白质肽链的天冬酰胺（Asn）残基侧链的氨基（$—NH_2$）上。在粗面内质网上进行的 *N*- 连接糖基化，寡糖链含有 2 分子 *N*- 乙酰葡糖胺、9 分子甘露糖和 3 分子葡萄糖。这一寡糖链前体首先与嵌入内质网膜中的脂质分子磷酸多萜醇（dolichol）连接而活化，然后在糖基转移酶的催化下与新生肽链天冬酰胺残基的氨基基团连接形成糖蛋白（图 4-5）。该结构与成熟糖蛋白中的寡糖结构有较大的差别，需要修饰和改建。在粗面内质网中，切除寡糖链上的 3 个葡萄糖和 1 个甘露糖分子，再进一步运送到高尔基复合体中进行修饰。另一种是发生在高尔基复合体上的 *O*- 连接糖基化，寡糖分子以共价键形式与蛋白质上丝氨酸、苏氨酸、酪氨酸残基侧链的羟基（—OH）结合，形成 *O*- 连接寡糖，连接的糖为半乳糖或 *N*- 乙酰半乳糖胺。

（2）蛋白质的酰基化修饰：蛋白质常见的另一种修饰是酰基化（acylation）。最常见的一类酰基化修饰是在内质网上合成的跨膜蛋白质向高尔基复合体的转运过程中发生的，该类蛋白质通过酰基（即酰基化）与内质网膜上的糖脂结合，将自己锚定在内质网膜上，形成脂锚定糖蛋白（图 4-6）；另一类酰基化修饰发生在某些癌基因的产物上，如 *src* 基因和 *ras* 基因的产物，

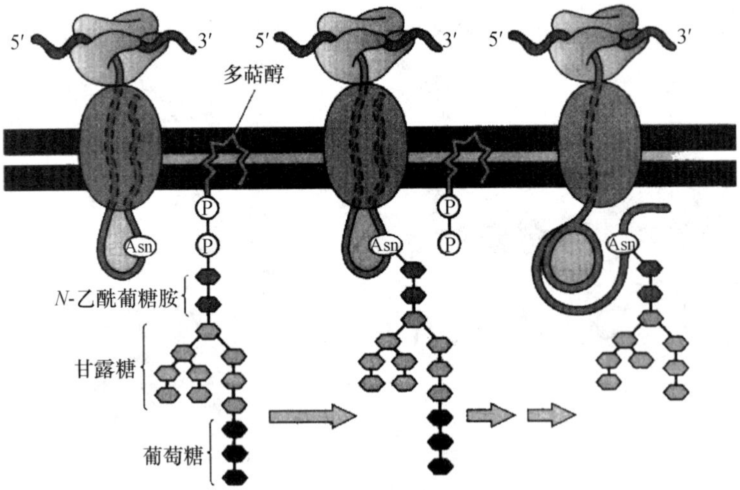

图 4-5 内质网中发生的蛋白质 *N*- 连接糖基化修饰

催化酰基化反应的酶可以通过识别上述癌基因产物中的信号序列，将脂肪酸链共价结合到相应蛋白质中的特定位点上，完成酰基化修饰。

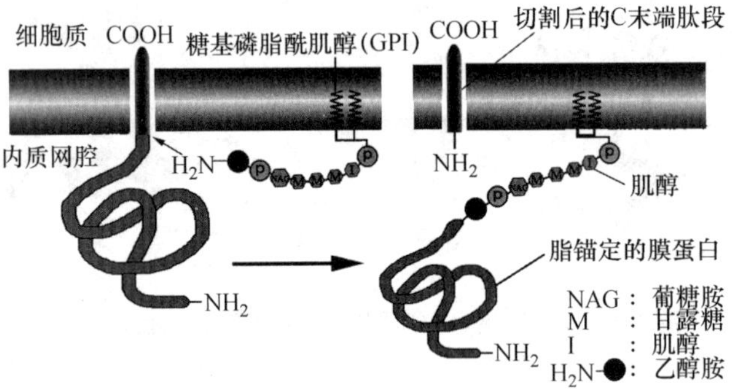

图 4-6 脂锚定糖蛋白的形成（示蛋白质通过酰基化与糖基磷脂酰肌醇相连）

（3）蛋白质的泛素化修饰：蛋白质的稳定性调控是维持细胞生命活动的一项十分重要的命题，其中泛素介导的蛋白酶体降解是相关领域的研究热门。泛素-蛋白酶体系统（ubiquitin proteasome system，UPS）广泛存在于真核生物中，控制着真核细胞内许多蛋白质的降解。蛋白质泛素化修饰即底物蛋白被泛素蛋白共价修饰的过程。泛素（ubiquitin，Ub）由 76 个氨基酸组成，编码蛋白分子量 8 kDa，序列在各物种间高度保守。整个泛素化修饰过程由泛素激活酶（ubiquitin-activating enzyme，E1）、泛素结合酶（ubiquitin-conjugating enzyme，E2）和泛素蛋白质连接酶（ubiquitin-protein ligase，E3）通过一系列级联反应完成，多聚泛素链修饰后的底物蛋白被递送到 26S 蛋白酶体进行降解。换言之，经如此修饰的蛋白底物相当于被标记上“降解”标签。根据泛素连接成链的结合位点不同，倘若多聚泛素链上的泛素是以第 48 位赖氨酸残基相连，则会介导靶蛋白进入蛋白酶体而被降解；如果其他位点形成泛素链，比如第 63 位赖氨酸残基相连，则靶蛋白可以发挥信号通路功能而不会被降解。泛素除了形成多聚链式修饰外，还可以对一些蛋白质进行单泛素化修饰，单个泛素结合一般不会介导蛋白质降解，如组蛋白 H2A 和 H2B 等经单泛素蛋白修饰后能够发挥调控作用而不会被降解。另外，泛素化修饰是一个可逆的过程，去泛素化酶（deubiquitinase，DUB）可以去除泛素修饰，阻止蛋白质降解。泛素-蛋白酶体系统通过特异性降解蛋白质调节众多细胞学功能，包括细胞分化、细胞周期、免疫反应等，参与对离子通道、信号转导的调控，调节神经发育、细胞器形成等过程。因此泛素-蛋白酶体通路的异常与多种疾病密切相关，比如退行性神经系统疾病、肿瘤等。目前，针对泛素-蛋白酶体通路的蛋白酶体抑制剂 Velcade/PS-341 已被批准用于多发性骨髓瘤的治疗，泛素-蛋白酶体系统中的关键酶被充分证实可以作为肿瘤等疾病的靶点，这些多靶点的药物显然比单靶点的抗癌药物更能有效地抑制恶性肿瘤的发展。

4. **蛋白质的囊泡运输** 粗面内质网上核糖体合成的各种外输性蛋白质，在内质网修饰加工后，最后被内质网膜包裹，以“出芽”方式形成膜性小泡。这些膜性小泡在胞内的运输主要有两条途径：一条是进入高尔基复合体，进一步加工浓缩修饰，最终以分泌颗粒的形式通过胞吐作用排出到细胞外，这是最普通和最常见的蛋白质分泌途径，存在于所有细胞中；另一条是直接进入大浓缩泡，进而发育成酶原颗粒，驻留在细胞质中，有外来信号刺激的情况下才分泌到细胞外，这条途径常见于哺乳动物的分泌性细胞（具体见本章第五节 细胞内蛋白质的分选和运输）。

（二）滑面内质网的功能

不同类型细胞中的滑面内质网，其化学组成、所含酶类、酶含量及大分子结构等均存在差异，因此滑面内质网的功能具有多样性。

1. **参与脂质、类固醇激素的合成与转运** 滑面内质网是细胞内脂质物质合成的主要场所，脂质合成是滑面内质网最重要的功能之一。细胞所需要的全部膜脂包括脂肪、磷脂、胆固醇、皮质激素和糖脂等几乎都是由滑面内质网合成的。磷脂酰胆碱由脂肪酸、甘油和胆碱三部分组成，其合成过程分三步进行：第一步反应是在乙酰转移酶作用下，使 2 分子脂酰辅酶 A 与甘油磷酸结合形成磷脂酸，磷脂酸不溶于水，直接插入内质网膜胞质面一侧；第二步反应是在磷酸酶作用下，磷脂酸变成二酰甘油（diacylglycerol，DG）；第三步反应由胆碱磷酸转移酶催化，胞苷二磷酸胆碱（CDP- 胆碱）与二酰甘油反应形成磷脂酰胆碱（图 4-7）。其他磷脂（如磷脂酰乙醇胺、磷脂酰丝氨酸和磷脂酰肌醇）也是以类似的方式形成的。

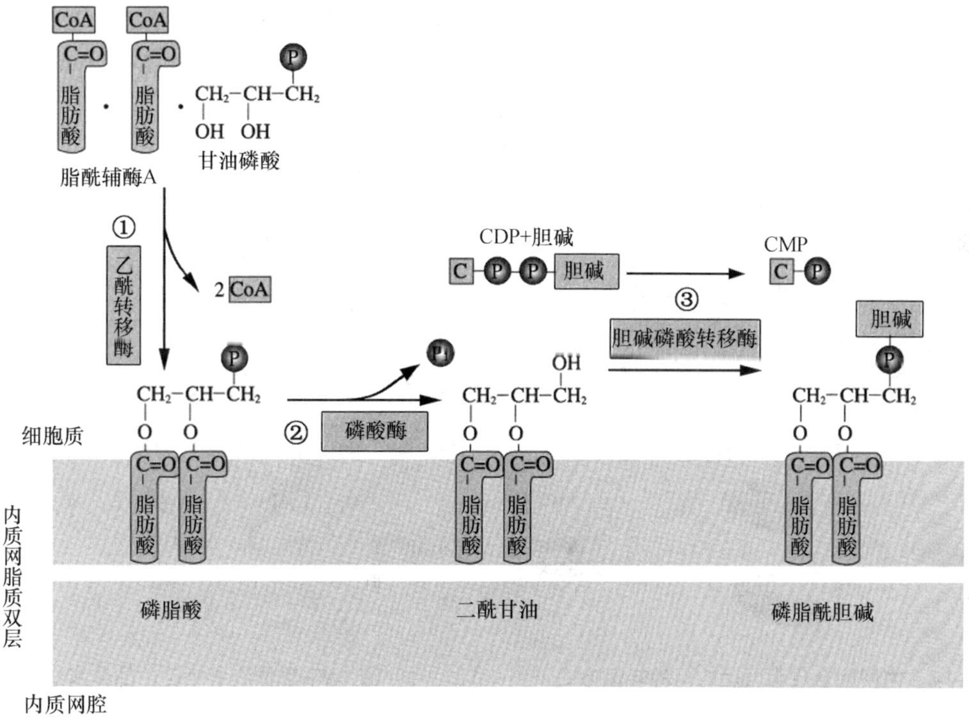

图 4-7 磷脂酰胆碱合成途径模式图

脂质合成在内质网膜胞质侧进行，因此新合成的脂质最初是镶嵌在胞质侧的膜上，为使内质网膜的脂质双分子层能平行伸展，在翻转酶（flippase）的作用下将一部分脂质分子转移到内质网腔面。

随着内质网膜面积的增加，在适当时机将脂质分子输送到其他膜结构的膜上。这种转运主要有两种方式：①以出芽方式形成转运囊泡转运到高尔基复合体、溶酶体和细胞膜。②与水溶性的磷脂交换蛋白（phospholipid exchange protein，PEP）结合形成复合体，进入细胞质基质，再通过自由扩散转运到线粒体和过氧化物酶体等缺少磷脂的细胞器的膜上（图 4-8）。

除了合成磷脂外，滑面内质网还参与胆固醇和类固醇激素的合成。滑面内质网完成胆固醇和类固醇激素等物质合成后，以脂蛋白等形式输送到其他细胞器进行加工和分泌。因此，在合成类固醇激素的细胞（如肾上腺皮质细胞、睾丸间质细胞和黄体细胞）中含有丰富的滑面内质网，其上有合成胆固醇和转化胆固醇为激素的全套酶系，可使脂肪酸氧化产生乙酰辅酶 A，其中乙酰基与胆固醇形成类固醇激素。

2. 参与脂质代谢 在脂质代谢旺盛的细胞内有丰富的滑面内质网。如小肠上皮细胞是从肠管消化、吸收脂肪的重要场所。脂肪在小肠中被脂酶分解成脂肪酸和单酰甘油后被小肠上皮细胞摄入，在其顶部的滑面内质网中被酯化合成三酰甘油即脂肪，再进一步与磷脂、胆固醇和蛋白质结合形成乳糜微粒，排到淋巴管。

3. 参与糖原代谢 糖原代谢包括糖原的合成与分解。滑面内质网是否参与糖原的合成目前还存在争议，但目前基本可以确定的是它参与糖原分解代谢。肝细胞滑面内质网膜表面上附着有许多糖原小颗粒，当机体需要化学能（如饥饿）时，糖酵解途径和戊糖磷酸代谢途径被抑制，糖原便在激素的调控下，被细胞质基质中的糖原磷酸化酶降解成葡糖 -1- 磷酸，进一步转化为葡糖 -6- 磷酸。然后由位于滑面内质网膜上的葡糖 -6- 磷酸酶催化，去磷酸化形成葡萄糖（图 4-9）。

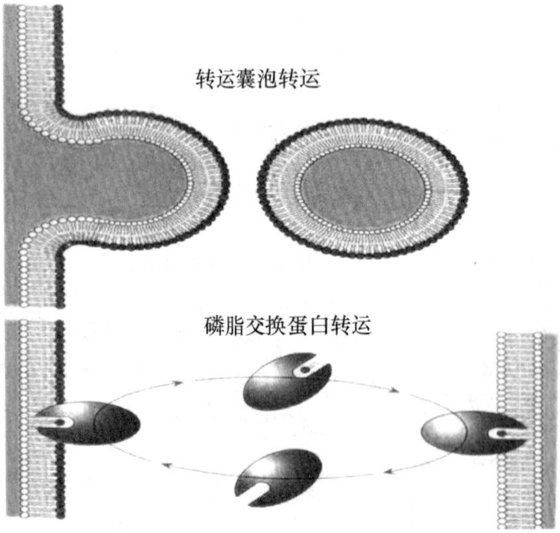

图 4-8 内质网合成脂质后的两种转运方式

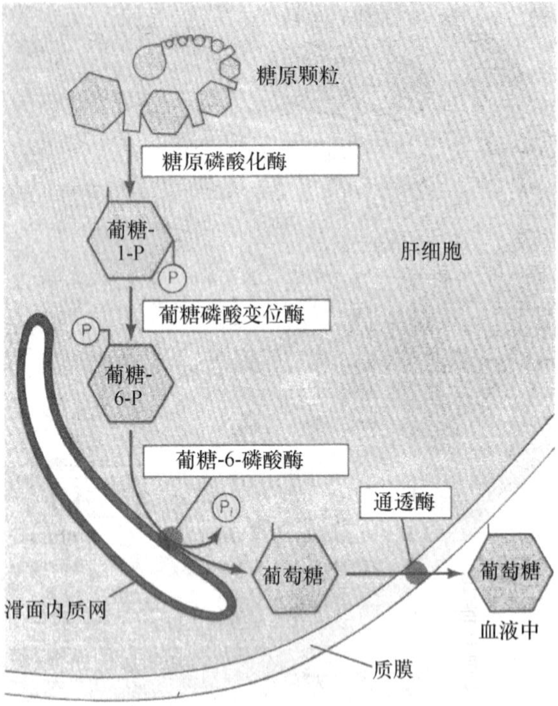

图 4-9 糖原在肝细胞内的分解过程

4. 参与肝的解毒作用 机体中外源性、内源性毒物以及药物的解毒均主要在肝进行。肝细胞的滑面内质网中含有丰富的氧化酶系和电子传递酶系，这些酶系在电子传递的氧化还原过程中，能催化多种化合物的氧化、羟化反应，不但可以使其毒性钝化或破坏，而且通过羟化作用可增强产物的极性，易于溶于尿液中被排出。如氨基酸代谢生成的氨，在内质网酶的作用下，可形成无毒的尿素被排泄；巴比妥类药物可在葡糖醛酸转移酶催化下与葡糖醛酸结合，形成水溶性物质而利于排泄。但也有的毒物或药物经氧化作用后毒性反而增强，如黄曲霉毒素经过肝代谢后毒性急剧增强，可引起肝急性病变，严重时可导致肝癌甚至死亡。

5. 参与 Ca^{2+} 储存和 Ca^{2+} 浓度调节　滑面内质网具有储存 Ca^{2+} 的功能。在骨骼肌细胞和心肌细胞中，滑面内质网异常发达，特化为肌质网。通常情况下，肌质网膜上存在的大量的 Ca^{2+}-ATP 酶（Ca^{2+} 泵），也称肌质网钙 ATP 酶（sarcoplasmic reticulum Ca^{2+}-ATPase，SERCA）。SERCA 可持续不断地把胞质中的 Ca^{2+} 运回到内质网腔而贮存，形成内质网的跨膜电化学梯度；当受到神经冲动或者细胞外信号物质的刺激时，肌浆网内的 Ca^{2+} 释放到细胞质基质而引起肌细胞的收缩。

四、内质网与医学

（一）内质网形态结构与功能异常

内质网是一个敏感的细胞器，许多有害因素（如缺氧、辐射、中毒、感染以及某些化学药物等）或者病理条件下，均可引起内质网发生形态、结构的改变，导致其功能的异常。

最常见的内质网形态结构的变化有内质网肿胀、肥大、脱粒和囊池塌陷。内质网肿胀主要是因为钠离子和水分的渗入和内流所致，最终可导致内质网膜破裂。在某些药物作用下，可出现滑面内质网的代偿性肥大，这是药物经由内质网解毒或降解的表现。在 I 型糖原贮积症中，常见典型的内质网膜断离并伴随核糖体颗粒脱落。膜的过氧化损伤导致的合成障碍则可见内质网囊池的塌陷。

（二）内质网应激与疾病

1. 内质网应激的概念　当细胞受到外界各种理化因素（紫外线、缺氧、营养物质缺乏、病毒感染、氧化应激等）刺激时，内质网功能的内稳态体系被打破，由正常状态转变为应激状态，称内质网应激（endoplasmic reticulum stress，ER stress）。内质网应激表现为内质网腔内错误折叠与未折叠蛋白质的大量聚集，Ca^{2+} 平衡出现紊乱。细胞通过激活未折叠蛋白反应等信号通路，直接指导和参与内质网中异常蛋白质的降解和再折叠，帮助内质网承受并减轻这一压力，维持内质网内环境的稳定，实现对细胞的保护；若内质网应激持续或过强，则诱导细胞凋亡信号通路的启动，造成组织损伤。

2. 内质网应激的机制　引发内质网应激反应主要通过三条途径：未折叠蛋白反应（unfold protein response，UPR）、内质网超负荷反应（endoplasmic reticulum overload response，EOR）和固醇调节元件结合蛋白（sterol regulatory element binding protein，SREBP）反应。这三条信号通路综合影响特定基因表达，参与调节细胞多项生理功能，与机体多种疾病的发生和发展相关。如果内质网功能持续紊乱，细胞将最终启动凋亡程序（图 4-10）。

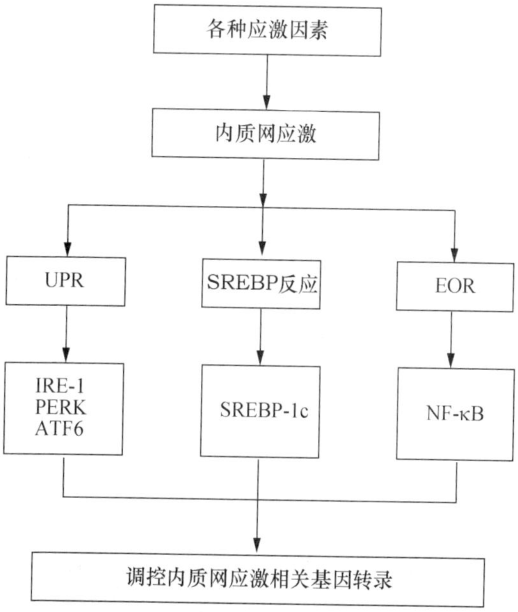

图 4-10　内质网应激反应的三条途径

目前，研究较多的一条信号通路是 UPR。当细胞处于内质网应激状态时，内质网腔中未折叠或错误折叠蛋白质大量聚集，分子伴侣 BiP 含量也迅速增加，这时位于内质网膜上的三个内质网应激相关的膜受体——RNA 依赖的蛋白激酶样内质网激酶［RNA-dependent protein kinase

（PKR）-like ER kinase，PERK］、活化转录因子 6（activating transcription factor 6，ATF6）和肌醇需酶 1（inositol-requiring enzyme 1，IRE1）——被依次激活，有效地降低内质网腔中未折叠或错误折叠蛋白质的浓度，阻碍未折叠蛋白质发生凝集，指导错误和异常折叠蛋白质发生降解和重新折叠，确保细胞的正常协调运作。这三个膜受体的激活顺序是：在应激反应早期，PERK 首先被激活，活化的 PERK 激活真核起始因子 2a（eukaryotic initiation factor 2a，eIF2a），抑制蛋白质翻译起始复合物的形成，从而阻碍错误蛋白质的进一步合成；随着应激时间的延长，ATF6 和 IRE1 被相继激活。激活后的 ATF6 进入细胞核，与内质网应激反应元件（ER stress-response element，ERSE）结合，调控内质网特有应激蛋白的表达，提高受损细胞承受外界应激因素的能力；激活后的 IRE1 具有Ⅰ型跨膜丝氨酸 / 苏氨酸蛋白激酶和位点特异的核酸内切酶活性，通过对一种重要的转录因子——X 盒结合蛋白 1（X-box binding protein 1，XBP1）的 mRNA 进行剪接而形成剪接型 XBP1（图 4-11）。这种新的剪接体由 376 个氨基酸组成，具有高度的转录活性，在细胞核内激活分子伴侣的基因转录，参与未折叠蛋白质的正确折叠。

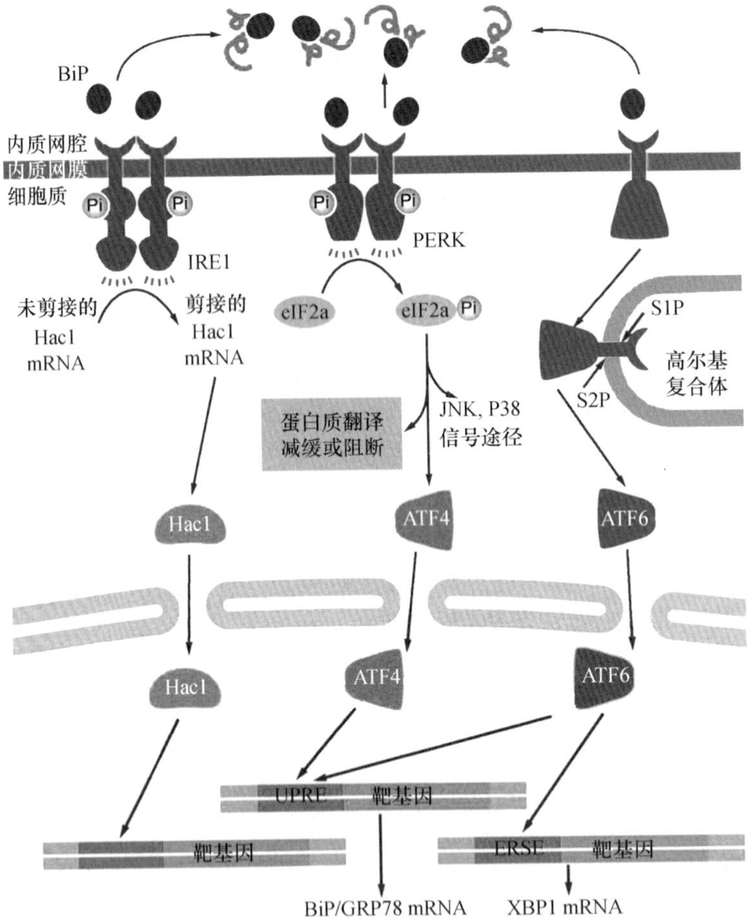

图 4-11 内质网应激的信号通路

3. **内质网应激的进程** 内质网应激时间的长短，对细胞造成的结果不同。早期内质网应激过程的主要生化事件是迅速暂停早期蛋白质合成的启动，通过 PERK 激活 eIF2a 蛋白的磷酸化，然后终止蛋白质翻译的启动。当细胞处于较长时间的内质网应激状态时，将进入中期整合应激反应过程，这一过程中磷酸化 eIF2a 蛋白将整合内质网特有应激蛋白［如分子伴侣蛋白 BiP、GADD34（growth arrest and DNA damage inducible gene 34）、CHOP（C-EBP homologous protein）、ATF4（activating transcription factor 4）］的表达，提高受损细胞应对未折叠或错误折叠蛋白质的能力，增强细胞抵御其他应激因素的能力。随着整合应激反应的推进，细胞将进入后期应激反应过程。一方面，细胞通过调动各种应激反应蛋白来抵御应激诱因的有害影响，以适应新的内环境变化；另一方面，细胞可以通过启动和表达细胞死亡相关应激蛋白的调节基因，增加内质网相关蛋白质的降解，并进而通过激活 CHOP 基因、Caspase-12 蛋白水解酶和 Jun 信号通路等途径诱导细胞凋亡，这一过程可以用来清除无法恢复正常功能的受损细胞。

4. 内质网应激与疾病的关系

（1）内质网应激与神经系统疾病：内质网应激与多种疾病的发生有关，例如神经退行性疾病中，蛋白质沉积是许多神经退行性疾病的共同特征。各种原因引起的蛋白质沉积及所引发的胶质细胞激活、局部炎症免疫反应、氧化应激、代谢失衡、低氧状态、钙离子浓度紊乱等都可能干扰蛋白质在内质网中的折叠，从而引发内质网应激。内质网应激影响了神经信号传递及轴突运输，并激活了与细胞死亡等有关的信号通路。

例如，阿尔茨海默病（Alzheimer disease，AD）又称老年性痴呆，是中枢神经系统的慢性退行性疾病。目前认为 AD 的发病机制可能与 β- 淀粉样蛋白（β-amyloid protein，Aβ）前体基因和早老素基因突变有关，结果导致 Aβ 蛋白的合成和分泌呈现异常，过多的 Aβ 蛋白缠绕并沉积于神经元，致使神经元受损，破坏突触膜，引起神经元变性和凋亡。

此外，研究还发现内质网应激与肌萎缩侧索硬化、帕金森病、癫痫、缺血性脑损伤等均有关系。

（2）内质网应激与心血管疾病：内质网应激是引起心血管疾病的主要机制之一。多项研究显示内质网应激是多种心血管疾病（如动脉粥样硬化、缺血性心脏病、心肌肥大、心力衰竭及糖尿病心肌病等）发生、发展的共同通路，干预内质网应激可能成为心血管疾病治疗的新靶点。研究证实，内质网应激重要转录因子 XBP1 在小鼠动脉粥样硬化损伤区高表达，参与小鼠动脉粥样硬化斑块的形成，且与病变的严重程度相关；高同型半胱氨酸血症可引起血管内皮功能紊乱，导致动脉粥样硬化的发生，该过程与激活内皮细胞中内质网应激相关信号通路 IREl/JNK 依赖的凋亡途径有关。研究人员在对急性冠状动脉综合征患者的研究中发现，具有较薄纤维帽的不稳定性斑块中平滑肌细胞和巨噬细胞大量凋亡，内质网应激相关分子大量表达。因此，内质网应激参与动脉粥样硬化斑块的形成在人体内也得到了证实。此外，内质网应激还参与心肌缺血及缺血再灌注引起的心肌损伤，在心力衰竭的发生和发展中也具有重要作用。

（3）内质网应激与其他系统疾病：内质网应激是一个重要的细胞生理现象，参与细胞的各项生物学活动。除了上述疾病外，内质网应激还与糖尿病等代谢性疾病及炎症相关疾病有密切的关系。研究发现内质网应激是慢性代谢疾病的重要标志，也是连接免疫系统与代谢系统的桥梁。内质网被视为“代谢感受器”，与内分泌网络建立密切而广泛的联系。合成代谢活跃的细胞，具有高度发达的内质网，在营养过剩状态下，内质网发生应激，成为触发代谢性疾病的重要因素。研究发现内质网应激通过影响两条信号通路——胰岛素受体底物（insulin receptor substrate，IRS）和磷脂酰肌醇 -3- 激酶（phosphoinositide-3-kinase，PI3K）的代谢信号通路、丝裂原活化蛋白激酶（mitogen-activated protein kinase，MAPK）信号通路，诱导肝、肌肉和脂肪组织胰岛素抵抗的形成，从而促进 2 型糖尿病的发生。此外，内质网应激状态下，UPR 通过介导丝氨酸 / 苏氨酸激酶活化，间接促进 JNK 的磷酸化和激活，进而抑制胰岛素的信号转导，最终促使胰岛素抵抗加重。因此，内质网应激在糖尿病和胰岛素抵抗中起重要的调节作用。

第二节　高尔基复合体

1898 年意大利学者 Camillo Golgi 将猫头鹰脊髓神经节进行银染后发现在细胞质中存在的

一种网状结构，称之为内网器（internal reticular apparatus）。后人为了纪念 Camillo Golgi 而将其命名为高尔基体（Golgi body）。但在此后很长一段时间，有关高尔基体的形态甚至存在与否都存在着很大争议，直到 20 世纪 50 年代应用电镜技术证实高尔基体是由几部分膜性结构构成的复合体，才将其更名为高尔基复合体（Golgi complex）。

一、高尔基复合体的化学组成

作为一种膜性细胞器，高尔基复合体膜的化学成分主要是脂质和蛋白质。大鼠肝细胞的资料表明，高尔基复合体膜约含 40% 的脂质和 60% 的蛋白质。

（一）高尔基复合体膜的脂质成分

大鼠肝细胞化学成分分析结果显示，高尔基复合体膜中脂质成分的比例介于内质网和细胞膜之间（表 4-1）。与内质网相比，高尔基复合体虽然磷脂成分有高有低，但胆固醇含量明显高于内质网，提示高尔基复合体膜流动性较低。

表4-1 内质网膜、高尔基复合体膜和细胞膜脂质组成比较（%）

膜类型	总脂含量	磷脂类型				
		神经鞘磷脂	磷脂酰胆碱	磷脂酰乙醇胺	磷脂酰丝氨酸	胆固醇
内质网膜	61.0	3.4	47.8	36.8	5.6	0.12
高尔基复合体膜	45.0	14.2	31.4	36.5	4.7	0.47
细胞膜	40.0	19.2	32.0	34.4	4.6	0.51

（二）高尔基复合体所含的蛋白质

高尔基复合体膜及腔中含有丰富的蛋白类和酶类。高尔基复合体不同结构的膜上各种酶类的分布并不均一，反映了高尔基复合体不同结构部分存在功能上的差别（表 4-2）。其中，糖基转移酶是高尔基复合体的标志酶，主要包括将寡糖转移到蛋白质上形成糖蛋白的糖基转移酶类以及参与糖脂合成的磺基（硫基）- 糖基转移酶类。

表4-2 高尔基复合体不同区室中几种主要酶的分布

酶	顺面扁囊	中间扁囊	反面扁囊
半乳糖基转移酶			+
乙酰葡糖胺转移酶 Ⅰ		+	
甘露糖苷酶 Ⅰ	+		
甘露糖苷酶 Ⅱ		+	
脂酰基转移酶	+		
唾液酸转移酶			+
酸性磷酸酶			+
磷脂酶		+	
核苷二磷酸酶			+
NADP 酶系		+	
5′- 核苷酶	+	+	+
腺苷酸环化酶	+	+	+

二、高尔基复合体的形态结构

电镜下，高尔基复合体位于核附近，是由大泡、小泡、扁平囊组成的囊泡状膜性细胞器。高尔基复合体的扁平囊是由 3 ～ 8 个扁平的膜性囊泡为主体层叠堆积形成的复合结构，又称为高尔基层叠（Golgi stack）。每个扁平膜囊泡都由一层单位膜围成，厚度 6 ～ 8 nm，与细胞膜厚度相近；囊腔宽 15 ～ 20 nm；相邻膜囊之间距离为 20 ～ 30 nm。小囊泡直径 40 ～ 80 nm，包括表面光滑的囊泡和表面有绒毛样结构的有被小泡（coated vesicle）。一般认为是由附近的粗面内质网芽生而来，从而把内质网中的蛋白质转运到高尔基复合体，因此又称为转运囊泡（transfer vesicle）。这些小囊泡相互融合而形成扁平囊泡。通过这种方式，不但可以完成内质网到高尔基复合体的物质转运，而且也使扁平囊泡的膜成分及其内含物不断得到更新和补充。大囊泡（vacuole）直径 100 ～ 500 nm，由扁平囊末端膨大、离断而形成。因含有高尔基复合体的分泌产物，也称为分泌泡。不同分泌泡在电镜下具有不同的电子密度，可能是其成熟程度不同所致。

高尔基复合体略呈弓形，其凸面朝向细胞核或内质网，称为顺面（*cis*-face），也称形成面（forming face）或未成熟面（immature face）。顺面囊膜较薄（约 6 nm），与内质网膜相似；凹面朝向细胞膜，称反面（*trans*-face），也称成熟面（mature face）或分泌面（secretion face）。反面囊膜较厚（约 8 nm），具有典型的单位膜结构，与质膜相似（图 4-12）。

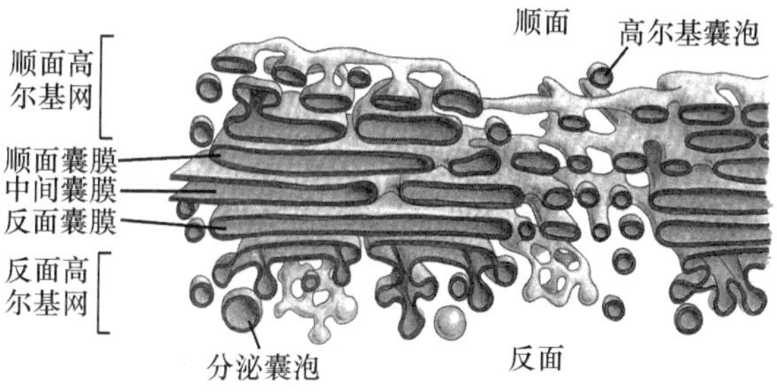

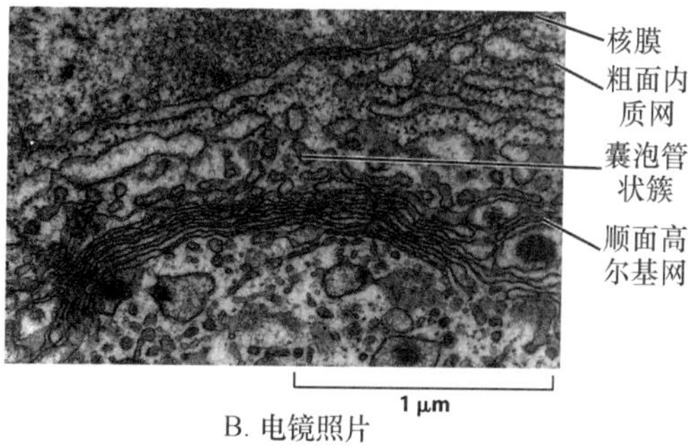

图 4-12　高尔基复合体的形态结构

通过对高尔基复合体的电镜观察、细胞化学分析和三维结构重建，可以将高尔基复合体从顺面到反面，依次划分为三个具有功能结构特征的组成部分。

1. **顺面高尔基网**（*cis*-Golgi network，CGN）　指高尔基复合体顺面扁平囊泡和聚集在其周围的小囊泡（vesicle）构成的网络结构。顺面高尔基网的主要功能是：①对内质网合成的蛋白质和脂质进行分选，并将其大部分转运到中间高尔基网，小部分重新送回内质网；②进行蛋白质修饰。如蛋白质 *O*- 连接糖基化、穿膜蛋白在细胞质基质侧结构域的酰基化等。

2. **高尔基中间膜囊**（medial Golgi stack）　由扁平膜囊层叠而成，是高尔基复合体最具特征的主体结构部分。主要进行糖基化修饰、糖脂形成及与高尔基复合体有关的多糖的合成。

3. **反面高尔基网**（*trans*-Golgi network，TGN）　是由高尔基复合体反面的扁平囊泡和附近的大囊泡连接成的网络结构。反面高尔基网的主要功能是对蛋白质进行分选，最终使其被分泌到细胞外或转运到溶酶体。此外，某些蛋白质的修饰也可在此区域完成，如蛋白质水解、蛋白质酪氨酸残基的硫酸化、α- 半乳糖的唾液酸转移等。

在某些类型的细胞中，高尔基复合体的形态和位置比较恒定，如在神经元常位于核周围，在肝细胞多位于细胞核与毛细胆管间的区域，在具有极性的立方或柱状上皮细胞内则常位于核的上方。在哺乳动物的附睾管上皮可见由多个分散型高尔基复合体融合成一个大的高尔基复合体。

在不同种类的细胞中，高尔基复合体数量也会有所不同。一般来说，具有分泌功能的细胞（如杯状细胞、胰腺外分泌细胞、唾液腺细胞、小肠上皮细胞等），高尔基复合体均比较发达；而在肌细胞及淋巴细胞中，高尔基复合体比较少见。即使在同一类型的细胞中，高尔基复合体也随细胞生理状态的不同而改变，在功能旺盛时大而多，衰老时期变得小而少，甚至消失。

高尔基复合体的发达程度与细胞的分化程度相关。一般来说，凡分化程度高的细胞，如神经细胞、胰腺细胞和肝细胞，高尔基复合体较发达。但也有例外，成熟的红细胞、粒细胞和骨骼肌细胞中，高尔基复合体显著萎缩，甚至消失。

三、高尔基复合体的极性

高尔基复合体各部分结构在化学组成、形态和功能等方面都表现出明显的差异，称为高尔基复合体的极性。

（一）高尔基复合体的各膜囊在形态、化学组成和功能上的差异

在形态上，顺面高尔基网靠近内质网，扁囊较小、较狭窄；而反面高尔基网朝向细胞膜，扁囊偏大、较宽；在化学组成和功能上，高尔基复合体的各部分结构含有不同的酶，形成各自相对独立的生化区室，分别执行不同的功能。

（二）高尔基复合体在执行功能时具有方向性、顺序性

高尔基复合体以“流水线式”操作执行其加工和分选功能，即在上一个结构中完成相应加工后，再到下一个结构，完成下一步加工和分选。由内质网合成的蛋白质通过内质网膜的包裹，形成小囊泡，在高尔基复合体顺面进行膜的融合而参与到顺面高尔基网；顺面高尔基网负责筛选和鉴定从内质网运输来的蛋白质，决定哪些蛋白质可以进入高尔基中间膜囊；高尔基中间膜囊主要含有烟酰胺腺嘌呤二核苷酸磷酸酶等，负责对蛋白质、脂质等物质进行加工和修饰；反面高尔基网进行分选，最后以分泌泡的形式离开高尔基复合体，运送到细胞的特定部位或分泌到细胞外。因此，高尔基复合体在执行蛋白质加工、修饰的生物学功能时是具有方向性和顺序性的。

四、高尔基复合体的功能

高尔基复合体不仅是细胞内物质合成加工的重要场所，而且作为内膜系统的主要结构成分，与其他结构一起构成了细胞内物质转运的特殊通道。

（一）高尔基复合体是细胞内蛋白质运输和分泌的中转站

Palade 等用 ^{3}H- 亮氨酸脉冲标记观察豚鼠胰腺细胞的胰岛素合成过程，结果发现，3 min 后标记的亮氨酸出现在内质网中；约 20 min 后从内质网进入高尔基复合体；120 min 后出现在分泌颗粒内。该实验清楚地显示了分泌蛋白在细胞内的合成和转运过程。此外，溶酶体中的酸性水解酶、多种细胞膜蛋白及胶原纤维等细胞外基质成分也都是经由高尔基复合体进行定向转送和运输的。

（二）高尔基复合体是蛋白质加工的重要场所

高尔基复合体含大量丰富的酶类，可以催化多种反应，可对蛋白质进行加工和修饰，其加工修饰有以下类型。

1. **蛋白质的糖基化**　在内质网合成并经高尔基复合体转运的蛋白质，绝大多数都要经糖基化修饰后形成糖蛋白。*N*- 连接糖蛋白的糖链合成与糖基化修饰始于内质网，完成于高尔基

复合体。粗面内质网合成的 *N*- 连接糖蛋白，转运到高尔基复合体后，其寡糖链末端的寡糖区往往被切除，添加上新的糖基（如半乳糖、唾液酸等）才能成为成熟形式的糖蛋白；*O*- 连接糖蛋白则主要是在高尔基复合体内进行，通常是将寡糖链结合到丝氨酸、苏氨酸和酪氨酸（或胶原纤维中的羟赖氨酸与羟脯氨酸）残基的羟基的氧原子上。*O*- 连接糖基化是由不同的糖基转移酶催化的，每次加上一个单糖。通常首先连接的是 *N*- 乙酰半乳糖，最后连接上唾液酸。

蛋白质糖基化的意义在于：①保护蛋白质，使其免遭水解酶的降解；②作为运输信号，引导蛋白质包装成运输小泡，进行蛋白质的靶向运输；③形成细胞膜表面的糖萼，起到细胞保护、细胞识别及细胞间通讯联络等重要作用。

2. 溶酶体酶的磷酸化　溶酶体酶由粗面内质网合成后在内质网腔中进行 *N*- 连接糖基化，运输到高尔基复合体的顺面高尔基网时，其甘露糖被磷酸化为甘露糖 -6- 磷酸（mannose-6-phosphate，M-6-P），M-6-P 是溶酶体酶的分选信号。甘露糖的磷酸化，不但使其免受高尔基网中甘露糖苷酶的切割，同时也阻止 *N*- 乙酰葡糖胺、半乳糖、唾液酸等的掺入形成其他的分泌蛋白。

3. 蛋白质（或酶）的水解　对蛋白质的水解修饰是高尔基复合体加工修饰功能的另一种体现。某些蛋白质和酶，如胰岛素、甲状腺激素、神经肽等，被运输到高尔基复合体后，在蛋白水解酶作用下被特异性水解，才能成为有生物活性的多肽。例如，内质网中合成的人胰岛素原由 86 个氨基酸残基组成，包括 A、B 两条肽链和有连接作用的 C 肽；当被转运到高尔基复合体时，C 肽被水解切除后，才成为有活性的胰岛素（图 4-13）。

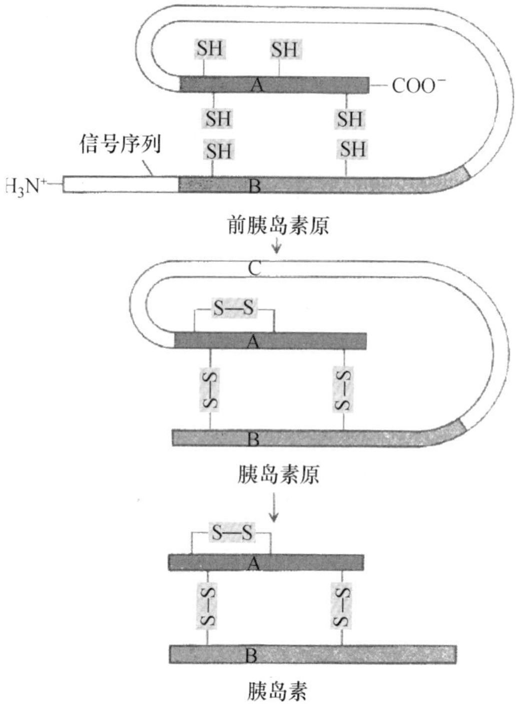

图 4-13　人胰岛素分子的加工成熟

此外，蛋白聚糖类的硫酸化等均发生和完成于通过高尔基复合体的转运过程中。

（三）高尔基复合体是细胞内蛋白质的分选与囊泡运输的枢纽

粗面内质网合成的蛋白质，经高尔基复合体进行不同加工修饰后，带上了不同分选信号，然后被反面高尔基网上不同的膜受体识别，形成不同去向的转运囊泡而被分选、运输至靶部位。这些转运囊泡的可能途径和去向主要有三条：①溶酶体酶以有被囊泡的方式转运到溶酶体；②分泌蛋白以有被囊泡的方式到达细胞膜，与细胞膜融合后分泌到细胞外；③分泌蛋白以有被囊泡的方式暂时贮存在细胞质，再择机分泌到细胞外（图 4-14）。

五、高尔基复合体与医学

高尔基复合体是一种敏感的细胞器。在各种因素影响下，均可出现形态学的改变。

1. 高尔基复合体肥大与萎缩　当细胞分泌功能亢进或代偿性功能亢进时，常常伴随高尔基复合体的肥大。例如，大鼠实验性肾上腺皮质再生实验中，腺垂体细胞分泌促肾上腺皮质激素时，其高尔基复合体显著肥大；当再生完毕，促肾上腺皮质激素分泌下降时，腺垂体细胞的高尔基复合体结构又恢复正常。

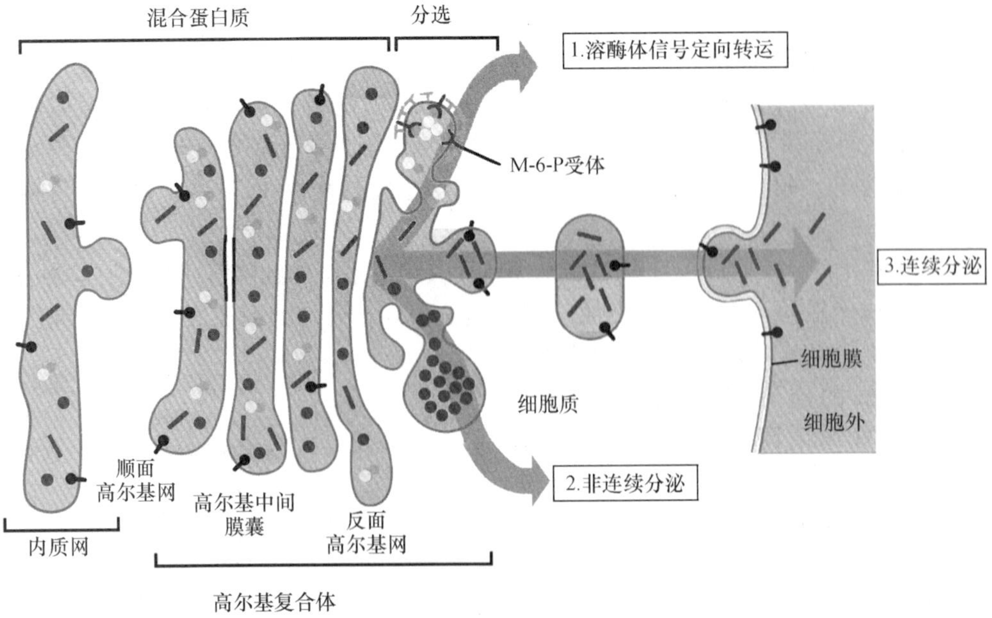

图 4-14 高尔基复合体分选形成的转运囊泡的可能途径和去向

中毒细胞高尔基复合体的结构变化则相反。如脂肪肝的形成是由于毒性物质（如乙醇等）引起的肝细胞中脂蛋白合成和分泌功能丧失所致。此时肝细胞内高尔基复合体发生萎缩、破坏或消失，脂蛋白颗粒明显减少乃至消失。

2. 肿瘤细胞内高尔基复合体的变化 一般说来，分化成熟、分泌旺盛的细胞中高尔基复合体较为发达，幼稚细胞中高尔基复合体则相对较少。肿瘤细胞中高尔基复合体的数量、形态结构及发达程度与其分化程度密切相关。例如低分化的大肠癌细胞中高尔基复合体仅为一些分泌小泡聚集在一起，位于细胞核周围；高分化的大肠癌细胞中高尔基复合体发达，可观察到由顺面高尔基网、高尔基中间膜囊和反面高尔基网等组成的完整的高尔基复合体形态。

3. Ⅱ型黏脂贮积症 又称包涵体细胞病（inclusion cell disease），简称Ⅰ细胞病。由于细胞顺面高尔基网缺乏 *N*- 乙酰氨基葡糖磷酸转移酶，不能形成分选信号 M-6-P，溶酶体酶不能被反面高尔基网的 M-6-P 受体识别和分选，而直接分泌到细胞外，导致患者血液中含有多种溶酶体酶，而溶酶体中却不含应有的溶酶体酶。这类患者溶酶体中没有水解酶，导致底物在溶酶体中大量贮积，形成所谓的“包涵体（inclusion）”。包涵体内沉积有中性、酸性黏多糖和黏脂。患儿出生时即可发现先天性髋关节脱位、男性婴儿腹股沟疝、骨骼异常、运动受限和全身性肌张力低下等诸多异常，通常在 1 岁以后出现心脏收缩期杂音、短颈、胸廓畸形及小头畸形等，大多因感染和心力衰竭而在 2 ～ 8 岁内死亡。

第三节 溶 酶 体

溶酶体（lysosome）是 1955 年 Christian de Duve 在用电镜观察鼠肝细胞时发现的一种膜性细胞器，因内含多种水解酶而得名。溶酶体普遍存在于除哺乳动物成熟红细胞外的真核细胞中，能分解各种内源性和外源性物质，因而也称为细胞内消化器。

一、溶酶体的形态结构和特性

溶酶体是由一层单位膜围成的球状小体（图 4-15），其中膜厚约 6 nm。溶酶体在形态上具有多样性和异质性（heterogeneity），多为圆形或卵圆形，大小不一，直径为 0.2 ～ 0.8 μm，最大的可超过 1.0 μm，最小的直径仅为 0.025 μm。

溶酶体的形态和体积不仅依细胞不同而异，即使在同一细胞也不一样。在大量吞噬了外来物质的细胞（如白细胞、吞噬细胞）中，溶酶体不但体积变大，而且数量增多。一般认为，溶酶体形态的多样性与其在消化过程中所处的阶段有关。

尽管如此，通常说来，一个典型的动物细胞中含有几百个溶酶体，且溶酶体具有以下共同特性（图 4-16）。

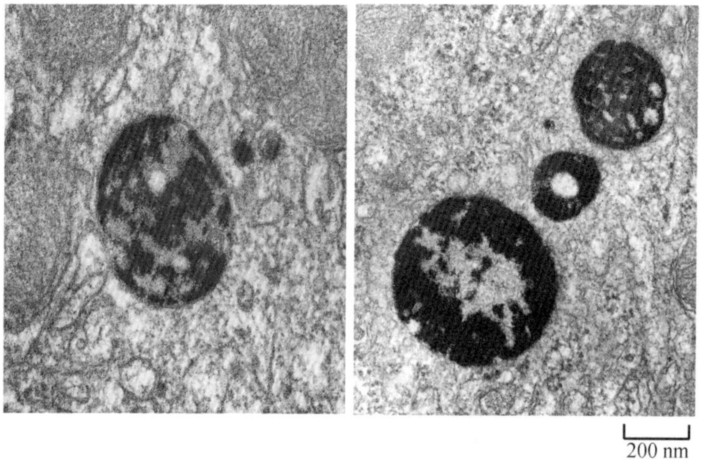

图 4-15　电镜下的溶酶体

（一）含多种酸性水解酶

溶酶体中所含酶类达 60 多种，包括蛋白酶、核酸酶、脂酶、磷酸酶、糖苷酶、溶菌酶等。这些酶的最适 pH 通常为 3.5 ～ 5.5，故又称为酸性水解酶。其中酸性磷酸酶为溶酶体的标志性酶。这些酶能够将机体中几乎所有的生物活性物质，包括蛋白质、脂质、糖类和核酸等进行消化分解（图 4-16）。

（二）腔内为酸性环境

溶酶体膜上镶嵌有质子泵，能水解 ATP 释放出能量，将 H^+ 泵入溶酶体；同时在溶酶体膜上有 Cl^- 通道蛋白，可向溶酶体中运入 Cl^-。两种运输蛋白作用的结果，相当于向溶酶体运输了 HCl，维持了溶酶体酶发挥作用所需的酸性环境（图 4-16）。

（三）膜高度稳定

溶酶体内含有能降解几乎所有细胞组分的酸性水解酶，因此要求溶酶体在活细胞中必须保持高度稳定，这与溶酶体膜的稳定性有关，可能机制是：①溶酶体膜富含高度糖基化的膜整合蛋白——溶酶体膜糖蛋白（lysosomal membrane glycoprotein，LGP），LGP 的寡糖链伸向溶酶体膜腔面，防止溶酶体内酸性水解酶对自身膜结构的消化分解；②溶酶体膜中含有较多促进膜稳定的胆固醇。

（四）膜转运蛋白丰富

这些转运蛋白能将溶酶体消化水解的产物运出溶酶体，供细胞重新利用或排出细胞外

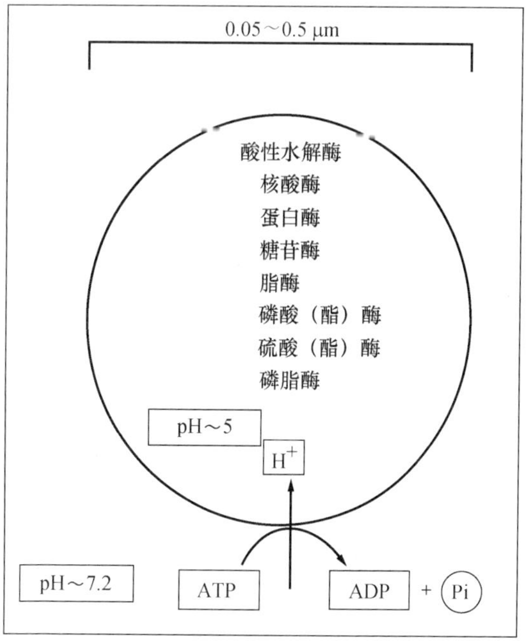

图 4-16　溶酶体所含酶类及膜的特性

（图 4-16）。

正常情况下，溶酶体膜是相当稳定的，且其通透性较小，只允许分子量 300 Da 以下的物质通过，从而有效地将溶酶体内的酶与细胞的其他结构隔离，有效地保护细胞免受自身溶酶体酶的消化。病理情况下，溶酶体膜的通透性增加，造成溶酶体酶外漏到细胞质，引起细胞自溶。

二、溶酶体的类型

（一）传统分类

溶酶体主要分为初级溶酶体和次级溶酶体两类。

1. **初级溶酶体**（primary lysosome） 是指由反面高尔基网出芽而形成的只含水解酶、不含作用底物的溶酶体。在形态上一般是透明的圆球状。其中的酶处于非活性状态，尚未进行消化活动。

2. **次级溶酶体**（secondary lysosome） 是指初级溶酶体与含底物的小泡相融合，水解酶被激活，将要或正在进行消化活动的溶酶体。次级溶酶体体积较大，外形不规则，囊腔内含正在消化分解的物质颗粒或残损的膜碎片。

（二）根据吞噬物分类

根据溶酶体吞噬的内容物不同，也可将其分为内体性溶酶体和吞噬性溶酶体两类。

1. **内体性溶酶体**（endolysosome） 由高尔基复合体出芽形成的囊泡与胞质中的内体（endosome）融合形成。

2. **吞噬性溶酶体**（phagolysosome） 由内体性溶酶体与含有来自于胞内、外不同作用底物的囊泡相互融合而形成。

（三）根据溶酶体底物来源分类

溶酶体又可分为自噬溶酶体、异噬溶酶体和残余体。

1. **自噬溶酶体**（autophagic lysosome） 由自噬体与内体性溶酶体融合后形成。其底物为细胞内的一些内源性物质，包括细胞内衰老或损伤破碎的细胞器（如线粒体和内质网等）和细胞内生物大分子（如脂质和糖原等）。这些内源性物质被内膜系统的膜包囊形成自噬体（autophagosome），随后与内体性溶酶体融合而形成自噬溶酶体，将内源性物质消化分解，此过程称为自噬作用（autophagy）（图 4-17）。

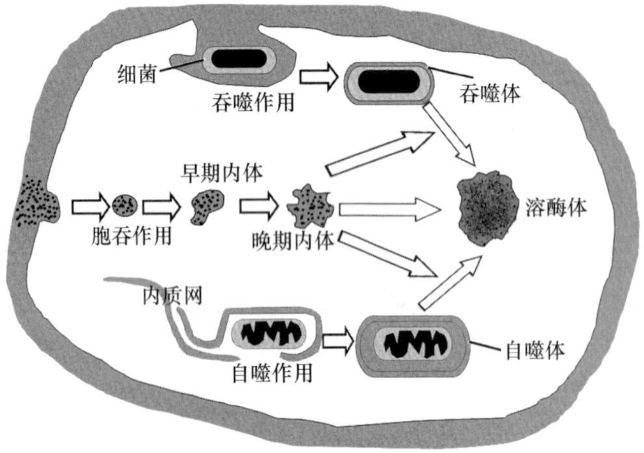

图 4-17 自噬溶酶体和异噬溶酶体的形成过程

2. **异噬溶酶体**（heterophagic lysosome） 由异噬体与内体性溶酶体结合后形成。异噬体多为胞吞的外源性物质。若外源性物质为固体，通过细胞的吞噬作用被摄入细胞内形成吞噬体（phagosome）或吞噬小体；若外源性物质为液体，通过细胞的胞饮作用被摄入细胞内形成吞饮体（pinosome）或吞饮小泡。二者统称异噬体，随后被消化分解，此过程称为异噬作用（heterophagy）（图 4-17）。

3. 残余体　当吞噬性溶酶体中的消化活动接近完成时，水解酶的活性下降，一些底物不能被完全分解而残留在溶酶体内。随着酶活性降低至最终消失，吞噬性溶酶体的消化功能也同时结束，因此被称为终末溶酶体或残余体（residual body）。残余体可通过胞吐作用排出细胞，有的则残留在细胞内，导致细胞功能障碍和衰老。

最常见的残余体有脂褐素、髓样结构和含铁小体。脂褐素（lipofuscin）是由单位膜包裹的、形态不规则的小体，内含脂滴和电子密度不等的深色物质。常见于衰老的神经细胞、心肌细胞及肝细胞。髓样结构（myelin figure）是一种直径 0.3 ～ 3 μm 的膜性小体，最显著的特征是内含板层状、指纹状或同心圆层状排列的膜性物质，因其形态类似于神经髓鞘而得名。常见于单核巨噬细胞系统的细胞、大肺泡细胞等正常细胞和肿瘤细胞、病毒感染的病变细胞。含铁小体（siderosome）内部充满电子密度较高的含铁颗粒，颗粒直径为 50 ～ 60 nm。当机体摄入大量铁质时，在肝、肾等器官组织的巨噬细胞中常可观察到许多含铁小体。

综上所述，不同的溶酶体类型其实是按照功能状态而人为划分的，它们是溶酶体在不同功能状态的转换形式，其转换关系如图 4-18。

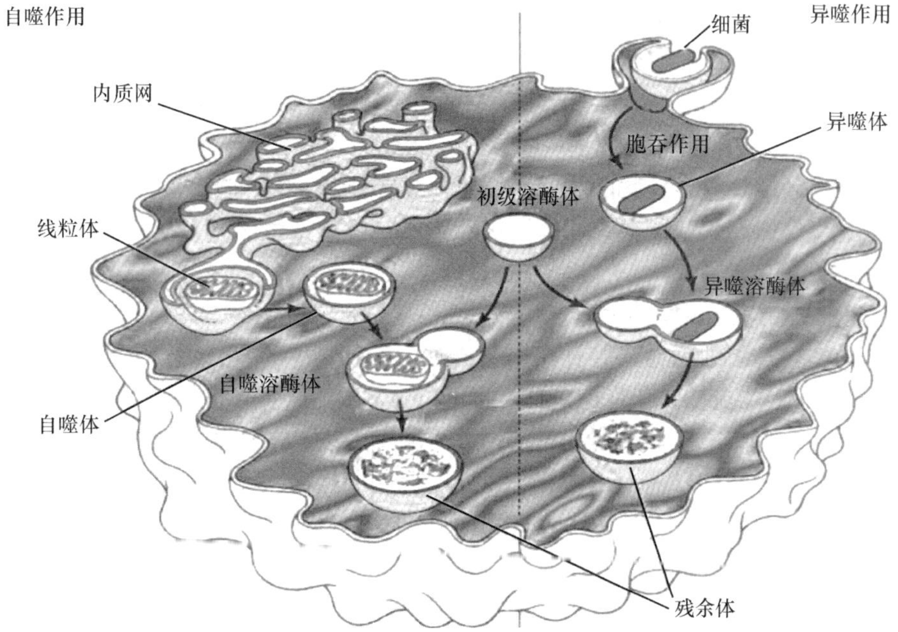

图 4-18　溶酶体功能类型的转换关系

三、溶酶体的发生

溶酶体的形成过程比较复杂，既有内质网和高尔基复合体参与，还与细胞的胞吞过程密切相关，是一个集细胞内物质合成、加工、包装、运输和结构转化等为一体的复杂而有序的过程。其形成机制比较清楚的是甘露糖 -6- 磷酸（M-6-P）途径，主要包括以下几个阶段（图 4-19）。

（一）溶酶体酶蛋白前体在粗面内质网进行合成、初加工和转运

在粗面内质网上最初合成的是溶酶体酶蛋白前体，随后经过糖基化后形成了具有 *N*- 连接的富含甘露糖的糖蛋白。最后，内质网以出芽的方式将溶酶体酶蛋白前体包裹成膜性小泡，转运到顺面高尔基网。

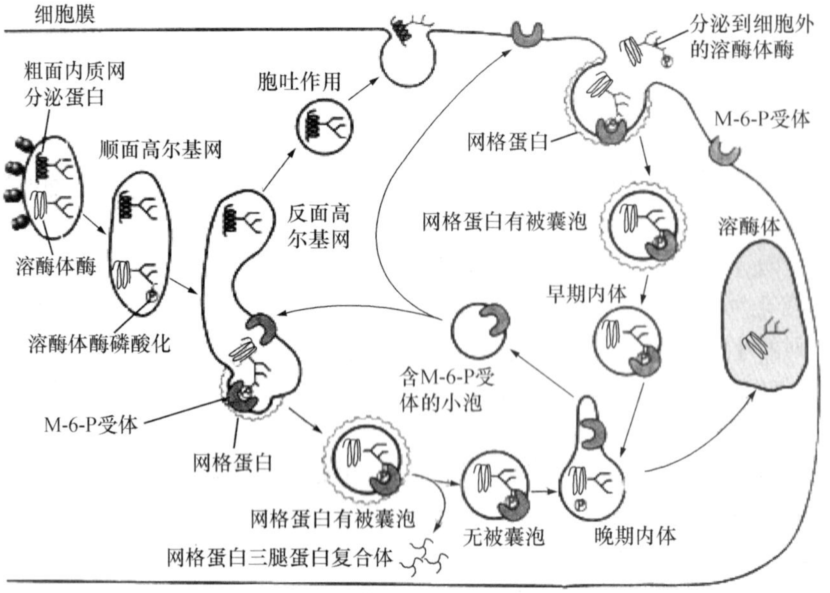

图 4-19　内体性溶酶体发生过程示意图

（二）富含甘露糖的溶酶体酶蛋白前体在高尔基复合体进行标记、分选和转运

在顺面高尔基网腔内，通过*N*-乙酰氨基葡萄糖磷酸转移酶（*N*-acetylglucosamine-1-phosphate transferase）的催化，定位于溶酶体的酸性水解酶前体寡糖链上的甘露糖残基被磷酸化形成M-6-P。M-6-P是溶酶体酶分选的重要识别标志，可被反面高尔基网膜上的M-6-P受体识别并结合，触发高尔基复合体局部出芽和膜外胞质侧网格蛋白的组装，形成网格蛋白有被囊泡。该小泡在脱离反面高尔基网时，脱掉衣被成为无被囊泡，游离到细胞质中。

（三）内体性溶酶体的形成

在细胞质中，无被囊泡与细胞内的内体（endosome）融合，形成内体性溶酶体（endolysosome）。内体也称为内吞体，是由细胞通过胞吞作用形成的一类异质性的脱衣被囊泡，按照发生阶段分为早期内体（early endosome）和晚期内体（late endosome）。参与形成内体性溶酶体的内体为呈现酸性环境的晚期内体。最初形成的早期内体囊腔中的pH与细胞外液相同（pH 7.0～7.4），当与胞内运输小泡融合后形成晚期内体，由于其膜上存在质子泵，能将胞质中的H^+泵入其内，从而使晚期内体中的pH呈酸性。

（四）溶酶体的成熟

内体性溶酶体内pH下降到6左右，实际已成为一种酸性区室（acidic compartment）。在酸性环境中，溶酶体酶蛋白前体与M-6-P受体分离；酶蛋白前体去磷酸化而成熟。同时，卸载的M-6-P受体通过溶酶体膜的出芽、脱落，以运输小泡的形式返回到反面高尔基网膜上参与受体再循环或到达细胞膜上。至此，成熟形式的溶酶体形成。

此外，极少数分泌到细胞外的溶酶体酶可被细胞膜上的M-6-P受体识别，通过内吞作用进入细胞内形成早期内体。

从溶酶体的发生过程不难看出，溶酶体膜来自于高尔基复合体和晚期内体，而溶酶体酶合成于粗面内质网，其分选则在高尔基复合体进行。

四、溶酶体的功能

作为细胞内的消化器官，溶酶体中所含的酸性水解酶能降解几乎所有的生物大分子。因此溶酶体的生物学功能都是建立在其对物质的消化和分解作用基础上的。

（一）参与细胞防御

细胞防御是机体防御系统的重要组成部分，溶酶体具有强大的物质消化分解能力，这是细胞实现防御功能的基本保证。巨噬细胞吞入的细菌、病毒，在巨噬细胞发达的溶酶体的作用下被消化分解而清除。此外，巨噬细胞还可将消化产物加工成有免疫原性的抗原复合物，提呈抗原给淋巴细胞，启动淋巴细胞进行免疫应答，对于机体抵御细菌等微生物入侵起着极其重要的作用。

（二）参与细胞结构成分的更新

细胞自身物质包括细胞内的大分子和细胞器，均有一定的寿命，许多生物大分子存活时间只有数小时到数天；线粒体的生存期只有 10 天左右。溶酶体能够对细胞内损伤或衰老的细胞器进行消化而将其清除，分解为可被细胞重新利用的小分子，从而保证了细胞内环境的稳定，同时也有利于细胞器的更新。

（三）提供细胞营养

溶酶体对吞噬的大分子进行消化作用，也是细胞获取营养的一个重要途径。在细胞饥饿状态下，溶酶体可通过分解一些细胞内的大分子物质来提供营养和能量，维持细胞的基本生存。

（四）参与机体组织器官的形态形成

在胚胎发育过程中，溶酶体通过自溶作用除去不必要的细胞或组织。例如发育过程中指（趾）间大部分蹼结构的消失，就是溶酶体发挥自溶作用造成的。又如蝌蚪变态期其尾部细胞的溶酶体数量增多、溶酶体膜破裂，释放出来的水解酶引起细胞破坏，尾部消失。

（五）参与受精过程

顶体反应是受精的先决条件。顶体（acrosome）位于动物精子顶端，含多种水解酶，包括透明质酸酶、放射冠分散酶、顶体酶、酸性磷酸酶、蛋白水解酶等。当精卵识别时，精子顶体接触到卵细胞外被，释放水解酶溶解、消化卵细胞周围的滤泡细胞及卵细胞外被，为精子进入卵细胞完成受精作用打开通道。

（六）参与激素合成及激素水平调节

溶酶体参与了激素的合成、加工及成熟等活动，但在类固醇激素和肽类激素的分泌过程中发挥不同的作用。在分泌类固醇激素的细胞中，溶酶体主要是提供激素合成原料。如将摄入的血浆脂蛋白水解为胆固醇；将细胞内脂滴中贮存的胆固醇酯水解为游离胆固醇等。而在分泌肽类激素的细胞中，溶酶体主要是将尚未加工完毕的激素水解转化为成熟的、分泌形式的激素。如在甲状腺上皮细胞中合成的甲状腺球蛋白分泌到滤泡腔内碘化后，被重新吸收到滤泡上皮内形成大脂滴，与溶酶体融合后，被其中的组织蛋白酶 D 和酪氨酸酸性羟基肽酶水解为有活性的甲状腺激素，然后释放到胞外发挥作用。此外，分泌肽类激素的细胞已合成的激素并不全部释放，有 15% ～ 50% 的激素在细胞内被溶酶体降解而被清除，调节激素的分泌水平。该作用方式称为分泌自噬（crinophagy）。

（七）参与某些腺体组织细胞分泌过程的调节

在一些腺体组织细胞分泌过程中，溶酶体也发挥着调节作用。例如，哺乳期大鼠中止哺乳后，母鼠的催乳素细胞进入分泌抑制状态，溶酶体即与不同成熟阶段的分泌颗粒融合，并将其消化降解。这种现象反映了细胞具有调节自身分泌量的机制。

五、溶酶体与医学

溶酶体酶活性或膜稳定性异常都会影响细胞功能的行使，引发相应的疾病。

（一）溶酶体酶缺乏导致的贮积症

溶酶体某些酶缺乏可导致相应底物不能分解而贮积在溶酶体内，造成代谢障碍，引发多种先天性溶酶体病，称为溶酶体贮积症（lysosomal storage disease）。

1. **GM_2 神经节苷脂贮积症变异型 B**（GM_2 gangliosidosis variant B） 又称家族性黑矇性痴呆（Tay-Sachs disease）。其病因是溶酶体缺少 β- 氨基己糖苷酶 A，无法将 GM_2 神经节苷脂糖链末端的 *N*- 乙酰半乳糖切下而使之降解，导致神经系统、心、肝等组织的溶酶体内具有毒性的 GM_2 神经节苷脂大量积累，影响细胞功能。患者表现为渐进性失明、痴呆和瘫痪。

2. **Ⅱ型糖原贮积症**（glycogen storage disease type Ⅱ） 又称 Pompe 病，由于患者的常染色体隐性基因的缺陷，不能合成 α-1,4- 葡萄糖苷酶，致使糖原无法被分解而积累于溶酶体内，使溶酶体越来越大，大部分细胞质被溶酶体所占据。此病多见于婴儿，症状为肌无力、进行性心力衰竭等。

（二）溶酶体膜稳定性异常导致的疾病

1. **硅沉着病** 又称矽肺，是一种溶酶体膜稳定性下降，溶酶体酶释放而引起的职业病。经肺吸入的含有 SiO_2 的粉尘被肺内的巨噬细胞吞噬形成吞噬体，然后与初级溶酶体融合转化成吞噬性溶酶体。在溶酶体中形成硅酸，硅酸以非共价键方式与溶酶体膜或其上的阳离子结合，降低溶酶体膜的稳定性，致使溶酶体膜破裂，大量溶酶体酶释放入细胞质中，引起巨噬细胞自溶、死亡，释放出的 SiO_2 又被其他巨噬细胞吞噬，如此反复，导致大量巨噬细胞死亡。死亡的巨噬细胞释放出致纤维化因子，刺激成纤维细胞增生并分泌大量胶原，这些胶原纤维在肺部大量沉积形成纤维化结节，使肺的弹性降低、肺功能受损。

2. **痛风** 痛风是以高尿酸血症为主要临床生化指征的嘌呤代谢紊乱性疾病。当尿酸盐生成与排出失衡时，血尿酸盐升高，以结晶形式沉积于关节及多种组织中，并被白细胞吞噬。被吞噬的尿酸盐结晶以氢键和溶酶体膜结合，改变溶酶体膜的稳定性，溶酶体中水解酶释放，引起白细胞自溶坏死，导致沉积部位组织的急性炎症反应。

此外，类风湿关节炎的发病原因目前尚不完全清楚，但由该病引起的关节软骨细胞的侵蚀，却被认为是由于细胞内的溶酶体膜脆性增加，溶酶体酶局部释放而侵蚀软骨细胞所致。

第四节 过氧化物酶体

1954 年，J. Rhodin 在电镜下观察小鼠肾近曲小管上皮细胞时发现的一种膜性细胞器，称之为微体（microbody）。现已确认其普遍存在于细胞中，并根据其含有氧化酶和过氧化氢酶的特点而定名为过氧化物酶体（peroxisome）。

一、过氧化物酶体的形态结构

电镜下，过氧化物酶体是由一层单位膜包裹的膜性细胞器，呈圆形或卵圆形，有时也呈半月形或长方形，大小为 0.2 ～ 1.7 μm（图 4-20）。过氧化物酶体中常含电子密度高、排列规则的晶格结构，称为类核体（nucleoid）或类晶体（crystalloid），为尿酸氧化酶的结晶。人和鸟类细胞中过氧化物酶体不含尿酸氧化酶，因而无该结晶。

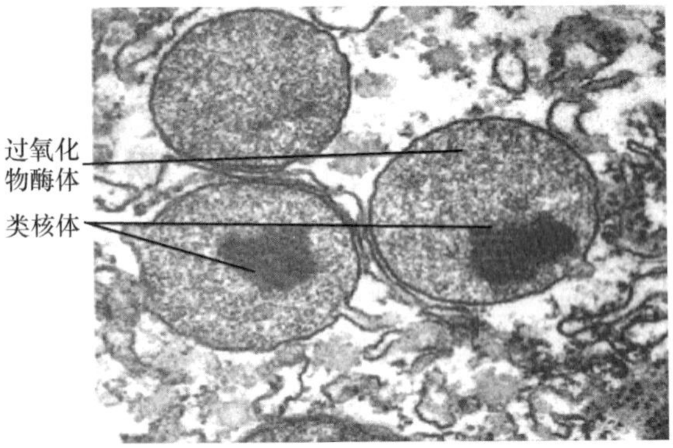

图 4-20 鼠肝细胞过氧化物酶体电镜图

二、过氧化物酶体的酶

过氧化物酶体和溶酶体一样，属于异质性细胞器。不同过氧化物酶体不仅在形态、大小上具有多样性，其中所含的酶种类和数量也不同。目前已在过氧化物酶体中鉴定出 40 多种酶，但尚未发现哪种过氧化物酶体包含了全部的酶。根据性质可将过氧化物酶体中的酶大致分为三类。

1. **氧化酶类**　包括尿酸氧化酶、D- 氨基酸氧化酶、L-α- 氨基酸氧化酶等黄素（FAD）依赖氧化酶类。氧化酶类占全部酶总量的 50% ～ 60%。尽管作用底物不同，但其共同特征是在氧化底物的同时，把氧还原成过氧化氢。反应通式为：

$$RH_2 + O_2 \xrightarrow{\text{氧化酶}} R + H_2O_2$$

2. **过氧化氢酶类**　过氧化氢酶约占酶总量的 40%，存在于几乎所有过氧化物酶体中，因而被视为过氧化物酶体的标志性酶。其作用是将过氧化氢还原成水。反应通式为：

$$2H_2O_2 \xrightarrow{\text{过氧化氢酶}} O_2 + 2H_2O$$

3. **过氧化物酶类**　过氧化物酶可能仅存在于少数几种细胞（如血细胞）的过氧化物酶体中，作用与过氧化氢酶一样。

三、过氧化物酶体的功能

（一）清除细胞代谢过程中产生的过氧化氢等毒性物质，发挥解毒作用

过氧化物酶体的主要功能是解毒。其中的氧化酶可利用分子氧，通过氧化反应去除特异有机底物上的氢原子，生成过氧化氢；而过氧化氢酶又能利用过氧化氢来氧化其他底物，如甲醛、酚、甲酸和醇等。

氧化酶与过氧化氢酶作用的偶联形成了一个由过氧化氢协调的简单的呼吸链，这既是过氧化物酶体的重要特征，也是其主要功能。其主要作用方式包括（图 4-21）：①在氧化酶作用下，底物 RH_2 将电子传递给分子氧，生成过氧化氢，过氧化氢再被过氧化氢酶还原成水；②还原的电子来自其他的小分子物质（$R'H_2$）；③如果没有其他供体，还原的电子可来自于过氧化氢本身。通过这一呼吸链，不但可以有效地消除细胞代谢过程中产生的氧化性极强的过氧化氢，同时也可使甲醛、甲酸、乙醇等毒性物质失活，从而对细胞起到保护作用。该反应对肝、肾组织细胞尤为重要，例如饮酒时进入体内的乙醇，大约 25% 是通过这种方式被氧化成乙醛而解除毒性的。

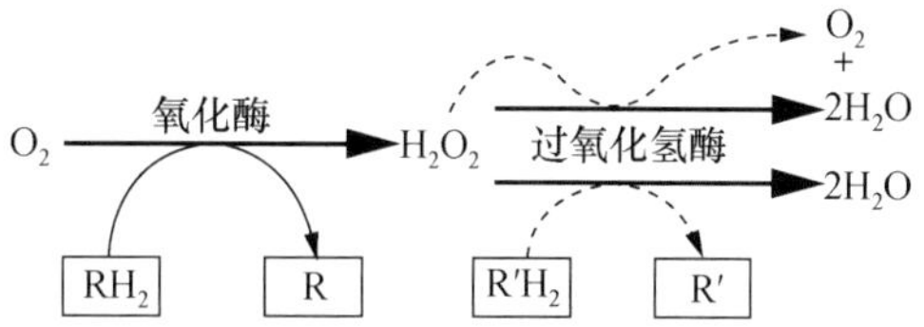

图 4-21　氧化酶与过氧化氢酶催化作用相偶联形成的呼吸链

（二）调节细胞内的氧浓度，使细胞免受高浓度氧的损害

氧化酶利用分子氧氧化底物，这对细胞内氧浓度的调节具有重要作用。研究表明，肝细胞内的氧 20% 由过氧化物酶体消耗，氧化产生的能量以产热的方式消耗掉；80% 供给线粒体进行氧化磷酸化，氧化产生的能量用于合成 ATP。线粒体和过氧化物酶体对氧的敏感性是不一样的：线粒体氧化最佳氧浓度是 2% 左右，增加氧浓度并不会提高线粒体的氧化能力；而过氧化物酶体的氧化能力随氧浓度增高而逐渐上升。因此，如果细胞处于高浓度氧的情况下，过多的氧由过氧化物酶体消耗而得以有效调节，使细胞免遭高氧浓度的损伤。

（三）进行脂肪酸的氧化，参与细胞代谢活动

除了在线粒体中进行脂肪酸的氧化外，动物组织可以利用过氧化物酶体中的氧化酶对 25% ～ 50% 的脂肪酸进行氧化。或使脂肪酸转化为乙酰辅酶 A 以备生物再利用；或直接给细胞提供热能。

四、过氧化物酶体的发生

过氧化物酶体的发生方式有两种。一种方式是分裂繁殖，与线粒体一样，通过二分裂

法，从原有的过氧化物酶体分裂而来。另一种方式是从头合成，即先由内质网通过出芽的方式，释放出未成熟的囊泡状结构，称之为过氧化物酶体前体，再在细胞质中装配为成熟的过氧化物酶体。

五、过氧化物酶体与医学

过氧化物酶体病理性改变表现为过氧化物酶体数量、体积、形态等的异常，也可表现为过氧化物酶缺乏及功能障碍。

例如在病理性肝炎、甲状腺功能亢进、慢性乙醇中毒或慢性低氧血症等疾病患者肝细胞内，可见过氧化物酶体数量增加；若甲状腺功能低下、脂肪变性或高脂血症等，则可见过氧化物酶体数量减少、老化或发育不全。肝肿瘤细胞中，过氧化物酶体的数目减少，且其数目与肿瘤细胞的生长速度呈反比。

过氧化物酶体结构和功能异常可导致过氧化物酶体病。近年来，越来越多的过氧化物酶体病被发现。如脑肝肾综合征（Zellweger 综合征）患者脑、肝、肾均发生严重异常。可能是由于基因突变导致过氧化物酶体中酶输入的障碍而呈现空泡状。过氧化物酶体病严重程度与缺乏酶的种类和数量有关，如肾上腺脑白质营养不良（adrenoleukodystrophy，ALD），仅缺失一种过氧化物酶体的酶，因而临床症状最轻。

第五节　细胞内蛋白质的分选和运输

实验表明，以一个直径为 10 μm 的 Hela 细胞为例，其细胞内含有 10×10^9 个蛋白质分子。细胞各部位所需要的蛋白质分子在结构和功能上均各不相同。细胞内的蛋白质除极少部分是在线粒体和叶绿体的核糖体上合成外，绝大多数都是在细胞质核糖体上合成的。这些蛋白质最终是如何从细胞质运输到其靶部位而发挥功能的？本节重点介绍蛋白质的分选和运输。

蛋白质分选（protein sorting）指生物体根据蛋白质自身的信号序列系统，在细胞不同部位合成蛋白质，然后进一步分类运输到细胞的指定部位，并装配成具有一定结构与功能的复合体参与细胞生命活动的过程。被分选的蛋白质本身所含的分选信号决定了蛋白质的最终去向。缺乏分选信号的蛋白质最终定位于细胞质基质。

一、分选信号的不同决定了蛋白质去向的差异

事实上，在细胞内存在着多种类型的分选信号，它们的氨基酸序列（氨基酸组成与数目）各有差异，在蛋白质分子中的位置也不同，可以位于蛋白质肽链的 N 端，也可位于 C 端，甚至可以位于肽链的中间（表 4-3）。

表4-3　决定蛋白质去向的几种典型的分选信号

蛋白质类型	分选信号序列
核输入蛋白	-Pro-Pro-Lys-Lys-Lys-Arg-Lys-Val-
核输出蛋白	-Leu-Ala-Leu-Lys-Leu-Ala-Gly-Leu-Asp-Ile-
线粒体输入蛋白	$^{+}H_3N$-Met-Leu-Ser-Leu-Arg-Gln-Ser-Ile-Arg-Phe-Phe-Lys-Pro-Ala-Thr-Arg-Thr-Leu-Cys- Ser-Ser-Arg-Tyr-Leu-Leu-
过氧化物酶体输入蛋白	-Ser-Lys-Leu-COO^-
内质网输入蛋白	$^{+}H_3N$-Met-Met-Ser-Phe-Val-Ser-Leu-Leu-Leu-Val-Gly-Ile-Leu-Phe-Trp-Ala-Thr-Glu-Ala-Glu-Gln-Leu-Thr-Lys-Cys- Glu-Val-Phe-Gln-
内质网驻留蛋白	-Lys-Asp-Glu-Leu-COO^-

游离核糖体合成的蛋白质：输送到细胞核的蛋白质带有核定位信号（nuclear localization signal，NLS），可位于蛋白质的任何部位；输送到线粒体的蛋白质带有转运肽（transit peptide）；输送到过氧化物酶体的蛋白质 C 端有三肽组成的过氧化物酶体引导信号（peroxisomal targeting signal，PTS）。

附着核糖体合成的分泌蛋白和膜蛋白：输送到调节性分泌小泡中的分泌蛋白带有浓缩信号（concentrating signal）；输送到溶酶体的蛋白质带有 M-6-P 信号；而内质网驻留蛋白，在 C 端带有 KDEL（可溶性蛋白）或 HDEL（膜蛋白）信号；高尔基复合体不同囊膜驻留蛋白则带有不同的分选信号。

二、囊泡运输

胞内蛋白质的运输方式主要以囊泡运输为主，此外还包括核膜孔（门孔）运输和跨膜运输（图 4-22）。

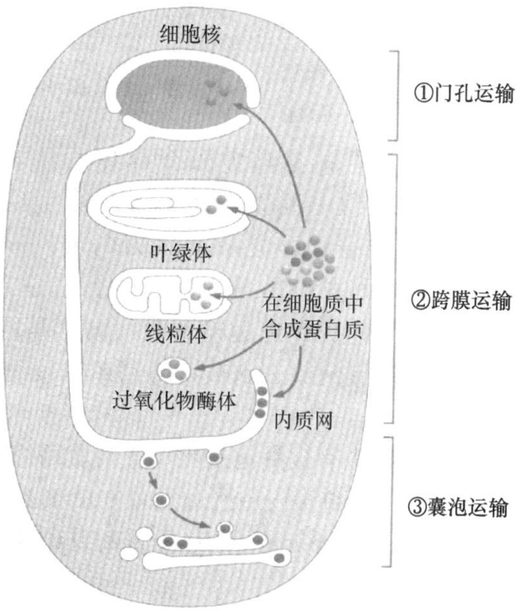

图 4-22　细胞内蛋白质的运输方式

蛋白质在膜性细胞器之间的运输，是通过各种膜性的运输囊泡来完成的。膜性囊泡以出芽的形式从供体细胞器或质膜生成后，携带着运送的物质到达受体细胞器或质膜，并与之融合，此过程称为囊泡运输（vesicle transport）。囊泡运输是真核细胞特有的一种物质转运形式。

（一）囊泡是细胞内物质定向运输的主要载体

与内质网、高尔基复合体、溶酶体等细胞内相对稳定的固有膜性结构不同，囊泡是一种动态膜性结构，是细胞内物质定向运输的载体和功能表现形式。据推测，10 种以上的囊泡能承担细胞内物质定向运输的功能。目前较为清楚的主要是两种类型的囊泡：网格蛋白（clathrin）包被的网格蛋白有被囊泡（clathrin-coated vesicle）和包被蛋白（coat-protein，COP）包被的囊泡。后者又分为两个亚类，即 COP Ⅰ有被囊泡（COP Ⅰ-coated vesicle）和 COP Ⅱ有被囊泡（COP Ⅱ-coated vesicle）。

1. 网格蛋白有被囊泡产生于细胞膜和高尔基复合体　网格蛋白有被囊泡可由细胞膜通过受体介导的内吞作用形成，也可产生于高尔基复合体（图 4-23）。通过细胞内吞作用形成的网格蛋白有被囊泡（有被小泡）将胞外物质转送到细胞质，或从内体输送到溶酶体；由高尔基复合体产生的网格蛋白有被囊泡，主要介导从高尔基复合体到溶酶体、内体和细胞外的物质转运。网格蛋白的组成及网格蛋白有被囊泡的形成见第 3 章。

2. COP Ⅱ有被囊泡主要负责蛋白质的正向运输　COP Ⅱ有被囊泡由粗面内质网产生。COP Ⅱ由 5 种亚基组成，其中一种称为分泌相关的 Ras 相关蛋白 1（secretion-associated Ras-related protein 1，Sar1）调节包被的形成。Sar1 是一种小分子的 GTP 结合蛋白，可调节囊泡外被的组装，与 GDP 结合时处于非活性状态；在内质网膜上存在 Sar1-GEF（GEF 为鸟嘌呤核苷酸交换因子，guanine nucleotide exchange factors），在与 Sar1-GDP 结合时可催化 Sar1 上结合的 GDP 转换为 GTP，从而激活 Sar1，使其插入到内质网膜，诱导其他 4 种蛋白亚基（Sec23/Sec24、Sec13/Sec31）依次在内质网膜上聚合和组装，最后出芽形成 COP Ⅱ有被囊泡（图 4-24A、B、C）。

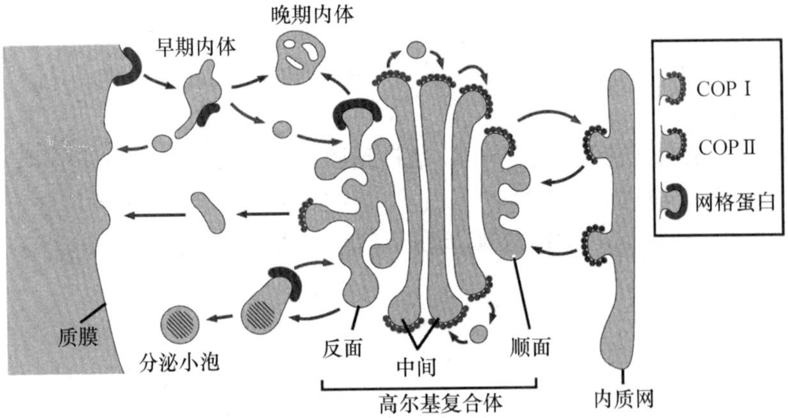

图 4-23 网格蛋白有被囊泡产生的两条途径

COP Ⅱ有被囊泡主要介导物质从内质网到高尔基复合体的正向运输（anterograde transport）。COP Ⅱ囊泡在内质网产生后向高尔基复合体转移的过程中，常常几个囊泡首先彼此融合，形成一个称为内质网-高尔基复合体中间区室（ER-Golgi intermediate compartment，ERGIC）的大囊泡，也称为囊泡小管丛（vesicular-tubular clusters，VTCs），然后以微管作为轨道运输到顺面高尔基网。此时 Sar1 结合的 GTP 水解，促使包被蛋白去装配，有被囊泡脱去衣被，与高尔基复合体形成面的膜融合而将物质运输到高尔基复合体（图 4-24D）。

3. **COP Ⅰ有被囊泡主要负责内质网逃逸蛋白的回收** COP Ⅰ有被囊泡由高尔基复合体出芽生成，主要负责内质网逃逸蛋白的捕捉、回收转运以及高尔基复合体膜内蛋白的逆向运输（retrograde transport）。也有证据表明 COP Ⅰ有被囊泡还能行使从内质网到高尔基复合体的正向运输。

COP Ⅰ是一种由多个亚基组成的多聚体。目前已鉴定了 α、β、β′、γ、δ、ε、ζ 7 种蛋白亚基成分。其中的 α 蛋白也称为装配反应因子（assembly reaction factor，ARF），与 COP Ⅱ中的 Sar1 类似，也是一种 GTP 结合蛋白，可调节包被蛋白复合物的聚合、装配及膜囊泡的转运。

（二）囊泡转运过程是一个高度有序、严格调控的定向物质运输过程

不同来源、不同类型的囊泡，承载和介导不同物质的定向运输。所有的囊泡都必须沿着一定路径，以特定的运输方式，最后锚定于既定的靶部位，通过膜的融合而释放运载的物质。

1. **囊泡转运过程受到严格选择和精密控制** 任何来源、任何途径的囊泡转运，都是一个高度有序，并受到严格选择和精密控制的物质运输过程。例如，核糖体合成的蛋白质进入内质网后，首先要决定去留。如果是外运的蛋白质，还要经过一定的修饰、加工和质量检查，内质网膜才能以出芽的方式形成囊泡转运到高尔基复合体。如果内质网驻留蛋白或不合格的外输蛋白从内质网逃逸，进入高尔基复合体后会被识别，形成 COP Ⅰ有被囊泡遣返回内质网。

一旦囊泡转运某一环节的调控机制出现异常，则囊泡运输不能正常进行。例如，*sec4* 基因编码的 Sec4 蛋白也是一种 GTP 结合蛋白，它在调节非网格蛋白有被囊泡的脱去衣被、与下一个膜性细胞器发生膜融合的过程中具有重要的作用。若 *sec4* 基因突变，则囊泡的脱衣被和后续的融合过程就会受阻失常。而有被囊泡脱去衣被却是各种囊泡转运到下一个目的地、发生膜融合而进行物质转运所必须经历的步骤。

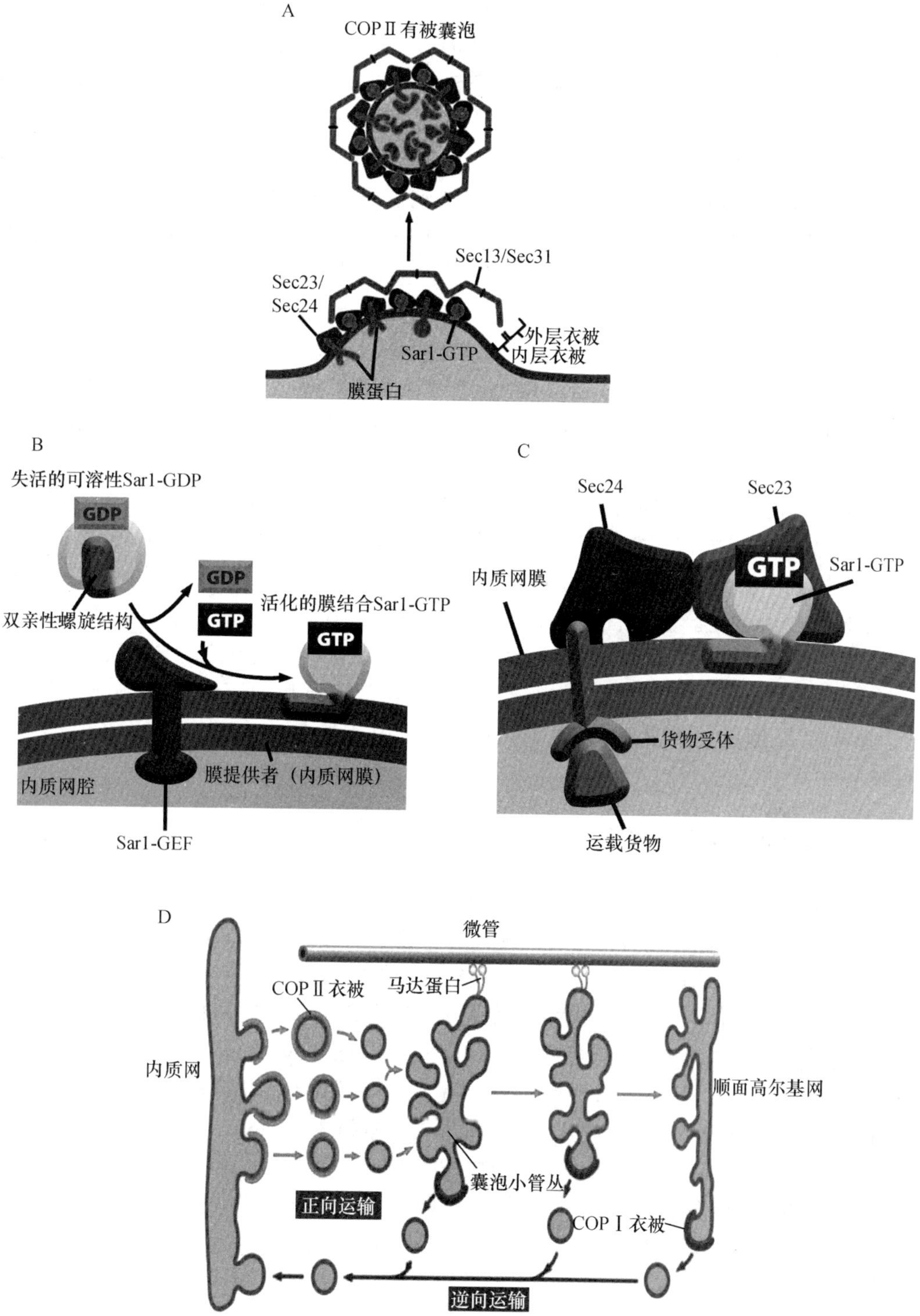

图 4-24　COP Ⅱ和 COP Ⅰ有被囊泡的结构、组装及物质运输

A. COP Ⅱ的结构组成；B. COP Ⅱ的激活；C. COP Ⅱ的组装；D. COP Ⅱ和 COP Ⅰ介导的物质运输

2. **囊泡必须特异性识别并锚定于靶膜并卸载货物**　转运中囊泡一旦到达靶细胞器，必须首先在靶细胞器特异性识别，而后被锚定。换言之，囊泡好比货船，到达目的港口后，只有等到允许，才能停靠，卸载货物。整个过程涉及囊泡识别与囊泡融合两个环节。已知多种蛋白质参与这些过程，其中，囊泡表面的特异性配体和靶细胞器膜上的特异受体相互作用至关重要。

研究表明，可溶性 *N*- 乙基马来酰亚胺敏感因子结合蛋白受体（soluble *N*-ethylmaleimide-sensitive factor attachment protein receptor，SNARE）是一类包括 60 多种成员的家族蛋白。有关这类蛋白的功能，目前在神经元突触中研究较为透彻。囊泡相关膜蛋白（vesicle-associated membrane protein，VAMP）和突触融合蛋白（syntaxin）是 SNARE 家族蛋白的一对成员，负责介导细胞内囊泡的识别与融合。现已证明，转运囊泡表面存在一种 VAMP 类似蛋白，称为囊泡 SNARE（vesicle-SNARE，v-SNARE）；靶细胞器膜上的突触融合蛋白是与 v-SNARE 对应的序列，称为靶 SNARE（target-SNARE，t-SNARE）。v-SNARE 与 t-SNARE 相互识别，特异互补，形同"钥匙和锁"，决定着囊泡的锚泊与融合。最近，随着对 v-SNARE 和 t-SNARE 相互作用的进一步明晰，人们趋向于将 v-SNARE 和 t-SNARE 分别命名为 R-SNARE 和 Q-SNARE，因为它们之间特异性相互作用的氨基酸分别是精氨酸（arginine，R）和谷氨酰胺（glutamine，Q）。R-SNARE 和 Q-SNARE 分子中存在着互补序列，SNARE 序列高度特异性地识别是保证转运囊泡准确停靠到靶膜上，完成囊泡物质定向运输和准确卸载的一个基本机制。

转运囊泡与靶细胞器膜融合，最终将携带的物质转运到靶细胞器，完成囊泡转运过程。实际上，囊泡停泊及融合的过程也是一个复杂的过程。除了 v-SNARE 和 t-SNARE 的参与外，目前还发现一个大的 GTP 结合蛋白（Rab）家族参与此过程。其可能的机制是：①囊泡表面的 Rab 蛋白可被靶膜胞质面的锚定蛋白（anchored protein）所识别，使囊泡锚定在靶膜上；②囊泡表面的 v-SNARE 与靶膜上的 t-SNARE 识别，使囊泡到达靶膜；③ v-SNARE 与 t-SNARE 配对后，彼此缠绕，如绞车般挤压出囊泡膜和靶膜间的水分子，使两者的脂质双分子层靠近，当其距离小于 1.5 nm 时，由于脂质分子的运动而发生膜的融合（图 4-25）。

三、囊泡运输紊乱与医学

囊泡运输系统作为细胞内膜系统稳态的调节者，其高效、精准的运输保证了诸多重要生命活动，例如生长因子和激素的分泌、神经递质的释放、信号转导、细胞生长分化和稳态维持等的正常进行。一旦囊泡运输出现障碍，将导致细胞功能的紊乱，并与许多人类重大疾病，如神经退行性疾病、发育异常、代谢性疾病、感染与免疫缺陷等的发生发展密切相关。

1. **Ⅲ型短肋多指（趾）综合征**（short-rib polydactyl syndrome，SRPS） 又称 Verma-Naumoff 型，是一种常染色体隐性遗传病。是由于编码鞭毛内运输蛋白 80（intraflagellar transport protein 80，IFT80）和编码胞质动力蛋白 2 重链 1（cytoplasmic dynein 2 heavy chain 1，DYNC2H1）的基因发生点突变，导致蛋白质的囊泡运输受阻，胚胎发育中 Sonic Hedgehog 信号转导通路的重要组分 Smoothened 蛋白不能正确定位到成骨细胞的初级纤毛表面，影响细胞增殖而导致骨骼发育不良。患者表现为身材矮小、肢体短小、水平肋骨、小骨盆及多指（趾）等。

2. **腓骨肌萎缩症 2A1 型**（Charcot-Marie-Tooth disease type 2A1，CMT2A1） 多数属于常染色体显性遗传。由于定位于 1p36 的驱动蛋白家族成员 1Bβ（kinesin family member 1Bβ，KIF1Bβ）基因发生点突变，导致轴索内囊泡运输受到限制，所需的营养物质和结构蛋白供给受限，从而导致轴索变性，引起肩胛腓骨肌或视神经萎缩。

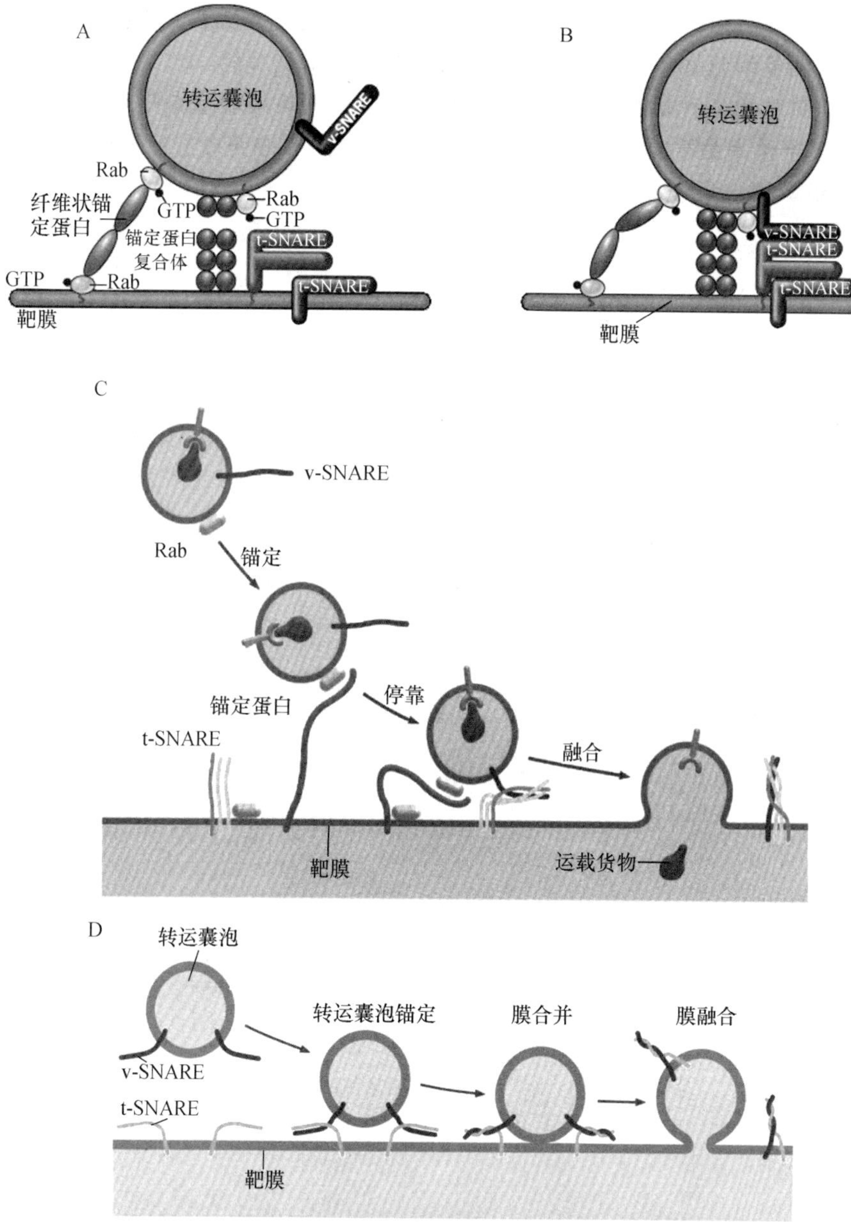

图 4-25　Rab 和 SNARE 指导囊泡与靶膜的停靠和融合

A. 转运囊泡膜上 Rab 识别靶膜上锚定蛋白而锚定在靶膜上；B. v-SNARE 和 t-SNARE 识别、配对而将囊泡停靠到靶膜；C. 转运囊泡锚定、停靠及与靶部位融合全过程；D. SNARE 序列间配对，挤压出膜间水分而诱导囊泡膜和靶膜的融合

小结

内膜系统是细胞长期演化的产物和内部结构不断完善、功能逐渐增强的结果，也是真核细胞区别于原核细胞的一个重要标志。是细胞中在结构、功能乃至发生密切关联的膜性功能体系，共同完成细胞内生物合成及其加工、组装和运输过程。

内质网是由一层单位膜围成的一个三维膜性管网系统。粗面内质网与外输性蛋白的合成、修饰加工及转运密切相关；滑面内质网是以脂质物质合成为主要功能的一个多功能细胞器。高尔基复合体是由不同形态的囊泡组成的膜性复合结构，其整体形态结构和功能均表现出明显极性，在细胞内蛋白质的分选和囊泡的定向运输中起着枢纽作用。溶酶体为一层单位膜包裹的膜性细胞器，主要发挥细胞内消化器的功能。过氧化物酶体也是由一层单位膜包裹而成的膜性细胞器，具有解毒、调节细胞氧张力以及参与脂肪酸的分解等重要功能。

囊泡是真核细胞中的一种动态结构，不仅是细胞物质定向运输的基本形式，而且也是细胞内外物质交换、信号转导的重要途径。主要存在三种囊泡：网格蛋白有被囊泡、COP Ⅱ有被囊泡和 COP Ⅰ有被囊泡。

（王乾兴）

第5章 线粒体

线粒体（mitochondria）是普遍存在于真核细胞中的一种由双层膜包被的重要细胞器，具有较复杂的超微结构和转换能量的功能，在绝大多数动物细胞中，线粒体通过氧化磷酸化为细胞提供能量。因此，线粒体被称为细胞的“动力工厂”。除此以外，线粒体还与细胞分化、信号转导、细胞周期和细胞死亡等过程有密切关系。

第一节　线粒体的发现与进化起源假说

一、线粒体的发现

1894 年，德国生物学家 Altmann 首先在动物细胞内发现一种小的杆状和颗粒状结构，称为生命小体（bioblast），并认为这些颗粒在细胞内是自主生存的，对细胞的遗传和代谢产生影响。1897 年，Benda 将这些结构命名为线粒体（在希腊文，mito 意为丝线，chondrion 意为颗粒）。1900 年，Michaelis 用詹纳斯绿（Janus green）进行活体染色，证明线粒体是细胞氧化还原反应的场所。

1948 年，Hogeboom 等人用分步离心法成功地从肝、肾细胞中分离到了线粒体。该技术的突破性进展，对线粒体的生化及功能研究起了很大的作用，促进了人们对线粒体三羧酸循环、电子传递和氧化磷酸化方面的研究。

20 世纪 50 年代，随着电子显微镜技术在生物医学中的应用，G. Palade、K. Porter 和 F. Sjostrand 在电子显微镜下观察到了线粒体更细微的结构，初步形成线粒体作为能量代谢中心的概念。

1963 年，M. Nass 和 S. Nass 在显微镜下观察，发现线粒体中存在 DNA（mtDNA）。随后，又陆续发现线粒体中还存在 DNA 聚合酶、RNA 聚合酶、氨基酸活化酶、核糖体等自我繁殖所需的基本组分，说明线粒体包含 DNA 转录与翻译系统，是具有一定自主性的细胞器。

近年来，随着电镜技术、冰冻蚀刻技术、生化技术、分子遗传学、分子生物学，特别是生物膜分子水平的研究进展，线粒体结构与功能研究在细胞和分子等各个层次上不断深入和发展。

二、线粒体的进化起源假说

关于线粒体的进化起源目前存在两种假说：内共生假说（endosymbiont hypothesis）和非内共生假说（nonendosymbiont hypothesis）。

（一）内共生假说

内共生假说认为，线粒体来源于细菌。线粒体的祖先原线粒体是一种可进行三羧酸循环和电子传递的革兰氏阴性需氧菌，被厌氧的单细胞前真核生物（proeucaryote）吞噬后，没有被消化，而是留在细胞内。这种需氧菌不仅能进行糖酵解，而且能利用氧气把糖酵解所产生的丙酮酸进一步氧化，并在此过程中释放大量能量。古老的单细胞前真核生物原本是不需氧的，这样一来，借用细菌的氧化分解获得更多的能量。而细菌也可从单细胞前真核生物处获得更多的营养。这样，它们之间形成了互利的共生关系，经过长期的演化，细菌对单细胞前真核生物的依赖性增强，并逐渐丧失了自己固有的一部分基因，演变成为线粒体。

支持内共生假说的依据有许多：①线粒体的 DNA 呈环状，且不与组蛋白结合，这与真核细胞不同，而与细菌相似；②线粒体的核糖体为 70S，与细菌相同，而真核细胞的核糖体为 80S；③线粒体的蛋白质合成过程更接近于细菌，其与 mRNA 的合成偶联在一起，蛋白质合成起始的 tRNA 也是 *N*- 甲酰甲硫氨酰 tRNA，其蛋白质合成也都受氯霉素、红霉素所抑制，这些都与真核细胞蛋白质合成过程截然不同；④线粒体的内膜和外膜在结构与功能上有很大差别，外膜与真核细胞的滑面内质网相似，而内膜与细菌的质膜相似；⑤线粒体的增殖方式与细菌一样，均为直接分裂。但线粒体的增殖与细胞分裂并不一定同步。

虽然内共生假说论据较多，但也存在一些无法解释的现象，因此未得到普遍认可。例如，线粒体 DNA 的遗传信息量非常少，线粒体中大部分蛋白质由核基因编码。线粒体的核糖核蛋白和细菌差别很大。

（二）非内共生假说

非内共生假说又称分化假说。这一假说认为线粒体的发生是真核细胞的前身质膜内陷的结果。真核细胞的前身是一种进化程度很高的需氧菌，它比典型的原核细胞大，其呼吸链和氧化磷酸化系统位于细胞膜和细胞膜内陷的结构上。在进化过程中，要逐渐增加具有呼吸功能的膜表面，从而导致这些质膜不断内陷、折叠，愈合成小囊泡。囊泡脱离质膜，逐渐进化成一个完整的呼吸单位（呼吸链）。囊泡在内陷、融合的过程中，又包进一个质粒，最后演变成线粒体。支持这种假说的依据包括：细菌的中膜体与线粒体非常相似，均为凹陷的细胞膜，中膜体含有细胞的呼吸酶系，它具有类似线粒体的功能；质粒 DNA 与线粒体 DNA 相比较，两者在结构、复制方式以及对药物的敏感性等方面，均有许多相似之处，因此认为线粒体的 DNA 起源于质粒 DNA。

虽然非内共生假说得到不少支持，但依然缺乏足够的证据，也无法解释线粒体与细菌在分子水平上为何有那么多的相似之处。由此可见，有关线粒体的起源问题还有待进一步探究。

第二节　线粒体的形态结构

一、线粒体的光镜形态、大小、数目和分布

（一）光镜形态与大小

线粒体的形态多种多样，可因细胞的种类和所处的生理状态不同而有所差异。在光镜下观察，线粒体呈线状、粒状或短杆状（图 5-1），偶尔可见圆形、哑铃形、星形、分枝状和环状等。在一定条件下，在同一细胞中，线粒体的形态是动态变化和可逆的。如细胞处于低渗环境时，线粒体膨胀呈颗粒状，而处于高渗环境时，线粒体伸长呈线状。细胞在酸性环境下，线粒体趋向囊状，而在碱性环境下，线粒体呈粒状。

线粒体是细胞内较大的细胞器，在同一细胞内其大小也不一致。线粒体直径一般为 0.5 ～ 1.0 μm，长 1.5 ～ 3.0 μm，某些细胞在特定条件下还可见到巨大的线粒体，如骨骼肌细胞的线粒体，长度可达 8 ～ 10 μm，在胰腺外分泌细胞中线粒体可长达 10 ～ 20 μm。细胞类型和生理状态的不同，细胞内渗透压、pH 和温度的改变，都可以引起线粒体大小的

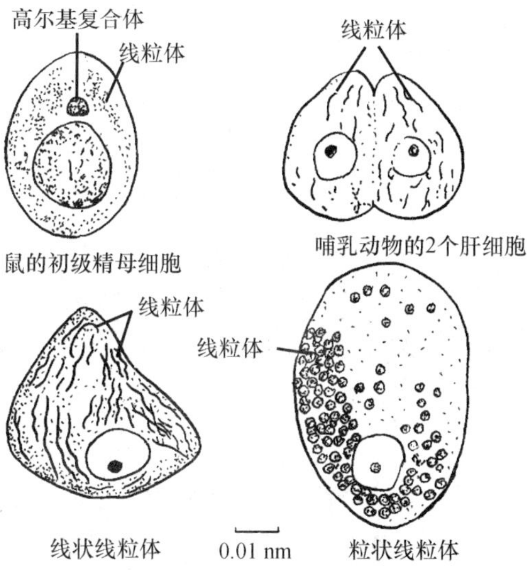

图 5-1　光镜下线粒体的形态模式图

变化。

（二）数目

细胞中线粒体的数目主要与细胞的类型和能量需求有关，差异很大。一般而言，新陈代谢旺盛、能量需求较多的细胞，线粒体的数目较多，如心肌细胞、肝细胞、骨骼肌细胞、肾小管上皮细胞等；反之，新陈代谢较低、能量消耗较少的细胞，线粒体的数目较少，如淋巴细胞。正常肝细胞中含有 1000 ～ 2000 个线粒体，占细胞质体积的 15% ～ 20%，而哺乳动物成熟红细胞中无线粒体。但是，当细胞处于病变、温度过高或细胞基质酸性过高等病理环境下，线粒体易出现肿胀破裂而使其数目减少。

在同一类型细胞中，线粒体数目是相对稳定的，若细胞功能发生变化，其数量也会发生变化。如腺细胞在分泌活动旺盛时，线粒体数目增多；运动员肌细胞内的线粒体比运动缺乏者的肌细胞内的线粒体多。另外，植物细胞中的线粒体数目通常比动物细胞少，这是由于植物细胞中的叶绿体代替了线粒体的某些功能。

（三）分布

线粒体在细胞中的分布具有一定规律性。通常情况下，线粒体在细胞内是均匀分布的，但也因细胞形态和类型的不同而存在差异。通常线粒体在细胞内能沿着细胞骨架向细胞生理功能旺盛和需要能量较多的区域运动。如柱状细胞中线粒体多分布在细胞的两极，球状细胞中线粒体则呈放射状排列。在蛋白质合成和分泌旺盛的细胞，如胰腺外分泌细胞，线粒体多分布在粗面内质网和高尔基复合体周围；在心肌细胞中线粒体沿肌原纤维规律排列；肠上皮细胞中线粒体分布在两极；肾小管上皮细胞的线粒体则大量集中在基部并靠近质膜的内褶，与细胞内水和溶质的主动运输有密切关系。而精子细胞的线粒体则集中于鞭毛区，为精子的快速运动提供能量；处于分裂期的细胞，线粒体集中分布在纺锤丝的周围。

二、线粒体的超微结构

在电镜下观察，线粒体是由内外两层单位膜封闭包裹而成的膜囊状结构，主要由外膜（outer membrane）、内膜（inner membrane）、膜间隙（intermembrane space）和基质（matrix）组成。膜间隙又称外室（outer chamber），基质又称内室（inner chamber）（图 5-2，图 5-3）。

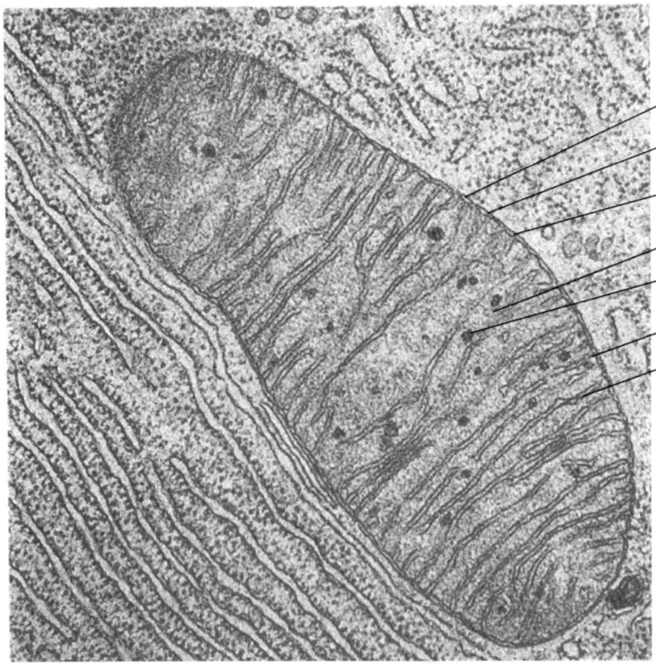

图 5-2　电镜下线粒体的结构

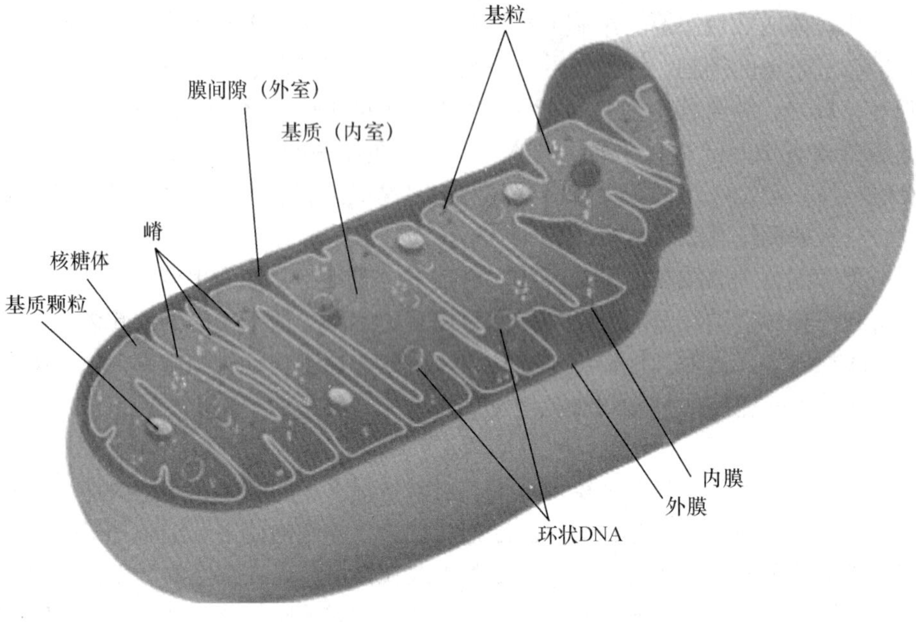

图 5-3　线粒体结构立体模式图

（一）外膜

外膜是包围在线粒体外表面的一层单位膜，厚 6 ～ 7 nm，平整光滑，与内膜不相连。外膜含有多种运输蛋白，称为孔蛋白（porin），它们构成脂质双分子层上水溶性物质可以穿过的含水通道。分离的外膜用磷钨酸负染时，发现这些通道呈整齐排列的筒状管道，中间留有小孔，孔径为 2 ～ 3 nm，可供分子量小于 5000 Da 的物质自由通过。这种通透性使膜间隙的化学成分与细胞质相似。与内膜相比，外膜富含胆固醇和磷脂，蛋白质含量比内膜少。外膜的标志酶是单胺氧化酶（monoamine oxidase）。

（二）内膜

内膜位于外膜的内侧，也是由一层单位膜组成，但略厚于外膜，厚 6 ～ 8 nm。内膜富含蛋白质，蛋白质和脂质的比例高于 3 : 1。内膜富含心磷脂（达 20%），缺乏胆固醇，类似于细菌。由于没有孔蛋白存在，导致内膜通透性很低，分子量大于 150 Da 的物质就无法通过，因此，细胞质内绝大多数小分子物质和离子均无法通过内膜。这对于质子电化学梯度的建立和 ATP 合成非常重要。基质与外界的物质交换需通过内膜移位酶参与。内膜的标志酶是细胞色素 c 氧化酶（cytochrome c oxidase）。

内膜向线粒体内室折叠形成许多皱褶或管状结构，称为嵴（cristae）。嵴的形成增加了内膜的表面积，如肝细胞中线粒体内膜的总面积大约是外膜的 5 倍，约占整个细胞内膜结构总面积的 1/3。嵴是线粒体中最具有形态学特征的结构组成。同种细胞内线粒体嵴的形状和特点基本相近，而不同类型细胞内线粒体嵴的形状和排列方式存在很大差别。线粒体嵴的形状和排列方式主要有两种类型：板层状和小管状。板层状线粒体嵴存在于高等动物的绝大部分细胞中，其方向多与线粒体长轴垂直，如胰腺细胞和肾小管上皮细胞；少数细胞的线粒体嵴与线粒体长轴平行，如神经细胞。小管状线粒体嵴多存在于原生动物和其他一些较低等的动物细胞中，仅见于少数高等动物细胞，主要为一些分泌固醇类激素的细胞，如肾上腺皮质细胞、黄体细胞等（图 5-4）。有一些细胞兼有两种类型的嵴，但以其中一种为主，如肝细胞中线粒体嵴以板层状为主，偶尔夹有小管状。此外，线粒体嵴的长度和密度也因细胞而异，如肝细胞中线粒体嵴短小而稀疏，肌细胞中线粒体嵴长而致密。另外，线粒体嵴的数目与细胞本身的生理状态有密切关系。一般而言，能量需要较多的细胞，其线粒体的数量多、嵴也多；能量需要较少的细胞，其线粒体的数量少、嵴也少。如心肌细胞代谢率高、耗能多，线粒体嵴较多；相反，在代谢率较低的肝细胞和小肠上皮细胞，线粒体嵴较少。心肌细胞的线粒体嵴总数大约是肝细胞的 3 倍。在病理状态下，线粒体嵴的数量明显减少。

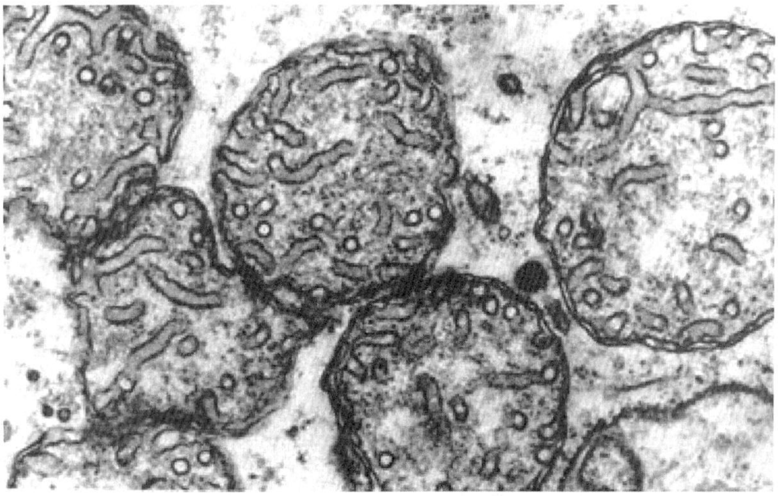

图 5-4 小管状线粒体嵴

在内膜和嵴膜的内表面上附有许多带柄的朝向内室的球状小颗粒，称为基粒（elementary particle）或 F_1 颗粒（F_1 因子），其成分是 ATP 合酶（ATP synthase）。ATP 合酶是一个多组分的复合体，在膜结合状态下具有 ATP 合酶活性，在游离状态下具有 ATP 水解酶活性。基粒与内膜面垂直并且规则排列，基粒相距 10 nm。据估计每个线粒体有 10^4 ～ 10^5 个基粒。

基粒由头部、柄部和基片三部分组成（图 5-5）。头部为球形，直径为 8 ～ 10 nm；柄部直径为 3 ～ 4 nm，长为 4.5 ～ 5 nm；基片直径为 6 ～ 11.5 nm，高为 5 ～ 6 nm。头部与柄部相连，突出在内膜表面，柄部与嵌入内膜的基部相连。头部含有可溶性 ATP 酶（F_1），也称偶联因子 F_1，分子量为 360 kDa，为一种球形蛋白，具有 ATP 合酶活性，在膜结合状态，可催化 ADP 和 Pi 合成 ATP。此外，在头部还有一个分子量为 10 kDa 的多肽，称为 ATP 酶复合体抑制多肽，可能具有调节酶活性的作用。柄部是对寡霉素敏感的蛋白质（oligomycin-sensitive conferring protein，OSCP），分子量为 18 kDa，其作用是调控质子通道。基片为疏水蛋白质（hydrophobic protein，HP），又称偶联因子 F_O，分子量为 70 kDa，是偶联磷酸化抑制剂寡霉素或二环己基碳二亚胺（dicyclohexylcarbodiimide，DCC）的作用底物，它能传递质子，有质子通道的作用（图 5-6）。

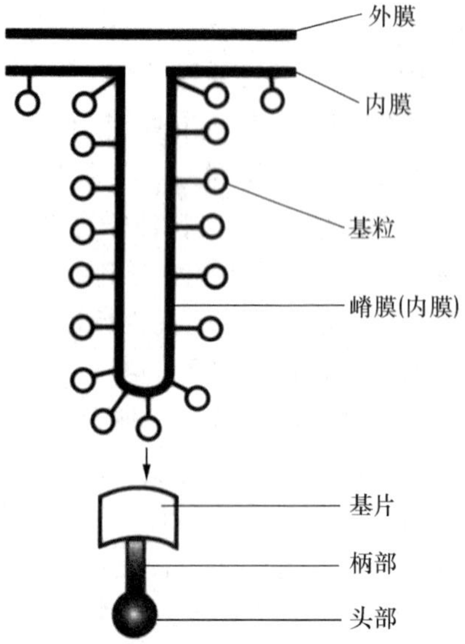

图 5-5 线粒体内膜模式图

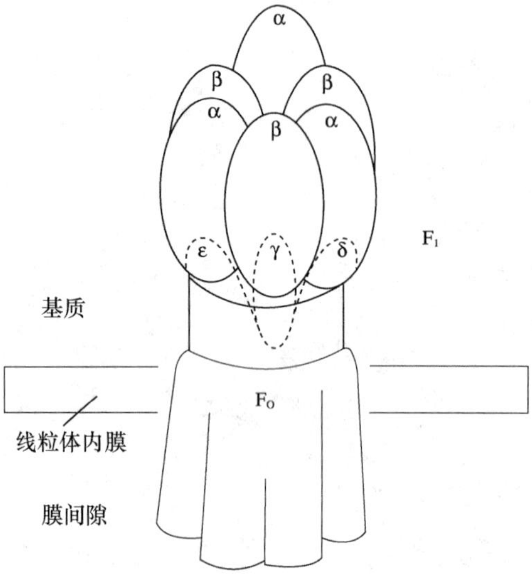

图 5-6 ATP 酶复合体的组分

（三）膜间隙

线粒体内、外膜之间为宽度 6 ～ 8 nm 的封闭间隙，称为膜间隙或外室（outer chamber），其内充满无定形物质，含多种可溶性酶、底物和辅助因子。膜间隙向嵴内延伸的部分叫嵴内间隙（intracristal space）。

（四）内室与基质

内膜以内形成的腔隙称内室（inner chamber）或嵴间腔（intercristal space），其内充满着比较致密的物质，称为线粒体基质（matrix）。基质中含有脂质、蛋白质以及与三羧酸循环、丙酮酸和脂肪酸氧化、氨基酸代谢和线粒体蛋白质合成等有关的酶类以及核酸合成酶系；还含有线粒体 DNA（mtDNA）、线粒体 mRNA、tRNA 以及线粒体核糖体等物质。此外，基质中还含有一些较大的致密颗粒，直径为 30 ～ 50 nm，称为基质颗粒（matrix granule），内含钙、镁、磷等元素。基质颗粒多见于转运大量水和无机盐的细胞，如肠上皮细胞、肾小管上皮细胞、成骨细胞等中，可能具有调节线粒体内离子环境的功能。

第三节　线粒体的化学组成和酶的分布

一、线粒体的化学组成

线粒体的化学组分主要为蛋白质、脂质和水等。

（一）蛋白质

目前认为哺乳动物细胞线粒体至少含有 1098 种蛋白质。线粒体蛋白质含量占线粒体干重的 65% ～ 70%，其在内膜中含量较多，内膜蛋白质含量占线粒体蛋白质总量的 60% 以上。内膜上的蛋白质是线粒体氧化磷酸化的重要参与者，包括 ATP 合酶、电子传递的应答蛋白，以及大量参与胞质和线粒体基质间转运的载体蛋白。人类基因组编码 48 种线粒体转运蛋白家族的成员，其中有一种是 ADP/ATP 逆向转运蛋白，能够将基质腔内新合成的 ATP 运输至膜间隙，并且将 ADP 转运入基质腔。膜间隙的 ATP 随后被运至细胞质参与供能。线粒体的蛋白质分为可溶性和不溶性两类。可溶性蛋白质主要是基质中的酶和膜的外周蛋白，不溶性蛋白质是膜的镶嵌蛋白、结构蛋白和酶蛋白。以肝细胞为例，线粒体的可溶性蛋白质占线粒体蛋白质总量的 50% ～ 70%。

用电泳方法分析线粒体外膜和内膜蛋白质，可辨别出外膜上含有 14 种蛋白质，其中大部分是孔蛋白；内膜上含有 21 种蛋白质。但是，线粒体内大部分的蛋白质由细胞核 DNA 编码，在线粒体外合成后运入线粒体执行功能（图 5-7）。

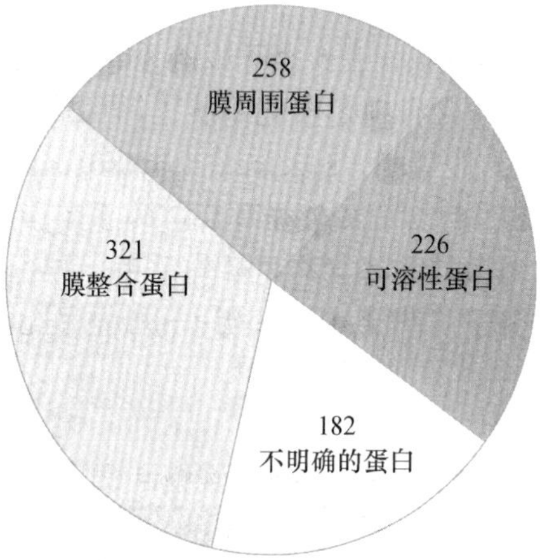

图 5-7　酵母细胞线粒体蛋白质分布

（二）脂质

脂质含量占线粒体干重的 25% ～ 30%。线粒体中的脂质成分因细胞种类不同而存在差异，但大多数以磷脂为主要成分，占脂质总量的 3/4 以上，其中以磷脂酰胆碱（卵磷脂）和磷脂酰乙醇胺（脑磷脂）占多数，另外还有一定数量的心磷脂和含量较少的胆固醇。

与细胞内其他膜性结构的组成成分相比，线粒体膜组分含有丰富的心磷脂和较少的胆固醇。线粒体内膜含心磷脂高达其总脂质的 20%，远高于其他膜性结构，而胆固醇含量极少，这使内膜呈现高度疏水性。通常线粒体外膜胆固醇和磷脂的含量比内膜高。线粒体内、外膜的根本区别在于脂质与蛋白质比例的差异，外膜中脂质占 52%、蛋白质占 48%，而内膜中脂质占 24%、蛋白质占 76%。可见，外膜较内膜更接近于细胞的其他膜性结构。还有实验证明，在电子传递系统的运转中，磷脂起着重要作用。而且，泛醌和其他氧化还原分子与其相邻载体的相互作用也依赖于磷脂分子。内膜的脂质双分子层中含有大量的心磷脂，心磷脂分子具有的 4 条脂肪酸链的结构使离子很难通透，导致内膜的通透性很低。这种通透屏障在 ATP 生成过程中发挥重要的作用，同时也使 H^+、ATP、ADP 和丙酮酸等许多代谢反应底物（产物）以及酶促反应所需的分子 / 离子，必须借助内膜上多种运输蛋白才能被选择性地转运。

（三）水

水是线粒体内含量最多的一种成分。除疏水性的类脂双层分子和一些大分子内部以外，水分布在线粒体的各组成部分中。水既是酶促反应的溶剂，又是物理介质。各种代谢产物通过水在线粒体各种酶系之间扩散和在线粒体内、外转移。

（四）其他成分

此外，线粒体内还有泛醌、黄素单核苷酸（FMN）、黄素腺嘌呤二核苷酸（FAD）和烟酰胺腺嘌呤二核苷酸（NAD）等化学成分，这些化合物都参与电子传递的氧化还原过程，它们与内膜是密切相关的。

二、线粒体中酶的分布

现在已知线粒体中约有 120 种酶，分布在线粒体各部位，其中氧化还原酶约占 37%，连接酶占 10%，水解酶不足 9%，其中主要的一些酶在线粒体各部的分布如表 5-1 所示。

在外膜上，酶的组成可分为两类。一类是单胺氧化酶、犬尿氨酸羟化酶和 NADH 细胞色素 c 还原酶；另一类是与脂质代谢相关的酶，如脂酰辅酶 A 合成酶、脂肪酸激酶等。单胺氧化酶是线粒体外膜的标志酶。

在膜间隙内，只含有少数几种酶，如腺苷酸激酶（adenylate kinase，AK）、核苷二磷酸激酶等。腺苷酸激酶为其标志酶。

在线粒体内膜上，具有更复杂的酶系，主要有呼吸链（电子传递链）和与之相关的各种脱氢酶系、氧化磷酸化酶系。内膜上还含有能量转化系统，即可溶性 ATP 酶、ATP 酶复合体的其他组成成分和偶联因子等。琥珀酸脱氢酶（succinate dehydrogenase，SDH）为其标志酶。

在基质中，所含酶的种类最多，包含三羧酸循环反应酶系（琥珀酸脱氢酶除外）、蛋白质和核酸合成酶系以及脂肪酸氧化酶系等，还含有氨酰转移酶、DNA 和 RNA 聚合酶以及线粒体核糖体等与转录和翻译有关的分子。苹果酸脱氢酶（malate dehydrogenase，MDH）为其标志酶。

表 5-1　线粒体主要酶的分布

部位	酶的名称
外膜	NADH- 细胞色素 c 还原酶
	细胞色素 b5
	单胺氧化酶
	脂酰辅酶 A 合成酶
	犬尿氨酸羟化酶
膜间隙	腺苷酸激酶
	核苷酸激酶
	核苷二磷酸激酶
	亚硫酸氧化酶

续表

部位	酶的名称
内膜	NADH- 辅酶 Q 还原酶
	琥珀酸 - 辅酶 Q 还原酶
	细胞色素氧化酶
	肉碱酰基转移酶
	β - 羟丁酸和 β - 羟丙酸脱氢酶
	腺嘌呤核苷酸载体
	ATP 合成酶系
基质	柠檬酸合成酶
	乌头酸酶
	苹果酸脱氢酶
	异柠檬酸脱氢酶
	延胡索酸酶
	谷氨酸脱氢酶
	丙酮酸脱氢酶复合体
	天冬氨酸氨基转移酶
	蛋白质和核酸合成酶系
	脂肪酸氧化酶系

第四节　线粒体的功能

线粒体的主要功能是对糖、脂肪和蛋白质等各种能源物质的氧化和能量转换，是贮能和供能的场所，在细胞生命活动中，95% 的能量来自线粒体。

在细胞内，依靠酶的催化，将各种供能物质氧化而释放能量的过程称为细胞氧化（cellular oxidation）。由于细胞氧化过程中要消耗 O_2，生成 CO_2 和 H_2O，所以又称为细胞呼吸（cellular respiration）。糖、脂肪和蛋白质首先要经过消化分解，成为单糖、脂肪酸 / 甘油和氨基酸等小分子，才能被细胞摄入，其中单糖和氨基酸在胞质中代谢为丙酮酸。丙酮酸和脂肪酸从细胞质进入线粒体，被进一步氧化形成乙酰辅酶 A（CoA），进入三羧酸循环，经一系列酶促反应、电子传递和氧化磷酸化，供能物质被彻底氧化，分解为 CO_2 和 H_2O，释放出大量能量，最终生成 ATP（图 5-8）。

细胞内物质氧化的基本过程可分为糖酵解、乙酰辅酶 A 生成、三羧酸循环、电子传递偶联氧化磷酸化四个阶段。其中糖酵解在细胞质中进行，反应过程不需要氧，故称为无氧酵解。其余三个阶段都在线粒体内进行。

一、糖酵解

以葡萄糖为例，它不能直接进入线粒体，在细胞质基质中先磷酸化，在不同酶的催化下经多步反应，1 分子葡萄糖形成 2 分子丙酮酸，这个过程称糖酵解（glycolysis）。这一过程不需要耗氧，为无氧氧化过程。糖酵解过程净生成 2 分子 ATP，脱下 2 对 H 原子，脱下的 H 原子由受氢体烟酰胺腺嘌呤二核苷酸（NAD）携带，丙酮酸通过线粒体膜上特定的运输蛋白介导进入线粒体基质腔。

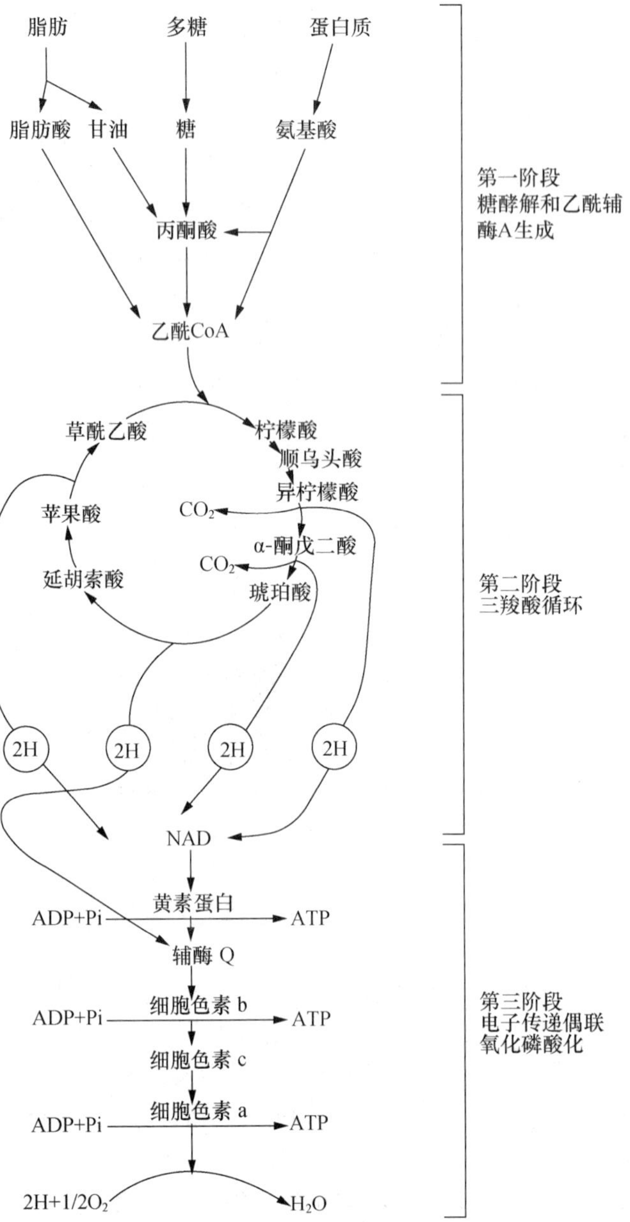

图 5-8　有氧氧化过程示意图

二、乙酰辅酶 A 生成

丙酮酸进入线粒体基质中，在丙酮酸脱氢酶系作用下，进行氧化（脱氢）脱羧反应，首先脱去 1 个碳原子，降解为 2 个碳原子的乙酰基，乙酰基与辅酶 A（CoA）结合生成乙酰 CoA。丙酮酸脱氢酶系是由 3 种酶（丙酮酸脱氢酶、二氢硫辛酸乙酰转移酶和二氢硫辛酰胺脱氢酶）和 5 种辅酶（TPP、二氢硫辛酸、CoA、FAD 和 NAD）组成的多酶复合体，各步反应紧密相连，构成连锁反应，提高了催化效率。

三、三羧酸循环

三羧酸循环是在线粒体基质中进行的，基质中含三羧酸循环反应所需的各种酶。

三羧酸循环由乙酰 CoA 与草酰乙酸缩合、形成含有三个羧基的柠檬酸开始，柠檬酸经一系列反应，在各种酶的催化下一再氧化脱羧，经 α - 酮戊二酸、琥珀酸等阶段，最终降解成草酰乙酸，而草酰乙酸又可与另一分子的乙酰 CoA 结合重新形成柠檬酸，如此周而复始，故称为三羧酸循环（tricarboxylic acid cycle，TAC）。三羧酸循环由德国犹太裔生化学家 Hans Krebs 首先发现，Krebs 于 1953 年获得诺贝尔奖，因此，TAC 也称 Krebs 循环（图 5-9）。每一个 TAC 过程，氧化分解 1 分子的乙酰基，产生 4 对氢原子和 2 分子的 CO_2。脱下的 4 对氢原子，其中有 3 对以 NAD^+为受氢体，另 1 对以黄素腺嘌呤二核苷酸（FAD）为受氢体，转入电子传递链。NAD^+能够接受 2 个电子（e）和 1 个质子（H^+），变成还原态的 NADH，另一个 H^+则留于基质中。FAD 能够接受 2 个 H 原子，即 2 个 H^+和 2 个电子，转变成还原态的 $FADH_2$。

脱羧产生的 CO_2 逐渐扩散到线粒体外，然后再转移到细胞外。

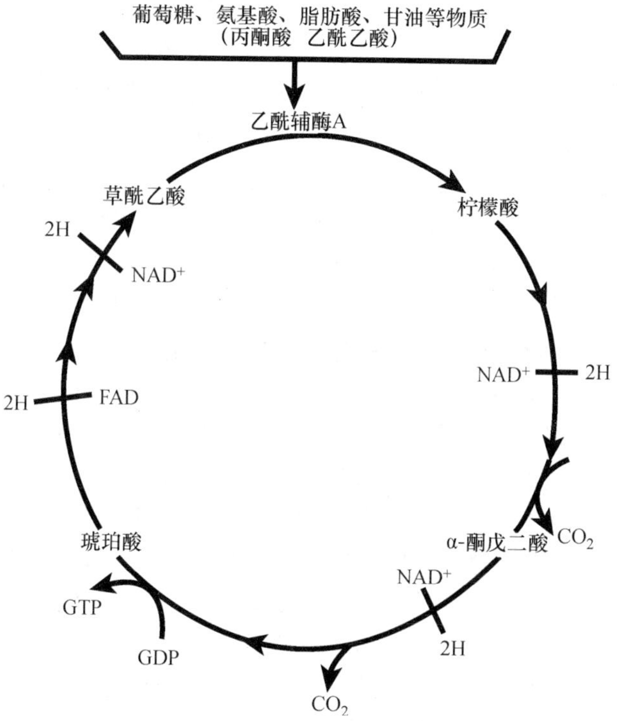

图 5-9　三羧酸循环示意图

四、电子传递偶联氧化磷酸化

上述各反应中产生的 H 原子必须进一步氧化，最终与氧结合生成水，整个氧化过程才结束。但是 H 原子并不能直接与 O_2 结合，一般认为 H 原子必须首先解离为 H^+和 e，电子经过线粒体内膜上电子传递酶系的逐级传递，最终交给 1/2 O_2 使之成为 O^{2-}，后者再与基质中的 $2H^+$化合生成 H_2O。伴随着电子的逐步传递，自由能逐步收集，最后用于 ATP 的合成。因此，NADH 和 $FADH_2$ 是三羧酸循环和线粒体内膜之间进行电子传递的重要媒介物。

（一）电子载体

在电子传递过程中，与释放的电子结合并将电子传递下去的物质称为电子载体（electron carrier）。电子载体有 4 种：黄素蛋白、细胞色素、铁硫蛋白和泛醌。除泛醌外，其他 3 种载体接受和提供电子的氧化还原中心都是与蛋白质相连的辅基。

1. **黄素蛋白（flavoprotein）** 是由一条多肽结合 1 个辅基组成的酶类，辅基可以是 FAD 或黄素单核苷酸（FMN），它们是维生素 B_2 的衍生物，每个辅基接受和提供 2 个质子和 2 个电子。

2. **细胞色素**（cytochrome） 是含有血红素辅基的一类蛋白质。血红素基团由卟啉环结合一个铁原子构成，铁通过 Fe^{2+}和 Fe^{3+}两种状态的变化传递电子。在电子传递链中至少有 5 种细胞色素：a、a_3、b、c 和 c_1。

3. **铁硫蛋白**（iron-sulfur protein，Fe/S protein） 是含铁的蛋白质，在分子中央结合有铁和硫，称为铁硫中心（iron-sulfur center）。铁硫中心依靠 Fe^{2+}/Fe^{3+}状态的变化传递电子，一次只能接受和传递 1 个电子。

4. **泛醌**（ubiquinone，UQ）**或辅酶** Q（coenzyme Q） 是一种脂溶性分子，每一个泛醌能接受和提供 2 个电子和 2 个质子，部分还原的称为半醌（UQH），完全还原的称为全醌（UQH_2）。

（二）电子传递链（呼吸链）的组成和排列

以上 4 种电子载体在线粒体内膜中不是单独存在，而是同其他蛋白质组成复合物，有序地镶嵌在内膜上，组成传递电子和质子的酶体系，称为电子传递链（electronic transport chain，ETC）或呼吸链（respiratory chain）。电子传递链由 4 个含有电子载体的复合体——复合体Ⅰ、复合体Ⅱ、复合体Ⅲ、复合体Ⅳ以及另两个独立存在的电子载体——细胞色素 c 和泛醌组成。

1. **复合体Ⅰ（NADH-UQ 氧化还原酶或 NADH 脱氢酶）** 是巨大的复合物，分子量近 1000 kDa，含有多达 30 个不同的多肽（在人体，有 6 个由线粒体基因编码），包括 1 个带辅基 FMN 的黄素蛋白（NADH 脱氢酶）和 9 个不同的铁硫中心。复合体Ⅰ的功能是把一对电子从 NADH 传递给泛醌（辅酶 Q），在电子传递时伴随有 3 ～ 4 个 H^+转移到膜间隙。

2. **复合体Ⅱ（琥珀酸 -UQ 氧化还原酶或琥珀酸脱氢酶）** 由几个多肽组成，包括催化三羧酸循环关键反应的含 FAD 的琥珀酸脱氢酶和几个铁硫中心。复合体Ⅱ把电子从琥珀酸经 Fe-S 传递给泛醌，在电子传递中不伴有质子的传递。泛醌（辅酶 Q）独立存在于线粒体膜中，溶于膜的脂质双层，它的作用是在膜内或沿着膜在大的、非移动的复合体间传递电子。

3. **复合体Ⅲ（UQH_2- 细胞色素 c 氧化还原酶或细胞色素 b 和细胞色素 c_1）** 含有近 10 个多肽（其中 1 个由线粒体基因编码），包括细胞色素 b 和细胞色素 c_1，以及 1 个铁硫中心。复合体Ⅲ把电子从还原型泛醌（UQH_2）传递给细胞色素 c，并且每传递一对电子，同时传递 4 个质子到膜间隙。细胞色素 c 不是镶嵌在膜内的整合蛋白，而是一种膜外周蛋白。其功能类似泛醌，也是移动在大的复合体之间传递电子，负责将电子由复合体Ⅲ传给复合体Ⅳ。

4. **复合体Ⅳ（细胞色素 c-O_2 氧化还原酶或细胞色素 c 氧化酶）** 含有两种细胞色素（a 和 a_3），功能是按下列反应把 4 个电子从细胞色素 c 传递给氧。

$$4cyt\ c^{2+} + O_2 + 4H^+ \rightarrow 4cyt\ c^{3+} + 2H_2O$$

上述各组分在线粒体内膜上高度有序排列，在电子传递过程中互相协调。复合体Ⅰ、Ⅲ、Ⅳ组成呼吸链的主要传递途径，复合体Ⅱ、Ⅲ、Ⅳ组成另一条传递途径（图 5-10）。

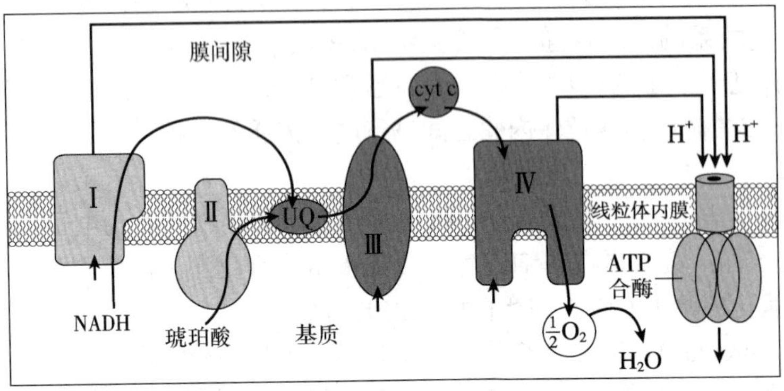

图 5-10 线粒体内膜电子传递链复合体Ⅰ～Ⅳ之间电子传递途径以及形成的跨膜 H^+浓度通过 ATP 酶复合体合成 ATP 的示意图

图 5-10 显示，复合体Ⅰ（NADH-UQ 氧化还原酶，图中标为Ⅰ）从三羧酸循环产生的 NADH 中接受电子，再把电子传递给泛醌（图中标为 UQ），而泛醌同时也能从复合体Ⅱ（琥珀酸脱氢酶，图中标为Ⅱ）接受电子。泛醌再将电子经由复合体Ⅲ（细胞色素 b 和细胞色素 c_1，图中标为Ⅲ）传递到细胞色素 c（cyt c）。细胞色素 c 进一步将电子传递给复合体Ⅳ（细胞色素 c 氧化酶，图中标为Ⅳ），最终复合体Ⅳ利用电子和氢离子将氧气分子还原成水。呼吸链中电子传递（黑色箭头）生成的能量被用来将质子从线粒体基质泵入膜间隙中，这样在线粒体内膜两侧产生电化学质子梯度（electrochemical proton gradient），称为 $\Delta\Psi$。利用这一电化学质子梯度，ATP 合酶可以将膜间隙中的质子送回到线粒体基质，质子流将 ADP 和无机磷酸催化形成 ATP。

（三）氧化磷酸化偶联机制

关于电子传递与氧化磷酸化的偶联机制至今尚未彻底阐明。曾先后提出了几种假说，如化学偶联假说、构象偶联假说和化学渗透假说等。目前被广泛接受的是英国化学家 Mitchell 于 1961 年提出的化学渗透偶联假说（chemiosmotic coupling hypothesis）。该假说认为线粒体内膜中的呼吸链起着质子泵的作用。NADH 和 $FADH_2$ 的氢原子具有高能电子，当高能电子沿呼吸链从一个复合体传递至另一个复合体时，释放的能量使质子（H^+）通过呼吸链中的递氢体从线粒体内膜的基质侧传至膜间隙。因为膜对 H^+不能自由通透，因此在内膜两侧形成电化学质子梯度，膜内为负（－），膜外为正（＋）。内膜两侧电化学质子梯度的建立，能够形成质子动势，其中蕴藏了能量。泵入到膜间隙的 H^+有顺浓度差返回基质的趋向，图 5-11 示电子传递和氧化磷酸化偶联。

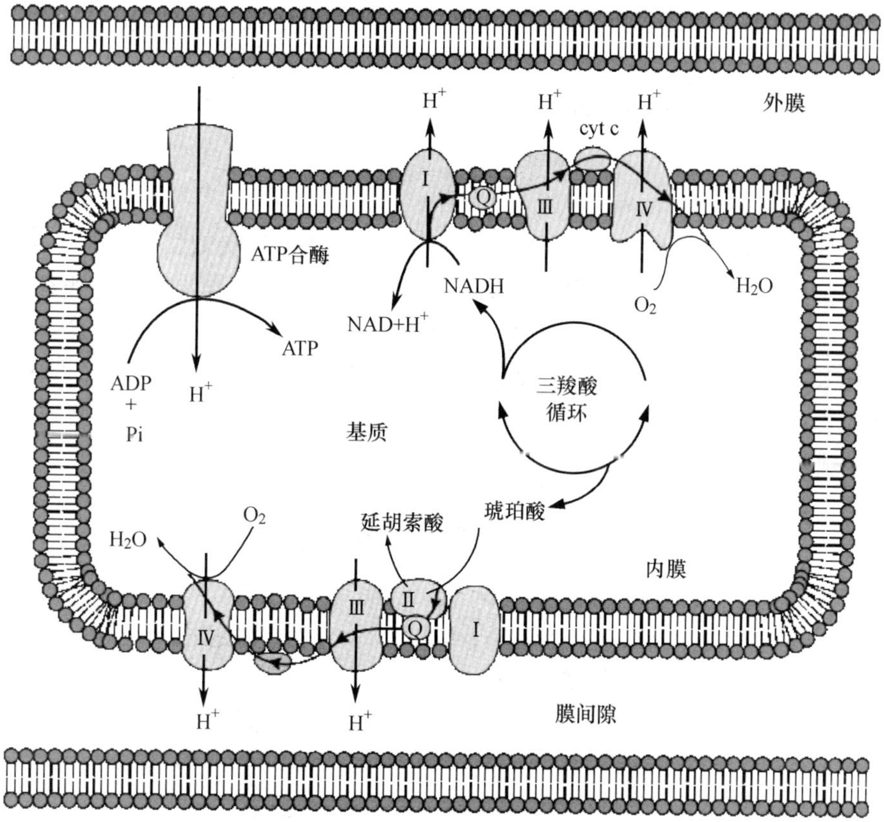

图 5-11　电子传递与氧化磷酸化偶联

当它们通过 ATP 酶复合体中的质子通道进入基质时，ATP 合酶利用电化学质子梯度的能量催化 ADP 与 Pi 合成 ATP，使释放的能量以高能磷酸键的形式储存于 ATP 中。化学渗透假说的最大特点是强调了膜结构的完整性，如果膜不完整，H^+能自由出入，则无法形成线粒体内膜两侧的电化学质子梯度，那么氧化磷酸化就会解偶联（uncoupling）。

在能量转换机制的阐述上，化学渗透假说虽然被不少实验所支持，但在一些方面仍有争议，有待进一步深入研究和探讨。

ATP 是组织细胞能够直接利用的高能化合物，当组织细胞各种生命活动需要能量时，ATP 水解生成 ADP 和 Pi，并释放出能量。

在葡萄糖氧化分解过程中，1 分子葡萄糖经糖酵解、丙酮酸脱氢生成乙酰辅酶 A 和三羧酸循环共产生 12 对 H 原子，其中 10 对以 NAD^+为受氢体，经电子传递链传递产生 30 个 ATP 分子，2 对以 FAD 为受氢体经电子传递链产生 4 个 ATP 分子。加上糖酵解中产生的 2 分子 ATP，在三羧酸循环中产生 2 分子 GTP 可转变为 2 个 ATP 分子。因此，1 分子葡萄糖完全氧化共产生 38 个 ATP 分子，其中仅有 2 分子 ATP 是在线粒体外通过糖酵解形成的，其余全部在线粒体生成。可见，葡萄糖经过线粒体内有氧氧化，其产能效率大大高于无氧酵解。

第五节　线粒体的半自主性

自从 1963 年发现线粒体 DNA（mitochondrion DNA，mtDNA）以来，对 mtDNA 的结构和功能等方面进行了大量的研究，进一步发现线粒体有自己的遗传系统和蛋白质合成体系（mRNA、rRNA、tRNA、核糖体和氨基酸活化酶等）。现已明确，大多数线粒体蛋白质由细胞核基因所编码，在核糖体上合成后再运入线粒体。只有少数线粒体蛋白质是由 mtDNA 编码并在线粒体核糖体上合成的。这说明线粒体的生物合成依靠两套遗传系统。虽然线粒体中绝大多数蛋白质和许多酶是由核基因编码的，但线粒体具有自己独特的 mtDNA，并能表达少部分线粒体蛋白质。鉴于线粒体基因表达和蛋白质合成具有自主性这一特点，线粒体是一个半自主性细胞器（semi-autonomous organelle）。

一、线粒体 DNA

在绝大多数真核细胞中，线粒体 mtDNA 呈闭合的环状双链分子，和细菌 DNA 相似，mtDNA 不与组蛋白结合，分散在线粒体基质的不同区域。不同生物细胞线粒体内分子数目不同。1981 年，科学家以人类胎盘 mtDNA 为模板，首次测定了人 mtDNA 全部核苷酸序列。人 mtDNA 全长 16 569 bp，含有 37 个基因，编码 2 种 rRNA（12S 和 16S）、22 种 tRNA 和 13 种蛋白质。这 13 种蛋白质主要是呼吸链酶蛋白复合体的亚单位，其基因排列紧密，仅被少数（或无）非编码的序列隔开（图 5-12）。

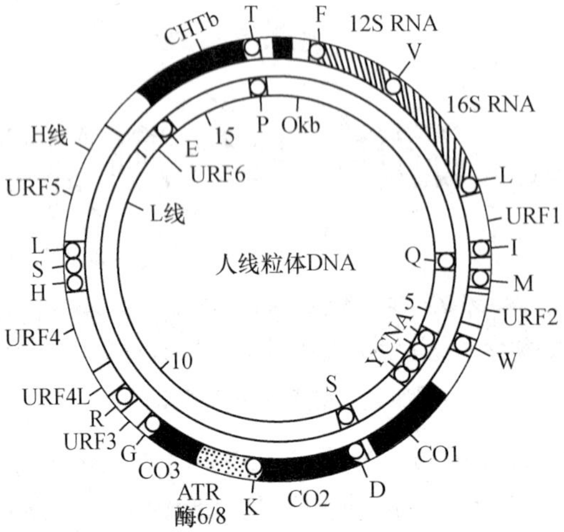

图 5-12　人线粒体基因组 DNA

mtDNA 具有自我复制的能力，能够以自身为模板，进行半保留复制。mtDNA 通常与线粒体内膜结合，故难以看到。在线粒体分裂前，mtDNA 在复制时出现在线粒体的基质中，分裂完成后又与内膜结合。mtDNA 复制时间主要在细胞周期的 S 期和 G2 期，最终使 mtDNA 的含量倍增，线粒体进行分裂。mtDNA 复制的周期与线粒体增殖是平行的，由此保证线粒体本身 DNA 在生命过程中的连续性。mtDNA 复制时所需要的 DNA 聚合酶由核 DNA 编码，在细胞质核糖体上合成。

二、线粒体蛋白质合成

线粒体内除了有 mtDNA 外，还含有 mtDNA 编码的 mRNA、tRNA 和 rRNA 及其蛋白质合成的其他组分，如氨基酸活化酶和线粒体核糖体等，表明线粒体具备自身合成蛋白质的系统。线粒体核糖体在不同物种间存在差异，低等真核细胞（如酵母等）线粒体核糖体为 70 ～ 80 S；植物细胞线粒体核糖体稍大，为 78 S；动物细胞线粒体核糖体较小，为 50 ～ 60 S。通过电镜可观察到线粒体核糖体和多聚核糖体游离在线粒体基质中或结合于内膜上。线粒体核糖体的蛋白质是由核 DNA 编码的，在细胞质核糖体上合成后再转运到线粒体内装配成线粒体核糖体。同样，线粒体蛋白质合成过程也遵循核糖体循环规律，但转录和翻译时所需要的 RNA 聚合酶、线粒体氨酰 tRNA 合成酶和全部蛋白因子（如起始因子、延伸因子、释放因子等）也都是由核 DNA 编码的。

许多证据表明，线粒体的蛋白质合成与原核细胞相似，而与真核细胞不同：其一，线粒体蛋白质合成时，mRNA 的转录和翻译这两个过程几乎在同一时间和区域进行；其二，线粒体蛋白质合成的起始 tRNA 为甲硫氨酰 tRNA；其三，线粒体的蛋白质合成系统对药物的敏感性与细菌一致，而与细胞质系统不一致，如氯霉素可抑制细菌和线粒体的蛋白质合成，而不抑制细胞质基质中的蛋白质合成。放线菌酮抑制细胞质基质中的蛋白质合成，而不抑制线粒体和细菌的蛋白质合成。

由于 mtDNA 的基因数量不多，因此由它编码合成的蛋白质十分有限，只占线粒体全部蛋白质的 10%，约为 10 种，其余 90% 的蛋白质都是由核基因编码的。如哺乳动物细胞线粒体中的 100 多种蛋白质，mtDNA 编码合成的仅占 5% ～ 10%，其余的蛋白质均由核 DNA 编码，并在细胞质中合成后转运到线粒体中去。

近年来研究发现，mtDNA 所用的遗传密码表与“通用”的遗传密码表也不完全相同（表 5-2）。如对于哺乳类，UGA 编码色氨酸，而不作为终止密码子；AUA 编码甲硫氨酸，而不编码异亮氨酸；AGA 和 AGG 不编码精氨酸，而作为终止密码子；AUU、AUC、AUA 也可作为起始密码子。

表5-2　“通用”密码子与线粒体遗传密码子的差异

密码子	“通用”密码子	哺乳类线粒体密码子	酵母线粒体密码子
UGA	终止	色氨酸	色氨酸
AUA	异亮氨酸	甲硫氨酸	甲硫氨酸
CUA	亮氨酸	亮氨酸	苏氨酸
AGA AGG	精氨酸	终止	精氨酸

由上可见，线粒体有自己的 DNA 和蛋白质合成体系，即有其独立的遗传系统，这表明线粒体有一定的自主性。但线粒体的自主性是很有限的，因为 mtDNA 的分子量很小，其自身遗

传信息所编码的多肽总长度不超过 4500 个氨基酸（40 多种肽分子）；另外，线粒体大部分蛋白质是依赖于核基因编码的，其生长和增殖由两套遗传系统控制；同时，线粒体的遗传系统受控于细胞核遗传系统，也就是说 mtDNA 离开细胞核就不能转录与翻译，线粒体核糖体也不能组装。因此线粒体是一个半自主性细胞器。

第六节　线粒体的增殖

细胞内的线粒体一直处于不断更新状态，一方面，衰老和病变的线粒体被溶酶体消化分解，另一方面，通过增殖不断产生新的线粒体。关于线粒体的增殖过去有不同看法：一种认为是在细胞质中重新形成的；另一种认为是由原来的线粒体分裂或出芽而产生的。近年来研究结果普遍认为线粒体依靠本身分裂或出芽进行增殖。有人通过链孢霉线粒体合成的研究证明线粒体通过分裂进行复制。该实验用放射性 ^{3}H 标记胆碱加至胆碱依赖性链孢霉突变体的培养基中，在生长过程中，放射性的胆碱掺入到线粒体膜的磷脂中，因而链孢霉的线粒体中就有了放射性标记物。然后把被标记的链孢霉重新放在含有非标记的胆碱培养基中继续培养。发现当含有标记线粒体的链孢霉细胞量增加 1 倍时，所有线粒体的放射性颗粒差不多降低一半，说明线粒体一分为二，所以每个线粒体上的放射性物质也减少一半。经过几代的生长，细胞分裂时线粒体的数目按比例增加，而且所有的线粒体均被标记，其标记物的量随时间延长而减少。这个实验证实了线粒体是从原先的线粒体分裂而来的。

线粒体的增殖有以下三种分裂方式（图 5-13）：①间壁分裂：这种分裂方式主要是由线粒体的内膜向中心内褶形成间壁，或者是某一个嵴的延伸。当其延伸到对侧内膜时，线粒体一分为二，形成只有外膜相连的两个独立的细胞器，紧接着，线粒体外膜也随之分离。如鼠肝细胞线粒体的增殖即为此种方式。②收缩分裂：分裂时，线粒体中央部分收缩，并向两端拉长，中央就成为很细的颈，整个线粒体呈哑铃状，最后再断裂为两个线粒体。如酵母的线粒体一般以这种方式增殖。③出芽分裂：线粒体上先长出小芽，然后小芽与母线粒体分离，经过不断长大，形成新的线粒体。如酵母的线粒体增殖常见此种分裂方式。

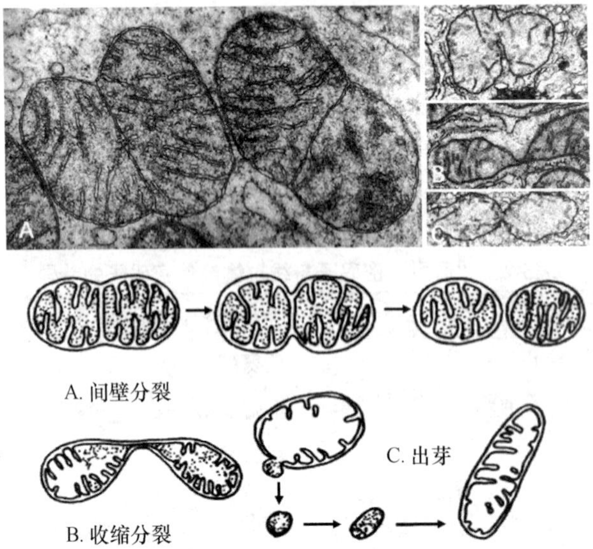

图 5-13　线粒体增殖方式图解

第七节　线粒体与疾病

线粒体是细胞内重要而敏感的细胞器，近年来研究表明，线粒体与人类疾病、衰老和细胞凋亡有关。由于遗传缺损引起线粒体代谢酶缺陷，致使 ATP 合成障碍、能量来源不足导致的疾病称为线粒体病（mitochondrial disease，MD）。

线粒体与疾病的研究主要集中于肌病，一些学者将肌细胞线粒体异常的疾病称为线粒体肌病。线粒体肌病于 1962 年由 Luft 最先报告，认为是非甲状腺性肌病，以多汗、体重减轻、基础代谢异常亢进为主要症状。Price 后来将其命名为线粒体肌病，由于骨骼肌线粒体缺少某种酶，引起线粒体基质的转运障碍、利用障碍、氧化磷酸化障碍或呼吸链障碍，肌细胞呈粗糙的红色肌纤维。本病常累及脑或全身脏器，称作线粒体脑病或线粒体细胞病。这些疾病多数为先天遗传性，纠正线粒体的功能缺陷可以进行治疗。

克山病是一种地区流行的原发性心肌病，于 1935 年在黑龙江省克山县首先被发现。临床表现主要有心脏增大、急性或慢性心功能不全和各种类型的心律失常，急重症患者可发生猝死。目前认为，克山病是一种线粒体病变相关的心肌线粒体病，由硒、钼、镁等元素缺乏而引起。生化检查证实，心肌细胞琥珀酸脱氢酶和细胞色素氧化酶活性明显降低。此外，较为特征性的表现是线粒体硒含量明显降低，慢性者为正常量的 1/2，亚急性者为正常量的 12.5%。电镜检查发现，心肌线粒体内含较多的电子致密物，为无定形蛋白质凝聚物，导致 H^+-ATP 酶活性及其对寡霉素的敏感性受到明显损伤。电子传递、氧化磷酸化偶联以及 ATP 生成均受到显著影响。鉴于硒对线粒体膜有稳定作用，口服亚硒酸钠可预防急性克山病发作。

由线粒体 DNA 突变而引起的人类疾病，现已发现 100 余种。由于 mtDNA 缺少组蛋白的保护，且无 DNA 损伤修复系统，所以其突变率很高。突变可能发生在所有组织细胞中，包括体细胞和生殖细胞。线粒体 DNA（mtDNA）为母系遗传（maternal inheritance），即母亲将她的 mtDNA 传给她所有的子女，她的女儿又将其 mtDNA 传给下一代。这种遗传方式非常特殊，是母体对子代的垂直遗传，不受子代性别的影响。这是由于受精卵的全部线粒体 DNA 来自卵细胞，精子不提供任何线粒体。线粒体 DNA 缺陷的另一个特点是不同家系之间、不同个体之间的临床表现可以有很大差异。造成这种变异的原因很多，例如细胞内发生 DNA 突变的线粒体数量与正常线粒体数量的比例。只有当含有突变 DNA 的线粒体超过一定数量时，细胞功能的异常才能得以表达，这就是“阈值效应”（threshold effect）。在有丝分裂过程中，子代细胞内正常线粒体与突变 DNA 线粒体的比例不仅可能与亲代细胞不同，而且两个子代细胞之间也不相同。子代细胞之间线粒体的差异，造成不同组织的细胞之间有线粒体成分的差异，因此同一家系的不同个体，由于各种组织受累程度的不同，其临床表现就可能不同。携带突变 mtDNA 的患者，其表型与氧化磷酸化缺陷的严重程度及各器官系统对能量的依赖性密切相关。脑、骨骼肌、心脏、肾、肝对能量的依赖性依次降低。这样，当线粒体中 ATP 产生减少时，最先受损的是中枢神经系统，其次为肌肉、心脏、胰腺、肾和肝。如 Leber 遗传性视神经病（LHON）、线粒体心肌病、帕金森病和非胰岛素依赖型糖尿病等都属于这样一类疾病。

目前，针对线粒体与衰老相关性的研究一直十分活跃。许多研究表明，细胞中线粒体的数量随年龄增长而减少，而体积却随年龄增长而增大。例如老年小鼠的神经肌肉接头突触中可观察到线粒体数量减少。在各种老年动物的不同组织细胞中观察到线粒体的丧失，如肝细胞和心肌细胞中。老年小鼠、大鼠和人的肝及小鼠睾丸细胞中线粒体体积增大。膨大的线粒体中有时可见到清晰的嵴，有时线粒体内容物网状化，呈多囊体。有些学者认为线粒体是细胞内自由基的重要源泉，它们是决定细胞衰老的生物钟。衰老细胞中的致密体（如神经细胞中的脂褐素），有些是由线粒体转化来的。关于线粒体 DNA 与衰老的关系，Massie 认为核 DNA 在衰老过程中未发生变化时，线粒体 DNA 数量已急骤下降。近年来，Cummings 等人发现真菌细胞的线粒体中存在衰老 DNA。很可能衰老 DNA 会抑制线粒体 DNA 的复制，从而导致线粒体结构与功能的破坏，引起细胞衰老与死亡。

线粒体不仅是细胞氧化和能量转换中心，而且在细胞凋亡中发挥重要的调控作用。研究发现，线粒体内包含一些与细胞凋亡密切相关的物质，如细胞色素 c（cyt c）。在凋亡信号的刺激下，线粒体钙离子首先释放到胞质中，导致线粒体内负外正的跨膜电位（mitochondrial transmembrane potential，MTP，用 $\Delta\psi_m$ 表示）降低。MTP 降低可使线粒体膜通透性增加，由此引发线粒体一系列结构与功能变化，包括线粒体膜透性转换孔道（mitochondrial permeability transition pore，MPTP）瞬间开放，引发线粒体内 cyt c 等大量释放。而释放到细胞胞质内的 cyt c 可以活化凋亡蛋白酶激活因子 1（apoptosis protease activating factor1，Apaf-1），后者再去活化半胱氨酸-天冬氨酸蛋白水解酶（cysteinyl aspartate specific proteinase，caspase）。Caspase 特异地切断天冬氨酸残基后的肽键，是一类引发细胞凋亡的重要核心蛋白。

机体内高浓度活性氧类（reactive oxygen species，ROS）同样可引起细胞凋亡。活性氧类包括过氧化氢（H_2O_2）、超氧阴离子（$\cdot O^{2-}$）和羟自由基（$\cdot OH$）等，许多学者认为 ROS 的主要来源之一是在电子传给末端氧化酶之前漏出呼吸链与氧反应生成的不稳定分子。ROS 实际上是线粒体氧化过程中形成的正常产物，作为一种特殊的信号分子，其在维持细胞稳态方面发挥重要作用。然而，当细胞受到外界刺激（如紫外线、高温、毒物、凋亡信号）时，ROS 水平明显升高，过高的 ROS 会破坏细胞的结构与功能，称之为氧化应激（oxidative stress）。mtDNA 裸露于基质，易受 ROS 伤害而发生突变，致使呼吸链功能受损。同时，ROS 作为信号分子，可激活一些关键的凋亡成分，如凋亡诱导因子（apoptosis inducing factor，AIF），从而诱导细胞凋亡。

凋亡诱导因子是一种主要的凋亡效应蛋白，在体外它可以诱导染色质凝聚以及 DNA 大规模片段化的形成。在正常细胞内，AIF 定位于线粒体，当细胞受到诱导凋亡的刺激时，AIF 由线粒体转位至细胞核。

线粒体膜透性转运孔道是由线粒体内、外膜多种蛋白质组成的一种非选择性复合孔道，位于内、外膜接触点，可以无选择性地允许分子量≤ 1500 Da 的物质通过。其周期性开放对保持线粒体内的电化学平衡及稳定状态具有重要作用。目前已经证实多种因素均可以影响 MPTP 的开放。MPTP 一旦开放，可导致多种细胞致死性后果，如呼吸链脱偶联、$\Delta\psi_m$ 的消失、超氧离子的产生、基质 Ca^{2+} 和谷胱甘肽（glutathione，GSH）的外流。另外，还会由于水和溶质的进入使线粒体基质肿胀并导致线粒体外膜破裂，释放出包括 cyt c 在内的各种活性蛋白，加速凋亡进程。

小结

线粒体是细胞内的能量转换器，是细胞氧化磷酸化和形成 ATP 的主要场所，被称为细胞的“动力工厂”。有关线粒体的起源有内共生和非内共生两种假说。线粒体通过分裂进行增殖。

线粒体是光镜下可见的细胞器，其形态、大小、数目和分布常因细胞种类、生理状态不同而呈现差异。

线粒体为两层单位膜套叠而成的封闭结构。外膜上有排列整齐的小孔，通透性高。内膜通透性低，向基质折叠突起形成嵴；内膜和嵴上有许多基粒，为 ATP 酶复合体，是偶联氧化磷酸化、合成 ATP 的关键装置；内膜上有许多参与电子传递、合成 ATP 的酶类。线粒体内、外膜之间有膜间隙。线粒体基质中含有与三羧酸循环、mtDNA 合成和表达相关的酶。

线粒体是细胞有氧氧化的部位。细胞氧化分为四个阶段：葡萄糖在细胞质经糖酵解转换成丙酮酸，丙酮酸透过线粒体膜进入线粒体形成乙酰辅酶 A，在线粒体基质经过三羧酸循环生成 $FADH_2$ 和 NADH，随后进入呼吸链进行氧化磷酸化，最终生成 ATP、CO_2 和水。呼吸链由四个含有电子载体的复合体及另两个独立存在的电子载体组成，包括复合体Ⅰ、复合体Ⅱ、复合体Ⅲ、复合体Ⅳ、细胞色素 c 及泛醌。复合体Ⅰ、Ⅲ、Ⅳ构成主呼吸链，复合体Ⅱ、Ⅲ、Ⅳ构成另一条呼吸链。伴随着电子在呼吸链上的传递，呼吸链上的递氢体在内膜两侧建立起电化学质子梯度，其中蕴藏了大量能量，驱动 ATP 酶复合体合成 ATP。关于线粒体氧化磷酸化机制，被广泛接受的理论是英国生化学家 Mitchell 于 1961 年提出的化学渗透假说。

mtDNA 所具有的遗传信息有限，尽管有自己的蛋白质合成系统，但大多数蛋白质和酶还要依赖于核 DNA，因此，线粒体是一种半自主性细胞器。细胞内的线粒体一直处于不断更新状态以适应细胞的病理和生理功能需求。线粒体通过间壁分裂、收缩分裂、出芽分裂三种方式进行增殖。线粒体与很多人类疾病、衰老和细胞凋亡密切相关。

（徐　晨　孙雪青）

第6章 细胞骨架

在适当的条件下，即使去除真核细胞内的膜性细胞器，细胞仍可以维持大致的形态，甚至还具有运动或收缩的功能，这是由于细胞残存的胞质中存在着一种与骨骼、肌肉和韧带相类似的结构，称为细胞骨架（cytoskeleton）。细胞骨架是细胞内蛋白质纤维网架体系的总称，包括微丝（microfilament，MF）、微管（microtubule，MT）和中间丝（intermediate filament，IF）三种成分。一般来讲，细胞骨架弥漫地分布在细胞质中，但根据三种成分功能的不同，其分布也不同。例如，微丝主要分布在细胞膜的内侧，负责维持细胞形态；微管则主要分布在细胞核周围，呈放射状向胞质四周扩散；而中间丝则分布在整个细胞中（图 6-1）。1963 年，科学家采用戊二醛常温固定方法，借助于电镜观察到骨架成分的存在。

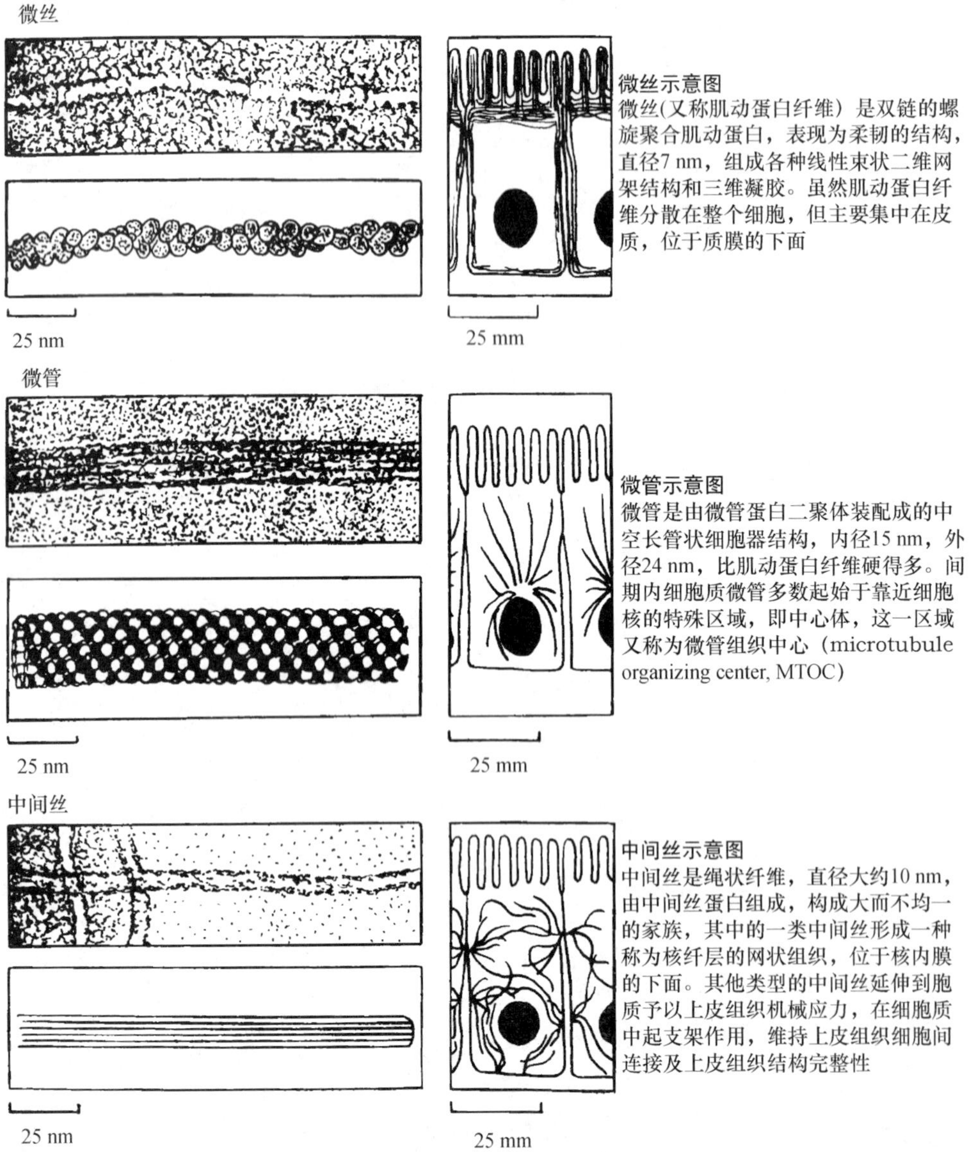

图 6-1　细胞质骨架的分布及结构特征

每种细胞骨架成分均由不同的蛋白质亚基通过非共价键结合而成，这样的装配方式使得细胞骨架可以快速地组装及去组装。一般认为，除中间丝外，微管与微丝都是不稳定结构，换言之，它们的含量与形态是动态的、可变的。最新报道亦称，中间丝同样是一种不稳定结构，但相对微丝和微管而言，中间丝更加稳定。微管与微丝结构不稳定性这一特点对于维持细胞形态、极性和内部结构至关重要。同时，这一特点对于细胞运动、物质运输、能量转换、信息传递和细胞分化等生命活动不可或缺。细胞骨架功能失调会引起多种疾病，例如 500 个人中大约有 1 个人会发生心肌收缩装置缺陷，这些缺陷将导致不同类型的心肌疾病。人们最先在胞质中发现细胞骨架结构，但后来又在细胞核中发现了类似结构，故认为，细胞骨架不仅存在于细胞质，也存在细胞核内，细胞核内的骨架称为核骨架（nuclear skeleton），主要包括核基质、核纤层和染色体骨架等，与 DNA 复制、转录，RNA 加工及细胞核与染色体的构建密切相关。核骨架将在细胞核一章中详细介绍，本章仅讨论细胞质的骨架结构及功能。

第一节　微　管

微管（microtubule，MT）形如其名，是位于细胞质内中空的管状结构，存在于所有真核细胞中，脑组织中含量最为丰富。微管在细胞内呈网状或束状分布，参与维持细胞形态、建立细胞极性、细胞运动、胞内物质运输以及细胞有丝分裂和减数分裂等重要生命活动。

一、微管的组成与形态

微管是由微管蛋白（tubulin）装配成的具有一定刚性的中空管状结构，其内外径分别为 15 nm 和 24 nm。微管是三种细胞骨架中最为粗大者。不同细胞中微管的形态和结构基本相同，但长度不等，一般为几微米。微管结构不仅动态可变，如间期细胞的微管在细胞核周围向外呈放射状分布，进入分裂期后，迅速重构变为双极性的纺锤体结构；微管也可以是相对稳定的结构，如存在于纤毛和鞭毛内的轴丝微管，其中肺上皮细胞的纤毛在整个细胞生命周期都具有稳定的长度、直径及位置（图 6-2）。

（一）微管蛋白

微管蛋白是组成微管的结构蛋白，主要成分为 α 微管蛋白（α-tubulin）和 β 微管蛋白（β-tubulin）。这两种微管蛋白占微管总蛋白的 80% ～ 95%，其中 α 微管蛋白含有 450 个氨基酸残基，β 微管蛋白含有 455 个氨基酸残基，分子量大约 55 000 Da。两者具有相似的三维结构，通过非共价键紧密地结合成长度为 8 nm 的异二聚体（heterodimers），构成微管的基本组装单位。细胞中仅存在游离的异二聚体形式，多余的 α 微管蛋白和 β 微管蛋白单体很快被降解。α 微管蛋白和 β 微管蛋白的羧基端（C 端）都存在酸性氨基酸，使得微管带有较强的负电荷。

α 微管蛋白和 β 微管蛋白基因存在于所有真核细胞中，在多细胞生物中两者的基因数目发生明显扩增。例如芽殖酵母中含有 2 个 α 微管蛋白基因和 1 个 β 微管蛋白基因；而线虫基因组中有 9 个编码 α 微管蛋白和 6 个 β 微管蛋白的基因。这些基因编码的微管蛋白非常相似，可以在试管中混合组装成微管，但在细胞内可能有不同的定位和功能。异二聚体中的 α 微管蛋白和 β 微管蛋白均含有一个 GTP 结合位点，结合于 α 微管蛋白的 GTP 位于异二聚体的内部，不能被水解或替换，称为不可交换位点（non-exchangeable site，N 位点）。而结合于 β 微管蛋白内的 GTP 在组装成微管后能够被水解成 GDP，在去组装后 GDP 又能被 GTP 替换，因此这个 GTP 结合位点被称为可交换位点（exchangeable site，E 位点）。E 位点对于微管的组装或去组装具有十分重要的作用。此外，微管蛋白异二聚体上还存在二价阳离子、药物（如秋水仙碱和紫杉醇）等结合位点（图 6-3）。

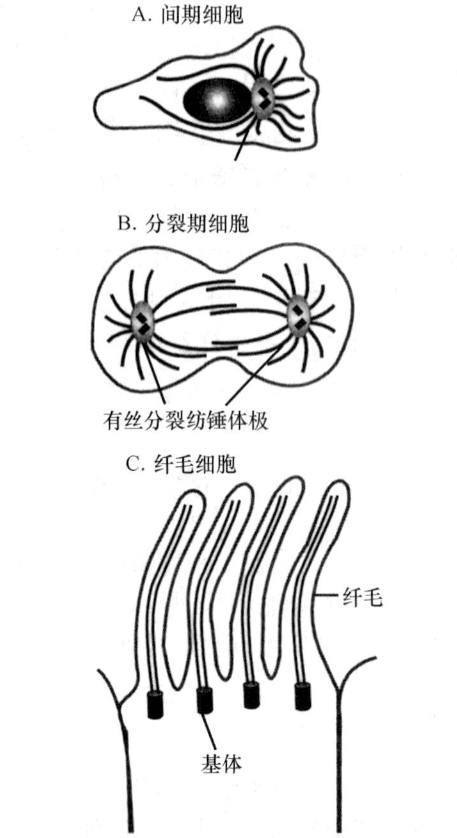

图 6-2　真核细胞中微管所处的三种位置

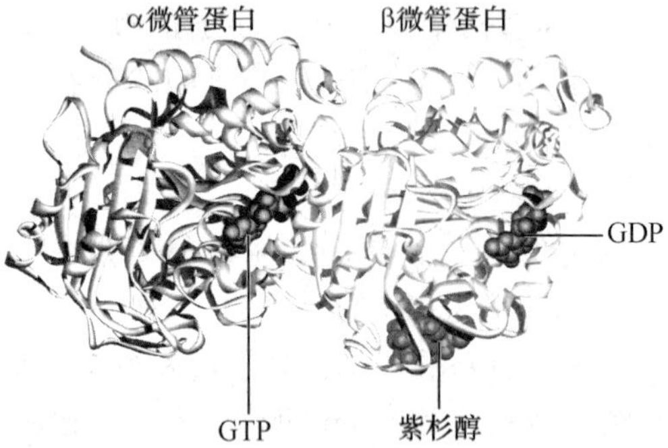

图 6-3　微管蛋白的结构

（二）微管的形态

微管的基本组成单位是 α 、β 微管蛋白异二聚体。两者交替排列，成为一条链，形成原纤维（protofilament）。当 13 根原纤维汇聚在一个平面时，它们会相互合拢并围成一个中空管状结构——微管，外径约为 24 nm，内径约为 15 nm（图 6-4A）。这类似于水井，而每一个微管异二聚体可看成是水井壁上的砖。由图 6-4 可知，在微管装配过程中，沿微管轴向（纵向）的异二聚体始终交替结合，即前一个 β 亚基与下一个 α 亚基接续；与此不同，微管管壁（横向）排列的 α 亚基在与相邻 α 亚基接续时向正极端发生大约 1 nm 的交错；β 亚基亦是如此，使得微管蛋白沿微管的圆周呈螺旋状排列，在原纤维合拢的位置，微管蛋白停止聚合，管壁不再横向拓展，形成纵贯微管长轴的“接缝”（seam）。如果沿接缝一侧旋转 360° ，追踪下一行 β 亚基，就会发现最后一根原纤维的 β 亚基恰好停在第一根原纤维 β 亚基向正极计数

三个亚基后的 α 亚基处，这样在微管的接缝处，将出现 α 亚基和 β 亚基的横向结合。微管可以延长，也可以缩短，无论延长还是缩短，都只能发生微管轴向末端以 α、β 微管蛋白聚合成二聚体的方式，即前一个 β 亚基与下一个 α 亚基接续或相互解离。微管蛋白聚合也称为微管组装（assembly）；反之，微管蛋白解聚称为微管去组装（disassembly）。

如此排列的微管自然就有了极性（polarity），即一端始终为 α 微管蛋白开头，另一端为 β 微管蛋白结尾。α 微管蛋白端为负极（minus end），而 β 微管蛋白端为正极（plus end）（图 6-4A）。异二聚体在正负两极添加速度不同，在正极添加的速度快，而负极相对慢，这是由于 α 微管蛋白和 β 微管蛋白结构不同，因此异二聚体添加到微管两端的速度也不同。微管的极性与微管的动态性及功能密切相关。

微管在细胞内存在单管、二联管和三联管 3 种形式（图 6-4B）。大部分微管形式是单管（singlet），由 13 根原纤维围成，它们或是单独存在，或是成束分布。这种结构不稳定，在低温、钙离子和药物（如秋水仙碱）的作用下容易发生解聚。在极少数情况下，单管并非由 13 根原纤维组成，如线虫神经节微管由 11 或 15 根原纤维组成。二联管（doublet）包含 A、B 两根单管，分别由 13 根和 10 根原纤维组成，其中 B 管缺少的 3 根原纤维可以通过与 A 管共用 3 根原纤维得以补偿。二联管主要分布于鞭毛和纤毛的杆部。三联管（triplet）由 A、B、C 三个单管组成，其中 A 管有 13 根原纤维，B 管和 C 管都只有 10 根原纤维，分别与 A 管和 B 管共用 3 根原纤维，主要见于中心粒、鞭毛和纤毛的基体中。二联管和三联管相对稳定，对于低温、钙离子和秋水仙碱等药物的作用不敏感。

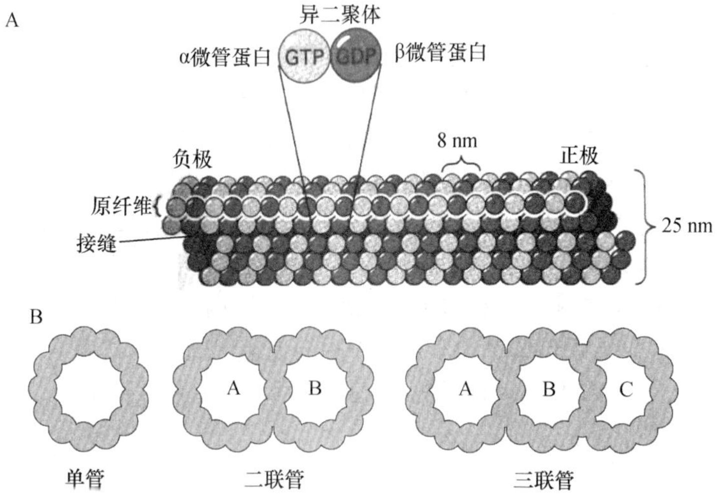

图 6-4　微管的组成与形态

二、微管的装配

细胞质微管是一种动态变化的结构，可通过快速组装和去组装达到平衡，这对于微管行使功能具有重要意义。

微管的组装具有以下特点：①与 GTP 结合的微管蛋白异二聚体（GTP-β 微管蛋白）与微管末端亲和力较强，容易添加，形成直的原纤维；异二聚体的添加会触发 β 微管蛋白的 GTP 水解成 GDP，而 GDP- 微管蛋白异二聚体（GDP-β 微管蛋白）形成弯曲的原纤维，此结构极不稳定，易解聚。②游离 GTP- 微管蛋白异二聚体的浓度高于临界浓度（critical concentration，Cc）时，异二聚体可以装配成微管。所谓临界浓度是指位于微管末端的 GTP- 微管蛋白异二聚体的添加速度与 GDP- 微管蛋白异二聚体的解离速度平衡时，细胞或试管内未参与组装的异二聚体微管蛋白的浓度。③微管的组装主要发生在正极。④低温、Ca^{2+}浓度升高和药物（如秋水仙碱、紫杉醇等）处理均会破坏微管组装与去组装之间的平衡。

（一）微管的装配过程

细胞内成分复杂，难以观察微管的组装过程，因此多通过体外实验研究微管的装配过程。微管在脑组织中含量最为丰富，利用微管低温解聚而在 37℃重新聚合的特性，可以纯化脑组织中的微管蛋白和组装好的微管。1972 年，美国费城 Temple 大学的 Richard Weisenberg 研究室首次利用小鼠脑组织匀浆液，将其置于试管中，加入含有 Mg^{2+}（无 Ca^{2+}）、EDTA 和 GTP 的缓冲液，在合适的 pH 和温度条件下，成功地组装出了微管。用电子显微镜观察体外组装的微管，发现并非所有微管都是由 13 根原纤维构成的，一些仅有 11 根或更少，还有一些含有 15 根原纤维。这说明微管在体外的装配缺少体内的控制原纤维数目的机制。

微管自我组装是一个复杂而有序的过程。首先，微管蛋白异二聚体需装配成一个短的寡聚体结构，这个结构即为组装核心（nucleus）。其次，异二聚体向核心的两端和双侧扩展，聚合形成片状结构，当该片状带加至 13 根原纤维时，合拢成微管，这个过程称为成核期（nucleation phase）。由于形成核心是一个随机的过程，速度缓慢，是微管组装的限速步骤，这个时期又称为延迟期（lag phase）。度过成核期后，高浓度的微管蛋白异二聚体快速添加到微管末端，使微管延长。游离的异二聚体浓度快速下降低于临界浓度后，微管快速去组装，使微管迅速缩短。由于微管一端为 α 微管蛋白（负极），另一端为 β 微管蛋白（正极），这种结构差异使得两端装配速度不同，正极明显快于负极。

（二）微管装配的动态不稳定性

在微管体外组装的研究中发现，游离的 GTP- 微管蛋白异二聚体的浓度和微管组装后 GTP 水解成 GDP 的速度，成为影响微管组装或去组装的两个重要因素。当游离的 GTP- 微管蛋白异二聚体的浓度很高时，异二聚体快速添加至微管末端，组装速度大于 GTP 水解的速度，使微管末端形成“GTP- 帽”，此帽结构可保护微管末端，抑制解聚，使微管生长。随着游离的 GTP- 微管蛋白异二聚体浓度降低，其添加至微管末端的速度下降。同时，由于 GTP 快速水解，“GTP- 帽”消失，暴露出 GDP- 微管蛋白，后者与微管的结合力较弱，致使其从微管末端迅速脱落下来，造成微管缩短，这个过程很快，有人称之为“毁灭”（catastrophe）。当异二聚体浓度再次升高后，微管又开始延长（形同被解救或重生，rescue）。可见，在微管组装过程中，微管不停地在延长（“解救”）和缩短（“毁灭”）两种状态下转变，这称为动态不稳定性（dynamic instability），是微管组装动力学的一个重要特点。光学显微镜下记录体外组装的单个微管在不同时间的长度，可以观察到微管的动态不稳定性（图 6-5），而且微管的缩短速度（7 μm/min）明显快于生长速度（1 μm/min）。

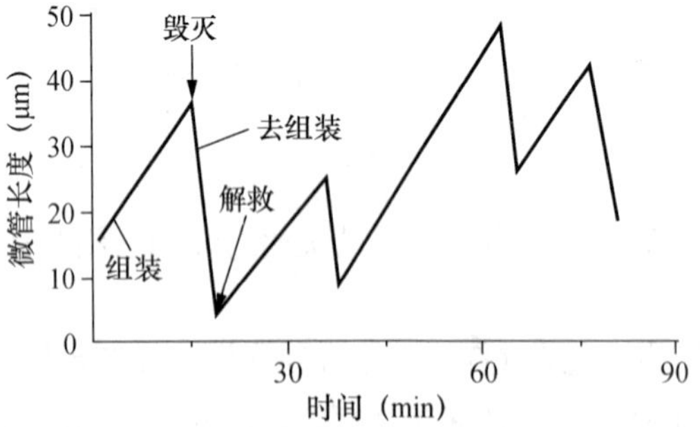

图 6-5 体外微管装配的动态不稳定性

微管动态不稳定性的分子机制一直备受关注。利用电子显微镜观察不同状态微管的末端，发现快速延长的微管末端呈现平的片状结构，而快速缩短的微管末端呈弯曲的羊角样的结构（图 6-6）。快速延长的微管末端以 GTP- 微管蛋白异二聚体结尾，GTP- 微管蛋白异二聚体构成直线型的原纤维，有助于延长；而在快速缩短的微管末端是 GDP- 微管蛋白异二聚体，GDP- 微管蛋白异二聚体构成的原纤维则呈现弯曲的结构，此时，原纤维间的侧向结合力基本消失，使微管快速缩短（图 6-6）。不断添加的微管蛋白异二聚体触发 β 微管蛋白结合的 GTP 水解成 GDP，当微管快速延长时，微管末端形成的“GTP- 帽”能抑制其负极端 GDP- 微管蛋白构成的原纤维弯曲，保持笔直的结构；当环境中异二聚体浓度下降时，“GTP- 帽”消失，这种抑制作用消失，微管快速解聚。GTP 水解产生的自由能贮存在微管结构中，解聚时被释放出来，这些自由能可以被利用，例如在有丝分裂后期帮助染色体运动。

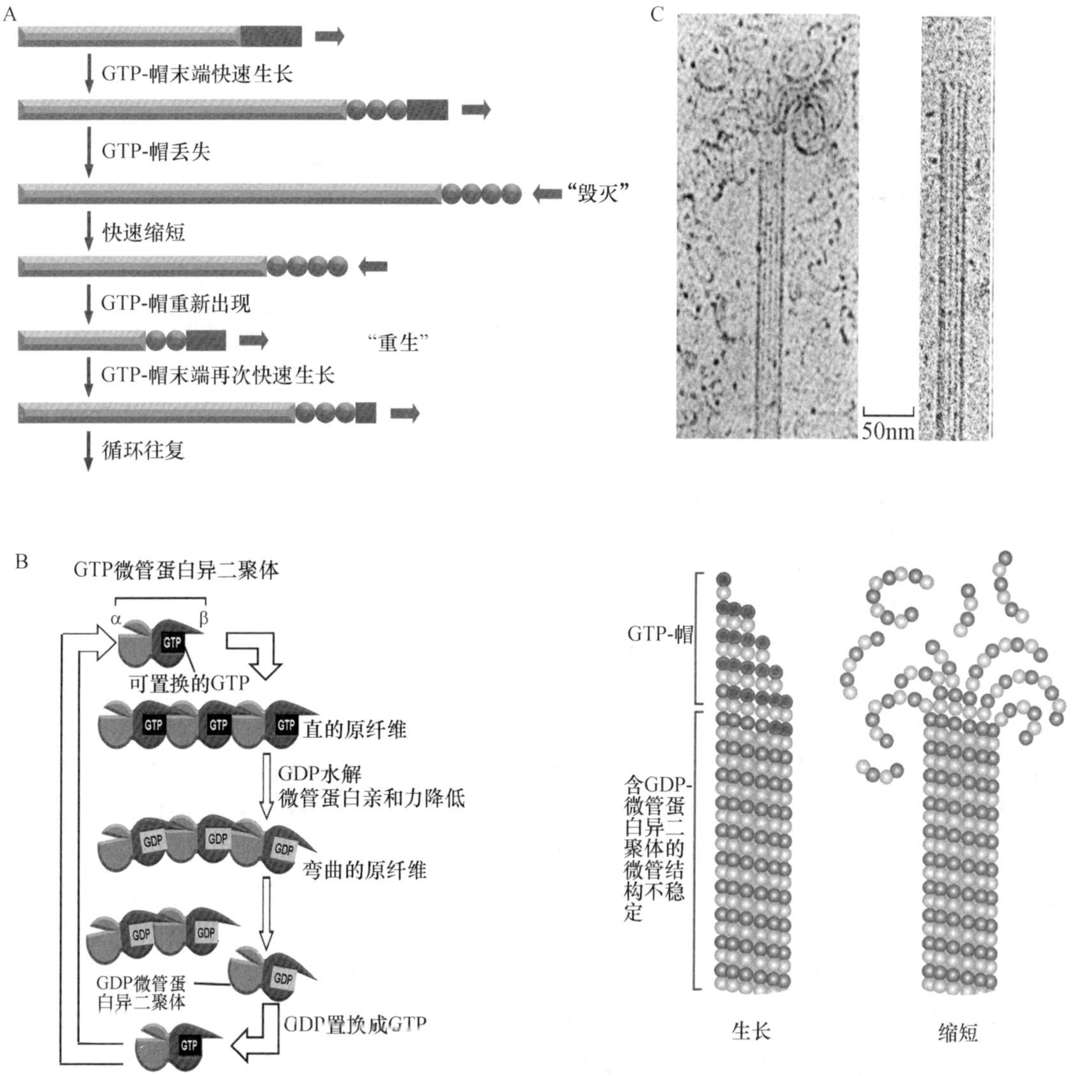

图 6-6　微管的装配

细胞内微管的动态不稳定性为细胞内微管迅速重新组装提供了合理的解释，这一特点具有重要的生物学意义。在间期细胞中，总能见到一些微管在延长，而另一些微管在缩短，使微管与微管蛋白异二聚体库之间处于动态平衡状态；进入有丝分裂期，微管蛋白快速组装成有丝分裂纺锤体，不稳定的微管末端有助于寻找并捕获染色体上的结合靶点，对于染色体向两极分配具有重要作用；有丝分裂末期，有丝分裂纺锤体微管迅速解聚，有利于细胞分裂为两个子细胞，从而进入新的细胞周期。如果失去微管动态不稳定性，所有这些事件都不会有序发生。

（三）微管组织中心

微管体外组装的限速步骤是成核期，但在活细胞内成核过程非常迅速，并且成核位置固定在细胞内某一特定区域。于培养细胞加入荧光染料标记的微管蛋白抗体后，在荧光显微镜下可观察到细胞内微管组装多数起始于细胞核附近，这个区域称为微管组织中心（microtubule organizing center，MTOC）（图 6-7）。MTOC 指微管在生理状态及药物处理下，使其解聚后重新组装的启动位置，最多见于细胞核附近的中心体（centrosome），此外，在纤毛和鞭毛的基体（basal body）等处也可见。除了负责启动微管组装，MTOC 还决定着微管的数量、位置以及极性。MTOC 近端的微管为负极，远端为正极。

中心体是动物细胞中主要的微管组织中心，位于间期细胞的细胞核附近，由一对相互垂直

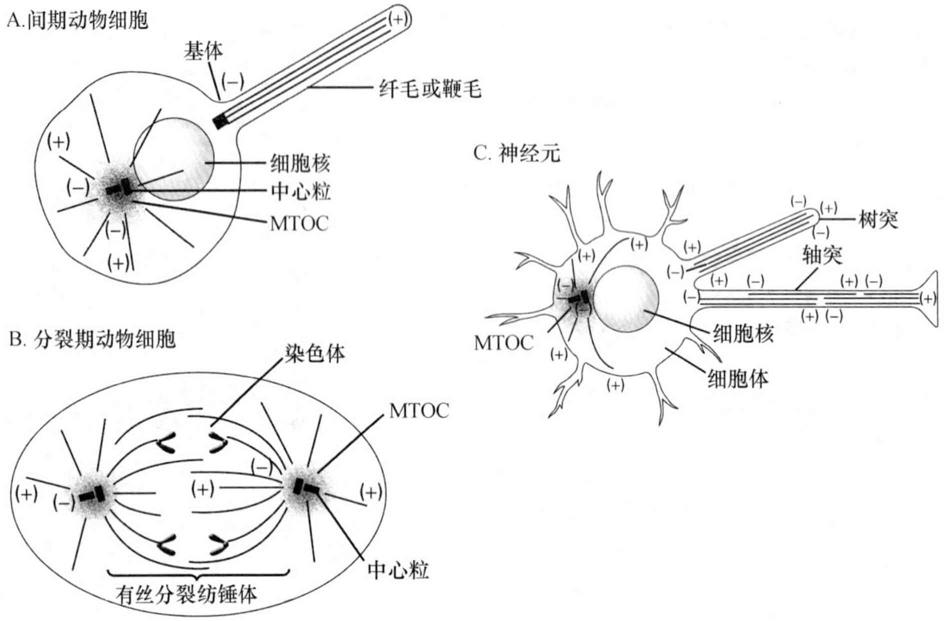

图 6-7　微管组织中心

的中心粒（centrioles）和中心粒周围基质（pericentriolar matrix）组成。在细胞周期 S 期，中心体进行半保留复制（因两个中心粒分别来自母体和新合成），进入有丝分裂期，移动至细胞两极，组织形成有丝分裂纺锤体。基体位于纤毛和鞭毛的根部，与中心粒结构相似，均由 9 组三联管构成，在一定条件下基体和中心粒可以相互转变。例如，精子鞭毛基体来自精母细胞减数分裂纺锤体中的一个中心粒，受精后此基体又在受精卵第一次分裂过程中转变为中心粒。在细胞内并非所有的微管都与中心体相连，例如神经细胞的轴突微管大部分起源于轴突内的某一位置，尽管正极均指向轴突的顶端，但并不连接到中心体上。

20 世纪 80 年代中期，人们发现在包括中心粒周围基质在内的所有微管组织中心均存在第三种微管蛋白——γ 微管蛋白。不同于上述 α 和 β 微管蛋白，γ 微管蛋白只占微管蛋白总量的 1%。γ 微管蛋白含量虽少，但功能十分重要。将荧光标记的 γ 微管蛋白抗体显微注射到低温处理后的活细胞，用以封闭 γ 微管蛋白，结果发现，γ 微管蛋白封闭后的细胞微管无法重新组装。而且 γ 微管蛋白合成异常的细胞微管组装也受到严重影响，说明 γ 微管蛋白对于微管的成核发挥着重要的调节作用。研究表明，γ 微管蛋白在中心粒周围基质中与其他蛋白质形成众多直径约为 24 nm 的 γ 微管蛋白环状复合物（γ-tubulin ring complex，γ-TuRC）。γ-TuRC 像一个基座，微管蛋白异二聚体按照一定的方向结合于此，然后微管开始生长、延长。γ 微管蛋白只能与 α 微管蛋白结合，因此产生的微管负极均被 γ-TuRC 封闭，这意味着细胞内多数微管只能在正极发生组装与去组装。新近研究显示，由 8 个多肽构成的 Augmin 蛋白复合体能结合到已经存在的微管侧面，招募 γ-TuRC，形成新的微管组织中心，组装微管。

（四）影响微管组装的特异性药物

某些药物（如秋水仙碱、紫杉醇等）可以特异性地与微管蛋白结合，阻止微管的组装和去

组装，从而影响细胞的正常活动。秋水仙碱（colchicine）可与微管蛋白异二聚体稳定地结合，阻止微管聚合，促进微管解聚。秋水仙碱处理细胞后能抑制有丝分裂纺锤体的形成，使细胞停留在有丝分裂中期，从而导致细胞死亡。紫杉醇（taxol）是从红豆杉属植物中提取的一种四环二萜化合物。实验证明，紫杉醇通过与微管结合，抑制微管蛋白解聚，在保持微管稳定的同时，促进微管蛋白的聚合，同样抑制细胞有丝分裂。对于微管组装，虽然紫杉醇与秋水仙碱的作用看似相反，但其最终结果都是使微管的动态不稳定性遭到破坏，细胞在有丝分裂时不能形成纺锤体，抑制了细胞分裂和增殖，从而发挥抗肿瘤细胞的作用。目前在临床上，紫杉醇可作为化疗药应用于卵巢癌等肿瘤的治疗中。

三、微管相关蛋白

如上所述，利用微管低温解聚、37℃重新聚合的特性并结合不同的离心方法可以纯化微管蛋白。但研究发现，即使经过多次组装和去组装的循环，仍然有一些蛋白质不能分离，始终伴随微管存在，这些蛋白质即为微管相关蛋白（microtubule-associated proteins，MAPs）。细胞内既含有稳定微管结构的 MAPs，也存在促进微管解聚、修饰微管生长的 MAPs（图 6-8）。一般情况下，起稳定作用的 MAPs 可促进微管组装，增加微管稳定性，并调节微管与其他细胞成分之间的关系，是维持微管结构和功能必需的成分，常具有组织特异性。目前研究得较为清楚的是 tau 家族蛋白质，包括 MAP2、MAP4 和 tau 蛋白。MAP2 和 tau 蛋白主要存在于神经元中，而 MAP4 存在于除神经元外的各种细胞中。这些 MAPs 常包含两个功能区域，一个是带正电荷并可与微管表面负电荷结合的微管结合域，另一个是与微管呈直角的突出结合域，可以通过横桥的方式与其他细胞组分（其他微管纤维或骨架成分、细胞膜等）连接（图 6-9）。MAP2 存在于神经元的胞体和树突中，能在微管间及微管与中间丝之间形成横桥，使微管成束，稳定微管。Tau 蛋白分子量为 55 ～ 62 kDa，见于神经元轴突中，能促进微管蛋白聚合成微管，并使新聚合的微管成束，防止解聚，维持微管稳定。MAPs 可被磷酸化修饰，磷酸化的 MAPs 不能与微管结合，从而促进微管解聚。例如 tau 蛋白可被微管亲和调节激酶（microtubule-affinity regulating kinase，MARK）磷酸化，而 MAP4 可被细胞周期蛋白依赖激酶（cyclin-dependent kinase，CDK）磷酸化，参与细胞周期的动态变化。不同的 MAPs 在细胞中的分布区域不同，执行的功能也不一样。神经细胞 MAPs 的分布差异与神经细胞树突和轴突区域化以及感受、传递信息有关。

MAPs 除了与微管侧面结合，起稳定微管的作用，细胞内还存在多种不同类型的 MAPs，通过其他方式作用于微管。①微管末端结合蛋白，通过结合微管末端影响微管的动态性。例如 kinesin-13，又称为毁灭因子，结合在微管末端后，使原纤维弯曲分开，导致微管快速解聚；与此相反，XMAP215（xenopus microtubule assembly protein，215 kDa）结合微管蛋白异二聚体，并将其运送至微管末端，在促进微管快速聚合的同时，可对抗 kinesin-13 的作用。有丝分裂时，XMAP215 发生磷酸化，使 kinesin-13 的抑制作用得以解除，这种转换使得微管动态不稳定性的速度提升 10 倍，对于纺锤体的形成至关重要。正极追踪蛋白（plus-end tracking proteins，＋TIPs）结合正在生长的微管正极末端，当微管解聚时离开。＋TIPs 可以促进微管生长，也可以帮助微管末端被染色体动粒捕获，或者结合细胞皮质而稳定微管。新近发现，＋TIPs 还可以结合内质网跨膜蛋白，促进管状内质网延长。②微管蛋白隔离蛋白和微管切割蛋白。Stathmin 作为一种单体隔离蛋白，可以结合微管蛋白异二聚体，降低细胞内微管蛋白异二聚体的有效浓度，促进微管解聚。微管解聚的另一种机制是微管的切割，katanin 可以切割微管，将微管从 MTOC 释放出来，与有丝分裂纺锤体极微管的快速解聚相关。

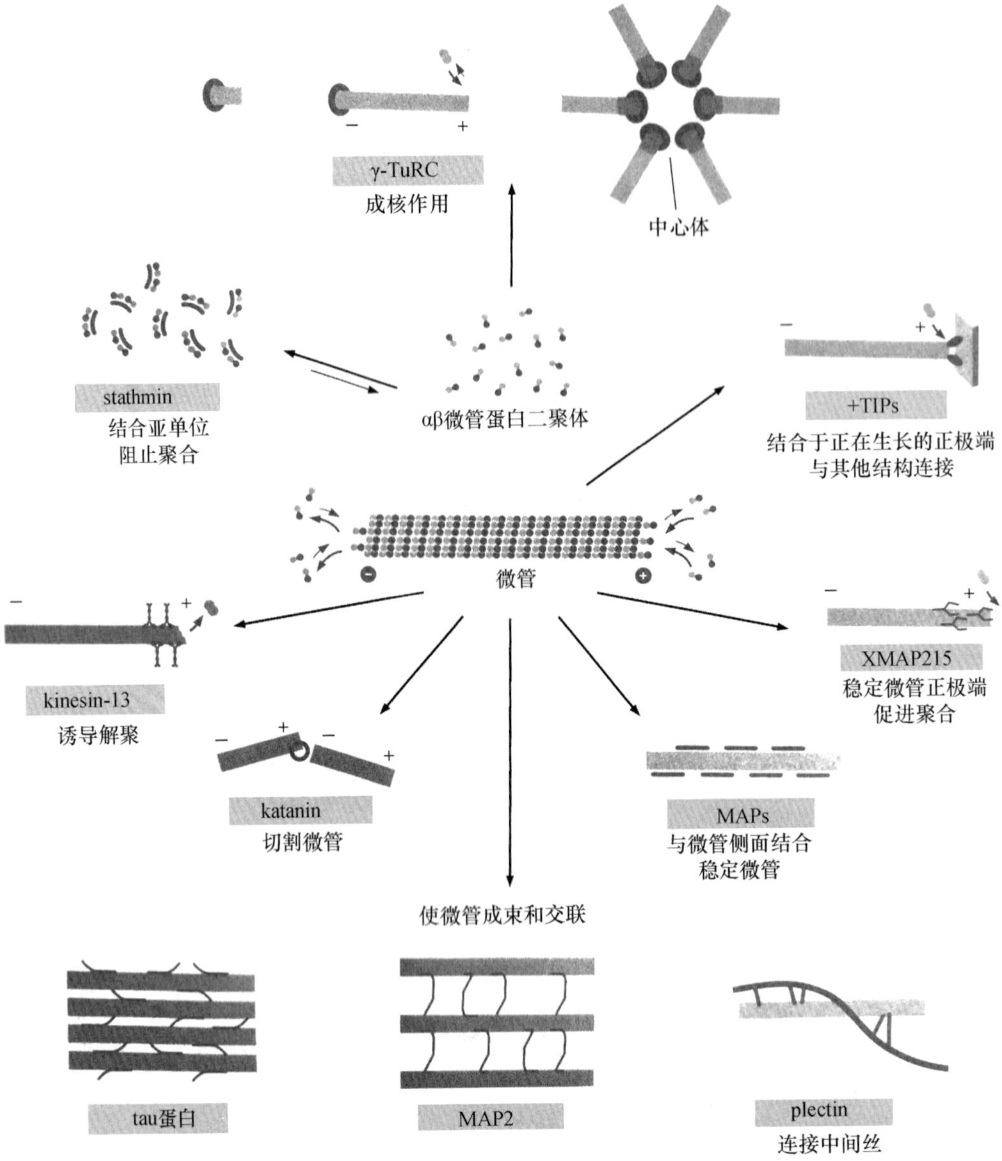

图 6-8　微管相关蛋白的种类和功能

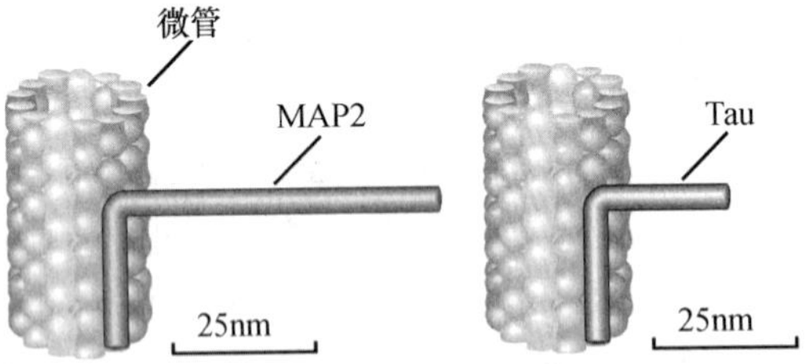

图 6-9　Tau 家族蛋白质结构

四、微管蛋白的翻译后修饰

微管蛋白可以发生多种翻译后修饰，例如赖氨酸乙酰化、去酪氨酸化、多聚谷氨酰化（polyglutamylation）和多聚甘氨酰化（polyglycylation）等，从而影响微管的稳定性和功能。大多数微管蛋白的翻译后修饰是可逆的，有些修饰专一地发生在 α 微管蛋白或 β 微管蛋白上，有些则在两种微管蛋白中均存在。乙酰化专一地发生在 α 微管蛋白的 ε- 氨基上，是唯一一种发生在微管管腔面的修饰形式，高度保守。在稳定的微管，如中心粒、基体和原生纤毛中存在乙酰化的微管，如果微管乙酰化障碍，细胞的原生纤毛发生缺陷，而过度乙酰化将产生异常稳定的原生纤毛。去酪氨酸化也是专一发生在 α 微管蛋白的修饰，多数 α 微管蛋白的 C 端最后一个氨基酸为酪氨酸，这个酪氨酸残基可在酶的催化下变成谷氨酸，发生去酪氨酸化。带有去酪氨酸化修饰的微管更能抵抗毁灭因子的作用，更为稳定。研究发现移动细胞的前端常存在这些更稳定的微管。当稳定的微管解聚后，去酪氨酸化的 α 微管蛋白可再次被酪氨酸化，使得微管蛋白异二聚体用于新微管的组装中。

多聚谷氨酰化是发生在 α 微管蛋白或 β 微管蛋白的 C 端谷氨酸位点上的长链谷氨酸修饰，而多聚甘氨酰化是发生在与多聚谷氨酰化同一氨基酸位点上的长链甘氨酸修饰。这两种修饰作用彼此竞争，因此受到严格的调控。多聚谷氨酰化可调控纤毛内动力蛋白的活性和纤毛摆动行为，当多聚谷氨酰化发生障碍时会引起纤毛的功能异常。而在神经系统，过度的多聚谷氨酰化会引起神经退行性改变。多聚甘氨酰化存在于聚合的微管中，甘氨酸侧链的延伸是在微管组装后逐步发生的，这意味着细胞内新形成的轴丝和基体的微管甘氨酸侧链偏短，而后会随着其成熟而加长，因此多聚甘氨酰化可以标记轴丝的长度。

五、微管的功能

（一）通过支架作用维持细胞的形态

维持细胞形态是微管的基本功能。微管自身的结构特点决定了其具有一定的强度，不容易弯曲，能够抵抗压力，这种特性给细胞提供了机械支持力。在体外培养的神经细胞中，微管不仅围绕细胞核向外呈放射状分布，轴突中还存在大量平行排列的微管，这对于轴突的形成和维持具有关键的作用。如果用秋水仙碱、低温等方法处理细胞，可见微管解聚，细胞变圆，原有的细胞形态消失。

（二）参与细胞内物质的运输

真核细胞内部是高度区域化的体系，细胞内物质的合成部位与功能部位往往不同，因此，细胞内新合成的物质或细胞器必须运输至功能部位才能发挥作用。微管可以为细胞内物质运输提供“轨道”，其极性对运输方向具有重要的指导作用。细胞的分泌颗粒、色素颗粒等物质及线粒体等细胞器的定向运输都是沿着微管“轨道”进行的。细胞内物质运输除需要微管作为轨道外，还需要动力驱动。研究发现，有一类蛋白质可以沿着微管“轨道”运动，并能与所转运的物质结合，称为马达蛋白（motor protein）。马达蛋白是指能利用 ATP 水解产生的能量驱动自身携带运载物沿着微管或微丝运动的蛋白质。目前发现，沿着微管运动的马达蛋白多达几十种，可分为两大家族，即驱动蛋白（kinesin）和动力蛋白（dynein）。一般情况下，驱动蛋白负责将物质从微管的负极运至正极（背向中心体），而动力蛋白将物质从微管的正极向负极运输（朝向中心体）。

1. **驱动蛋白**　1985 年，Vale 等人从乌贼神经元的轴突提取物中第一次分离得到纯化的驱动蛋白。而后，他们分别提取乌贼神经元轴突细胞器和神经元轴突细胞质提取物（organelle-free extract），与微管（以紫杉醇稳定）相混合。在加入 ATP 后发现，细胞器可沿着微管运动。倘若反应体系中去除神经元轴突胞浆提取物，细胞器结合微管与运动的功能均丧失，提示轴突胞浆提取物中含有马达蛋白。随后发现，随着 ATP 水解成 ADP，细胞器与微管解离。用 ATP 类似物 AMPPNP（不能被水解）取代体系中的 ATP，细胞器与微管结合，但不能运动。再次加入 ATP，细胞器即与微管解离。基于这一实验结果，科学家们首次获得了驱动蛋白，命名为驱动蛋白 1（kinesin-1）。

Kinesin-1 由 2 条重链和 2 条轻链组成，重链具有马达结构域，轻链含有与货物（细胞器或囊泡）结合的结构域，分子量大约 380 kDa。电子显微镜下，kinesin-1 分子结构包括两个球形头部，含有马达结构域；中间是由重链组成的杆状区；一个由轻链和重链组成的扇形尾部。

球形头部可以结合 ATP 和微管，与驱动蛋白的动力相关；杆状区参与头部的二聚化作用，尾部可以和“货物（cargo）”的膜受体结合（图 6-10）。目前发现多种带有相似马达结构域的驱动蛋白，仅在人类基因组就发现 45 个驱动蛋白基因。依据马达结构域的功能特征，将已知的驱动蛋白分为 14 个驱动蛋白家族，用阿拉伯数字 1 ～ 14 标记各个驱动蛋白家族。大部分驱动蛋白（kinesin-1 ～ 12）的马达结构域位于肽链的 N 端，可以从微管的负极向正极方向移动。Kinesin-1 负责囊泡、细胞器和 mRNA 的运输；kinesin-2 与 kinesin-1 不同，由 2 个不同的重链构成头部，并和第三种多肽组成尾部，参与囊泡和鞭毛内的运输；kinesin-5 有 4 个重链，组成双极性头部，有丝分裂时其双极性头部可以同时结合极性反向平行的极间微管，使极间微管滑动，参与纺锤体极的分离和双极性的确立。Kinesin-13 的马达结构域位于肽链的中间，结合微管的正极或负极端，不参与运动，发挥毁灭因子的作用，即促进微管快速解聚，参与有丝分裂时染色体的分离。Kinesin-14 的马达结构域位于肽链的 C 端，运动方向为从微管的正极向负极，与 kinesin-1 的运动方向相反，参与纺锤体极的确定。

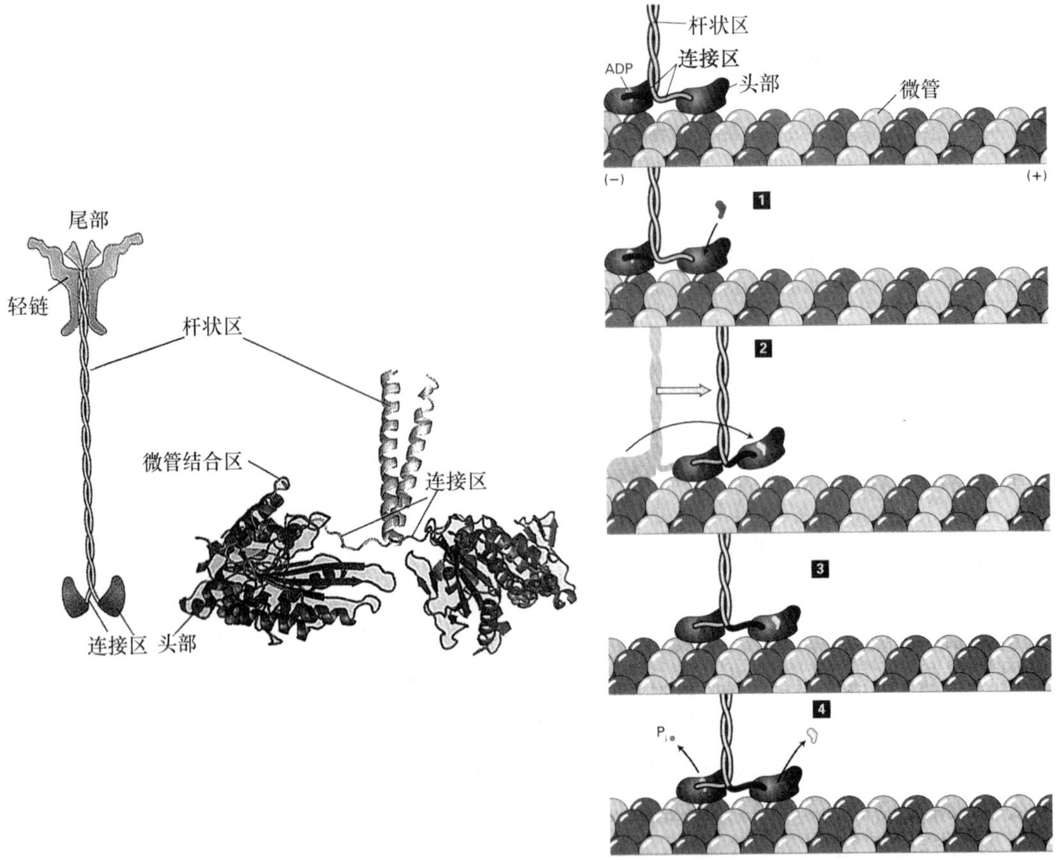

图 6-10 Kinesin-1 的结构及利用 ATP 沿微管运动的分子机制

1. 前方的头部结合 ATP；2. ATP 的结合使驱动蛋白的构象改变，从而此头部的马达结合域与微管紧紧结合，而杆状区向前摆动，使得原本在后面的头部向前运动，越过前面的头部，锚定到下一个微管蛋白异二聚体，变成了前方的头部；3. 运动距离 16 nm；4. 此时处于前面的头部（原来后面的头部）释放结合的 ADP，而后面头部（原本前面的头部）结合的 ATP 水解变成 ADP，回到最初的状态

Kinesin-1 以“行走”方式（hand over hand）沿微管运动，具体机制如下：运动时驱动蛋白的两个头部一个在前，一个在后。两个头部交替与微管结合，当前方的头部没有核苷酸的结合时，能与微管紧密结合；此时后面的头部结合 ADP，与微管微弱地结合在一起，两个头部相距一个微管蛋白异二聚体的长度，即 8 nm。当前方的头部结合 ATP 后，使驱动蛋白的构象发生改变，该马达结构域与微管紧紧结合，而杆状区向前摆动，由于后面的头部与微管结合得

并不紧密，这种摆动使得后面的头部向前运动，越过前面的头部，锚定到下一个微管蛋白异二聚体，变成前面的头部，运动距离达到 16 nm。此时处于前面的头部（原来后面的头部）释放结合的 ADP，而后面头部（原本前面的头部）结合的 ATP 水解变成 ADP，又回到最初的状态。当结合 ATP 后再次重复上述过程，由此可见在一个循环的运行过程中，两个头部与微管交替结合，整个分子向微管正极移动一步，即一个微管蛋白异二聚体的长度 8 nm。在驱动蛋白移动的过程中，一个头部始终与微管紧密结合，即使“步行”数千步，也不会从微管脱落。

2. **动力蛋白**　动力蛋白（dynein）是已知马达蛋白中最大、移动速度最快的成员。动力蛋白家族由两类蛋白质组成，即细胞质动力蛋白（cytoplasmic dynein）和轴丝动力蛋白（axonemal dynein）。细胞质动力蛋白与内体、溶酶体、高尔基复合体和囊泡的运输相关，还参与细胞分裂纺锤体的定位和染色体的形成。细胞质动力蛋白由 2 条具有 ATP 酶活性的重链、2 条中间链、4 条中间轻链和轻链组成。重链包含数个不同的结构域（图 6-11），从 N 端开始第一个组成动力蛋白茎部（stem），可以与其他动力蛋白亚单位和动力蛋白激活蛋白（dynactin）结合。第二个功能域是连接部（linker），调节 ATP 依赖的马达蛋白活性。第三部分，也是最大的部分，包含 6 个重复的 *AAA*（ATPase associated with a variety of cellular activities）ATP 酶

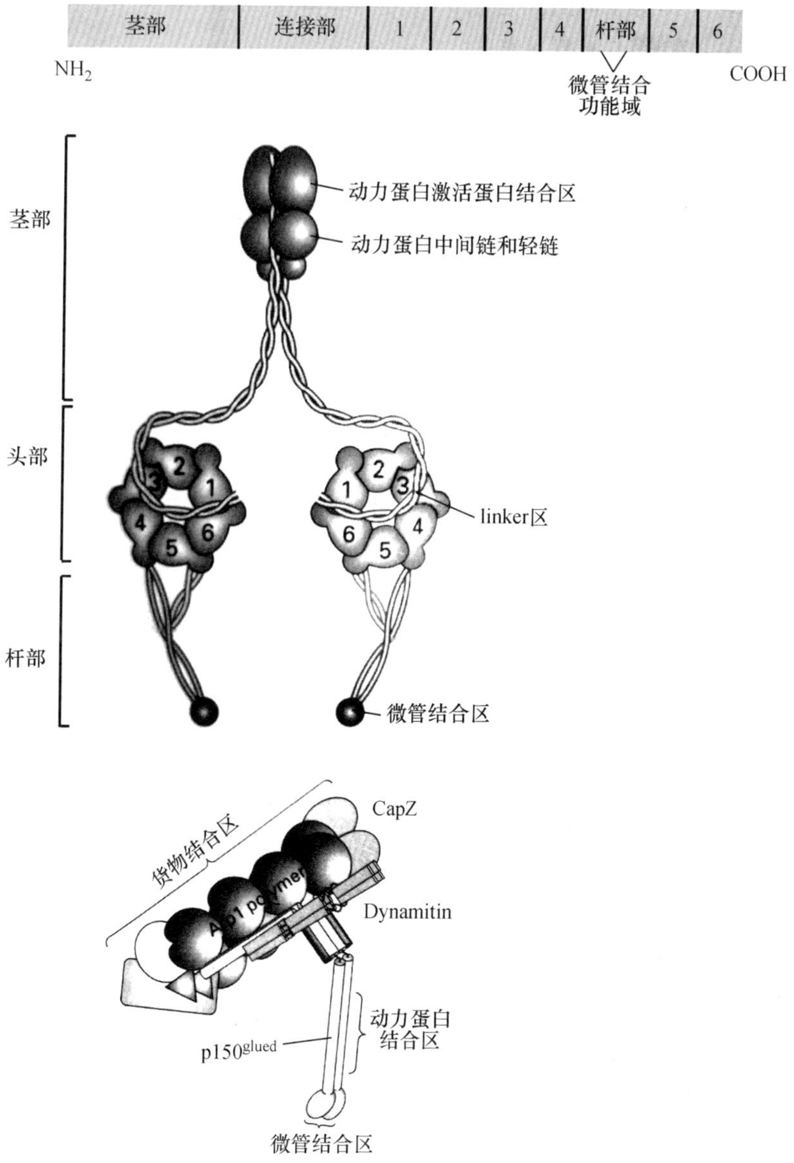

图 6-11　细胞质动力蛋白和动力蛋白激活蛋白结构示意图

结构域，这些重复的ATP酶结构域装配成环形结构，构成动力蛋白的头部，具有ATP酶的活性。第4个和第5个*AAA*结构域之间的序列参与构成动力蛋白的杆部，可以与微管相结合。动力蛋白的茎部通过连接部可以结合第1个和第3个*AAA*结构域，结合的ATP水解使*AAA*环的构象发生轻微改变，连接部转而结合第1个和第5个*AAA*结构域，这种构象的改变使动力蛋白的茎部和杆部更为接近，从而使动力蛋白向微管负极移动。

与驱动蛋白不同，细胞质动力蛋白不直接与"货物"结合，需要动力蛋白激活蛋白的帮助，才能运载"货物"。动力蛋白激活蛋白是由11个亚单位构成的巨大蛋白质复合体，包含两个功能区。由8个肌动蛋白相关蛋白（actin-related protein，Arp1）聚合成短纤维，CapZ封端蛋白封闭短纤维的正极，数个亚单位封闭短纤维的正极，构成了第一个功能区，可以结合"货物"。第二个功能区由$p150^{glued}$构成，包含动力蛋白和微管结合位点。蛋白质dynamitin连接两个功能区，使其成为一个整体。如果过表达dynamitin，可使两个功能区解体，从而破坏复合体的功能。动力蛋白激活蛋白与微管的结合可以帮助动力蛋白沿微管运动。新近研究发现$p150^{glued}$可以结合＋TIPs，使动力蛋白与正在延长的微管结合，这种结合抑制了动力蛋白的活性，直到微管生长至细胞皮质，动力蛋白与动力蛋白激活蛋白复合体遇到激活子。随后，动力蛋白被激活，使微管向细胞皮质方向运动，参与纺锤体的形成。如果$p150^{glued}$和动力蛋白的调节蛋白发生突变，会导致智力发育异常。

（三）维持细胞器的定位和分布

微管及其相关的马达蛋白对维持真核细胞内膜性细胞器的定位及分布具有重要作用。例如，细胞内线粒体的分布与微管相伴随，微管使粗面内质网在细胞质中展开分布，使高尔基复合体位于细胞中央、细胞核的外侧。用秋水仙碱处理细胞后，微管解聚，内质网出现坍塌，积聚到细胞核附近；而高尔基复合体分解成小的囊泡，分散存在于细胞质中。除去秋水仙碱后，微管重新组装，细胞器的分布又恢复正常。

（四）组成纤毛和鞭毛运动的元件

纤毛和鞭毛是细胞表面的特化结构。鞭毛常见于精子和原生生物，可以使细胞在液体介质中游动。纤毛存在于多种组织的细胞表面，通过运动可以使组织表面产生定向流动，例如输卵管中的纤毛可以帮助卵细胞向子宫方向移动。纤毛和鞭毛在来源和结构上基本相同，一般将少而长的结构称为鞭毛（flagella），短而多的结构称为纤毛（cilia）。纤毛和鞭毛外被细胞膜，内部由轴丝（axoneme）组成，所谓轴丝就是微管、动力蛋白和相关蛋白组成的结构。轴丝由规律性排列的微管构成，即9组二联管在周围等距离地排列成一圈，中央有2根单微管，成为"9＋2"的微管排列形式（图6-12）。两个中央微管之间由细丝相连，外包有中央鞘。相邻的二联管通过微管连接蛋白（nexin）连接，二联管中近中央侧的A管伸出放射状的辐条（radial

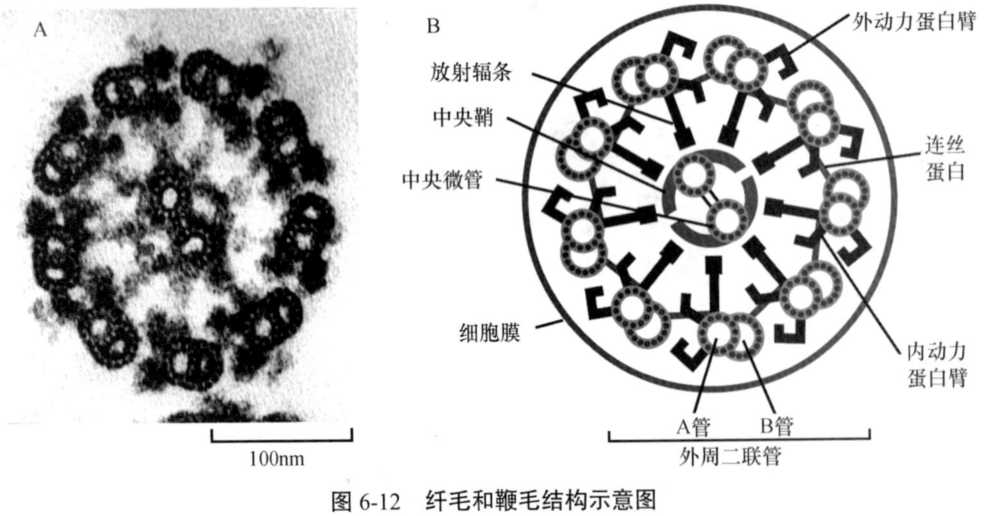

图6-12 纤毛和鞭毛结构示意图

spoke）与中央鞘相连，放射状辐条近中央鞘一端膨大，称为辐头。二联管的 A 管还向相邻二联管的 B 管伸出动力蛋白臂（dynein arm），为纤毛与鞭毛的运动提供动力。纤毛和鞭毛的基体作为微管组织中心调控轴丝微管的生长，使轴丝微管的负极位于基体侧。

纤毛和鞭毛的运动是通过 A 管伸出的动力蛋白臂引起轴丝微管相互之间滑动造成其轴心弯曲而产生的，即“微管滑动模型（sliding-microtubule model）”。其主要内容是：轴丝内 A 管动力蛋白的头部与相邻二联管的 B 管接触，促进动力蛋白结合的 ATP 水解，并释放 ADP 和 Pi；动力蛋白头部构象随之改变，使头部及相邻二联管向正极滑动；头部结合新的 ATP，使其离开相邻 B 管；ATP 水解，动力蛋白头部的角度复原；带有 ADP 和 Pi 的动力蛋白头部与相邻二联管的 B 管上的另一位点结合，开始下一个循环。在鞭毛和纤毛内部，二联管之间、二联管与中央鞘之间的连接蛋白将微管连接成一个整体，相邻二联管的滑动被结构所束缚，产生弯曲运动。纤毛和鞭毛内的动力蛋白并非同步活化，而是从基体侧至顶端依次活化或失活，导致弯曲运动有规律地沿着轴丝向顶端传播，使鞭毛和纤毛摆动。内侧动力蛋白臂与鞭毛弯曲相关，决定鞭毛弯曲波形的大小和形态，外侧的动力蛋白臂可以增加摆动力量和频率。

除了轴丝动力蛋白外，鞭毛和纤毛内还存在 kinesin-2 和细胞质动力蛋白，参与鞭毛内运输，这对于鞭毛和纤毛的延伸和维持具有重要的意义。鞭毛和纤毛内的微管比细胞质微管稳定，但是微管的正极仍会发生组装和去组装，当 kinesin-2 发生突变时，鞭毛结构消失。

有些真核细胞带有单纤毛，且不能运动，称为原生纤毛（primary cilium）。原生纤毛内的微管蛋白高度乙酰化，非常稳定，可以抵抗秋水仙碱对微管的解聚作用。原生纤毛缺少动力蛋白臂和中央微管，虽然不能运动，但是可以发挥感受器的作用。例如，嗅觉神经元利用原生纤毛感受气味，纤毛缺陷的小鼠和 Bardet-Biedl 综合征患者嗅觉丧失。视网膜上的视锥细胞和视杆细胞利用特化的纤毛感受光信号，纤毛顶端膨大容纳大量参与光感受的蛋白质，如每分钟沿着纤毛运送 2000 个视蛋白，如果转运系统出现障碍，则会引发视网膜变性。

（五）参与纺锤体的形成与染色体的运动

细胞从间期进入分裂期时，细胞质微管全面解聚，重新装配形成纺锤体，介导染色体的运动；分裂末期，纺锤体解聚，重新装配形成细胞质微管。

第二节 微 丝

微丝（microfilament，MF）是直径约 7 nm 的骨架纤维，是三种细胞骨架成分中最纤细的一种。微丝由肌动蛋白（actin）构成，又称肌动蛋白纤维（actin filament）。微丝可呈束状、网状或纤维状，分散地分布于细胞中，参与构成微绒毛、片状伪足、胞质分裂环及细肌丝等。微丝是真核细胞特有的结构，在细胞形态维持、细胞运动、胞质分裂和细胞收缩等过程中发挥重要作用。

一、微丝的组成和形态

微丝是由肌动蛋白组成的细丝状结构，与微管相比，微丝较细、较短，但更富韧性（图 6-13）。

（一）肌动蛋白

肌动蛋白单体是组成微丝的基本单位，相对分子量约 43 kDa，为球形分子，外观呈哑铃形，中央有一个深的裂口，可结合 ATP（或 ADP）和 Mg^{2+}离子（或 Ca^{2+}离子）（图 6-13A），是肌动蛋白 ATP 酶的活性部位，对微丝的装配具有重要的意义。与肌动蛋白结合的核苷酸可以自由地与周围介质中游离的核苷酸交换，但 ATP 与肌动蛋白的结合力更强，因此游离的肌动蛋白一般都带有 ATP。未与核苷酸结合的肌动蛋白很不稳定，极易降解。肌动蛋白单体结构不对称，具有极性。细胞内肌动蛋白以游离的球形分子形式存在时，称为球状肌动蛋白（globular actin，G-actin）；当其在细胞内聚合成纤维细丝形式时，称为纤维状肌动蛋白（filamentous actin，F-actin）（图 6-13B）。由于 G-actin 聚合后才能形成纤维样长链，因此，教科书上所说的微丝主要是指 F-actin。

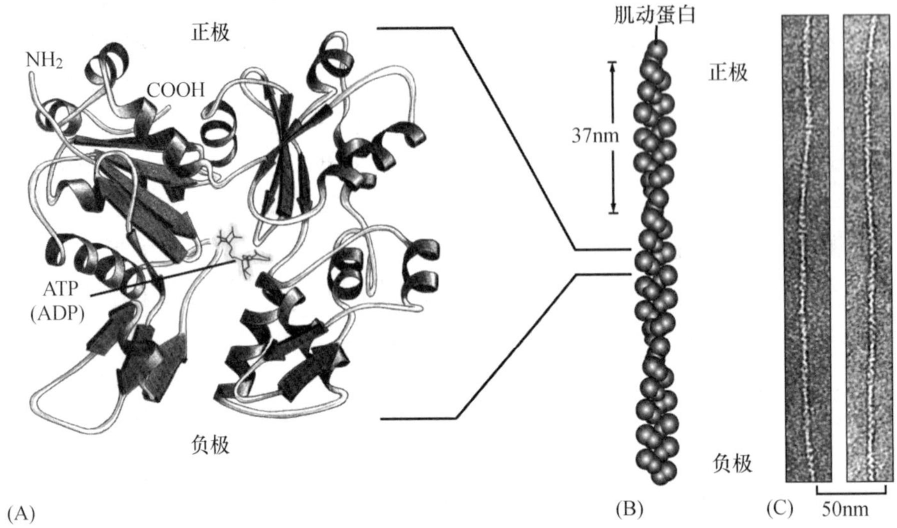

图 6-13 微丝组成结构示意图

肌动蛋白存在于所有真核细胞中，是真核细胞中含量最丰富的蛋白质。在肌细胞中，肌动蛋白含量占细胞总蛋白重量的 10%，即使在非肌细胞中，肌动蛋白的含量也占细胞总蛋白的 1%～5%。肌动蛋白在进化上高度保守。例如酵母和兔子肌肉的肌动蛋白有 88% 的同源性，而且不同异构体间的氨基酸序列也有 80% 的一致性，说明不同的肌动蛋白由同一个祖先基因进化而来。一些单细胞生物，如酵母只含有一种肌动蛋白基因，而多细胞生物基因组通常存在多个肌动蛋白基因，例如人类细胞有 6 种肌动蛋白基因，一些植物细胞肌动蛋白基因数目甚至超过 60 种（这其中包含一部分不能编码有活性肌动蛋白的假基因）。不同的肌动蛋白基因可以编码不同的肌动蛋白亚型，可将不同的肌动蛋白亚型分成三类，即 α-、β-和 γ-肌动蛋白。人类细胞内至少存在 6 种肌动蛋白亚型，4 种为 α-肌动蛋白，分别为骨骼肌、心肌、血管平滑肌和内脏平滑肌所特有，参与组成细胞的收缩性结构。另外两种为 β-和 γ-肌动蛋白，其中 β-肌动蛋白在细胞膜内侧含量最为丰富，并能在迁移细胞的前缘装配成微丝；而 γ-肌动蛋白参与形成应力纤维。传统概念认为，肌细胞中的肌动蛋白主要为 α-型，而 β-、γ-肌动蛋白主要存在于非肌细胞。现在认为肌细胞里也有 γ-肌动蛋白。肌动蛋白间的差异主要体现在蛋白质的氨基末端，此区域对微丝装配的速度影响很小，但却是特异性微丝结合蛋白结合的必需部位，从而使功能出现差异。

（二）微丝的形态结构

肌动蛋白单体头尾相接聚合成肌动蛋白纤维，两条平行的肌动蛋白纤维以右手螺旋方式相互缠绕形成直径约 7 nm 的微丝，螺距为 36 nm 或 14 个肌动蛋白单体，形状如双股绳子。肌动蛋白单体结构上的裂缝使得蛋白本身具有极性，其在装配成微丝的过程中又始终按照相同的方向，因此微丝也是一个具有极性的结构。将肌动蛋白容易发生聚合的一端（微丝延长）定义为正极，相反，将肌动蛋白不易聚合、反而解聚的一端（微丝缩短）定义为负极。微丝较细，与微管不同，一般在细胞中不单独存在，常呈束状、网状或分散分布。有些细胞的微丝可形成稳定的永久性结构，如肌肉中的细肌丝（详见微丝的功能）及小肠上皮细胞微绒毛等；有些细胞的微丝也可组成不稳定的暂时性结构，如动物细胞分裂时的胞质分裂环、细胞迁移时伪足中的临时微丝束等。

二、微丝的装配

在多数非肌细胞中，微丝也是一种动态结构，类似于上述的微管，能不断地进行组装与去组装，进而维持细胞形态、参与细胞运动。微丝的组装具有如下的特点：①游离 ATP- 肌动蛋白单体（结合 ATP 的 G-actin）与肌动蛋白纤维末端亲和力高，结合到负极后 ATP 水解成 ADP，就如 GTP 对微管一样；ADP- 肌动蛋白间的亲和力弱，降低了聚合体的稳定性，容易发生末端解离，因此肌动蛋白纤维本身就是一个不稳定、易解聚的结构。②微丝两极的生长速度不同，正极明显快于负极，正极的临界浓度低于负极，分别为 0.12 μmol/L 和 0.6 μmol/L。③特异性药物（如细胞松弛素、鬼笔环肽等）处理会阻止微丝组装（或去组装），破坏两者之间的平衡。

（一）微丝的装配过程

体外实验显示，在含有一定浓度的 G-actin 溶液中加入合适浓度的 Mg^{2+}、K^{+}和 Na^{+}等离子，在 ATP 的存在下 G-actin 可以自发聚合成 F-actin。降低溶液的离子浓度或加入 Ca^{2+}，F-actin 又能解聚成 G-actin。微丝的体外组装过程可以分为成核期、延长期和平衡期三个时相（图 6-14）。成核期是微管组装的限速过程，此期 G-actin 开始聚合，由 2 个 G-actin 组成的二聚体结构一般不太稳定，只有形成三聚体才相对稳定，三聚体的 G-actin 称为“核心”。这个过程依赖 G-actin 的随机运动，进展十分缓慢。而后，G-actin 快速在“核心”两端开始聚合，纤维快速延长，进入延长期（elongation phase）。随着 G-actin 浓度的不断降低，组装过程到达一个稳定状态，即纤维正极组装的速度与负极解离的速度相同，纤维的长度不变，到达稳定期（steady-state phase）或平衡期（equilibrium phase）。

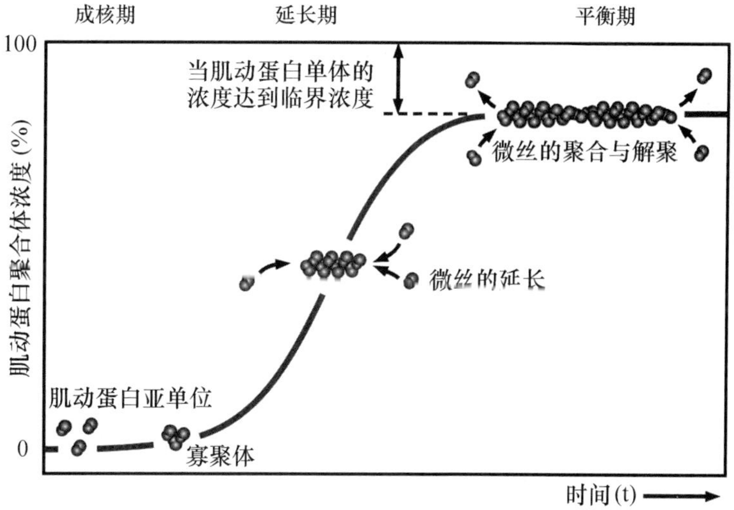

图 6-14　微丝的组装过程

（二）微丝装配的动态调节

微丝组装主要呈现“踏车现象（tread-milling）”。在微丝组装时，理论上两极均可以添加 G-actin，但正极的添加速度约比负极快 10 倍，而两极的解聚速度基本相近。当结合了 ATP 的 G-actin 浓度高于负极的临界浓度时，微丝两极均快速添加 G-actin，随着微丝延长，体系中的 G-actin 浓度逐渐下降，到达负极临界浓度时，G-actin 在负极的添加速度与解离速度相等，而 G-actin 在正极的添加速度快于解离速度，因此微丝在正极生长；随着体系中 G-actin 的减少，当浓度低于负极的临界浓度后，G-actin 在负极的解离速度快于添加速度，因此在负极端微丝缩短，由于还未到达正极的临界浓度，正极的添加速度仍明显快于解离速度，正极端微丝延长，当 G-actin 在正极的添加速度与负极的解离速度相等时，微丝长度相对不变，但保持向前运动的现象，这被称为“踏车现象”（图 6-15），此时体系中 G-actin 的浓度介于正负极临界浓度之间，约为 0.3 μmol/L。

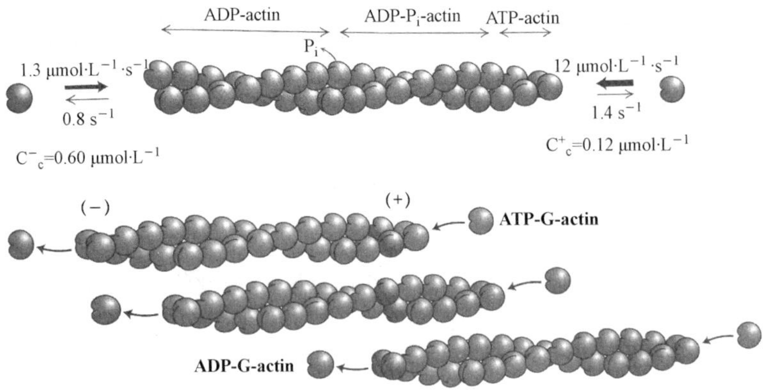

图 6-15 微丝组装的“踏车现象”

维持微丝“踏车”的能量来自 ATP。当与结合 ATP 的 G-actin 装配至微丝末端后，ATP 水解成 ADP 和 Pi，Pi 缓慢地与微丝游离。由于与 ADP 结合的 G-actin 构象发生改变，微丝趋向于解聚。因此，微丝延长是由于添加了 ATP-G-actin，微丝解聚是缘于游离掉 ADP-G-actin。当环境中 ATP 足够时，细胞内微丝可以利用“踏车”进行工作。

肌动蛋白单体从微丝上解离的速度大约为微管解聚的 1/100，因此微丝几乎不存在类似于微管快速解聚（毁灭）的现象。微丝在体内的“踏车”速度明显快于在试管内的反应，这是因为体内有两种重要的微丝结合蛋白参与其中，即前纤维蛋白（profilin）和丝切蛋白（cofilin）。前纤维蛋白结合 ADP-G-actin，使 ATP 和 ADP 发生置换，形成 profilin-ATP-G-actin 复合体。由于前纤维蛋白封闭了 G-actin 与负极结合的位置，使复合体只能结合在微丝的正极，当下一个 G-actin 与纤维结合后，前纤维蛋白从微丝脱离，开始下一个反应。前纤维蛋白本身并不能使“踏车”加速，但其可以使细胞内游离的 G-actin 均与 ATP 结合，促进聚合。丝切蛋白可同时结合两个 F-actin 的负极侧的 ADP-G-actin，使纤维构象发生微小的旋转，结构变得更不稳定，从而促进微丝解聚。释放的 ADP-G-actin 与前纤维蛋白结合，ATP 置换后添加到微丝的正极，这样 profilin 和丝切蛋白使微丝在体内的“踏车”提速了近 10 倍（图 6-16）。

（三）微丝体内装配的成核作用

微丝同微管类似，在体内装配时具有成核作用，在肌动蛋白成核因子的帮助下，微丝组装快速进入延长期，满足微丝骨架快速的动态变化。肌动蛋白纤维的成核作用一般发生在质膜，多数受细胞外信号的调节。细胞内肌动蛋白相关蛋白（actin-related protein，ARP）复合物催化这种成核作用。ARP 复合物又称为 Arp2/3 复合物，包括 Arp2、Arp3 和其他的附属蛋白质。Arp2 和 Arp3 与肌动蛋白有 45% 的同源性，复合物具有与 γ-TuRC 相似的作用，为肌动蛋白纤维的生长提供“核心”，封闭肌动蛋白纤维的负极端，保证肌动蛋白纤维于正极端快速延长。Arp2/3 复合物的活化需要与成核促进因子（nucleation-promoting factor，NPF）结合，使其形成正确的构象，并可以 70° 的角度结合于原先存在的肌动蛋白纤维上，成核并组装成新的肌动蛋白纤维，这样就可使原本单独存在的纤维形成树枝状的网络结构（图 6-17）。ARP 复合物定位于快速生长的肌动蛋白纤维区域，如片足，在细胞内信号分子和质膜胞质面成分的调节下发挥成核作用。

除 Arp2/3 复合物外，formin 蛋白家族也负责微丝的成核作用。Formin 蛋白家族成员存

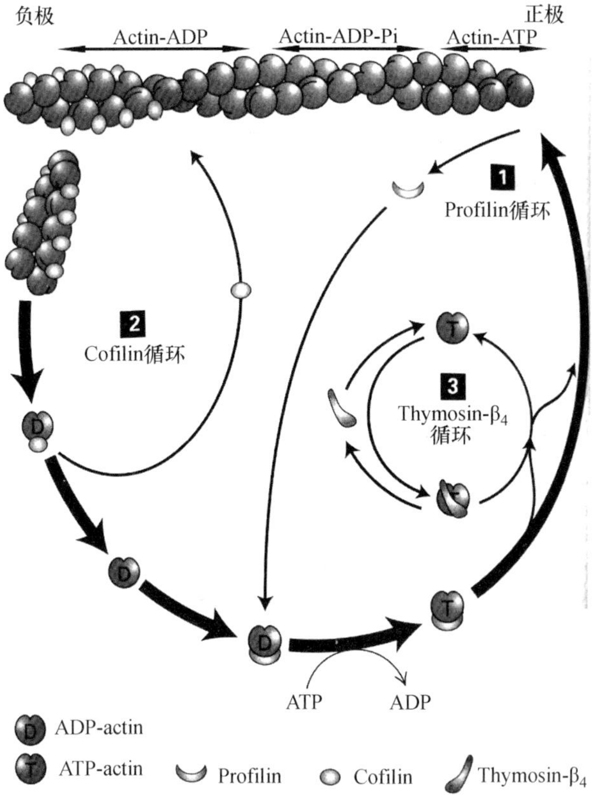

图 6-16　微丝结合蛋白调节体内微丝的形成

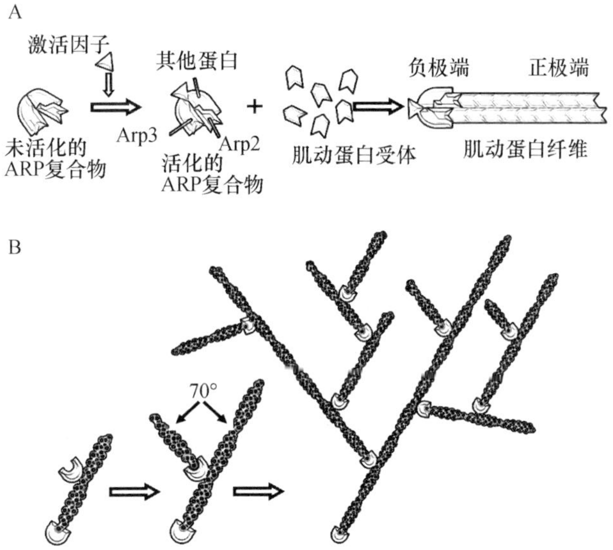

图 6-17　Arp2/3 复合物的成核作用

在于所有真核细胞中，虽然成员多样，但均含有活化的、能与 Rho-GTP 结合的受体结合域（receptor binding domain，RBD）、FH1 和 FH2（formin-homology，FH）结构域。两个 formin 蛋白的 FH2 结构域结合成“面包圈”样结构，可同时结合两个 G-actin，组成微丝的“核心”，微丝从这里开始装配。在微丝延长过程中，FH1 结构域可以与 profilin-ATP-G-actin 复合体结合，提高复合体局部的浓度，快速地提供给 FH2 结构域，并添加在微丝的正极端，与此同时 FH2 结构域始终与正极端结合，一方面提高了微丝的组装速度，另一方面保护正极端免受加帽蛋白的干扰（图 6-18）。与 Arp2/3 复合物不同，formin 主要负责形成应力纤维、丝状伪足和胞质分裂收缩环中的长纤维结构。

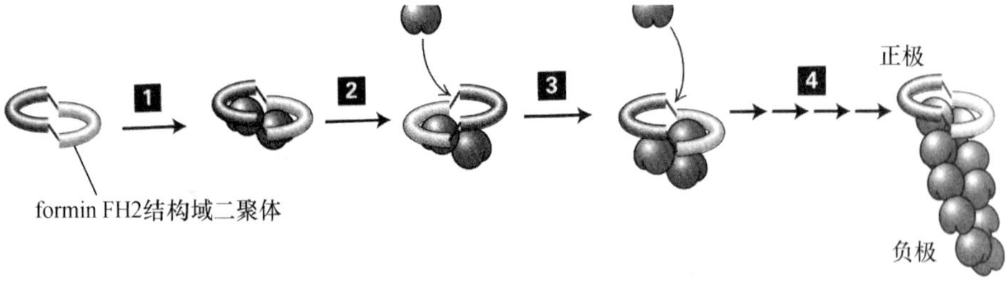

图 6-18 Formin 蛋白家族的成核作用

（四）影响微丝聚合与解聚的药物

细胞松弛素（cytochalasins）是真菌分泌的生物碱，能结合微丝的正极，阻止 G-actin 的加入，抑制微丝的组装，使微丝解聚。其中细胞松弛素 B 是第一个用于研究细胞骨架的药物，用细胞松弛素 B 处理细胞后可破坏细胞内的微丝网络，形成空洞，微绒毛变形成茬状物，细胞整体形态树枝状化，并抑制各种各样依赖于微丝的细胞活动，如吞噬作用、细胞移动、胞质分裂等。红海海绵素（latrunculin）可与 G-actin 结合，使其不能与 F-actin 结合，从而抑制微丝的组装。鬼笔环肽（phalloidin）是从一种毒蕈中提取的双环杆肽，与 F-actin 结合后，抑制微丝的解聚，稳定微丝。鬼笔环肽分子量较小，应用荧光标记的鬼笔环肽处理细胞后可在荧光显微镜下特异性地显示微丝的分布，是鉴定微丝的重要试剂。

三、肌动蛋白结合蛋白

无论是肌细胞还是非肌细胞，其胞浆中 G-actin 的浓度均超过 100 μmol/L，远高于微丝装配时正负极的临界浓度，理论上若这些 G-actin 快速组装成微丝，可导致胞浆内 G-actin 单体浓度短时间内迅速下降，但实际上细胞仍保留高浓度的 G-actin 单体库。究其原因，认为是细胞内存在多种多样的肌动蛋白结合蛋白（actin-binding protein，ABP），ABP 可以和 G-actin 或 F-actin 结合，调控肌动蛋白的组织结构和功能。虽然纯化的肌动蛋白在体外合适的条件下可聚合成肌动蛋白纤维，但在细胞内 ABP 却阻碍着微丝的快速聚合。

目前，在肌细胞和非肌细胞中已分离出 100 多种 ABP，可分为以下不同类型：①核化蛋白（nucleation protein），促进肌动蛋白成核，如上述的 Arp 复合体和 formin。②单体隔离蛋白（monomer sequestering protein），能与 G-actin 结合，阻止其添加至微丝末端，使细胞内 G-actin 浓度远高于组装所需的临界浓度。当细胞需要时，可快速释放 G-actin 使其组装成肌动蛋白纤维，如胸腺素（thymosin）。③封端蛋白（end-blocking protein），结合在微丝的正极或负极形成“帽子”，阻止 G-actin 的添加，控制微丝的长度，如 Z 帽蛋白（CapZ）可封闭骨骼肌细肌丝的正极端。④单体聚合蛋白（monomer polymerizing protein），促进结合的单体安装到肌动蛋白纤维，如上述的前纤维蛋白可与胸腺素竞争结合 ATP-G-actin，促进结合的单体与微丝正极的结合。⑤微丝解聚蛋白（actin-filament depolymerizing protein），可促进微丝的解聚，如上述的丝切蛋白。⑥交联蛋白（cross-linking protein），具备 2 个以上的微丝结合位点，可将 2 条甚至多条微丝联系在一起形成束状或网络状结构。分为成束蛋白和胶凝蛋白两类：成束蛋白，如丝束蛋白（fimbrin）、绒毛蛋白（villin）和 α-辅肌动蛋白（α-actinin），可将肌动蛋白纤维交联成平行束状的结构；胶凝蛋白，如细丝蛋白（filamin）使微丝形成三维网状结构。⑦纤维切断蛋白（filament severing protein），能结合在微丝中部，将微丝切断，如凝溶胶蛋白（gelsolin）。当胞浆中 Ca^{2+} 浓度增加时，溶胶蛋白与 Ca^{2+} 结合，发生构象变化后可结合于微丝的侧面并插入到微丝内部的 G-actin 之间，使纤维断裂，而且凝溶胶蛋白能持续地与微丝正极结合，促进负极端解聚。交联蛋白使微丝结合成“凝胶样”结构，而凝溶胶蛋白将“凝胶”内微丝解聚，从而使细胞内的微丝变成“溶液样”结构。⑧膜结合蛋白（membrane-binding protein），负责将肌动蛋白固定到细胞膜或参与细胞黏附相关形成。如黏着斑蛋白（vinculin）可将肌动蛋白纤维连接在膜上，参与构成黏合带（图 6-19）。

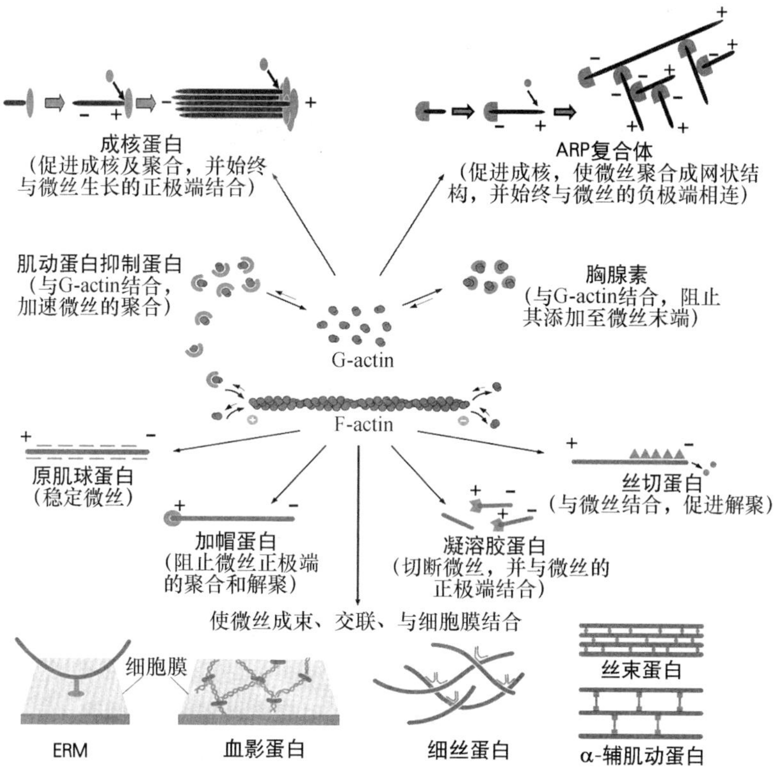

图 6-19　肌动蛋白结合蛋白的种类与功能

四、肌球蛋白

肌球蛋白（myosin）是一类具有 ATP 酶活性，可以沿着微丝运动的马达蛋白。从骨骼肌细胞分离的Ⅱ型肌球蛋白是第一个被发现的肌球蛋白。在很长的一段时间里，研究者们一度以为Ⅱ型肌球蛋白是唯一的一种肌球蛋白，但是随着研究的进展，在多种细胞内发现了不同类型、功能各异的肌球蛋白分子。

Ⅱ型肌球蛋白是目前了解得最为清楚的肌球蛋白分子。典型的Ⅱ型肌球蛋白分子包含 6 条肽链，即 2 条重链和 4 条轻链，形成一个高度不对称的结构（图 6-20）。重链由一个球形头部、富有弹性的颈部和一个长尾部结构域组成。2 条重链的尾部卷曲盘绕形成直径 2 nm、长约 150 nm 的双股螺旋结构。4 条轻链分成两类，即必需轻链和调节轻链，结合于重链的颈部。为研究Ⅱ型肌球蛋白各部分的功能，将其用胰蛋白酶处理，消化成轻酶解肌球蛋白（light meromyosin，LMM）和重酶解肌球蛋白（heavy meromyosin，HMM）。再用木瓜蛋白酶处理重酶解肌球蛋白，获得 S1 片段和 S2 片段。S1 片段含有头部和结合轻链的颈部，而 S2 片段和轻酶解肌球蛋白构成尾部。S1 片段中的头部具有 ATP 酶活性和肌动蛋白结合位点，并且与微丝结合后可能增强其 ATP 酶活性，这也是所有肌球蛋白分子共同的特性。头部的肌动蛋白结合位点和 ATP 结合位点构成肌球蛋白的马达结构域，在肌球蛋白各成员间高度保守，是肌球蛋白定性和分类的依据，能够将 ATP 水解释放的化学能转变为机械能。尾部在不同肌球蛋白之间差异较大，负责与所运输的“货物”结合。不同肌球蛋白颈部的长度和结合轻链的数目不同，在肌球蛋白分子上发挥杠杆作用。肌球蛋白的轻链大多是钙调蛋白家族成员。

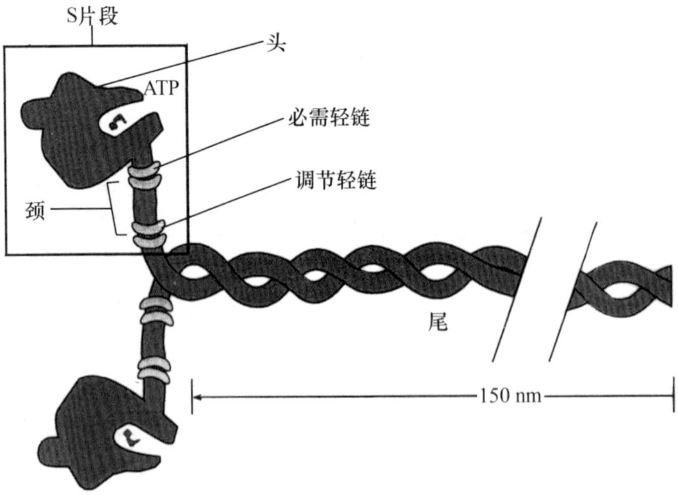

图 6-20 Ⅱ型肌球蛋白结构示意图

依据保守的马达结构域进行分类，目前已分离鉴定了至少20个肌球蛋白家族，人类基因组有大约40种编码肌球蛋白的基因，分属于12个不同的肌球蛋白家族；果蝇中有9种；而出芽酵母中含有6种。在众多的肌球蛋白家族成员中，目前研究较多的是Ⅰ型、Ⅱ型和Ⅴ型肌球蛋白，在人类基因组中分别有8个、14个和3个基因编码Ⅰ型、Ⅱ型和Ⅴ型肌球蛋白。Ⅰ型肌球蛋白除可以参加内吞作用和囊泡运输外，还可以将膜脂和微丝结构连接起来，从而在一些细胞膜突起的形成过程中发挥作用。Ⅱ型肌球蛋白是唯一可以形成双极性结构的肌球蛋白，与细胞收缩密切相关，在肌肉收缩、胞质分裂收缩环和具有收缩作用的张力纤维中发挥重要作用。Ⅴ型肌球蛋白在细胞内膜泡和其他细胞器的运输中发挥作用。Ⅵ型肌球蛋白存在于动物细胞中，是唯一一种向着微丝负极运动的肌球蛋白，其余肌球蛋白的运动方向均朝向微丝正极。Ⅵ型肌球蛋白与内吞作用形成的囊泡向细胞中心的运动相关。Ⅶ型肌球蛋白参与黏着斑的动态变化。肌球蛋白还可以参与细胞感知系统及信号转导过程，如Ⅰ型肌球蛋白可以调节Ca^{2+}通道的活性；Ⅲ型肌球蛋白与光感受器的信号分子相互作用；Ⅵ、Ⅶ和ⅩⅤ型肌球蛋白与耳感觉细胞中的微丝结构相关，这些基因的突变可能造成听力障碍。

五、微丝的生物学功能

在肌动蛋白结合蛋白的协助下，微丝形成独特的骨架结构，与细胞许多重要的功能活动有关。

（一）细胞内运动

将共聚焦显微镜聚焦于某根微丝的正极，可以跟随图像近距离观察微丝的聚合。李斯特菌（一种寄生在细胞内的细菌）从一侧感染细胞后，在细胞内穿行，从另一侧出胞，进而再感染邻近细胞。人们正是基于观察李斯特菌的细胞内运动轨迹，才发现了Arp2/3复合体的成核作用。被李斯特菌感染的细胞膜表面含有ActA蛋白质，可发挥类似NPF的作用，结合微丝并活化Arp2/3复合体；此外，ActA还可以结合VASP蛋白质，进而结合profilin-ATP-G-actin复合体，促进Arp2/3复合体成核后的微丝聚合，还可以与新生成的微丝正极端结合，抑制封端蛋白的作用，使微丝正极持续聚合，负极解聚，微丝在向前移动的同时，推动李斯特菌在胞内前行，当到达另一侧的细胞膜后，微丝继续聚合，使细胞膜向邻近细胞内突出，最终使李斯特菌进入邻近细胞（图6-21）。如果用荧光标记细胞内的微丝，可以看到与李斯特菌结合的微丝像

“彗星尾巴”一样跟随在身后。

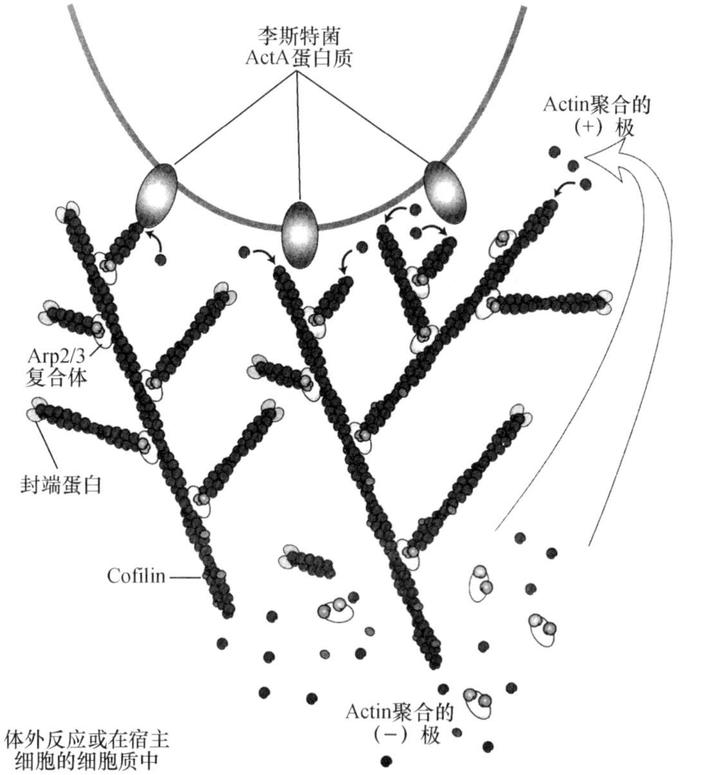

图 6-21　李斯特菌利用微丝聚合的力量进行细胞内运动

（二）胞吞作用

同样，微丝聚合在胞吞过程，无论是受体介导的胞吞作用、胞饮作用还是吞噬作用均发挥重要作用。例如，网格蛋白介导的胞饮过程中，胞饮聚合因子可以募集 NPF，活化 Arp2/3 复合体，使微丝快速聚合，从而导致细胞膜内陷，并与细胞膜分离（图 6-22）。

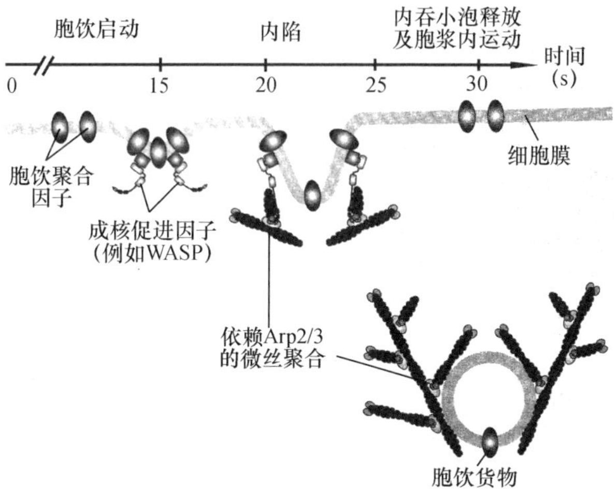

图 6-22　胞饮过程中 Arp2/3 复合体依赖的微丝聚合作用

（三）肌肉收缩

1. 骨骼肌的结构组成　骨骼肌细胞又称为肌纤维（muscle fiber），包含众多高度有序排列的纤维状结构，即肌原纤维（myofibrils）。肌原纤维与骨骼肌长轴平行，由重复线性排列的收缩单位——肌节（sarcomere）组成。电镜下，肌节展现规律的明暗相间的带状结构，这使得骨骼肌呈现相应的明暗相间横纹结构。每个肌节从一侧的 Z 线（Z line）延伸至下一个 Z 线，包括两侧的亮带（I-band）、中间区的暗带（A-band）和 A-band 中央区的 H 带（H-band）。肌节由两种不同的纤维状结构，即细肌丝（thin filament）和粗肌丝（thick filament）有序装配而成。细肌丝自 Z 线向中央延伸，止于 H 带，而粗肌丝除中间断裂带（称为 M 线），几乎贯穿于肌节全部。因此 I 带由细肌丝组成，H 带由粗肌丝组成，而 A 带则由细肌丝和粗肌丝共同构成（图 6-23）。

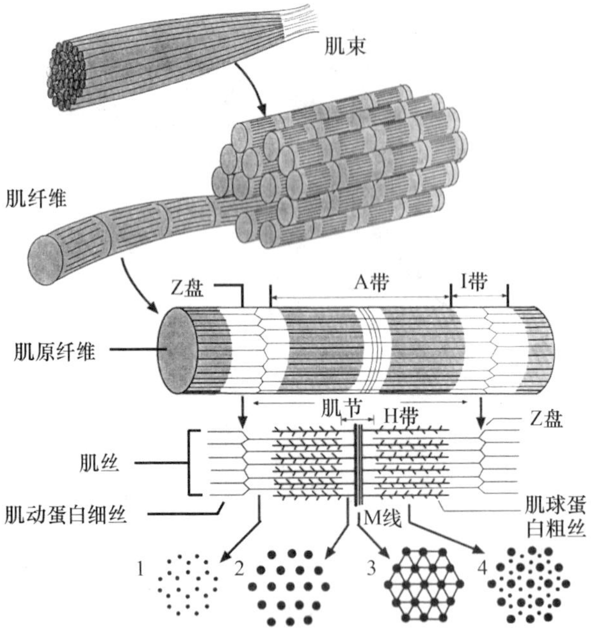

图 6-23　肌肉结构示意图

细肌丝的主要成分包括肌动蛋白、原肌球蛋白和肌钙蛋白。①原肌球蛋白（tropomyosin）是由两条平行的多肽链形成的 α-螺旋结构，长约 40 nm，相当于 7 个肌动蛋白分子排列的长度。原肌球蛋白位于肌动蛋白纤维的螺旋沟内，与肌动蛋白纤维结合后可调节肌球蛋白头部和肌动蛋白的结合。②肌钙蛋白（troponin，Tn）是一种特大球蛋白，包含肌钙蛋白 C（Tn-C）、肌钙蛋白 T（Tn-T）和肌钙蛋白 I（Tn-I）三个亚基。Tn-C 是 Ca^{2+}结合亚基，与 Ca^{2+}结合后，控制原肌球蛋白在肌动蛋白纤维表面的位置。Tn-T 对原肌球蛋白具有高度的亲和力，是原肌球蛋白结合亚基。Tn-I 能够同肌动蛋白以及 Tn-T 结合，抑制肌球蛋白头部 ATP 酶活性和肌球蛋白与肌动蛋白的结合。在细肌丝上大约每隔 40 nm 就结合有一个肌钙蛋白（图 6-24）。

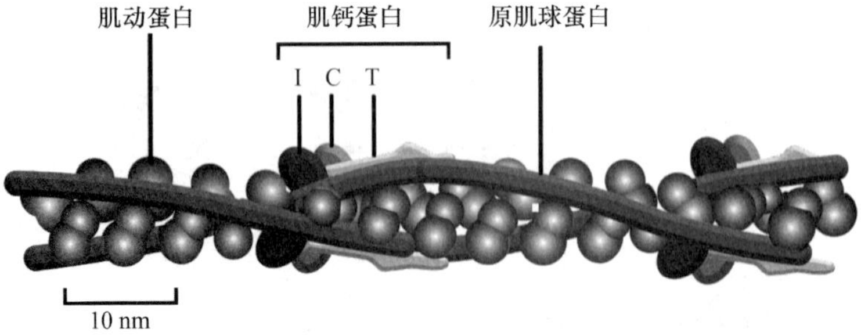

图 6-24　原肌球蛋白及肌钙蛋白的结构

粗肌丝由肌球蛋白（myosin）组成。在粗肌丝中，Ⅱ型肌球蛋白尾对尾地向相反方向平行排列成束，呈尾部在中间、头部在两侧的双极性结构。

除上述这些重要的蛋白质分子外，肌节还存在其他蛋白质。例如，CapZ 定位于 Z 盘，封闭肌动蛋白纤维正极端；原肌球蛋白调节蛋白（tropomodulin）可以与肌动蛋白纤维负极端结合，两者共同保持肌动蛋白纤维相对稳定。伴肌动蛋白（nebulin）与肌动蛋白结合，从 Z 盘至原肌球蛋白调节蛋白与肌动蛋白纤维伴行，其长度控制了细肌丝的长度。另一个巨大蛋白为肌联蛋白（titin），其头部与 Z 盘结合，延伸至粗肌丝中央，与从另一侧 Z 盘发出的肌联蛋白相互作用，长度可达到 1 μm，具有弹性，在肌肉收缩或舒张时将粗肌丝定位于肌节中央。

2. **肌肉收缩的滑动模型（sliding filament model）学说**　肌肉收缩时肌节 I 带缩短而 A 带保持不变，说明肌肉收缩是粗、细肌丝之间相对滑动的结果。粗、细肌丝之间的滑动主要涉及Ⅱ型肌球蛋白头部与邻近细肌丝结合并发生一系列的构象变化，其变化过程分为四个时相（图 6-25）。①结合（attachment），此时期肌球蛋白头部未结合 ATP，使其与细肌丝中肌动蛋白紧密结合成强直构象（rigor configuration）。在活跃收缩的肌肉中这一过程非常短暂，由于和 ATP 分子的快速结合而进入下一时期。②释放（release），ATP 与肌球蛋白的结合诱发肌球蛋白构象的改变，使其与肌动蛋白的亲和力下降，二者分开。③直立（cock），肌球蛋白头部 ATP 水解成 ADP 和 Pi（二者均未立即脱离肌球蛋白），使肌球蛋白头部沿细肌丝向正极移动 5 nm。④产力（force generation，power stroke），肌球蛋白头部与肌动蛋白的新位点微弱地结合，释放无机磷酸（Pi），使肌球蛋白头部与肌动蛋白的结合加强并产生机械力，ADP 从肌球蛋白头部释放，肌球蛋白恢复至初始构象，即与肌动蛋白紧密结合，从而进入下一个循环的初始状态。此时与第一步不同的是，肌球蛋白的头部结合在细肌丝上新的位点，使细肌丝沿粗肌丝向肌节中央移动，I 带缩短，肌肉收缩。

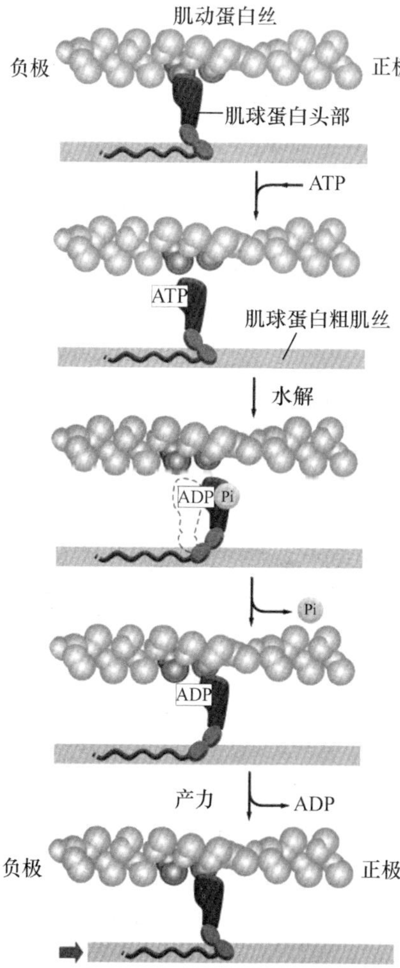

图 6-25　肌肉收缩的滑动模型

肌肉收缩的基本过程如下：神经冲动传到运动终板，使肌细胞膜去极化，并经 T 小管传至肌质网；肌质网去极化后 Ca^{2+}通道打开，释放 Ca^{2+}至肌浆中；Ca^{2+}浓度升高使 Ca^{2+}与 Tn-C 结合，引起肌钙蛋白构象改变，肌动蛋白与 Tn-I 分开，而且 Tn-T 使原肌球蛋白移动到肌动蛋白双螺旋沟的深处，暴露出肌动蛋白与肌球蛋白的结合位点；粗、细肌丝产生相对滑动，肌肉收缩；到达肌细胞的神经冲动停止后，肌质网通过钙泵将 Ca^{2+}回收，胞浆中 Ca^{2+}浓度降低，肌肉舒张。

（四）细胞运动

除极少数细胞通过鞭毛和纤毛运动外，绝大多数动物细胞通过变形运动的方式进行位置移动，例如，胚胎发育过程中胚胎细胞向特定靶部位的移动，巨噬细胞、白细胞向炎症部位的运动，成纤维细胞在结缔组织中的迁移，肿瘤细胞向周围组织的浸润或经血管或淋巴管的转移等。变形运动是一个高度协同的复杂过程，依赖于肌动蛋白和肌动蛋白结合蛋白的相互作用进行移动。这种运动通过伸展、附着和收缩三个过程的重复循环而实现。①细胞在前端或前沿伸出突起，即伪足（pseudopodia）。成纤维细胞伸出薄薄的片状伪足（lamellipodia），很多细胞也会伸出纤细的丝状伪足（filopodia），这些伪足内都充满了肌动蛋白纤维。这一步主要通过肌动蛋白结合蛋白介导的肌动蛋白的聚合来完成。②当伪足接触到合适的表面时，会与基质形成新的黏附点。这时跨膜蛋白整联蛋白与细胞外基质或另一细胞表面分子结合，而细胞膜内表面的整联蛋白与肌动蛋白纤维紧密结合，为爬行细胞提供一个牢固的锚定点。③细胞后部的黏附点脱离基质，细胞通过内部的收缩产生拉力，利用刚形成的锚定点推动胞体向前移动。这一步涉及肌动蛋白纤维的解聚（图 6-26）。

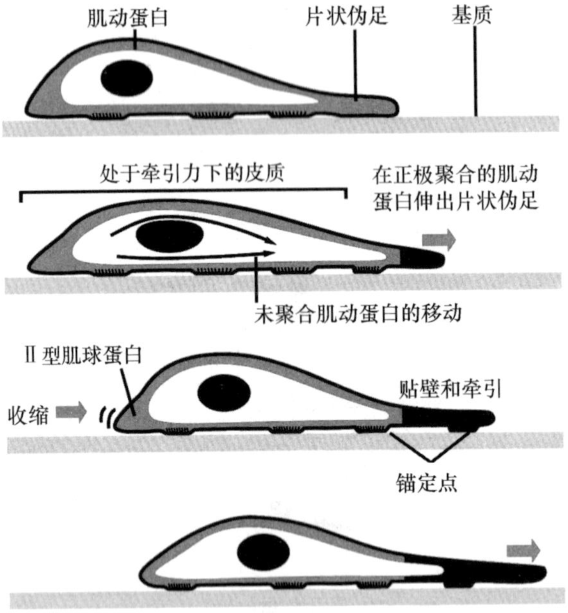

图 6-26　细胞移动

（五）维持细胞形态

作为细胞骨架的组成部分，微丝同样对细胞形态的维持起着重要的作用。在大多数细胞的质膜下存在一层特殊的由微丝和肌动蛋白结合蛋白组成的网络样结构，称为细胞皮质（cell cortex）。细胞皮质中的肌动蛋白纤维是高度动态的结构，与质膜平行排列并与质膜相连，保证质膜具有一定的强度和韧性，对于驱动维持细胞形态和促进细胞运动均具有重要意义。

1. **应力纤维（stress fiber）** 又称为张力纤维，是在细胞内紧邻质膜下方，由微丝和Ⅱ型肌球蛋白构成的较为稳定、可收缩的束状结构。广泛存在于真核细胞中，常与细胞的长轴平行并贯穿细胞的全长，可介导细胞间或细胞与基质表面的黏着。应力纤维具有收缩功能，但不能产生运动，因而只能用于维持细胞的形状以及赋予细胞韧性和强度。

2. **微绒毛（microvilli）** 指一些动物细胞表面的指状突起，常存在于具有物质吸收功能的组织表面，如小肠和肾小管。一个小肠上皮细胞表面有1000个左右微绒毛，极大地增加了小肠上皮细胞的表面积，有利于营养物质的吸收。微绒毛的核心是由20～30个同向平行的肌动蛋白纤维组成的束状结构，肌动蛋白的正极指向微绒毛的尖端。绒毛蛋白和毛缘蛋白将微丝连接成束，赋予微绒毛结构刚性。Ⅰ型肌球蛋白位于微绒毛的肌动蛋白束和细胞质膜之间，功能尚不明确。

3. **微丝的收缩活动改变细胞形态** 在神经板发育为神经沟时，神经板远端的环形微丝束在肌球蛋白的存在下发生收缩，使远端变细，促使神经板卷曲成神经沟。这种收缩功能对细胞形态的改变不仅在神经管发育，也在腺体形成中起了重要的作用。

（六）参与细胞分裂

在真核细胞有丝分裂末期，两个将分离的子细胞间形成收缩环（contractile ring），随着收缩环的缩紧，两个子细胞分开。收缩环是由大量平行排列但方向不同的微丝和Ⅱ型肌球蛋白所形成的环状结构，其收缩机制来自肌动蛋白和肌球蛋白的相互滑动及微丝的伴随解聚。用细胞松弛素处理细胞后，细胞核分裂正常进行，但不能形成收缩环，最终导致双核或多核细胞的形成。

（七）其他功能

微丝骨架网络系统还与细胞信号传递有关，有些肌动蛋白结合蛋白（如纽蛋白等）是蛋白激酶及癌基因产物的作用底物，肌球蛋白可通过与信号蛋白结合参与信号转导。此外，微丝还与核糖体聚合及蛋白质合成有关。

第三节　中间丝

中间丝（intermediate filament，IF），也称中间（等）纤维，是动物细胞中存在的直径约为10 nm的一类纤维丝，因其直径介于微丝与微管之间而得名。与微管和微丝不同，并不是所有的真核细胞均存在中间丝蛋白，例如节肢动物和棘皮动物等具有外骨骼的动物细胞内没有细胞质中间丝，而酵母等单细胞生物的核膜内侧不存在核纤层结构。用高盐溶液或非离子去垢剂处理细胞后，除中间丝外，细胞中大部分的骨架蛋白均遭破坏，说明中间丝是最稳定的骨架成分。因其组成的单体蛋白种类繁多，中间丝也是化学成分最复杂的骨架纤维。中间丝的分布具有严格的组织特异性，临床上可用其鉴别肿瘤细胞的组织来源。中间丝为细胞提供机械强度支持，可通过细丝状蛋白与其他骨架纤维连接，在细胞形态的维持和细胞分化中起重要的作用。

一、中间丝的组成与结构

（一）中间丝蛋白的类型

与微管和微丝不同，中间丝是异质性的多聚体纤维结构，由复杂多样的中间丝蛋白组成。不同类型的细胞所含的中间丝蛋白不尽相同，可根据蛋白质生化、遗传及免疫特性，并依据组织分布，将中间丝蛋白分为6种类型（表6-1）。

表6-1 脊椎动物细胞内中间丝蛋白的主要类型及分布

类型	中间丝蛋白	多肽数	分子量（kDa）	组织特异性与分布
Ⅰ	酸性角蛋白（acidic keratin）	＞25	40～64	上皮细胞
Ⅱ	碱性角蛋白（basic keratin）	＞25	53～67	上皮细胞
Ⅲ	波形蛋白（vimentin）	1	54	间充质细胞
	结蛋白（desmin）	1	52	肌肉细胞
	胶质原纤维酸性蛋白（glial fibrillary acidic protein,GFAP）	1	51	星形胶质细胞
	周边蛋白（peripherin）	1	57	外周神经元
Ⅳ	神经原纤维蛋白（neurofilament protein，NF）	1		
	NF-L	1	62	神经元
	NF-M	1	102	神经元
	NF-H	1	110	神经元
Ⅴ	核纤层蛋白（nuclear lamins）	1		各种类型细胞
	lamin A	1	70	细胞核
	lamin B	1	67	细胞核
	lamin C	1	60	细胞核
Ⅵ	巢蛋白（nestin）	1	240	多种类型细胞
	联丝蛋白（synemin）	1	182	肌肉

由表 6-1 可见各种中间丝的一些特点：①中间丝蛋白家族中种类最多的一类蛋白质是角蛋白，存在于上皮细胞及其衍生物中，分为Ⅰ型（酸性）和Ⅱ型（中性 / 碱性）两类。Ⅰ型和Ⅱ型角蛋白在上皮细胞内形成异二聚体，两种异二聚体组成四聚体，进而装配成多样的中间丝。形态与功能不同的上皮细胞可通过细胞内角蛋白的组成进行鉴别。②Ⅲ型中间丝中的波形蛋白、结蛋白、胶质原纤维酸性蛋白和周边蛋白都存在于非上皮细胞中，其中波形蛋白广泛分布于间充质来源的细胞，如成纤维细胞、内皮细胞及白细胞中。这些蛋白通常在各自的细胞中形成同源多聚体。③Ⅳ型中间丝主要见于神经细胞，神经细胞中的中间丝由 3 种神经原纤维蛋白 NF-L、NF-M 和 NF-H 形成异多聚体。④Ⅴ型中间丝为细胞核纤层蛋白的主体。⑤Ⅵ型中间丝，如巢蛋白主要存在于神经干细胞中，发现较晚，能影响神经脊细胞的迁移模式及方向，可能与维持细胞形状有关。

目前已在人类细胞中发现了编码 60 多种不同中间丝蛋白的基因，这些基因高度同源，属于同一基因家族，均起源于同一祖先基因，即核纤层蛋白基因。核纤层蛋白基因在进化过程中复制，从而表达出绳索样的细胞质中间丝蛋白。中间丝蛋白基因在体内的表达具有严格的时空和组织特异性，绝大多数的肿瘤细胞即使转移后，仍表达来源细胞的中间丝蛋白，利用这种特性可鉴定肿瘤细胞的组织来源，对肿瘤的诊断具有重要的意义。

（二）中间丝蛋白的结构

中间丝蛋白呈长丝状，结构模式几乎类似，头部氨基端呈球形，中间区的 α 螺旋为杆状，尾部羧基端也呈球形（图 6-27）。中间区 α 螺旋区高度保守，由约 310 个氨基酸残基组成（Ⅴ型核纤层蛋白氨基酸约 356 个），包括 4 个螺旋区和 3 个螺旋区之间的间隔区。4 个螺旋区中的氨基酸残基呈现 7 个一组的重复序列，使杆状区发生微弱的扭曲，促进两个平行的 α 螺旋杆状区形成卷曲的螺旋二聚体结构。保守的杆状区是中间丝蛋白组装成中间丝的结构基础。

中间丝蛋白的头、尾部（氨基端和羧基端）的氨基酸数目与组成高度可变，呈球形暴露在中间丝的表面，为非螺旋结构，是与胞质中其他组分相互作用的特定区域。中间丝蛋白分子量的大小主要取决于尾部氨基酸数目。

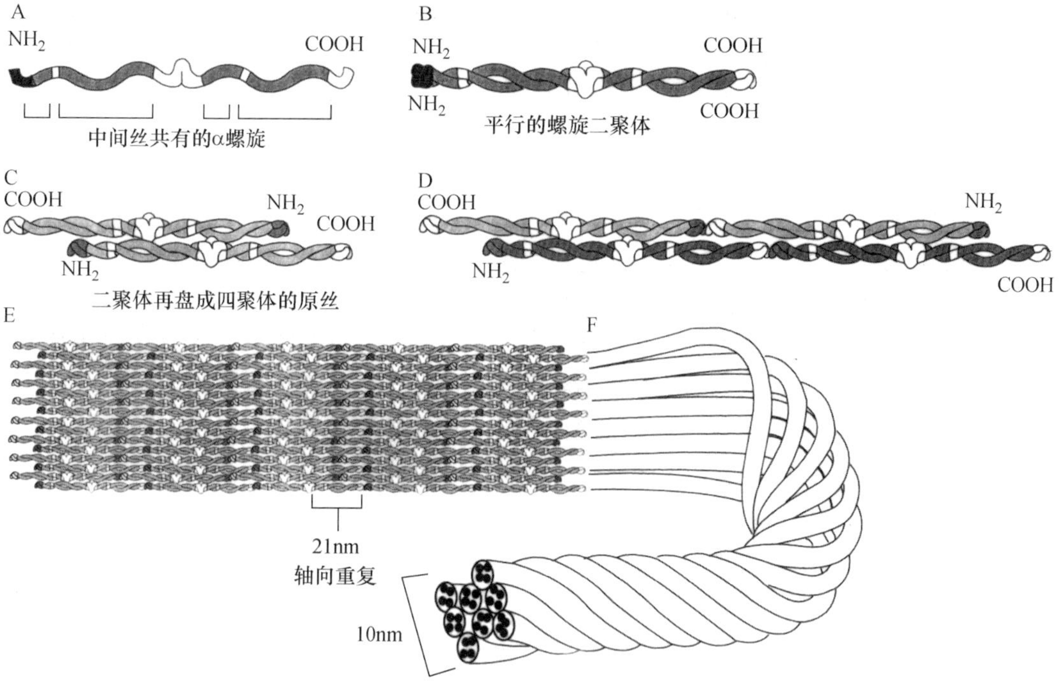

图 6-27　中间丝蛋白结构示意图

二、中间丝的装配

中间丝的组装与微管和微丝不同，不涉及微管所需 GTP 或微丝的 ATP 提供能量。首先，两条平行的中间丝蛋白以 α 螺旋杆状区相互对应，缠绕成双股超螺旋二聚体（coiled-coil dimer）。然后 2 条反向平行的二聚体以半分子交错的方式形成四聚体（tetramer）。细胞内存在少量的可溶性四聚体，因此认为四聚体是中间丝组装的基本单位。关于四聚体如何组装成中间丝的步骤仍不甚清楚，一般认为四聚体首尾相连组装成原纤维后，8 根原纤维通过侧向相互作用形成电镜下直径 10 nm 的绳索样中间丝，这样组装出的中间丝易弯曲，但非常不易折断。中间丝共由 32 条多肽组成，可通过伸出来的头尾部结合细胞内其他骨架成分，在细胞内形成完整的骨架网络体系。

中间丝组装时，两个二聚体是以相反的方向组装成四聚体，因而以四聚体为基础组成的中间丝没有极性。细胞内，中间丝蛋白基本上全部装配成中间丝，几乎不存在类似于微管体系中的游离可溶性蛋白，也没有微丝合成中的“踏车现象”。值得一提的是，长时间以来，人们未发现有影响中间丝装配的药物，因而一度认为中间丝是一个永久的稳定结构。但将标记的角蛋白显微注射入上皮细胞中，却发现标记的角蛋白快速地出现在中间丝内部，这意味着中间丝并不是永久结构，而是一个动态的结构。在实验中发现，标记的角蛋白不像微管蛋白或肌动蛋白从纤维末端加入，而是直接整合入中间丝的内部，且只需 1 小时，整个中间丝均被标记，说明细胞内中间丝蛋白与中间丝间似乎存在着动态平衡。

中间丝装配的调控机制与其蛋白质氨基末端头部结构域内特殊丝氨酸残基的磷酸化相关。例如，蛋白激酶 A 使波形蛋白纤维磷酸化后，纤维解聚。有丝分裂前期核纤层蛋白磷酸化，核纤层解体使核膜消失，在有丝分裂末期核纤层蛋白去磷酸化，核纤层重新装配，核膜出现

（详见第 7 章 细胞核）。

三、中间丝的生物学功能

近年来，采用转基因（gene transfer）或基因敲除（gene knock-out）技术，获得了多种中间丝蛋白基因改造过的模式小鼠，为研究中间丝的功能提供了有力的工具。通过这些模型动物，发现中间丝在细胞形态的维持、细胞分化和信号转导等多种生命过程中均具有重要的作用。

（一）为细胞提供支撑作用

1. 在细胞内形成一个完整的支撑网架系统 中间丝向外可与细胞膜和细胞外基质相连，向内与细胞核的核膜和核基质直接联系，还可通过细丝状蛋白与胞质内微丝、微管及其他细胞组分连接，从而构成细胞内完整的网状骨架系统。这种网状骨架系统具有一定的可塑性，具有维持细胞质整体结构和完整功能的作用。例如，许多动物细胞的中间丝在细胞核周围围成“筐”状结构，并向细胞周围伸展，对细胞核在细胞内的定位具有重要的作用。细胞核内膜下面的核纤层网络与核膜连接，对于细胞核形态的维持起着关键的作用。在红细胞内，中间丝蛋白头部的多聚精氨酸序列可与红细胞膜下的锚定蛋白连接，使中间丝、膜下的血影蛋白和微丝形成一个整体，对细胞起支撑作用。

在神经元内，神经原纤维蛋白中链与重链（NF-M，NF-H）的尾部结构域可与相邻的中间丝、微管及一些膜性结构之间连接，将轴突内部的细胞骨架等结构连成一体，为其提供必要的内部支撑。肌萎缩侧索硬化症（amyotrophic lateral sclerosis，ALS）是一种慢性进行性疾病，累及上、下运动神经元及其支配的躯干 / 四肢和头面部肌肉，表现为全身肌肉萎缩导致的混合性瘫痪。有研究表明，ALS 发病与神经元胞体和轴突内中间丝结构异常，导致轴突运输异常相关。神经元变性后产生肌无力及萎缩的症状，严重时危及生命。过表达 NF-L 或 NF-H 的转基因小鼠可表现出类似 ALS 的症状。波形蛋白和胶质原纤维酸性蛋白是星形胶质细胞中间丝的主要成分。如果将细胞内这两个基因沉默，将导致星形胶质细胞的一些功能如细胞的迁移能力和受伤后形成胶质瘢痕的能力受损。由此可见，中间丝与细胞其他组分的相互作用对于维持组织整体功能是至关重要的。

2. 为细胞提供机械强度支持 中间丝的结构特点决定其容易弯曲，在受到较大剪切力时产生机械应力而不易断裂。这种特性使中间丝在容易受到物理压力的细胞中含量特别丰富，如神经元、肌细胞及皮肤组织中的上皮细胞。在这些细胞中，中间丝通过自身的伸展和将细胞在某点上所受到的外力分散，使得细胞在受到机械拉拽时免于破裂而保护细胞。角蛋白基因敲除小鼠由于中间丝不能正常装配，使角蛋白网络异常，皮肤容易受到机械损伤，而出现大疱性表皮松解症，这进一步证实了中间丝在维持细胞机械强度方面的重要作用。

（二）参与细胞内的物质运输

中间丝、微管和微丝组成完整的网络，共同完成细胞内的物质运输，如神经细胞中的神经原纤维参与轴突营养物质的转运。近年来研究发现，中间丝参与细胞质中 mRNA 的运输，可能对其在细胞内的定位及翻译起关键调节作用。

（三）参与细胞内信号传递

由于中间丝在细胞内形成一个完整的支撑网架体系，因此可形成一个跨膜信息通道。例如，中间丝对外可与细胞膜和细胞外基质中的纤连蛋白联系，对内与核膜连接，当纤连蛋白与蛋白质膜受体结合后可引发 DNA 的合成，而中间丝在体外实验中显示出了与单链 DNA 的高度亲和性，因此推测中间丝可能充当信息分子来传递信息，调节 DNA 的复制。

（四）在相邻细胞、细胞与基膜之间形成连接结构

角蛋白纤维参与桥粒和半桥粒的形成和维持，在这些细胞连接中，中间丝可在细胞间形成一个网络，起到维持细胞形态并提供机械强度支持的作用。结蛋白纤维是肌节 Z 盘（Z 线）的重要结构组分，起到维持稳定肌细胞的收缩装置的作用。

（五）参与细胞分化

中间丝蛋白的表达具有严格的时空和组织特异性，说明中间丝与细胞分化间可能存在密切关系。研究显示，在神经胚形成时，神经板皮层细胞开始表达巢蛋白，随着神经细胞迁移的完成，巢蛋白表达下调，而波形蛋白开始表达；进一步分化后，巢蛋白消失，α - 内连蛋白（α -internexin）开始表达，随后波形蛋白表达减少。在出生前 5 天左右，NF-L 和 NF-M 出现，波形蛋白消失，α - 内连蛋白表达下调后维持低水平的表达。而 NF-H 一般在出生后才开始表达。这说明在发育过程中细胞能根据发育方向或发育阶段停止表达某种中间丝蛋白而开始表达另一种中间丝蛋白。

第四节　细胞骨架之间的相互作用

微管、微丝与中间丝的结构与功能各异，但三者在细胞内密切联系，共同构成了一个完整的骨架体系。

一、三种骨架纤维互相配合，功能上相互呼应

从细胞骨架在细胞内的分布上看，微管主要分布在细胞核的周围，并呈放射状向胞质四周扩散，微丝主要分布在细胞膜的内侧，而中间丝则分布在整个细胞中，并且在许多部位与微管平行分布。这三种纤维之间相互联系，互相配合，共同完成细胞支撑、胞内物质运输等功能。例如，细胞毒性 T 细胞（cytotoxic T cell）识别靶细胞后，T 细胞和靶细胞识别部位的肌动蛋白快速聚合形成微丝接触带。T 细胞内的这种微丝富集区与微管相互作用，使中心体从原细胞中心转移至识别部位，进而微管在细胞内重新分布，并带动高尔基复合体重新定位至邻近靶细胞处发挥功能（图 6-28）。

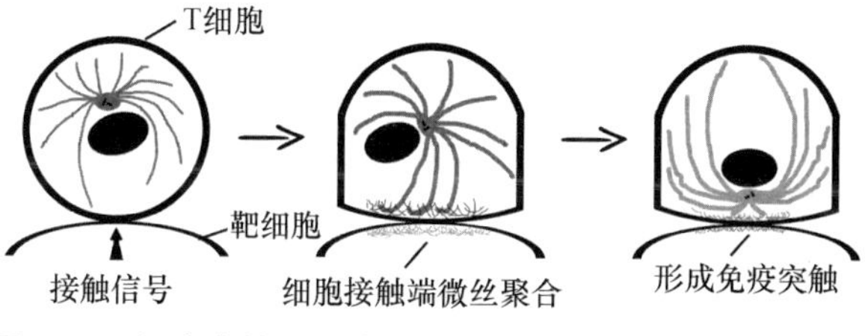

图 6-28　细胞毒性 T 细胞与靶细胞识别后细胞极性的改变

二、三种细胞骨架纤维均参与细胞信息传递

细胞骨架系统对外可与细胞膜及细胞外基质连接，对内又与细胞核相连，因此，被认为是细胞内连接细胞表面和细胞核的唯一结构。鉴于此，推测细胞骨架可作为细胞外信号和核内基因表达间的“桥梁”，参与细胞的信号传递。细胞内信号分子可直接或通过其他蛋白质与微管作用，目前已证实，微管参与 JNK、Wnt 以及 ERK 等蛋白激酶信号转导通路。细胞膜受体与细胞外信号分子结合后，可触发细胞膜下肌动蛋白的结构变化，进而启动细胞内激酶变化的信号转导过程。例如，当细菌侵入人体后，释放趋化因子，可被中性粒细胞识别并与靠近细菌侧的膜表面受体结合，启动细胞内不同的信号通路。细胞内靠近细菌一侧，Rac 途径激活，使微

丝聚合形成伪足，而细胞后部（远离细菌一侧）Rho 途径激活启动肌球蛋白介导的微丝收缩，这样可维持细胞的功能极性（图 6-29）。而细胞外信号与膜受体结合后还可启动 Ca^{2+}的内流，引起级联反应，激活膜结合的酶，进而使中间丝的 N 端被切掉并被水解，其大分子产物进入核内，调节 DNA 的复制和转录。因此，三种骨架纤维可在细胞统一并有层次的调控下，互相配合完成细胞的生命活动。

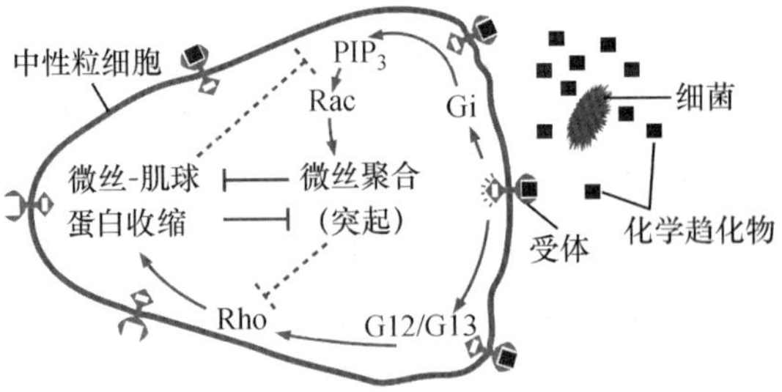

图 6-29　中性粒细胞极性化过程中的信号途径

第五节　细胞骨架与疾病

细胞骨架具有支撑细胞，维持细胞形态，参与细胞内物质运输、细胞分裂和信号传递等重要作用。作为细胞生命活动必不可少的结构，如其结构或功能出现异常，可引起机体出现多种疾病，包括遗传性疾病（如单基因病）、神经系统疾病和肿瘤等。

一、细胞骨架和遗传性疾病

细胞骨架蛋白或相关蛋白的基因突变可引起细胞骨架结构或功能的异常，这些突变是一些遗传性疾病的主要发病原因。

（一）Kartagener 综合征

Kartagener 综合征又称为支气管扩张-鼻窦炎-内脏转位综合征、全内脏转位-支气管扩张-鼻窦病变三联征、右位心-支气管扩张-鼻窦异常综合征和 Kartagener-Trias 综合征等。发病原因为纤毛和鞭毛杆部的动力蛋白臂缺失或缺陷，导致纤毛和鞭毛运动障碍而引起疾病。其主要症状包括：由于气管黏膜上皮细胞纤毛运动障碍，不能有效排出呼吸道分泌物而引起慢性支气管炎；精子失去运动的动力，导致男性不育；胚胎发育时细胞不能运动到目的部位，引起内脏位置的反向（如心脏在右侧）。

（二）Wiskott-Aldrich 综合征

Wiskott-Aldrich 综合征（Wiskott-Aldrich syndrome，WAS）是一种以血小板减少、湿疹、反复感染为主要症状的免疫缺陷疾病，以 X 连锁隐性遗传方式遗传。WAS 患者的血小板和淋巴细胞变小，微绒毛数量减少，微丝结构异常。发病主要原因为微丝在体内的成核及聚合异常。

（三）单纯性大疱性表皮松解症

单纯性大疱性表皮松解症（epidermolysis bullosa simplex，EBS），是由于角蛋白 14 基因（*CK14*）突变，引起角蛋白结构异常，导致不能组装成正常的角蛋白纤维网络，使皮肤抵抗机械损伤的能力下降，轻微的挤压即可破坏基底细胞，使患者的皮肤起疱。EBS 患者的身体很脆弱，容易死于机械创伤。

二、细胞骨架和神经系统疾病

细胞骨架蛋白的结构和功能异常与多种神经系统疾病相关。例如微管相关蛋白 tau 蛋白主要分布在神经元轴突中，具有促进微管聚合、防止微管解聚和维持微管功能稳定的作用，其功能异常可能导致神经退行性改变。如阿尔茨海默病（Alzheimer disease，AD），又称为老年痴呆症，是一种以进行性记忆和认知功能丧失为临床特征的神经系统退行性疾病。有学说认为发病原因是tau蛋白异常高度磷酸化，形成双股螺旋丝（paired helical filaments，PHFs），从而使神经原纤维（NF）缠结，微管聚集缺陷，胞内运输障碍，导致本应运输至神经末梢的成分聚集在受累的神经元细胞内，最终导致神经元细胞退变。

此外，亨廷顿病（Huntington disease，HD）患者的神经元细胞质内微管蛋白和微丝聚合蛋白Sla1缠结，胞内运输受阻，引起异常聚集物的形成，最终导致疾病的发生。

三、细胞骨架和肿瘤

在肿瘤细胞中，常出现细胞骨架结构的异常。例如，肿瘤细胞中心体结构显著异常，包括中心粒数量过多、中心粒周围基质过量、中心粒筒状结构混乱、中心粒长度异常、中心体错位和中心体蛋白异常磷酸化等。而中心体作为动物细胞主要的微管组织中心，这些异常使细胞极性改变、细胞和组织分化异常及染色体异常分离。而且利用免疫荧光抗体技术使细胞内微管显色，发现肿瘤细胞内的微管数量明显减少，分布紊乱，甚至达不到细胞膜下的细胞质溶胶层，这些异常会引起肿瘤细胞的形态及细胞器的运动发生异常。恶性肿瘤具有侵袭组织向周围或远处转移的能力，这些特性也与细胞骨架的变化有关。例如，在多种肿瘤细胞中，应力纤维及黏着斑破坏，肌动蛋白重组形成肌动蛋白小体，聚集在细胞皮质中，可能与增强肿瘤细胞的运动能力有关。因此，微管和微丝可作为肿瘤化疗药物的作用靶点。本章前述的紫杉醇、秋水仙碱和细胞松弛素及其衍生物能通过破坏微管、微丝的组装或解聚，抑制肿瘤细胞的分裂、诱导细胞凋亡，并抑制依赖于微丝的运动而发挥抗肿瘤作用。鉴于它们对肿瘤细胞骨架的抑制作用，其已成为有效的肿瘤化疗药物。

此外，中间丝的分布具有严格的组织特异性，而绝大多数肿瘤细胞即便在转移后仍保持其来源细胞的特征性的中间丝类型。因此可用于正确鉴别肿瘤的类型及组织来源，对肿瘤的诊断具有重要的意义。

小结

细胞骨架是存在于真核细胞中的蛋白质纤维网架体系，是细胞内一类重要的细胞器。细胞质骨架由微管、微丝和中间丝组成。

微管是由α、β微管蛋白异二聚体装配而成的内径约15 nm、外径约24 nm的中空管状结构。主要分布在细胞核周围，并呈放射状向胞质四周扩散。细胞内微管既可以是可变动态结构，也可以是稳定的结构。微管组装时正极生长速度明显快于负极，因此两极具有不同的临界浓度。低温、高Ca^{2+}浓度和药物处理均会破坏微管组装与去组装之间的平衡。游离的GTP-微管蛋白异二聚体的浓度和GTP水解成GDP的速度决定了微管处于组装还是去组装的状态，微管的组装具有动态不稳定性。细胞内存在的微管组织中心控制微管的数量、分布及极性。微管具有维持细胞形态，参与鞭毛和纤毛介导的细胞运动、胞内物质运输以及细胞分裂等重要作用。

微丝是由球形肌动蛋白组成的直径约7 nm的骨架纤维，呈束状、网状或纤维状分散存在于细胞中。主要分布在细胞膜的内侧，既可形成稳定的结构，也可以不稳定的形式存在。微丝具有极性，正、负极的生长速度不同，也能不断地进行组装与去组装。游离的ATP-肌动蛋白单体的浓度和ATP的水解速度决定了微丝的组装状态，当肌动蛋白单体的浓度介于正、负极临界浓度之间时，其在正极的添加速度与负极的解离速度相等，微丝长度相对不变，出现“踏车现象”。特异性药物（如细胞松弛素、鬼笔环肽等）处理会破坏微丝组装与去组装之间的平衡。肌动蛋白、原肌球蛋白和肌钙蛋白构成了肌节的细肌丝，肌球蛋白组成肌节的粗肌丝，肌肉收缩是肌球蛋白头部与邻近细肌丝结合并发生一系列的构象变化引起的粗、细肌丝之间相对滑动的结果。除此之外，微丝还在细胞的形态维持、胞质分裂以及细胞运动中起着重要的作用。

中间丝因其直径介于微丝与微管之间而得名。中间丝由多种不同的中间丝蛋白组装而成，其分布具有严格的组织特异性。中间丝是一种相对稳定、坚韧的蛋白质纤维，主要为细胞提供机械强度支持。

三种细胞骨架纤维的结构与功能各异，但三者在细胞内密切联系，共同构成了一个完整的动态的骨架体系。细胞骨架结构或功能异常可引起包括遗传性疾病、神经系统疾病和肿瘤在内的多种疾病。

（董凌月）

第7章 细胞核

细胞核（nucleus）是真核细胞内最大的细胞器，是遗传物质储存、复制和转录的场所，是细胞活动的控制中心，也是区别真核生物和原核生物最重要的标志之一。哺乳动物细胞一般只有一个细胞核，但肝细胞、肾小管细胞和软骨细胞常有双核，而破骨细胞的核可达数百个。当细胞核退化后或人工去掉细胞核后，细胞不久便会死亡。在某些成熟细胞中核不复存在，如哺乳动物红细胞一旦成熟便失掉核，但在失核之后120多天内仍可执行其功能。当然，无核细胞只在体内占极少数。

第一节　细胞核的形态与结构

细胞核大小因物种不同而异。高等动物的细胞核直径通常在5～10 μm，高等植物的细胞核直径为5～20 μm，而低等植物的细胞核相对较小，直径只有1～4 μm。不同状态下，细胞核大小也不同。生长旺盛的细胞如卵细胞、肿瘤细胞核较大；分化成熟的细胞则核较小。细胞核的形态一般为圆形或椭圆形，但因物种和细胞类型不同，其形状又会有较大差异，如中性粒细胞的核为多叶形，还可呈杆状、枝状和带状。大多数细胞的核位于细胞中央。

细胞核的大小以核质比值（NP）表示。V_n代表细胞核体积，V_c代表细胞总体积。核质比值越高，表示核越大，反之表示核越小。

$$NP = V_n/(V_c - V_n)$$

核质比值与生物种类、细胞类型、发育时期、生理状态及染色体倍数等有关。如淋巴细胞、胚胎细胞和肿瘤细胞的核质比值较大，而表皮角质化细胞、衰老细胞的核质比值较小。

细胞核伴随细胞的增殖过程呈现周期性的变化。在细胞分裂期，核被膜裂解，各种成分重新分配，无法观察到核的完整形态；只有在间期的细胞，核的组分与分布处于相对稳定阶段，才能观察到细胞核的完整结构。间期细胞核的基本结构包括由内外双层膜构成的核被膜、其间的核周池、穿过双层核膜的核孔、紧靠核膜内层的核纤层、以纤维蛋白为主形成网状系统的核骨架、染色质及电子密度较致密的核仁（图7-1）。

第二节　核膜与核孔复合体

一、核膜

核膜（nuclear envelope）又称核被膜，是细胞核的界膜，它由内、外两层单位膜组成，将细胞分隔成细胞质和细胞核两个区域，遗传物质复制和转录在细胞核内进行，而蛋白质合成在细胞质中进行。核被膜的存在保证各种生命活动之间互不干扰而又有条不紊地进行，并保护核内DNA分子免受由于细胞骨架运动所产生的机械力的损伤。

核被膜由两层单位膜组成，厚4～10 nm，分为外核膜（outer nuclear membrane）和内核膜（inner nuclear membrane）。外核膜面向细胞质，其表面附有大量的核糖体颗粒，有些部位与内质网相连，核周池与内质网腔相通，由此可将核外膜视为内质网膜的一个特化区域。细胞分裂间期，细胞核的外核膜与中间丝、微管等细胞骨架相连，与细胞核在细胞内的定位有关。内核膜面向核质，其表面光滑，无核糖体附着，但和浓集的染色质紧密接触。内核膜含有一些与核纤层相关的特异性蛋白质，如核纤层蛋白 B（lamin B）的受体等，通过这些蛋白质，核纤层可紧密地结合在内膜上。

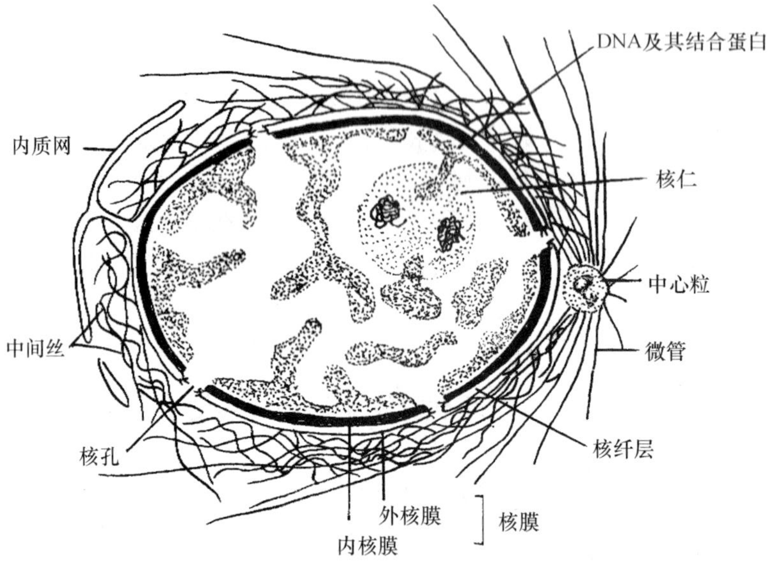

图 7-1　细胞核的模式图

二、核周池

核内、外膜之间形成宽 20 ～ 40 nm 的腔隙，称为核周池（perinuclear cistern），或称核周间隙（perinuclear space）。核周池与粗面内质网腔相连，腔内充满液态无定形物质，内含多种蛋白质和酶。

三、核孔复合体

内、外核膜在一定部位相互融合，形成一些环形开口，直径为 9 nm 左右，称为核孔（nuclear pore）。核孔普遍存在于真核生物各种间期细胞的核膜上，是细胞质与细胞核之间进行物质交换的主要通道。其数量随细胞种类、转录活性不同而有较大差异。一般而言，哺乳动物细胞核孔的数量为 3000 ～ 4000 个。在不同的生理状态下，核孔的数量也会改变，代谢与增殖旺盛的细胞中，核孔数目多，相反，静息细胞核孔数目少。此外，核孔的数量还与基因的转录活性有关，转录活性旺盛时，核孔的数量会增加，反之则会减少。

（一）核孔复合体的结构

研究表明，核孔实际上是蛋白质组成的复合体，形成复杂而有规律的结构，称为核孔复合体（nuclear pore complex，NPC）。NPC 的分子量很大，在脊椎动物中约为 125 MDa（1 MDa = 1×10^6 Da），为核糖体分子量的 30 倍。核孔复合体的结构至今仍有很多不清楚的地方，已有多种模型被提出，其中影响较大的是 Goldberg 等人提出的模型（图 7-2）。他们认为核孔复合体主要由以下几部分组成：①胞质环（cytoplasmic ring）：也称外环，位于核孔胞质面（外核膜）一侧的整个边缘。从环上向胞质伸出 8 条呈对称分布的短纤维。②核质环（nuclear ring）：即内环，位于核孔核质面（内核膜）一侧的整个边缘。③从环上向核中心伸出 8 条呈对称分布的长纤维，纤维的末端止于一个直径为 60 nm 的小环，称为端环（terminal ring），使整个核质环的结构类似“捕鱼笼”（fish trap），还有人称其为核篮（nuclear basket）。④辐（spokes）：分为两个部分，一部分为 8 个柱状结构，位于胞质环（外环）和核质环（内环）之间，相当于“8 根台柱”支撑着两个环；另一部分是由这“8 根台柱”向核孔中心辐射出的结构，呈八重对称分布，类似于汽车方向盘上的“盘辐”，区别在于方向盘的盘辐最多只有 5 辐。盘辐有效支撑着内、外环。⑤中央颗粒：又称中央栓，位于核孔的中心，在胞核与胞质的物质交换中起转运作用，也称为中央运输体（central transporter）。整个核孔复合体的结构是相对稳定的，保证了核内、外的物质交流，同时它又是一个可调控的物质运输通道。

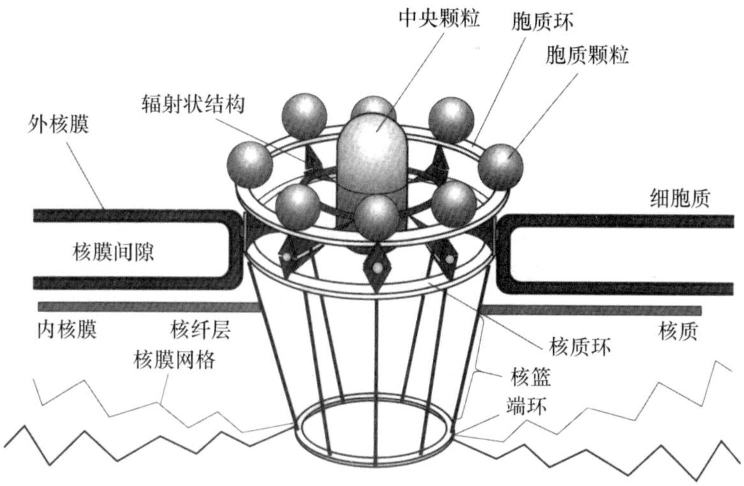

图 7-2　核孔复合体模式图

核孔复合体由核孔蛋白（nucleoporin，Nup）组成，目前在真核细胞中已鉴定出大约 30 种核孔蛋白。核孔蛋白具有一些通用结构，常含有苯丙氨酸和甘氨酸的重复区段，这些重复区段可能是与转运受体发生相互作用的位点；此外，在脊椎动物中，核孔蛋白常含有 *O*- 连接的 *N*- 乙酰葡萄糖胺。其中 Nup210 和 Nup62 是研究得较为透彻的两种核孔蛋白类型。Nup210 是第一个被鉴定出的核孔复合体蛋白，属于跨膜的 *N*- 连接糖蛋白，具有信号肽和 2 个疏水性序列，其作用是将核孔复合体锚定到核膜上。Nup62 为 *O*- 连接的糖蛋白，其疏水性 N 端具有典型的 XFXFXF（F 为苯丙氨酸，X 为任意氨基酸）结构，而在 C 端具有类似于核纤层蛋白的结构，其作用可能是通过构成胞质和核质的丝状物，直接参与胞质和核质之间的物质交换。

（二）核孔复合体的功能

核孔复合体是细胞核与细胞质之间进行物质交换的通道，因此，可视其为一种特殊的跨膜运输蛋白复合体。其介导的运输方式主要包括两种：被动运输（自由扩散）和主动运输。核孔复合体呈管柱状，其内充满液体，管径 9 ～ 10 nm、长约 15 nm。该通道为亲水性，可作为一种被动运输通道，只允许离子和水溶性小分子通过核孔进行自由扩散。研究证实，通道运输分子的扩散速度与其大小成反比；离子和小分子物质原则上均可自由通过。分子量小于 5 kDa 的分子可自由扩散，大于 17 kDa 的分子其扩散速度很慢，而超过 60 kDa 的分子则很难扩散。

核孔复合体同样参与主动运输。核孔复合体的主动运输同细胞膜主动运输相类似，也具有高度选择性，而且呈双向性。无论核蛋白入核，还是 RNA 和 RNP 颗粒等出核，都需要载体介导。核孔复合体主动运输的特点主要表现在：①核孔的直径可根据物质的大小自我调节，在主动运输中核孔直径为 9 nm，有时甚至可达 29 nm，说明孔径大小可随着运输物质的大小而改变。②核孔复合体的主动运输是一个信号识别与载体介导的过程，需要消耗 ATP 来提供能量。③核孔复合体主动运输具有双向性，有些分子（如 DNA 聚合酶、RNA 聚合酶、组蛋白和核糖体蛋白）需要从细胞质运进细胞核，而翻译所需的 RNA 和装配好的核糖体等物质从细胞核运出到细胞质。有些蛋白质或 RNA 分子可多次穿梭于核孔复合体，如 Ran 蛋白、核小 RNA（small nuclear RNA，snRNA）等。以真核细胞为例，一个处于合成 DNA 过程中的细胞，每 3 分钟向核内运送 10^6 个组蛋白分子，核被膜上有 3000 ～ 4000 个核孔，即每个核孔每分钟要运进 100 个组蛋白分子，以确保染色质正常包装。而增殖旺盛的细胞，则需要每个核孔每分钟从细胞质输出 3 对核糖体大、小亚基，以确保蛋白质合成所需。而这些大分子的核质分布主要是通过核孔复合体的主动运输完成的。

1. **核转运信号**　通过核孔复合体所转运蛋白质的去向主要由其序列中的定位信号所决定。例如，核蛋白的选择性转运依靠的是核定位信号，这一特点通过一个经典的实验得到证明。Laskey 等人于 1978 年发现在非洲爪蟾的卵母细胞核中含有丰富的核质蛋白（nucleoplasmin），其分子量为 165 kDa。用蛋白水解酶对它进行有限水解，可以得到其头部片段和尾部片段。将完整的核质蛋白以及核质蛋白的头部片段和尾部片段分别进行放射性标记，然后将它们分别注射到卵母细胞的细胞质中，结果显示，完整的核质蛋白及其尾部片段能迅速转运到细胞核中，而头部片段则停留在细胞质中。这说明核质蛋白的尾部片段中存在核定位信号（nuclear localization signal，NLS）。利用胶体金进行的电镜观察实验进一步证明了这一点，将核质蛋白的尾部片段包裹在胶体金颗粒上，然后注射到爪蟾卵母细胞的细胞质中，发现颗粒能在细胞核中聚集（图 7-3）。

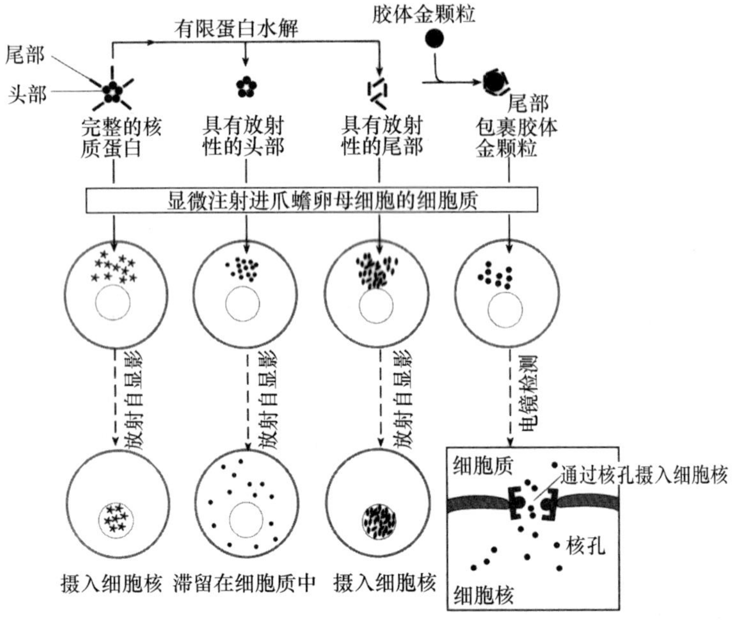

图 7-3　通过核孔转运蛋白示意图

由于核膜是细胞质与细胞核之间物质运输的唯一屏障，大分子物质出核过程也需要特殊的转运信号加以引导，称为核输出信号（nuclear export signal，NES）。NES 作为核内物质输出细胞核的信号，帮助核内的某些分子迅速通过核孔进入细胞质。另外，有些蛋白要往返于核质和胞质之间，这些穿梭蛋白既有 NLS，又有 NES。大分子物质就是通过这种核定位信号介导的方式进行跨膜运输的。

2. **入核转运**　亲核蛋白（karyophilic protein）是指在细胞质合成后进入细胞核内发挥功能的一类蛋白质。大多数的亲核蛋白在一个细胞周期中一次性地被转运到核内，并停留在核内行使功能，典型的亲核蛋白如组蛋白、核纤层蛋白等；但也有一些亲核蛋白需穿梭于核质之间进行功能活动，如核转运蛋白（karyopherin）。近年来，通过对亲核蛋白的入核转运过程进行研究，人们对某些物质核转运的分子机制有所了解。现已证实，亲核蛋白一般都含有特殊的氨基酸序列，具有核定位功能，从而保证了整个蛋白质能够通过核孔复合体被转运到细胞核内。这段具有“定向”与“定位”作用的序列就是核定位信号（NLS）。利用重组 DNA 技术已确定许多核蛋白的定位信号区域，它们可以存在于氨基酸序列的任何一个部位，通常只包含一个很短的序列，含 4 ～ 8 个氨基酸残基。NLS 序列在不同蛋白质中有所变化，但都位于富含正电荷的氨基酸（赖氨酸、精氨酸、组氨酸）残基区域，在许多核蛋白中 NLS 序列被分割成两段，每段含 2 ～ 4 个氨基酸残基，中间隔有约 10 个无关氨基酸残基，这一信号在蛋白质表面形成特定结构域。

亲核蛋白通过核孔复合体的转运过程不仅需要 NLS，还需要核转运蛋白、Ran 等蛋白质的协助（图 7-4）。在细胞质中，亲核蛋白首先与核转运蛋白 α 结合，再与核转运蛋白 β 结合形成转运复合体。在核转运蛋白 β 介导下与核孔复合体的胞质纤维相结合，引起核孔复合体的构象改变，将转运复合体从胞质面转运到核质面。核质中与 GTP 结合的 Ran 蛋白通过与核转运蛋白 β 的作用使转运复合体解离，从而使亲核蛋白以游离的形式存在于核质中。核转运蛋白 β 与 Ran 一起通过核孔复合体运回胞质面，在胞质中与 Ran 结合的 GTP 水解为 GDP，释放核转运蛋白 β 。Ran 蛋白还可以返回细胞核内，再与 GTP 相结合。这样，核转运蛋白与 Ran 蛋白可以被循环利用。亲核蛋白的转运过程需要消耗能量。

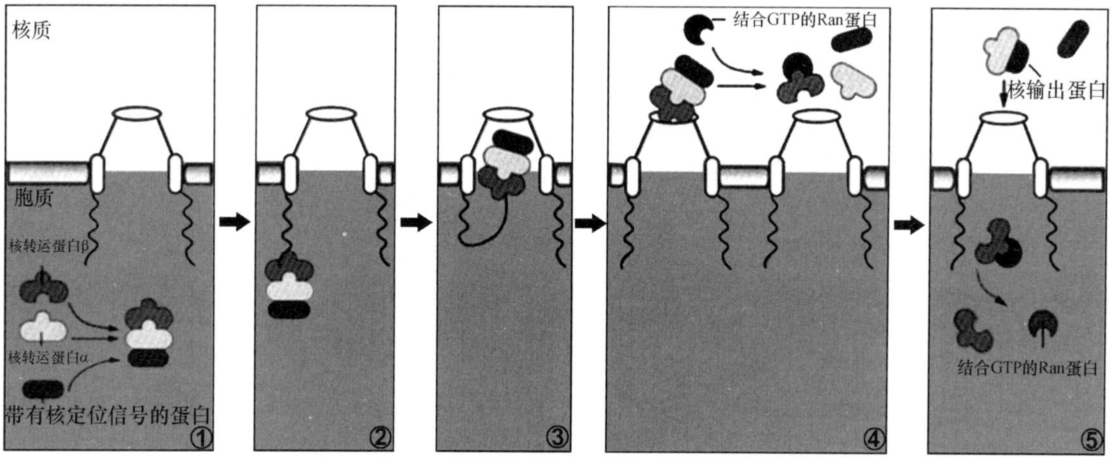

图 7-4　亲核蛋白输入细胞核过程示意图

3. **出核转运**　核孔复合体对于大分子的转运是双向的，同一核孔复合体既能将物质运进，也能将物质运出。在核中合成并加工成熟的 mRNA、各种非编码 RNA［rRNA，tRNA，核小 RNA（snRNA），小核仁 RNA（snoRNA），微小 RNA（microRNA）等］，均需通过核孔复合体由胞核运至胞质。细胞核中的这些成分的转运过程也是一个具有高度选择性的信号引导过程，需要特殊的转运信号——核输出信号（NES）。目前认为 mRNA 5′ 端的 m^7-G 帽结构对于其出核转运是一个关键信号，能有效防止 mRNA 前体发生错误转运。RNA 的出核转运实际上是 RNA- 蛋白质复合体的转运，相关蛋白质上带有核输出信号（NES），核孔复合体能够识别这些信号。此外，核中各种蛋白质的转运仍需相关蛋白质的协助，并需消耗能量。

核孔复合体不仅是细胞核与细胞质之间进行物质交换的一种特殊的跨膜结构，同时它还参与细胞核的其他功能。电镜观察发现，核被膜与异染色质紧密相连，而致密的染色质包绕在 NPC 周围，形成由核孔通向细胞核内部的管道，为此，研究者提出 NPC 具有调节染色质空间分布的作用。此外，核孔复合体还可以调节基因转录，研究发现 NPC 作为平台支架在核质招募和聚集转录调控分子，从而影响基因转录；动态的 NPC 保证核孔蛋白对核质内基因转录进行调节。有证据表明，NPC 和核孔蛋白直接参与转录调控。

四、核纤层

（一）核纤层的结构

核纤层（nuclear lamina）是紧靠细胞核内膜处存在着的一层由纤维组成的网络结构，在所有真核细胞中普遍存在，其厚度随细胞种类不同而有差异，在 30 ～ 100 nm 之间。它是由直径约 10 nm 的核纤层蛋白（lamin）纤维纵横排列、交织而成的网状纤维蛋白层，具有锚定核孔复合体、连接核膜蛋白与染色质的功能。在脊椎动物中，核纤层由 3 种属于中间丝的多肽组成，分子量为 60 ～ 80 kDa，分别称为核纤层蛋白 A、B、C（lamin A，B，C），它们在内核膜和染色质之间形成了一层网络状结构。由于核纤层蛋白 A 与 C 是同一基因的不同加工产物，因此又将核纤层蛋白分为两类，即 A 型核纤层蛋白（包括核纤层蛋白 A 和 C）和 B 型核纤层蛋白。在近核膜的一侧，核纤层蛋白 B 与内核膜中的整合膜蛋白核纤层蛋白 B 受体（lamina receptor）相结合；在近染色质一侧，核纤层蛋白 A 和 C 则可与染色质上的特殊位点相结合，为染色质提供附着位点。

（二）核纤层的功能

核纤层作为支撑细胞核的结构，在 DNA 复制、DNA 转录、细胞凋亡以及细胞分裂过程中核膜的破裂和重建时，起到重要的调节作用。

1. 核纤层维持核膜的完整与稳定，为核膜提供支架，与核膜崩解和核膜重建密切相关。细胞核膜在细胞有丝分裂中发生一系列的变化，在分裂前期，核被膜崩解，形成小囊泡，核周边的纺锤体进入细胞中心区域。进入分裂末期后，核被膜围绕两套平均分配到纺锤体两极的染色体重新形成，这些过程都与核纤层蛋白直接相关。在分裂前期，核纤层蛋白被磷酸化而解聚。A 型核纤层蛋白以可溶性单体形式分散于细胞质中，B 型核纤层蛋白结合在核膜小泡上，核纤层结构被破坏，导致核膜崩解；同时核孔复合体解聚成不同的成分。核纤层的解聚是核膜崩解的前提。细胞进入分裂末期时，核纤层蛋白由于去磷酸化而重新聚集形成核纤层，与核纤层蛋白相结合的核膜小泡重新形成完整的核膜，核孔复合体也随之重新组成（图 7-5）。

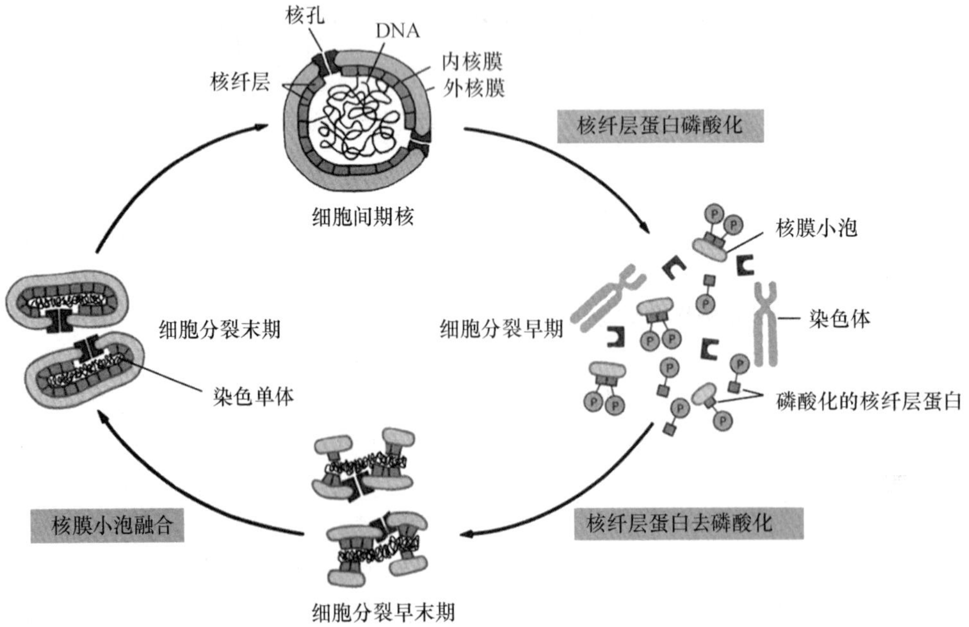

图 7-5　有丝分裂过程中核被膜崩解物重建示意图

2. 核纤层为染色质提供锚定位点，介导核膜与染色质之间的相互作用，从而保证真核细胞中染色质结构具有高度的有序性。核纤层对基因转录调控具有重要作用。

3. 核纤层与染色质的凝集和染色体的解聚密切相关。实验表明，染色质需要锚定在核纤层上才能凝集为染色体，游离的染色质不能凝集成染色体；同样，在细胞分裂末期，染色体需要附着在新形成的核纤层上才能解聚为染色质。

第三节　染　色　质

染色质（chromatin）是间期细胞核内能被碱性染料染色的物质，是由 DNA、组蛋白、非组蛋白及少量 RNA 组成的线性复合结构，是遗传物质存在的形式。它的形态随着细胞周期的不同而变化。间期细胞核染色质在光镜下呈细网状的不规则形态结构；当细胞进入有丝分裂后，染色质组装成形态不同而又各具特征的高度凝集、能在光镜下被看到的棒状结构，称为染色体（chromosome）。染色质与染色体在分子组成上并无二致，区别在于它们的称谓主要依据细胞核是否处于分裂状态而定。

一、染色质的化学组成

（一）染色质 DNA

DNA 是染色质的重要成分，是遗传物质的载体，也是核内 DNA 复制和 RNA 转录的模板。生物的遗传信息存在于 DNA 分子的核苷酸排列顺序中，将某种生物全部染色体上遗传物质的总和称为基因组（genome）。真核细胞基因组十分复杂，由单一序列（unique sequence）和重复序列（repetitive sequence）组成。所谓单一序列是指基因组中只有单拷贝 DNA 序列，重复序列指在基因组内存在着多个拷贝并反复出现的 DNA 序列。真核基因组 DNA 序列可分为两大类，其一为非编码序列，绝大多数重复序列都属于这一类；其二为编码序列，多数是单拷贝，约 1/3 是多拷贝或低拷贝。正常人群中，不同个体间最本质的遗传差异是由碱基序列差异所形成的等位基因不同，构成 DNA 多态性（DNA polymorphism），也称基因多态性。基因多态性表现为：① DNA 片段长度的多态性（DNA fragment length polymorphism，FLP）是由于单个碱基的缺失、重复和插入所引起限制性内切酶位点和数目的变化所导致 DNA 片段长度的改变。又称限制性片段长度的多态性，这是一类比较普遍的多态性。② DNA 重复序列的多态性（DNA repeat sequence polymorphism，RSP），特别是短串联重复序列（short tandem repeats，STR），如小卫星 DNA 和微卫星 DNA，主要表现为重复序列拷贝数的变异。③单核苷酸多态性（single nucleotide polymorphism，SNP）是指在基因组水平上由单个核苷酸的变异，包括单个碱基的缺失、插入及置换所引起的 DNA 序列多态性。SNP 是人类可遗传变异中最常见的一种，占所有已知多态性的 90% 以上，被认为是新一代的遗传标记。

（二）染色质蛋白质

染色质蛋白质即染色质 DNA 结合蛋白，主要负责 DNA 分子遗传信息的组织、复制和阅读。这些 DNA 结合蛋白包括两类：其一，是与 DNA 非特异性结合的组蛋白（histone），为真核细胞特有的结构蛋白质，富含精氨酸和赖氨酸等碱性氨基酸，属碱性蛋白质，可与带负电荷的双螺旋 DNA 结合成 DNA- 组蛋白复合物，是构成染色质的主要蛋白质成分。用聚丙烯酰胺凝胶电泳可以将组蛋白分为 5 种成分，即 H_1、H_{2A}、H_{2B}、H_3 和 H_4；组蛋白在细胞中可发生多种修饰，其中乙酰化最为常见，一般发生在 N 端的组氨酸和赖氨酸残基上，其他的修饰有甲基化和磷酸化。组蛋白的这些修饰在维持染色体的结构和功能的完整性上起到关键性作用。其二，是与 DNA 特异性结合的蛋白，称为非组蛋白（non-histone），主要是指染色体上与特异 DNA 序列相结合的蛋白质，又称序列特异性 DNA 结合蛋白（sequence-specific DNA binding proteins）。非组蛋白是真核细胞特有的一类酸性蛋白质，富含天冬氨酸、谷氨酸等酸性氨基酸，带负电荷，种类可多达数百个，在整个细胞周期都进行合成，而组蛋白只在 S 期合成。转录因子是非组蛋白的典型代表。

染色质中核糖核酸（ribonucleic acid，RNA）的含量很低，占 1% ～ 3%，不同物种变化也很大，可能与组蛋白和 DNA 相互作用的位置有关。

二、染色质的结构

（一）一级结构——核小体

染色质的基本结构是核小体（nucleosome），由 DNA 双链包装而成，是染色质的一级结构。1974 年 R. Kornberg 通过大量研究工作的结果证实，真核细胞的染色质是由一系列核小体相互连接成念珠状（beads-on-string）构成的。核小体的结构特点包括：①每个核小体单位包括 200 bp 左右的 DNA 超螺旋和 1 个组蛋白八聚体以及 1 分子的组蛋白 H_1。②组蛋白八聚体构成核小体的盘状核心结构，由 2 个 H_{2A}/H_{2B} 和 2 个 H_3/H_4 组成异二聚体。其中 2 个 H_{2A}/H_{2B} 二聚体位于核心结构中央，2 个 H_3/H_4 二聚体位于两侧。③一段长度为 146 bp 的 DNA 超螺旋盘绕组蛋白八聚体 1.75 圈。组蛋白 H_1 在核心颗粒外结合额外 20 bp DNA，锁住核小体 DNA 的进出端，起稳定核小体的作用。包括组蛋白 H_1 和 166 bp DNA 的核小体结构又称为染色质小体（图 7-6）。④ 2 个相邻核小体之间以连接 DNA（linker DNA）相连，平均长度为 60 bp，不同物种变化值为 1 ～ 80 bp 不等。⑤组蛋白与 DNA 之间的相互作用主要是结构性的，基本不依赖于核苷酸的特异序列。观察发现，那些正常情况下未与组蛋白结合的 DNA（如噬菌体 DNA 或人工合成的 DNA），一旦与动植物中分离纯化的组蛋白共同孵育，就可以在体外重新装配成核小体亚单位，表明核小体具有自我装配（self-assembly）的特性。⑥核小体沿 DNA

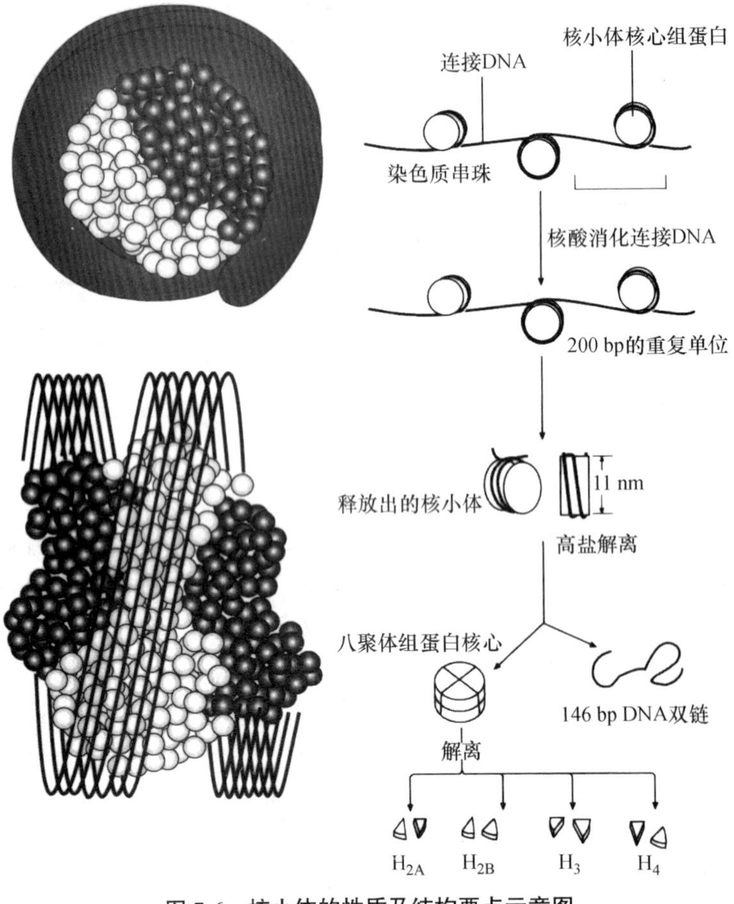

图 7-6　核小体的性质及结构要点示意图

的定位受不同因素的影响。如非组蛋白与 DNA 特异性位点的结合可影响邻近核小体的相位（positioning）；DNA 盘绕组蛋白核心的弯曲也是核小体相位的影响因素，因为富含 AT（AT-rich）的 DNA 片段优先存在于 DNA 双螺旋小沟，面向组蛋白八聚体，而富含 GC 的 DNA 片段优先存在于 DNA 双螺旋的大沟，背向组蛋白八聚体，结果核小体倾向于形成富含 GC 区的理想分布，从而通过核小体相位的改变影响基因表达。

（二）二级结构——30 nm 纤维

人体细胞的基因组 DNA 为 3×10^9 个核苷酸，若把它们线性排列，总长可达 2 m。核 DNA 分布在 23 对（46 条）染色体上。染色体 DNA 含量和染色体大小成比例。根据测量，最长的 1 号染色体长 10 μm，所能容纳的 DNA 分子长度达 7.2 cm。细胞核直径只有 5 μm，在如此小的空间中充塞数量庞大的 DNA 分子，必须经过高度压缩。DNA 的有序压缩是染色质的一大特点。在组蛋白 H_1 的介导下，核小体彼此连接形成直径约 11 nm 的核小体串珠结构，这是染色质包装的一级结构。在此基础之上，在组蛋白 H_1 的参与下，形成外径为 30 nm、内径为 11 nm 的核小体串珠螺旋盘绕结构，呈螺线管（solenoid）状。但也有人认为，核小体包装可能为另一种类似于锯齿状（zigzag）的形式。到底是“螺线管”还是“锯齿状”组成了核小体二级结构，学术界仍存在着分歧。

（三）三级结构——超螺线管

30 nm 纤维进一步螺旋化形成直径为 0.4 μm 的圆筒状结构，称为超螺线管（super solenoid），这是染色质包装的三级结构。1977 年，Bak 等用人胚胎成纤维细胞的染色体进行研究，在一种特殊的染色体分离缓冲液中培养短时间之后，电镜下看到直径 0.4 μm、长 11 ～ 60 μm 的线，称为单位丝（unit fiber）。在电镜下进一步观察单位丝的横切面，见到由 30 nm 的螺线管进一步螺旋化的圆筒状结构，称为超螺线管。从螺线管到超螺线管，DNA 长度压缩为约 1/40。另外一种染色体三级结构模型是袢环结构模型，即螺线管在骨架的许多位点上形成许多半径为 0.6 μm 左右的袢环，一般以 18 个袢环呈放射状平面排列在骨架上形成微带（即为染色体高级结构单位）。

（四）四级结构——染色单体

这种超螺线管进一步螺旋折叠，形成长 2 ～ 10 μm 的染色单体（chromatid），即染色质包装的四级结构。染色单体是由一条连续的 DNA 分子长链经过四级盘旋折叠形成的。根据多级螺旋模型（multiple coiling model），从 DNA 到染色体经过四级包装。

由此可见，染色质 DNA 经过一系列复杂的压缩过程，形成荷载整个基因组遗传信息的染色体。这一压缩过程为 DNA →（压缩到 1/7）核小体→（压缩到 1/6）30 nm 纤维→（压缩到 1/40）超螺线管→（压缩到 1/5）染色单体，总共压缩近 1/10 000（图 7-7）。

三、常染色质和异染色质

间期细胞核染色质按其形态和着色特征分为两种类型：常染色质与异染色质。

（一）常染色质

常染色质（euchromatin）是指包装松散的有转录活性的染色质（eu 表示真正），具有弱的嗜碱性，在间期细胞核中为解旋的细纤维丝，在光镜下呈透明状态，难以辨认。在电镜下呈浅亮区，一般位于细胞核中央。常染色质一部分介于异染色质之间，如在浆细胞中，常异染色质相间形成典型的车轮状图形。在核仁相随染色质中也有一部分常染色质，往往以袢环的形式伸入核内。

常染色质含有单一和重复序列的 DNA，在一定条件下可进行复制和转录，用同步化培养细胞证明，常染色质多在 S 期的早、中期复制，是正常状况下经常处于功能活跃状态的染色质，从而控制着细胞的代谢和遗传。在细胞分裂期，常染色质位于染色体臂。

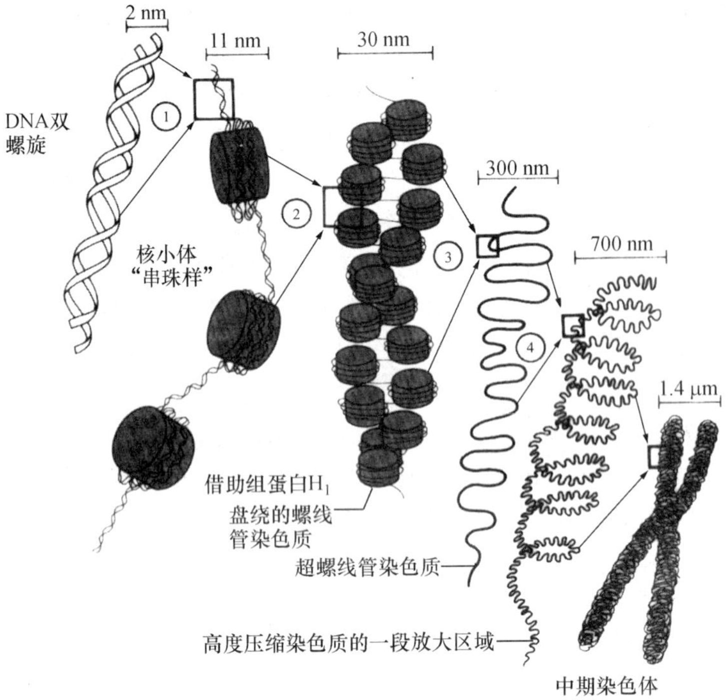

图 7-7 染色质压缩模式图

（二）异染色质

异染色质（heterochromatin）指在细胞间期及早前期时仍呈凝集状态的染色质，具有强嗜碱性，因此染色呈深的块状结构。异染色质丝折叠紧密，在电镜下呈粗大颗粒状，直径约为 25 nm。它散布在整个核内，多分布在核被膜的内表面附近，还有一些小块与核仁相结合，围着核仁形成一层外壳，构成核仁伴随染色质的一部分。异染色质的 DNA 分子与组蛋白等紧密结合，螺旋缠绕紧密，很少转录，功能上处于静止状态，是低活性的染色质。异染色质在分裂期位于着丝粒（centromere）、端粒（telomere）或排列于常染色质之间。异染色质又分为结构异染色质（constitutive heterochromatin）及兼性异染色质（facultative heterochromatin）。结构异染色质指的是各种类型细胞在整个细胞周期内处于凝集状态的染色质，多定位于着丝粒区域、端粒和染色体臂的凹入部位（多邻近核仁组织区），含有大量重复序列的 DNA。用同步化培养细胞证明，结构异染色质多在 S 期的晚期复制。兼性异染色质只是在一定的细胞类型中，或者在一定的发育阶段凝集，由常染色质转变而来的异染色质。雌性哺乳动物体细胞核内的一对 X 染色体中的一条为常染色质，另一条则为兼性异染色质，间期固缩形成巴氏小体（Barr body），受精后又转变为常染色质。人胚发育到 16 天后，1 条 X 染色质就转变为巴氏小体，因此通过检查羊水中胚胎细胞的巴氏小体可以预测胎儿的性别。常染色质与异染色质相互转换，可能在基因表达的调控上起一定作用。

异染色质有多方面的功能，它可贮存遗传信息，也可作为转录的终止点，又可作为 DNA 聚合酶的起始点。在细胞分裂期间，着丝粒可能对染色体分离起作用。核仁组织区的异染色质含有 rRNA 编码基因，对转录 rRNA 有一定作用。此外，异染色质还可使染色体的基因组分隔成不同的功能部分。

第四节 染 色 体

染色体是细胞在有丝分裂阶段遗传物质存在的特定形式，是间期细胞染色质结构紧密包装的结果。染色体与染色质之间在化学组成上没有差异，只是在细胞周期不同阶段的不同称谓。

一、中期染色体的形态结构

染色体的形态观察常用中期染色体。中期染色体达到了最大收缩，具有比较稳定的形态，它由 2 条相同的染色单体（chromatid）构成，这两条染色单体称为姐妹染色体（sister chromatid），二者在着丝粒（centromere）处相互结合，每一条单体由一条 DNA 双链经过紧密的盘旋折叠而成，到了分裂后期两条染色单体分开。根据着丝粒在染色体上所处的位置，可将中期染色体分为四种类型（图 7-8）：①两臂长度相等或大致相等的中着丝粒染色体（metacentric chromosome）；②近中着丝粒染色体（submetacentric chromosome）；③具有微小短臂的近端着丝粒染色体（acrocentric chromosome）；④端着丝粒染色体（telocentric chromosome）。

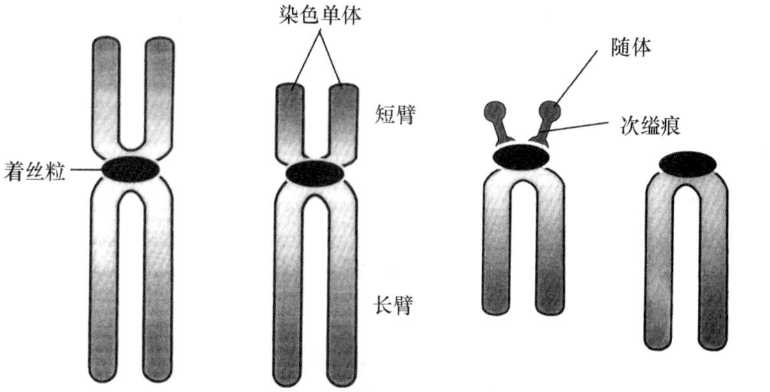

图 7-8　根据着丝粒位置将染色体分类

染色体各部的主要结构包括主缢痕、次缢痕、核仁组织区、随体、端粒等。

（一）主缢痕

中期染色体的两条姐妹染色单体的连接处，有一向内凹陷、着色较浅的缢痕，称为主缢痕（primary constriction）。由于此处染色体的螺旋化程度低，DNA 含量少，所以染色时着色很浅或不着色。主缢痕存在两个特殊的结构，为着丝粒（centromere）和动粒（kinetochore）。着丝粒和动粒是两个不同的概念，着丝粒是指中期染色体的两条姐妹染色单体的连接处，位于染色体的主缢痕处，着丝粒将两条染色单体分为短臂（p）和长臂（q）两个臂，由高度重复的异染色质组成，其主要成分为 DNA 和蛋白质。动粒是指存在于主缢痕处染色单体外侧的一对三层的特化圆盘状结构，由多种蛋白质构成，是细胞分裂时纺锤丝的附着部位，参与细胞分裂后期染色体向两极的移动。由于着丝粒与动粒共同组成一种复合结构，两者的结构成分相互穿插，在功能上紧密联系，共同介导纺锤丝与染色体的结合，因此哺乳动物细胞染色体主缢痕区域称为着丝粒-动粒复合体（centromere kinetochore complex）。着丝粒-动粒复合体由内向外包括三个结构域：配对结构域（pairing domain）、中心结构域（central domain）和动粒结构域（kinetochore domain）。配对结构域位于着丝粒结构域的内层，中期染色体的两条染色单体在此相互连接。在此区域内有着丝粒蛋白和染色单体连接蛋白，是极为保守的两类蛋白，二者与染色单体配对有关，和细胞分裂密切相关。中心结构域是着丝粒的主体，包括着丝粒的大部分区域，位于动粒结构域的下面。中心结构域对于着丝粒-动粒复合体的形成和正常功能活性的维持具有重要作用。动粒结构域位于着丝粒的表面，呈三层板状结构：内外两侧的内板和外板以及夹在当中的中间间隙。在纺锤丝与动粒结合的时候，动粒外板上覆盖着一层称为纤维冠

（fibrous corona）的结构，纤维冠上结合有马达蛋白，与微管形成的纺锤丝相连，是支配染色体分离和运动的重要结构。动粒结构域的内板与中心结构域的着丝粒异染色质结合，外板与动粒微管相连，通过这三种结构的整合确保了细胞在有丝分裂中染色体着丝粒通过其动粒结构与纺锤体微管结合，牵引染色体的分离。

（二）次缢痕

除主缢痕外，有些染色体上其他浅染缢缩部位称次缢痕（secondary constriction）。它的数目、位置和大小是某些染色体所特有的形态特征，因此也可以作为鉴定染色体的标记。并非所有染色体都有次缢痕结构。

（三）核仁组织区

在染色体的次缢痕处，有一段含 rRNA 基因的染色体区域，rRNA 基因（如 18S、28S 及 5.8S rRNA）在此处合成，因与核仁的形成有关，故称为核仁组织区（nucleolar organizing region，NOR）。NOR 形成细胞间期核仁。并非所有的次缢痕都是 NOR，人类细胞有 5 对染色体，即 13、14、15、21、22 号染色体上有核仁组织区。需要指出的是 5S rRNA 合成不在 NOR，它是于 NOR 之外合成后进入该区域的。

（四）随体

位于有些染色体末端的球形或棒状结构称为随体（satellite）。随体通过次缢痕区与染色体主体部分相连。它是识别染色体的重要形态特征之一，有随体的染色体称为 Sat 染色体。

（五）端粒

端粒（telomere）是染色体两个端部的特化结构，由高度重复的短序列核苷酸所组成，在进化上有高度保守性，原生动物、真菌、植物、动物序列都很相似。其功能是保护染色体末端免于融合和退化，在染色体定位、复制、保护和控制细胞生长及寿命方面具有重要作用，并与细胞凋亡、细胞转化和永生化密切相关。端粒起到细胞分裂计时器的作用。端粒核苷酸复制和 DNA 基因组不同，每复制一次则减少 50 ～ 100 bp，端粒严重缩短是细胞老化的标志之一。某些具有无限增殖能力的细胞（如生殖细胞、肿瘤细胞等）具有较强的端粒酶活性，能合成端粒 DNA，保证每次细胞分裂后端粒长度不变。正常体细胞缺乏此酶，故随细胞分裂而变短，细胞随之老化。正常细胞经过突变（mutation）或转化（transformation）过程，形成肿瘤细胞后，其端粒酶活性增加，保证细胞每次分裂后端粒长度不减，使细胞得以永生化（immortalization）。业已证明，肿瘤细胞无限增殖能力与其高表达端粒酶活性有关。

二、染色体 DNA 的三种功能元件

细胞传代中为确保染色体正确复制和稳定遗传，染色体应具备三种功能元件（functional elements）：①自主复制 DNA 序列：具有一个复制起始点，确保染色体在细胞周期中能够自我复制，维持染色体在世代传递中的连续性。②着丝粒 DNA 序列：是染色体着丝粒中的关键序列，与染色体的分离有关。确保细胞分裂时已完成复制的染色体能平均分配到子细胞中。③端粒 DNA 序列：在人类为 TTAGGG 的高度重复序列，能避免核酸酶对染色体末端 DNA 序列的切割，保持染色体的独立性和稳定性。此三种功能序列保证染色体具有自主复制、复制的完整性和遗传物质能够平均分配到 2 个子细胞中的能力。

三、核型与染色体显带

核型（karyotype）是指某一类生物体（如动物、植物、真菌）体细胞在分裂中期展示的全部染色体总和，如数目、大小、形态等。核型分析是在对染色体进行测量计算的基础上，进行分组、排队、配对并进行形态分析的过程。核型分析对于探讨人类遗传病的机制、物种亲缘关

系及与进化、远缘杂种的鉴别等都有重要意义。将一个生物体全部染色体逐个按其特征绘制下来，再按长短、形态等特征排列起来的图像称为核型模式图（karyogram），它代表一个物种的核型模式（图 7-9）。

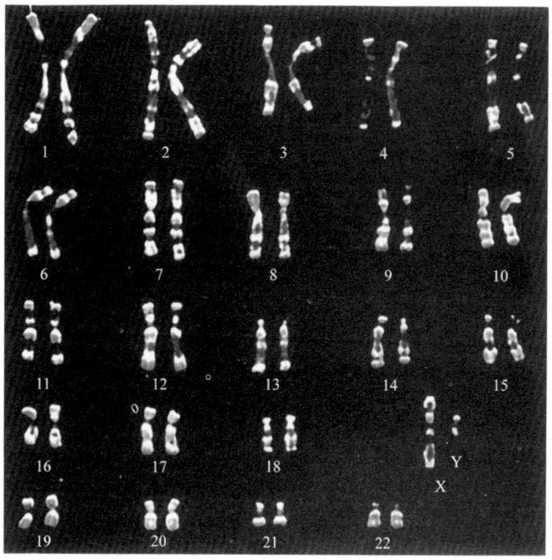

图 7-9　正常男性核型模式图

染色体显带（chromosome banding）技术的开创，是细胞遗传学、分子遗传学、细胞工程学研究中的一大突破。显带技术最重要的应用就是可以明确鉴别一个核型中的任何一条染色体，乃至某一个易位片段。同时，显带技术也用于染色体基因定位和研究物种的核型进化及可能的进化机制。染色体特征在分裂中期最为明显，包括染色体数目、长度，着丝粒位置，随体与次缢痕的数目、大小、位置以及异染色质和常染色质在染色体上的分布等。

1968 年由瑞典细胞学家 Casperson 首先建立了染色体 Q 带技术，继此之后不断发展，为核型研究提供了有力的工具。染色体显带法主要包括：① Q 带法（Q-banding）：即喹吖因（quinacrine mustard）荧光染色技术，显示中期染色体经氯芥喹吖因或双盐酸喹吖因染色后，在紫外线照射下呈现出荧光亮带和暗带。一般富含 AT 碱基的 DNA 区段表现为亮带，富含 GC 碱基的 DNA 区段表现为暗带。② G 带法（G-banding）：源于吉姆萨（Giemsa）染色方法。将染色体制片经盐溶液、胰酶或碱处理后，用吉姆萨染料染色，在普通光学显微镜下检查，可见染色体的臂排列着疏密不一、宽窄不一的特征性的深浅相间的横带。此方法简便，条带清晰，染色体标本便于保存，因此被广泛用于研究中。③ C 带法（C-banding）：此法也是用吉姆萨染色，主要用于显示着丝粒附近的异染色质部分。④ R 带法（R-banding）：又称反带法（reverse banding），是指中期染色体经磷酸盐缓冲液保温处理，以吖啶橙或吉姆萨染色后所显示的带型，R 带和 G 带明暗相间，带型正好相反，所以称反带。⑤ T 带法（T-banding）：此法是对染色体末端区（terminal）的特殊显带法，能产生末端的带型。此种显带法在分析染色体末端的缺失、添加和末端区域断裂点的易位上有一定的价值。⑥ N 带法：又称 Ag-As 染色法，主要用于染核仁组织区的酸性蛋白质。

染色体带型

第五节　核　仁

核仁（nucleolus）是真核细胞间期核中最明显的结构，是细胞核的一个重要组成部分。在光镜下为单一或多个均质的球形结构，具较强的折光性，易着色，呈圆形或椭圆形，无外膜。在细胞周期过程中，核仁是一个高度动态的结构，在有丝分裂期间表现出周期性的消失与重建。真核细胞的核仁具有重要功能，它是 rRNA 合成、加工和核糖体亚单位的装配场所。核仁的形态、大小、数目依生物的种类、细胞形状和生理状态而异。在同一有机体的不同组织细胞中，核仁的大小和数目都有很大的变化，并且发现这种变化和细胞中蛋白质合成的旺盛程度有关。不具备蛋白质合成能力的细胞（如肌肉细胞、休眠的植物细胞等）核仁很小；但是在蛋白质合成能力旺盛的卵母细胞和分泌细胞，核仁很大。表明核仁的存在与蛋白质合成有关。

一、核仁的化学组成

核仁的主要成分是染色质蛋白质，为组蛋白和非组蛋白，其次是核糖体蛋白质，两种蛋白质占核仁干重的 80%。此外，在核仁中存在多种酶系，如碱性磷酸酶、ATP 酶等。核仁也含 RNA，约占核仁干重的 10%，RNA 转录及蛋白质合成旺盛的细胞，其核仁的 RNA 含量较高。DNA 只占核仁的 8%，主要是相随染色质中的 DNA。核仁中几乎不含脂类物质。

二、核仁的超微结构

在电镜下，核仁是裸露无膜、由纤维丝构成的海绵状结构，有些细胞的核仁结构比较紧密，有些细胞的核仁结构比较疏松。由于核仁周围没有界膜包围，可辨认出三个特征性的区域（图 7-10）。

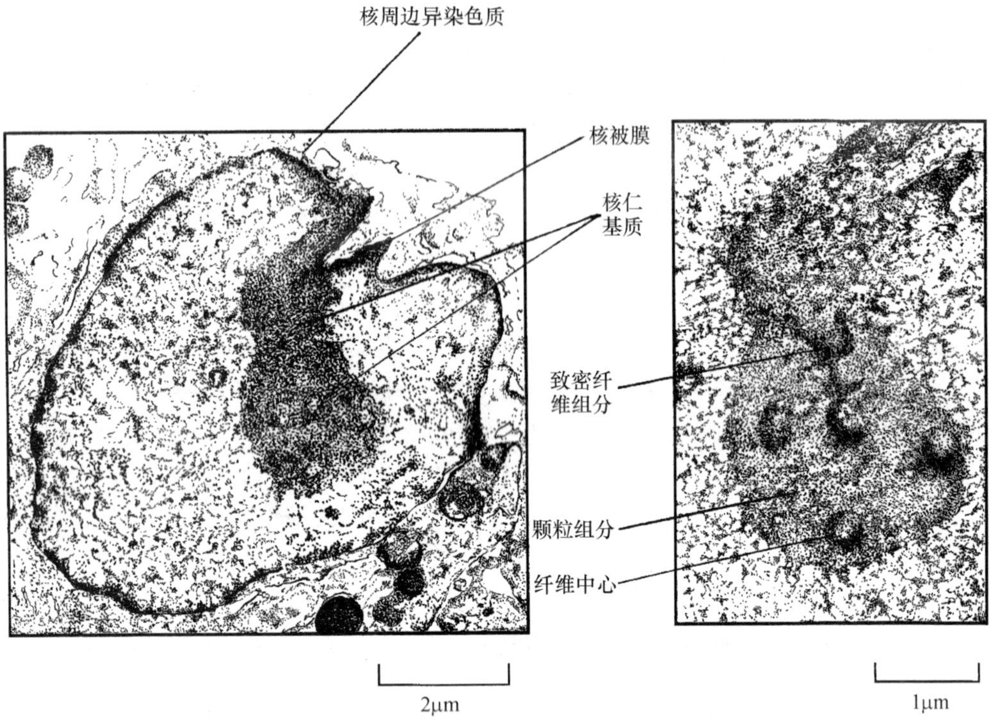

图 7-10　人成纤维细胞核仁电镜图

（一）纤维中心

纤维中心（fibrillar center，FC）是包埋在颗粒组分内部的一个或几个浅染的低电子密度区域，是 rRNA 基因 rDNA 的存在部位。实际上，rDNA 是从染色体上伸展出的 DNA 袢环，在袢环上，rRNA 基因串联排列，进行高速转录，产生 rRNA，组织形成核仁。因此，每一个 rRNA 基因的袢环称为一个核仁组织者。在人类，共有 10 条染色体分布有 rRNA 基因，它们位于 13、14、15、21、22 号染色体的短臂末端与随体之间的染色质细丝上，共同构成的区域称为核仁组织区（nucleolus organizing region，NOR）。核仁可被视为这些染色体的延伸，常表现很强的融合倾向，因此在许多细胞核里，常常只形成一个核仁。分裂末期，具有核仁组织区的 5 对染色体端部先形成 10 个小的核仁，然后很快融合成 1 ～ 2 个大的核仁。

（二）致密纤维组分

致密纤维成分（dense fibrillar component，DFC）是核仁内电子密度最高的区域，由紧密排列的原纤维细丝组成直径 5 ～ 10 nm 的纤维，位于浅染区的周围，含有正在转录的 rRNA 分子和核糖体蛋白。它们呈环形或半月形包围纤维中心。DFC 是 rDNA 进行 rRNA 转录的区域。rDNA 首先转录出 rRNA 前体，rRNA 前体与该区的一些特异性的 RNA 结合蛋白如核仁素（nucleolin）和核仁纤维蛋白（fibrillarin）结合，对 rRNA 进行剪切加工，形成成熟的 rRNA，包括 18S、5.8S 和 28S rRNA。

（三）颗粒组分

颗粒组分（granular component，GC）是核仁的主要结构，由直径 15 ～ 20 nm 的核糖核蛋白（RNP）颗粒所组成，可被蛋白酶和 RNA 酶消化，这些颗粒是正在加工、成熟的核糖体亚单位前体颗粒。间期核中核仁的大小不同主要是由颗粒组分数量的差异造成的。

（四）核仁基质

此外，核仁中还包含一种无定形物质，称核仁基质（nucleolar matrix），它是一种无定形的蛋白质性液体物质，电子密度低。纤维中心、致密纤维组分和颗粒组分存在于核仁基质中，核仁基质与核基质沟通。

电镜观察还发现，核仁除了含有核仁内染色质（载有 rDNA）外，还存在另外一种核仁相随染色质（nucleolar-associated chromatin），为核仁周边染色质（perinucleolar chromatin），包绕在核仁周围，呈高度螺旋，属异染色质。

简言之，rRNA 基因位于纤维中心，转录发生在纤维中心与致密纤维中心交界处，rRNA 前体转录后，主要在致密纤维中心进行剪切、加工，有些加工过程可能在颗粒组分进行。核糖体蛋白在 rRNA 加工过程中已经结合在 rRNA 前体上，在 rRNA 加工成熟后，在颗粒组分处形成核糖体亚单位前体。核仁的结构与核仁的功能密不可分。

三、核仁的功能

核仁的主要功能是合成 rRNA 和装配核糖体亚单位。

（一）rRNA 的合成、加工与成熟

rRNA 是核糖体的组成成分，在增殖的细胞中需要大量的核糖体，为此必须保证 rRNA 高度有效地转录合成。真核细胞含有 4 种 rRNA，即 5.8S rRNA、18S rRNA、28S rRNA 及 5S rRNA，其中前 3 种 rRNA 的基因组成一个转录单位。这些 rRNA 的基因是由专一性的 RNA 聚合酶 I 进行转录的，一般情况下，这些 rRNA 基因拷贝数量是不变的，调控主要依赖于转录起始的速率。真核细胞核糖体中 5S rRNA 的编码基因不存在于核仁区的 rDNA 区域，而是位于染色体的其他区域，如在非洲爪蟾中，5S rRNA 基因定位在大多数染色体的端粒区。5S rRNA 的转录不是由 RNA 聚合酶 I 催化的，而是由 RNA 聚合酶Ⅲ催化的，合成后转运至核仁处参与核糖体大亚基的组装。

核仁 DNA 中含有许多个相同的串联排列在一起的 rRNA 基因。rRNA 基因由 RNA 聚合酶 I 转录，而每个基因都产生同样的初级 RNA 转录本，最终被剪切形成 28S、18S 和 5.8S rRNA。但是在不同细胞中，rRNA 原始转录本和最终被剪切分子在大小上是不同的。真核生物有较大的原始转录本，如哺乳动物原始转录本为 45S，原核生物 *E. coli* 的原初转录本仅为 30S 左右。

图 7-11 显示人细胞中 rRNA 的加工过程。人原始转录本 45S rRNA 前体经过复杂的加工过程产生 18S、5.8S 和 28S rRNA。45S rRNA 合成后很快会在约 10 个位点上甲基化，主要甲基化的位置在核糖 2′- 羟基上，而且真核生物 rRNA 甲基化程度要比原核生物 rRNA 高。

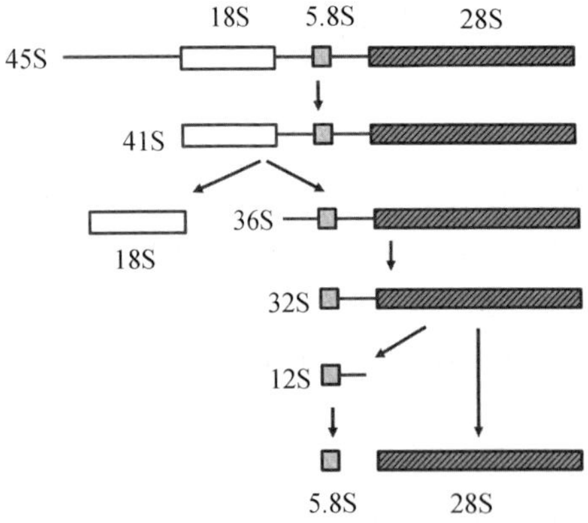

图 7-11 45S rRNA 原始转录本的加工过程

rRNA 甲基化之后被切割成中间产物，分割为 41S、32S 和 20S。20S 组分很快裂解为 18S rRNA，32S 组分被切割为 28S rRNA 和 5.8S rRNA。值得注意的是，通过加工过程后成熟的 rRNA 仅为 45S rRNA 原始转录本的一半。丢失的部分大多数是在非甲基化和 GC 含量较多的区域。从不同种类细胞甲基化区域的高度保守性看，甲基化在 rRNA 前体加工的正常进展中起一定作用。另外，研究证实真核生物 rRNA 前体的甲基化和切割是由多种核仁小 RNA（small nucleolar RNA，snoRNA）指导的。SnoRNA 可借助互补序列识别 rRNA 前体中进行甲基化和切割的位点。它们与蛋白质结合形成小的核糖核蛋白颗粒（small nucleolar protein，snoRNP）。

（二）核糖体亚单位的组装

在细胞内 rRNA 前体加工成熟的过程是以核蛋白方式进行的。当 45S rRNA 从 rDNA 转录后，很快与进入核仁的蛋白质结合，形成 80S 的核糖核蛋白颗粒。伴随着 45S rRNA 分子加工过程，这个 80S 的核糖核蛋白颗粒逐渐丢失一些 RNA 和蛋白质，分别构成核糖体大、小两个亚单位的前体，核糖体大、小亚单位的前体通过核孔复合体被运输到细胞质中，其他的蛋白质和小的 RNA 分子留在核仁中，可能起着催化核糖体构建的作用。成熟的 mRNA 出核后刺激核糖体大、小亚单位成熟并形成完整的核糖体进行蛋白质翻译。5S rRNA 基因不定位在核仁，通常定位在常染色体。人大约有 2000 个 5S rRNA 基因串联成簇，位于 1 号染色体长臂，由 RNA 聚合酶Ⅲ负责转录。5S rRNA 合成后转运至核仁，参与核糖体大亚单位的组装（图 7-12）。

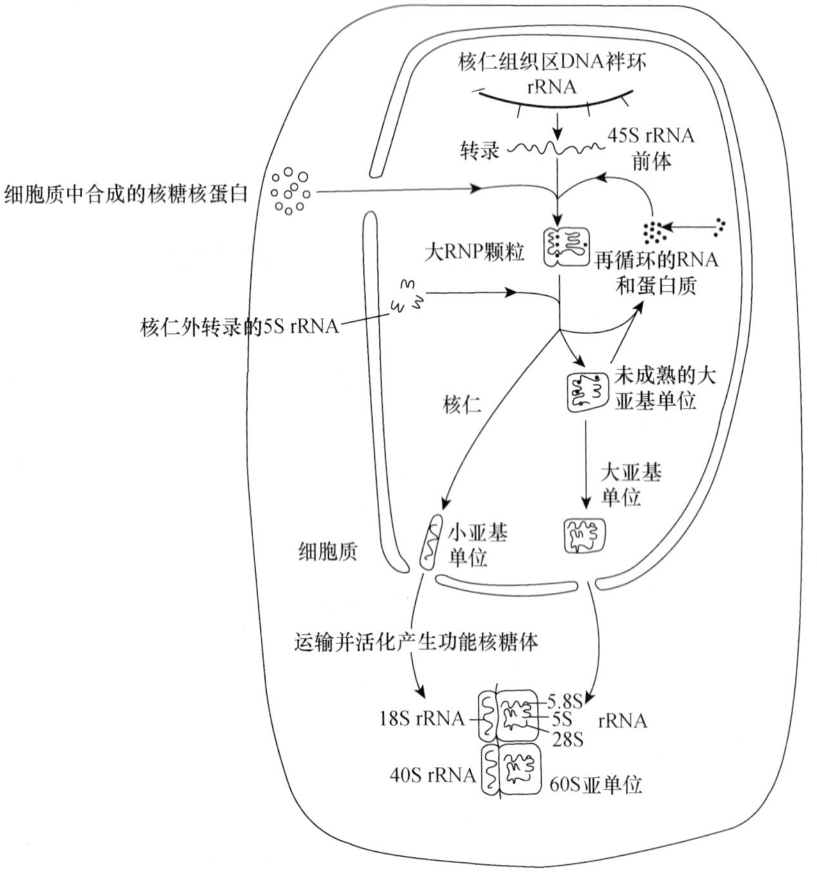

图 7-12 核仁在核糖体合成与组装中的功能图解

（三）核仁周期

在细胞周期中核仁发生周期性的变化。随细胞周期的进行，细胞在形态和功能上都发生很大变化，核仁也是如此，会在有丝分裂过程中发生一系列变化。当细胞进入有丝分裂时，核仁首先变形和变小，随着染色质的凝集，rRNA 合成停止，核膜破裂进入中期，核仁消失，因此在分裂中期的细胞中看不见核仁。在有丝分裂末期，核仁组织区 DNA 解凝集，rRNA 合成重新开始，核仁重新出现在染色体核仁组织区附近。研究表明，在核仁重建过程中需要有 rRNA 基因的活性，该基因转录活性被抑制会阻止核仁的重建。

（四）细胞核仁与细胞应激

众所周知，核糖体是蛋白质合成的重要工厂，作为为这一重要场所提供原料的核仁，其在维持细胞生存与功能中的地位和作用显而易见。但近年来有关研究证明，核仁除了为蛋白质“合成工厂”提供原料外，还起到细胞应激感受器的作用。在正常情况下，核糖体 RNA（rRNA）的加工和核糖体大、小亚单位的组装是同时进行的，核糖体大、小亚单位是由成熟的 rRNA（包括 18S、5.8S、28S 和 5S rRNA）与核糖体蛋白（ribosome protein，RP）结合在一起形成的。当细胞受到损伤时，会导致 rRNA 的产生受到抑制，比如低剂量的放线菌素 D（actinomycin D）能抑制 RNA 聚合酶 Ⅰ 的活性，使一些核仁蛋白的功能受损，导致 rRNA 的加工停滞，rRNA 生成减少，这时一些核糖体蛋白就会因为缺乏 rRNA 与之结合而被游离，如核糖体大亚单位蛋白 RPL5、RPL11 和 RPL23。这些游离的大亚基蛋白会从细胞核仁组织区转位到细胞核基质中，与鼠双微体 2（mouse double minute 2，MDM2）结合，抑制 MDM2 对 p53 的降解，p53 蛋白水平升高并同时被活化。p53 通过激活其下游基因，结果使细胞周期停滞或细胞凋亡。因此细胞核仁可以作为细胞应激感受器，使细胞核仁功能受到损伤的细胞不再进行增殖，而在细胞核仁蛋白功能发生紊乱时导致细胞核仁功能受到损伤的细胞继续增殖，导致肿瘤的发生。

第六节　细胞核基质

真核细胞的核内除了核膜、染色质、核仁以外，还有一个以蛋白质成分为主的网络结构体系，称为核基质（nuclear matrix）。这些网络结构与核纤层及核孔等有结构上的联系，而且在功能上与核仁、染色质结构和功能密切相关。核基质曾长期被人们所忽视，直到 20 世纪 70 年代中期才首次将核骨架作为独立结构体系进行研究。这一概念在 1974 年由 Coffey 和 Berezney 提出，他们采用核酸酶与高渗盐溶液对细胞核进行处理，将染色质抽提后，发现核内仍残留有纤维形蛋白质，将其称为核基质。由于它的基本形态与细胞骨架相似，所以有人将其称为核骨架（nuclear skeleton），在形态结构上为一种精细的三维网络结构。广义的核骨架除了核中的网络结构外，还包括核孔复合体、核纤层、核仁等。狭义的核骨架仅指以纤维形蛋白质成分为主的纤维网架体系。

一、核基质的结构和化学组成

细胞核内物质密度较大，并且有大量染色质纤维，直接在原位研究核骨架的形态结构及成分相当困难。采用去垢剂、核酸酶与高渗盐缓冲液，基本除去核膜、组蛋白、非组蛋白、DNA 与脂质成分，得到一个纤维网络结构，这个网络结构与原核的外形、大小基本相同。然后通过特殊的制片，可在电镜下观察到这一结构。所观察到的网络结构分布于整个核中，其中包括位于核内膜下的核纤层。核仁与染色质存在于核骨架纤维网络中，它们构成统一的核骨架网络。核骨架纤维粗细不一，直径为 3 ～ 30 nm。构成核骨架的化学成分为蛋白质和少量的 RNA。其中蛋白质的含量可高达 90%，RNA 量虽少，但对维持核基质的三维网络结构是必需的。

核骨架的蛋白质组成非常复杂，它不像细胞质骨架（如微丝、微管等）由专一的蛋白质成分组成，不同类型的细胞以及不同生理状态下的细胞其核骨架有明显差异。目前已测定的核基质蛋白质有数十种，这些蛋白可分为两类：一类是各种类型细胞共有的；另一类则与细胞类型及分化程度相关。

目前比较确定的核基质蛋白质成分有：①核基质蛋白（nuclear matrix protein），有 D、E、F、G，有四种，可能是核基质上 DNA 袢环的结合蛋白；②核内肌动蛋白，不仅存在于核基质组分中，而且很可能在 RNA 合成过程中起重要作用；③附着区结合蛋白（attachment region-binding protein），能够特异性地与基质锚定区域（matrix-attached region，MAR）结合，并普遍存在于各种组织中；④ DNA 拓扑异构酶Ⅱ，为间期细胞核骨架和分裂期染色体骨架的重要成分之一。近年来，还陆续发现了一些核基质结合蛋白（nuclear matrix-binding protein），它们与核基质蛋白一起，共同完成核基质的生物学功能，包括与信号转导有关的蛋白、抑癌基因产物、与基因转录和复制有关的酶类等，如蛋白酶 C、钙调蛋白、RB 蛋白等。

二、核基质的生物学功能

近来研究表明，核基质可能调节真核细胞的 DNA 复制、基因表达、hnRNA 加工。此外，它还参与染色质的有序包装。

（一）核基质与 DNA 复制

大量的研究表明，核基质是 DNA 复制的基本位点和空间支架。DNA 袢环以其特定的基质锚定区域序列结合到核基质上，从而使 DNA 复制可在核基质上进行。基质锚定区域富含 AT，含有 DNA 拓扑异构酶Ⅱ的作用位点。DNA 袢环通过基质锚定区域与 DNA 拓扑异构酶Ⅱ的结合而锚定到核基质上，从而可调控 DNA 的复制。实验证明，与 DNA 复制有关的酶和因子与 DNA 袢环一起共同锚定到核基质上，形成 DNA 复制子（DNA replisome），进行 DNA 复制。dNTP 的合成与 DNA 新生链的合成都是在复制子中完成的。DNA 新生链从链的起始到链的终止，整个过程在核基质上进行。核基质可能是 DNA 复制的空间支架。

（二）核基质与基因转录及表达

RNA 聚合酶在核基质上有特殊的结合位点，有证据表明，正在转录的基因需要结合在核基质上，而且只有具有转录活性的基因才能选择性地与核基质结合，无转录活性的基因不与核基质结合。进一步实验显示，在基因转录过程中，新合成的转录本与核基质紧密结合，因此核基质有可能是细胞中 DNA 转录的位点。近年研究发现，具有转录活性的基因两端存在 MAR 序列，可增加基因的转录活性。核基质还可能是细胞核内前体 mRNA 的加工场所。

（三）核基质与染色体的构建

染色体组装的模型指出，由核小体紧密包裹形成的 30 nm 染色质纤维可进一步折叠形成袢环样结构，这种袢环可结合在核基质上构建形成染色体。近年来的研究表明，DNA 放射环能通过其两端的 MAR 序列锚定在核基质上。由此推断，核基质可能对核内 DNA 的空间构型起着维系和支架作用，参与 DNA 超螺旋化的稳定和高度有序化过程。

第七节　细胞核与疾病

一、染色体与疾病

染色体核型改变，无论数目异常还是结构改变，都可导致严重的疾病。例如唐氏综合征是人类最常见的染色体病。患者主要临床表现为生长发育迟缓、不同程度的智力低下和包括头面部特征在内的一系列异常体征。其原因是患者细胞中 21 号染色体增多了一条，或 21 号染色体部分三体。患者除有特征性的面部形态（比正常人较宽，眼睛小而上挑），还常伴有严重多脏器结构与功能障碍。又如 Ph 染色体（费城染色体）见于慢性粒细胞白血病（chronic myelogenous leukemia，CML）患者细胞中，研究表明是 22 号染色体长臂和 9 号染色体长臂之间部分片段易位（translocation）的结果。大约 95% 的 CML 患者有 Ph 染色体，可以作为诊断的依据，是该病的标记染色体。CML 多发于中老年人，患者血液中可见大量不成熟的白细胞在骨髓内聚集，抑制骨髓的正常造血；并且能够通过血液在全身扩散，导致患者出现贫血，容易出血、感染等。

二、细胞核与疾病

（一）细胞核与肿瘤

与正常细胞相比，肿瘤细胞通常具有高的核质比值，核结构呈异型性，表现为核外形不规则，核表面凸出或内凹，核分支或出芽，核呈桑葚状或弯月形等。染色质多聚集在近核膜处，并呈粗颗粒状，大小不等，分布不均匀。核仁 rRNA 转录活性高，体积增大，数目增多，反映出肿瘤细胞代谢活跃、生长旺盛的特点。此外，由于频繁的物质转运，核孔数目显著增加。

染色体异常也是肿瘤细胞的一大特征，几乎所有的肿瘤细胞都有染色体畸变，包括数目和结构的异常。肿瘤细胞染色体数目异常包括超二倍体、亚二倍体和多倍体；结构异常包括易位、重复、缺失、倒位、环状等。比如 Ph 染色体是一种与慢性粒细胞白血病（chronic myelogenous leukemia，CML）相关的特殊染色体易位现象。其中细胞的 9 号染色体长臂与 22 号染色体长臂易位，具体定义为 t（9；22）（q34；q11）。

（二）细胞核与自身免疫性疾病

抗核抗体（anti-nuclear antibody，ANA）是机体对于自身细胞核内的物质（如 DNA、RNA、组蛋白、着丝粒蛋白、DNA 拓扑异构酶等）产生的抗体，会导致自身免疫病。系统性自身免疫病是由于抗原−抗体复合物广泛沉积于血管壁等结缔组织中，导致全身多器官损害。系统性红斑狼疮（systemic lupus erythematosus，SLE）是常见的一种自身免疫病，其多见于中年女性，特征是面颧部蝴蝶状充血疹，故得名。SLE 可广泛累及内脏，易受侵的器官有心、肾、肺、肝等。典型病例呈急性过程，有发热、关节痛、淋巴结肿大、肾衰竭等，并可致死。本病的主要自身抗原为脱氧核糖核酸，特别是变性的脱氧核糖核酸，此外还有核蛋白、血细胞等。实践证实，在红斑狼疮、系统性硬皮病、类风湿关节炎、自身免疫性肝炎、多发性肌炎以及 1 型糖尿病等疾病患者中，有较高比例患者血清中抗核抗体滴度显著高于正常范围。因此，抗核抗体滴度的测定已成为鉴别自身免疫病的重要指标。

自身免疫性疾病案例

（三）细胞核与基因病

由于细胞核内 DNA 中某一个或几个基因异常而导致的疾病，被称为基因病。而这些基因突变的检测往往要借助 DNA 测序、PCR 扩增、Southern 印记杂交等分子生物学的手段来实现。由于这些疾病是人细胞自身基因突变产生的结果，因此长期以来科学家希望人类能依靠遗传物质来治疗疾病，这就是基因治疗的目的。如癌症治疗中，通过转入与肿瘤发生相关的基因，或直接抑制与肿瘤细胞相关的基因，达到治疗癌症的目的。典型的例子如应用腺病毒载体人重组 *p53* 基因（recombinant adenovirus *p53*，rAd *p53*）对头颈部癌症的治疗。*p53* 基因是一个重要的抑癌基因，在肿瘤发生、发展过程中发生突变而失去其负向调节功能。它与人类许多肿瘤关系密切，其总突变率为 10% ～ 70%，平均约为 50%。野生型 *p53* 基因起“分子警察”作用，监视细胞基因组的完整性，阻止具有癌变倾向的基因突变细胞产生；*p53* 失活会使细胞 DNA 损伤修复失效和细胞凋亡受阻，使细胞获得继续增殖和向恶性转化的能力；突变型 P53 蛋白失去抑癌功能，并促进细胞的恶性转化。在多种头颈部肿瘤患者中发现有突变P53蛋白的异常表达，腺病毒载体人重组*p53*基因联合放疗或化疗对头颈部鳞癌有良好的治疗效果。目前基因治疗技术仍处于探索阶段，但有着广阔的应用前景。

小结

细胞核载有全部基因组的染色体，是DNA复制和RNA转录的中心，也是细胞进行遗传与代谢等生命活动的调控中心。典型的间期细胞核主要由核膜、核纤层、染色质、核仁和核基质几部分组成。核膜将遗传物质包裹起来，与细胞内的其他活动分开，保证细胞的遗传稳定性，更重要的是使真核细胞中遗传信息的转录和翻译过程在不同的时间和空间上进行，转录和基因表达的调控发生在细胞核中，而蛋白质的翻译过程在细胞质中进行，从而赋予真核细胞更复杂的功能。核膜可分为外核膜、核周池、内核膜三部分。核孔复合体是细胞质与细胞核之间进行物质交换的主要通道，存在于各种间期细胞的核膜上。核孔复合体呈八重辐射对称的捕鱼笼状，经过核孔复合体的运输具有双向选择性，大分子通过定位信号介导的方式进行跨膜运输。核纤层是内核膜的内表面上由核纤层蛋白组成的纤维网架。纤维网架有助于维持和稳定染色质的有序结构，还参与DNA复制、RNA转录及细胞的其他生命活动。

染色质是间期细胞核内能被碱性染料染色的物质，由DNA、组蛋白、非组蛋白与RNA等分子组成，是遗传物质存在的形式。染色质的基本结构是核小体，由DNA双链包装而成，是染色质的一级结构。每个核小体单位包括200 bp左右的DNA超螺旋和一个组蛋白八聚体以及1个分子的组蛋白H_1。DNA进一步压缩，形成30 nm纤维的二级螺线管结构和超螺线管的三级结构，最终包装形成四级结构——染色单体。间期染色质按其形态和着色特征分为两种类型，即常染色质与异染色质，其区别在于包装紧密程度和转录活性。在一定条件下，二者可以相互转变。

染色体是细胞在有丝分裂时遗传物质存在的特定形式，是间期细胞染色质结构紧密包装的结果。它由两条相同的姐妹染色单体构成，彼此以着丝粒相连。染色体各部的主要结构包括主缢痕、次缢痕、核仁组织区、随体、端粒等。细胞传代中为确保染色体正确复制和稳定遗传，染色体至少应具备三种功能元件：自主复制DNA序列、着丝粒DNA序列和端粒DNA序列。核型是指染色体组在有丝分裂中期的表型。核型模式图是将一个生物体全部染色体逐个按其特征绘制、排列起来的图像，它代表一个物种的核型模式。

核仁是细胞核的一个重要组成部分，由纤维中心、致密纤维组分、颗粒组分和核仁基质构成。核仁的主要功能是合成rRNA和装配核糖体亚单位。在细胞周期中核仁发生周期性的变化，在有丝分裂过程中表现出周期性的消失与重建。

核基质是指细胞核中存在的一个由纤维蛋白构成的纤维网架体系，其化学成分为蛋白质和少量的RNA。核基质与调节真核细胞DNA复制、基因转录及表达以及染色体的构建有关。

（白　云）

第8章 细胞连接与细胞黏附

人体器官是由功能一致的细胞组合而成的，这些细胞之间需要互相联系、协同作用，才能保证器官作为一个整体进行生命活动。在动物体内，除游离的血细胞外，其他细胞都是彼此相互连接或与细胞外基质相连接且有一定排列规律的。相邻细胞之间、细胞与细胞外基质之间在质膜密切接触区特化形成的这种连接结构称为细胞连接（cell junction）。此外，动物细胞通过细胞黏附因子介导的与相邻细胞或与细胞外基质间的黏附称为细胞黏附（cell adhesion）。细胞连接和细胞黏附不仅是细胞间机械联系、维持组织完整性的结构基础，而且是细胞间信息沟通、物质交换和信息传递的重要途径。细胞连接对于协调细胞间的生理活动具有重要意义。

第一节　细胞连接

一、细胞连接的类型和组成

细胞连接在结构上包括细胞膜的特化部分、膜内侧胞质部分和细胞间隙部分。根据其结构和功能的特点，动物细胞之间的连接可分为紧密连接（tight junction）、锚定连接（anchoring junction）和通讯连接（communicating junction）三种类型（表 8-1，图 8-1）。

紧密连接是相邻细胞质膜之间通过紧密结合而形成的特殊结构，是细胞连接中最常见的一种方式，它能选择性阻止或调控液体在细胞间隙的流动与渗透。锚定连接是细胞借助细胞骨架成分相互黏附，主要起稳定细胞不受外力冲击的作用。通讯连接主要承担细胞间通讯和信息交换作用，来自一个细胞的信息通过缝隙连接可直接传递给相邻细胞。

表8-1　动物细胞连接的类型

分类	结构分类	主要分布
紧密连接	紧密连接	上皮组织（消化道、膀胱、脑毛细血管内皮细胞）
锚定连接	由中间丝介导	
	桥粒（细胞与细胞连接）	表皮、心肌、消化道上皮、子宫和阴道上皮细胞
	半桥粒（细胞与细胞外基质连接）	上皮细胞基底层
	由微丝介导	
	黏着带（细胞与细胞连接）	上皮组织
	黏着斑（细胞与细胞外基质连接）	结缔组织
通讯连接	缝隙连接	大多数动物细胞
	化学突触	神经细胞间、神经-肌肉细胞间

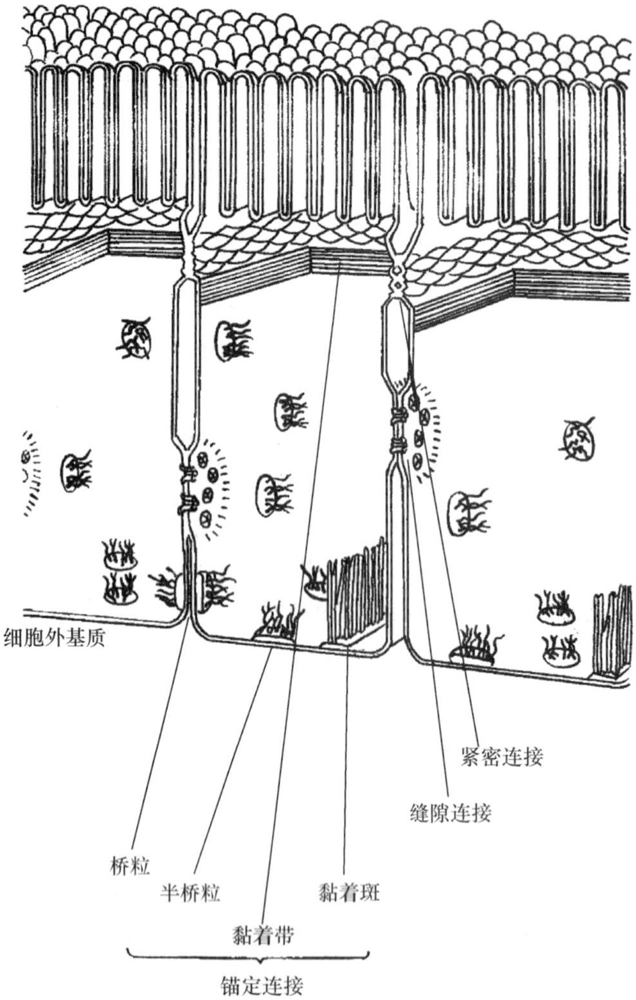

图 8-1 动物细胞的连接方式

二、细胞连接的结构和功能

（一）紧密连接

体内某些管腔器官（如胃肠道、膀胱等），其衬托管腔内层的上皮细胞常呈并行排列，镜下可见上皮细胞之间存在着闭锁的区域，为紧密连接。紧密连接可阻挡液体通过细胞间隙向相邻细胞渗透，有效防止肠腔内容物液体穿越上皮组织，起到一种封闭作用（图 8-2）。

电镜观察显示，紧密连接区域的细胞膜胞质侧呈网状结构的嵴线（meshwork of ridges）。这些嵴线将紧密连接处的细胞膜紧紧固定在一起，可见嵴线是紧密连接的结构基础（图 8-3）。相邻细胞连接处的嵴线通过特殊的跨膜蛋白彼此对合交联，形成拉链状的结构，故亦称封闭索（sealing strand）。紧密连接的密闭程度与嵴线数量有关，嵴线越多，封闭越严。肾小管上皮嵴线只有 1～2 条，胰导管上皮细胞为 3～4 条，而小肠上皮细胞可达 6 条以上。

目前已分离出数十种参与紧密连接的跨膜蛋白，如封闭蛋白（occludin）和封闭连接蛋白（claudin），还有一些膜外周蛋白如闭锁小带蛋白（zonula occludin，ZO），包括 ZO-1、ZO-2、ZO-3 和扣带蛋白。封闭蛋白是由 26 个成员组成的蛋白家族，多由单基因编码，存在于不同上皮细胞中，构成通透程度强弱不等和对可通透物质的选择性不同的紧密连接。例如，在血脑屏障内皮细胞紧密连接中，封闭连接蛋白 5 发挥重要作用。在肾小管的钙、镁重吸收中，封闭连接蛋白 16 发挥主要作用，该基因突变可导致遗传性肾性低镁血症。在细胞紧密连接的结构中，封闭蛋白和封闭连接蛋白可与闭锁小带蛋白结合，从而将封闭索固定于

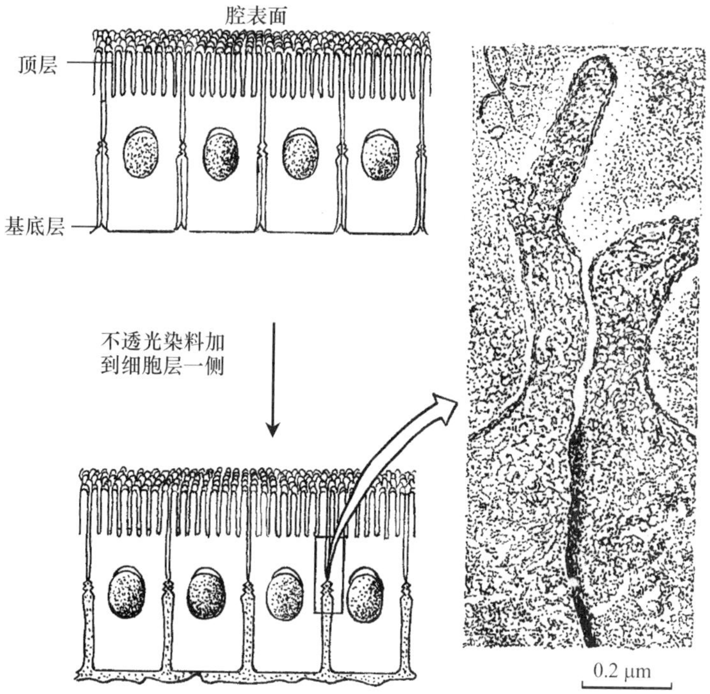

图 8-2　电镜证明紧密连接为通透屏障

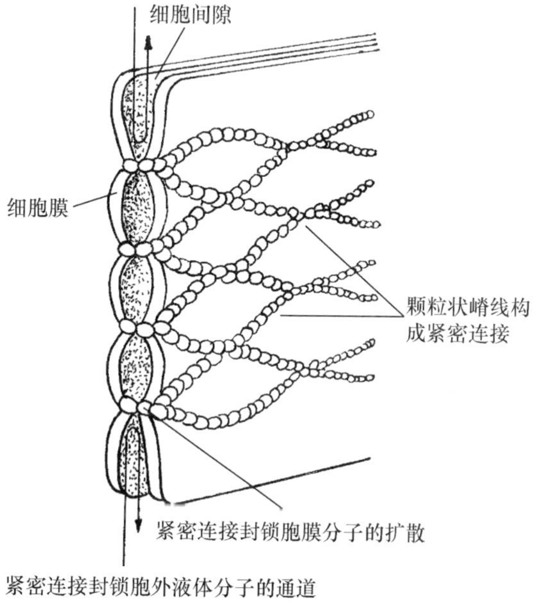

图 8-3　嵴线结构模式图

细胞骨架上。

细胞紧密连接除了对细胞有机械连接作用外，还有封闭作用，阻止肠腔中的物质无选择地穿行于细胞间隙，或组织间隙中的物质渗入腔中，即阻止物质的双向渗漏，保证组织内环境的稳定性。紧密连接还可形成一道物理屏障，限制膜蛋白在脂质双层中的流动，形成极向化格局，保证细胞转运蛋白的有序活动。细胞膜的极向化（polarization）是指膜蛋白、膜脂和膜糖类成分有规律地聚集到细胞膜的某一位置。细胞膜蛋白具有流动性，因而可自由地分布到细胞膜的任一位置。如果以某种方式（如低 Ca^{2+}处理细胞）破坏紧密连接，上皮细胞的极向化排列便会消失。小肠上皮细胞之间紧密连接的典型结构见图 8-4。小肠上皮细胞靠近肠腔一侧（称为顶面，apical surface），相对顶面，紧靠血管内皮的一侧称为基底面（basal surface），顶面膜转运蛋白种类和数量明显不同于基底面。小肠上皮的吸收只能发生在顶面，在膜转运蛋白的介导下进行，肠腔内的营养成分首先被转运到小肠上皮细胞内，在细胞内经过复杂的代谢过程，再将这些营养代谢产物转运入血。位于小肠上皮顶面与位于细胞基底面或侧面膜上的转运蛋白有着精细的分工，从而保证了物质转运有序进行。

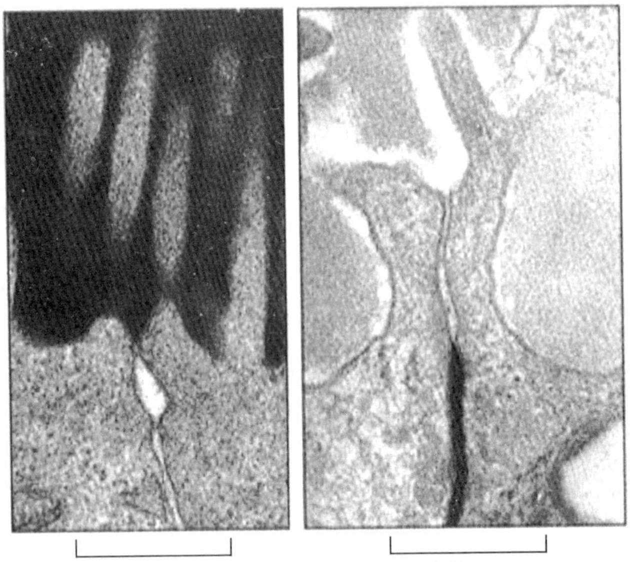

图 8-4 电镜下的小肠上皮细胞紧密连接结构图

（二）锚定连接

锚定连接是细胞借助细胞内骨架成分而形成的一种特殊连接方式。这种连接方式见于细胞与细胞之间，也见于细胞与细胞外基质。当组织和器官受到外界机械牵张时，为使组织结构不发生改变，借助锚定连接可使这些组织和细胞共同抵御机械张力带给组织的结构性破坏。

构成锚定连接的蛋白有两大类，一类是细胞内附着蛋白（intracellular attachment protein），具有将特定细胞骨架蛋白（肌动蛋白或中间丝）附着于连接点的作用；另一类是作为黏附因子的跨膜连接糖蛋白，其细胞内部分与附着蛋白相连，胞外部分与相邻细胞跨膜连接蛋白相连，或与胞外基质结合。

根据参与的细胞骨架纤维类型和锚定部位，锚定连接分为两类：一类是借助中间丝相连的锚定连接，称为桥粒（desmosome）连接；另一类是借助肌动蛋白纤维相连的锚定连接，称为黏着连接（adherence junction）。

1. **桥粒连接** 根据桥粒分布部位的不同可分为点状桥粒和半桥粒。

（1）点状桥粒：相邻细胞通过中间丝的胞质斑参与的连接称为点状桥粒（spot desmosome）。点状桥粒常见于动物器官的表层或潜表层细胞之间的连接，在易受机械牵张的器官如皮肤、心肌、消化道上皮、子宫和阴道上皮等细胞更为常见。典型的点状桥粒位于相邻细胞膜两侧，呈圆形，直径约为 0.5 μm。在桥粒的细胞膜胞质侧，可见致密的纤维状斑块结构，其成分为非糖蛋白。一些直径在 10 nm 左右的中间丝，一端附着于斑块，而另一端向细胞质呈放射状排列。依细胞的种类不同，桥粒内的中间丝蛋白组分也不同。上皮细胞桥粒中的中间丝多由角蛋白组成，亦称张力丝（tonofilaments）或角蛋白丝（keratin filaments），而在肌细胞由结蛋白（desmin）组成。中间丝伸展到整个细胞内部，形成具有张力的网状系统。

电镜观察显示，以桥粒连接的两个细胞之间距离为 20 ～ 30 nm，其中被大量的糖蛋白纤丝（桥粒蛋白）填充。纤丝可被蛋白酶水解，使靠近桥粒的细胞彼此分离。桥粒蛋白是维持心肌细胞之间连接的结构，存在于心肌闰盘处。近来研究表明，桥粒蛋白包括三类：①桥粒芯蛋白（desmoglein，DSG）和桥粒胶蛋白（desmocollin，DSC），为跨膜糖蛋白，属于 Ca^{2+}依赖性细胞黏附因子钙黏素家族；②负责连接心肌细胞内肌间丝的桥粒斑蛋白（desmoplakin，DSP）；③介导跨膜蛋白与 DSP 连接的斑球蛋白（plakoglobin，PG）及斑亲和蛋白（plakophilin，PKP）。DSC 和 DSG 与胞质斑相连，从而构成将细胞点状桥粒连接起来的分子基础（图 8-5，图 8-6）。

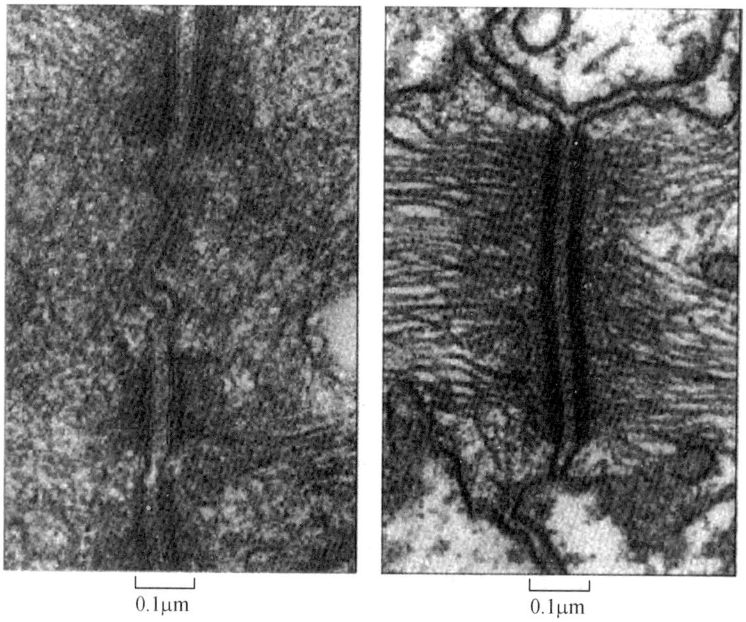

图 8-5　电镜下的点状桥粒结构图像

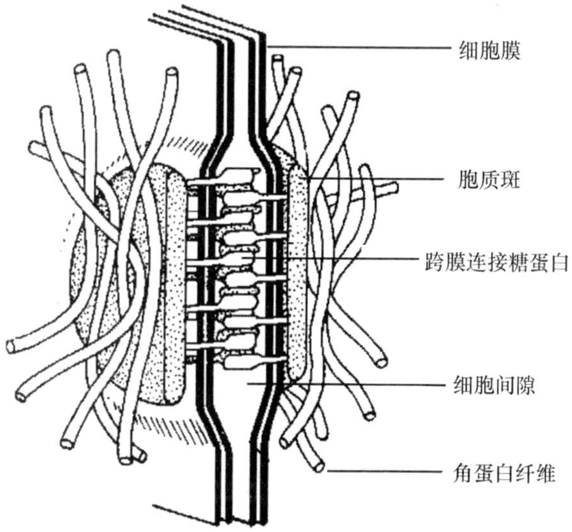

图 8-6　上皮细胞点状桥粒结构模式图

（2）半桥粒：半桥粒（hemidesmosome）是指细胞与基膜之间的连接，由于连接的另一侧不是细胞，故称为半桥粒。半桥粒常见于上皮组织，是上皮细胞与基膜间的主要连接模式（图 8-7）。半桥粒结构只有点状桥粒的一半，即仅在贴近上皮细胞基底面质膜内侧有胞质斑、张力丝与跨膜连接糖蛋白相连。其作用是将上皮细胞牢固地铆接在基膜上，防止由于机械力造成上皮细胞与基膜脱落。

2. **黏着连接**　细胞与细胞间依靠肌动蛋白纤维连接的方式，称为黏着连接。根据黏着连接分布部位的不同可分为黏着带和黏着斑两类。

（1）黏着带：黏着连接包绕整个细胞，形成一条带状区域，称为黏着带（adhesion belt）（图 8-8）。电镜下，黏着连接与桥粒的区别在于：①细胞间隙较窄（约为 20 nm），其中充满了中等电子密度的无定形物质；②胞质斑厚度不及桥粒；③与胞质斑相连的细胞骨架蛋白为肌动蛋白；④由于肌动蛋白与运动有关，黏着带的收缩可改变细胞的形状。上皮细胞间常在紧密连接下方形成黏着带，比较典型。非上皮类细胞也有黏着连接，只是范围较小。

黏着连接与桥粒的蛋白质组成完全不同。黏着连接的胞质斑含纽蛋白（vinculin），可将斑块锁定在肌动蛋白，在紧贴细胞膜胞质侧，胞质斑又与一种跨膜糖蛋白——钙黏着蛋白（cadherin）相互作用，形成肌动蛋白-纽蛋白-钙黏着蛋白复合物，相邻细胞通过钙黏着蛋白相互连接。黏着带除具有细胞间的连接和支持作用外，由于肌动蛋白有收缩功能，故在脊椎动物器官发生（如神经管形成）时发挥重要作用。

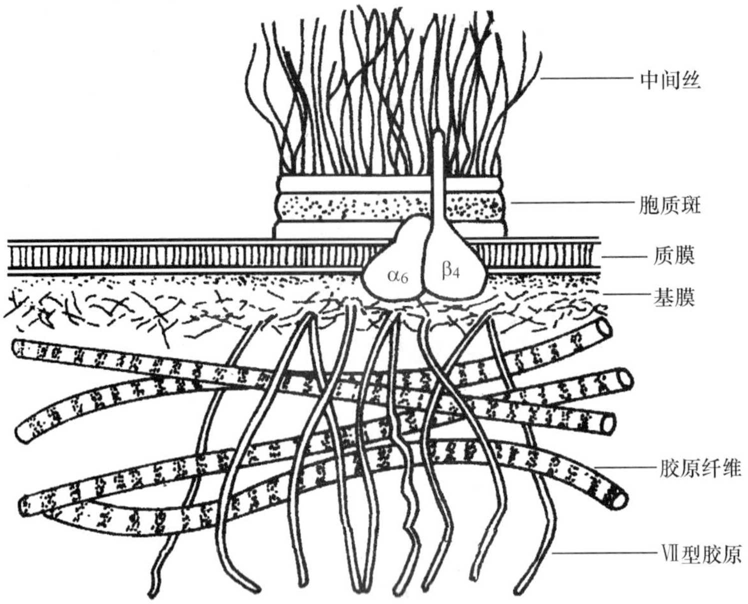

图 8-7　半桥粒结构模式图

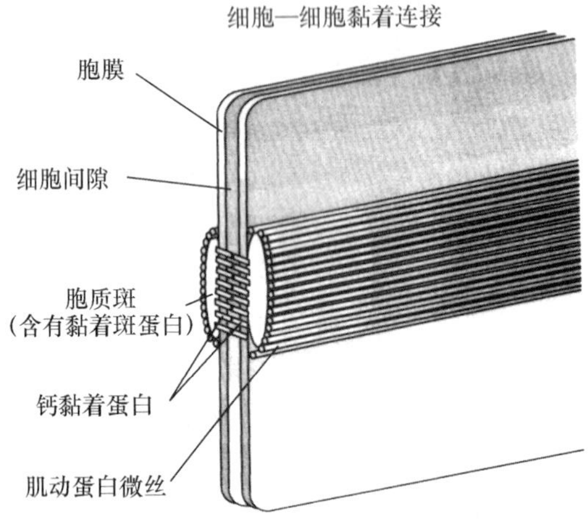

图 8-8　黏着带连接结构示意图

（2）黏着斑：类似于上述的半桥粒，黏着斑（adhesive plaque）是细胞与细胞外基质间的连接结构，与黏着带环绕整个细胞呈带状结构不同，黏着斑呈局限性斑状，位于某些细胞（如成纤维细胞）的基底面（图 8-9）。黏着斑所锚定的是细胞外基质蛋白，如纤连蛋白（fibronectin），这一作用需纤连蛋白受体介导。该受体为跨膜糖蛋白，其胞外结构域与纤连蛋白结合，胞内结构域通过胞质斑与肌动蛋白结合。黏着斑的形成与解离对体外培养细胞的贴附铺展及迁移运动有重要意义。

（三）通讯连接

多细胞生物体的一个重要特征是具有广泛的社会性，换言之，细胞间必须相互交流与沟

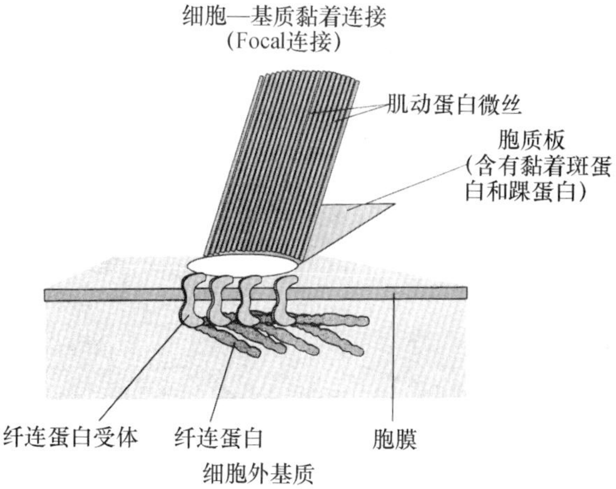

图 8-9　黏着斑连接结构示意图

通。因此，细胞之间供相互交流而形成这种特殊连接的方式称为通讯连接。动物细胞通讯连接有两类：缝隙连接和突触。通讯连接传递的是化学信号和电信号，以保持其组织细胞的协调与合作。

1. **缝隙连接**　缝隙连接（gap junction）是动物组织中普遍存在的一种细胞连接，也称间隙连接。信号分子通过缝隙连接进行信息传递，这一理论最初由 W. Leowenstein 提出。实验中，将微电极两端插入两个昆虫腮腺细胞，或一端插入细胞，另一端插到细胞间隙，分别记录其电流的强弱。结果发现，两个细胞间的电流要比细胞与细胞间隙的电流强数倍。鉴于电流主要由离子流动产生，因此，上述结果提示，相邻细胞之间的膜上可能存在着某些特殊孔道，允许离子通过，而不必经过传统的细胞间隙。

缝隙连接的超微结构显示，缝隙宽度只有 2 ～ 3 nm。缝隙连接的基本单位是连接子（connexon）。每一个连接子由 6 个柱状跨膜蛋白——连接子蛋白（connexin，Cx）单体组合而成。6 个连接子蛋白环聚在一起，形成外径为 6 ～ 8 nm、内径 1.5 ～ 2 nm、长约 7.5 nm 的亲水孔道（图 8-10，图 8-11）。相邻细胞膜的连接子跨越细胞间隙对合连接，形成沟通两个细胞的通道。数百乃至数千个成对的连接子集结在一起，形成一个盘状的缝隙连接装置。

缝隙连接除连接细胞外，还参与细胞通讯，协调相关细胞的功能活动。缝隙连接的通道可以允许分子量小于 1 kDa 的物质通过，后者穿梭于具有缝隙连接的细胞。葡萄糖、氨基酸、核苷酸、维生素、激素及 cAMP 等可以通过通道从一个细胞迅速到达另一个细胞，使细胞产生

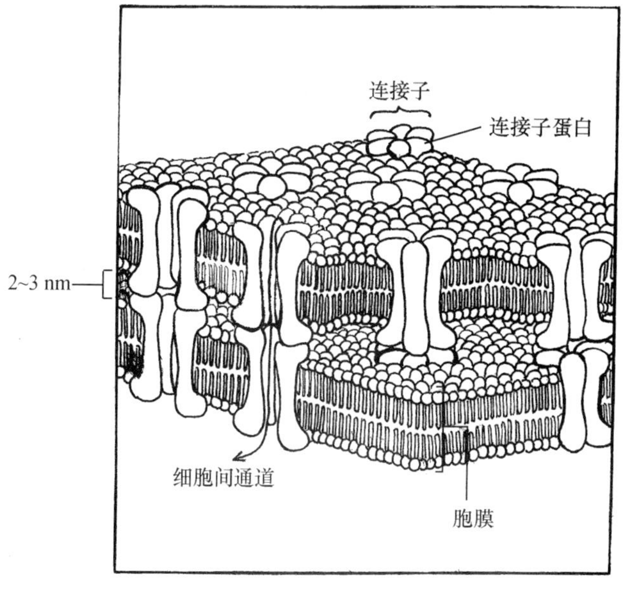

图 8-10　缝隙连接的结构模式图

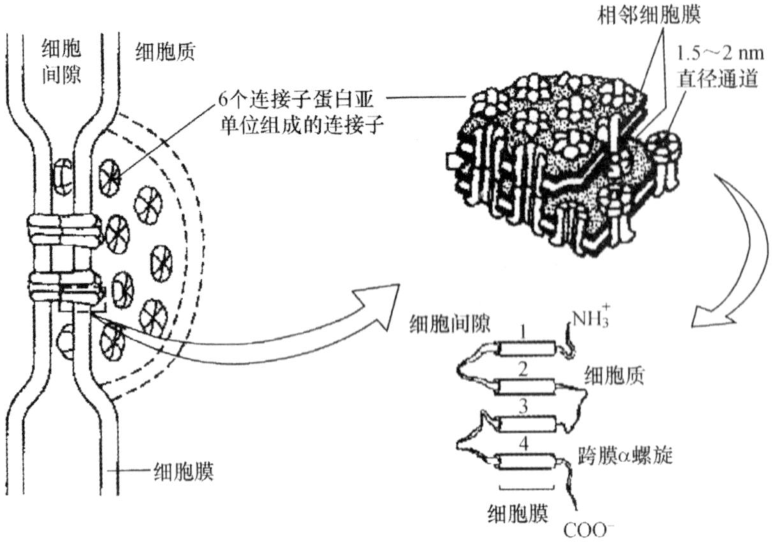

图 8-11　连接子的结构模示图

代谢耦联，这对于胎发育早期协调细胞的生长和分化及细胞增殖调控具有重要的作用。近年来的研究表明，多数癌细胞间无缝隙连接或缝隙连接结构不全，使得癌细胞不能接受正常细胞的生长调控信号，这可能是其发生恶性增殖的原因之一。

缝隙连接的通透性并不是恒定不变，而是可以进行调节的。W. Leowenstein 等后来发现，连接子围成的亲水孔道具有开关功能。当相邻细胞其中一个细胞的胞质 Ca^{2+}浓度升高时，缝隙连接的孔道关闭，向另一细胞的信息传递完全被阻断。孔道的开放不像离子通道那样呈“全或无”（all-or-none）模式，而随 Ca^{2+}浓度逐渐变化。当 Ca^{2+}浓度为 10^{-7}mol/L 时，孔道开放程度最大，而为 10^{-5} mol/L 时孔道关闭，开和关的频率也远低于离子通道。此外，细胞膜电位、胞浆 pH 及 cAMP 水平都影响孔道开放。因此，缝隙连接的亲水通道是一种可以随细胞内的变化而开与关的动态结构。

除成熟的骨骼肌细胞和血细胞外，体内几乎所有细胞以及离体培养细胞之间都存在着缝隙连接，但以信息传递较活跃的组织更为常见，如神经组织和心肌组织。电信号可以通过缝隙连接迅速传导，缝隙连接成为相邻细胞间电兴奋的传导通路，称为电耦联（electric coupling）。电耦联能使神经细胞产生的动作电位在细胞间迅速扩散，对于动物产生快速而准确的特殊动作反应极为重要。如龙虾在受到外界刺激后 15 ms 内就可做出快速反应，靠的就是电耦联式传递。心肌细胞中，缝隙连接有助于电流在细胞间传递，协调心肌细胞收缩；同时，电耦联在调控小肠平滑肌细胞收缩和肠蠕动等过程中都起着重要作用。

缝隙连接在细胞发育和代谢过程中也起重要作用。以抗体封闭缝隙连接中的连接子蛋白，则造成蟾蜍和小鼠胚胎发育障碍，据此有人推测，胚胎发育过程中，缝隙连接为细胞间分化信号的正常传递提供了重要保证。这一点通过基因敲除连接子蛋白 Cx32 能够导致小鼠发育缺陷的实验得以充分证实。

2. 突触　突触（synapse）是神经元之间或神经 - 肌细胞之间的特异性连接装置（简称接头）（图 8-12）。突触可分为两类，一类为化学突触（chemical synapse），传输的介质是神经递质；另一类为由缝隙连接构成的电突触（electric synapse），传输的是电信号。化学突触是可兴奋细胞之间以释放神经递质为神经冲动传导中介的一类突触。它是哺乳类动物神经系统内信息传递的主要方式。化学突触在其信息传导过程中，先将电信号转化为化学信号，再将化学信号转化为电信号，因此表现出动作电位在传递中的延迟现象。化学突触和电突触共同完成可兴奋细胞间的通讯。

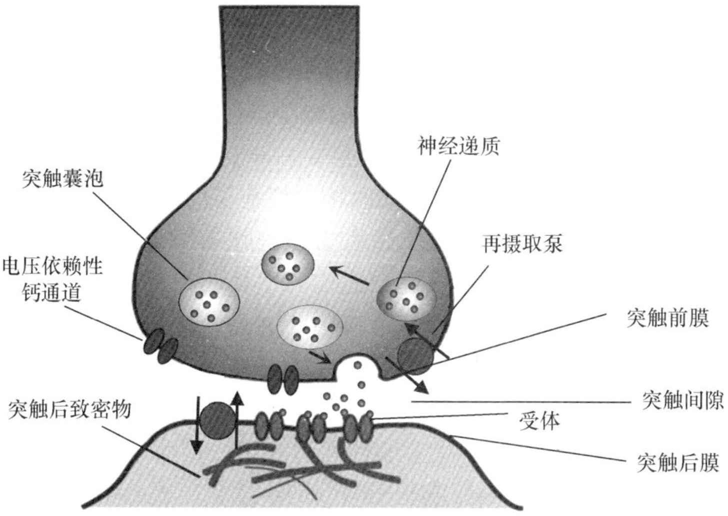

图 8-12　典型的突触结构

三、细胞连接紊乱与疾病

细胞连接结构的变化及影响因素较多，其受到破坏时，必然影响机体的正常功能。

（一）紧密连接与疾病

胆小管是肝细胞间细胞膜局部凹陷形成的微细管道，肝细胞分泌的胆汁排入胆小管。生理状态下，由于肝细胞膜间形成紧密连接和桥粒等结构封闭胆小管，胆汁不会从胆小管溢出。当肝细胞发生变性、坏死或胆道封堵造成内压增大时，肝细胞膜上封闭胆小管的紧密连接结构有可能遭到破坏，造成胆汁溢入窦周隙，进入血窦，出现黄疸。

封闭连接蛋白是构成紧密连接复合物的主要成分，负责维持细胞间离子和溶质的选择性渗透。水闸蛋白的调节主要通过蛋白激酶途径实现。封闭连接蛋白基因突变与许多疾病的发生有直接关系，包括伴发高尿钙和肾钙质沉着的家族性肾性低镁血症、遗传性耳聋以及新生儿硬化性胆管炎和鱼鳞病等。有报道称，封闭连接蛋白表达水平的改变与许多肿瘤和神经生殖系统疾病关系密切。

药物靶标的选择和药物靶向传递的能力是药物开发的关键所在。最常见的药物靶标是膜蛋白，如 G 蛋白偶联受体、离子通道和转运体。将相邻细胞之间的紧密连接膜蛋白作为药物开发的靶标有着广阔的前景。

（二）桥粒与疾病

某些皮肤疾病或浸润性上皮癌中，细胞间的桥粒明显减少，甚至消失。在肿瘤组织（阴茎癌、乳腺癌和肺癌等）和非癌性病变组织（表皮剥脱、病毒性疾病、接触性皮炎和药疹等）中发现所谓的细胞内生性桥粒，分布于细胞核旁和细胞周边。细胞内生性桥粒可能是细胞融合，或是在细胞增殖、迁移、分离过程中，细胞表面桥粒随部分质膜内陷进入细胞，或是由于癌细胞的快速分裂，使细胞分裂前形成的桥粒停留在细胞内而形成的。天疱疮患者对自身的桥粒蛋白产生抗体并使皮肤上皮细胞的桥粒破坏、消失，从而导致细胞过早脱落，形成严重的表皮大疱（体液渗透至体表）。在电镜下可见扁平苔藓基底细胞的桥粒与半桥粒的松解变性，导致大量炎症细胞浸润，并在基底细胞与基膜分离的空隙中形成上皮下水疱。变性的桥粒可能成为抗原而引起自身免疫性反应。

寻常型天疱疮

致心律失常性右室心肌病（arrhythmogenic right ventricular cardiomyopathy，ARVC）是一种常染色体显性或隐性遗传疾病，为心肌细胞间机械性连接的桥粒蛋白发生异常所致。已经发现编码桥粒斑蛋白、斑球蛋白、斑亲和蛋白 2、桥粒核心糖蛋白和桥粒糖蛋白的基因突变。

致心律失常性右室心肌病

（三）缝隙连接与疾病

研究发现，肿瘤细胞的缝隙连接数量明显减少或完全丧失。正常宫颈上皮中层每个细胞平均有225个缝隙连接，而宫颈鳞状上皮癌细胞的缝隙连接数则较少，未分化干细胞缝隙连接数目接近0。缝隙连接减少，细胞通讯丧失，细胞接触抑制作用消失，可能与细胞恶性增殖有关。当向细胞微量注射标记的荧光染料时，发现转化细胞与周围细胞的连接和通讯完全中断。内生性桥粒形成，细胞间桥粒和缝隙连接大量丢失，是肿瘤细胞失去控制、获得独立自主性生长、易于浸润和转移的必要条件之一。缝隙连接与生长调控及癌变的关系是研究关注的热点。通过促进肿瘤细胞与正常细胞间的通讯连接治疗肿瘤，也是研究者们开辟的治疗肿瘤的途径。

在异常收缩的心室肌细胞中，缝隙连接的分布异常，主要成分连接子蛋白43（Cx43）表达水平不均一性降低。在缺血性心脏病患者的梗死边缘区心室肌中观测到连接子蛋白43紊乱分布于胞质侧。连接子蛋白43基因突变或基因敲除的小鼠会出现心脏畸形。

第二节　细胞黏附

细胞黏附分子（cell adhesion molecule，CAM）是一类介导细胞与细胞之间或细胞与细胞外基质（extracellular matrix，ECM）之间黏附的细胞表面特定分子，是众多介导细胞间或细胞与细胞外基质间相互接触和结合分子的统称。借助这些分子，细胞与细胞之间或与细胞外基质之间的连接方式称为细胞黏附。细胞黏附分子具有独立的分子结构，通过识别与其黏附的特异性受体而发生相互间的黏附现象。细胞黏附分子均为跨膜糖蛋白，分子结构由三部分组成：①胞外区，一般为肽链的N端部分，带有糖链，负责与配体的识别；②跨膜区，多为单次跨膜；③胞质区，常见肽链的C端部分，一般较小。它们或与质膜下的细胞骨架成分直接相连，或与胞内的化学信号分子相连，以活化信号转导途径。这些分子通过三种方式介导细胞识别与黏着：①同嗜性结合（homophilic binding），即相邻细胞表面的同种黏附分子之间相互识别与黏着；②异嗜性结合（heterophilic binding），是两个相邻细胞表面的不同种黏附分子之间的相互识别与黏着；③连接分子依赖性结合（linker-dependent binding），即相邻细胞黏附分子需通过某种“中介分子”才能相互识别与黏附。细胞黏附对于胚胎发育及成体的正常结构和功能都有重要作用。在胚胎发育过程中，细胞间细胞黏附的不同强度，决定着细胞在内、中、外三胚层的分布。在器官形成过程中，通过细胞黏附，使具有相同表面特性的细胞聚集在一起形成器官。根据现存在高等动物细胞表面的细胞黏附分子的结构特点和作用方式，可分为钙黏素、选择素、整合素、免疫球蛋白超家族和其他黏附分子。多数细胞黏附分子需要依赖Ca^{2+}或Mg^{2+}才能发挥作用。

表8-2　介导细胞-细胞间黏附的主要分子家族

黏附分子类型	主要成员	Ca^{2+}或Mg^{2+}依赖性	在胞内相连的细胞骨架成分	与细胞连接的关系
钙黏素	E、N、P钙黏着蛋白	+	微丝	黏合带
	桥粒钙黏着蛋白	+	中间丝	桥粒
选择素	P选择素	+		-
整合素	20多种	+	微丝	黏着斑
	$\alpha_6\beta_4$	+	中间丝	半桥粒
免疫球蛋白超家族	神经细胞黏附因子	-		-

一、重要的细胞黏附分子及其功能

（一）钙黏素

钙黏着蛋白（cadherin）也称钙黏素，是依赖于 Ca^{2+} 的一类糖蛋白家族，属同嗜性细胞黏附分子，参与黏着连接。至今已鉴定出 100 种以上的钙黏素，分布于不同的组织，它们在胚胎发育中的细胞识别、迁移和组织分化以及成体组织器官的构成等方面发挥重要作用。常见的钙黏素主要有三种：分布于上皮组织中的上皮钙黏素（E-cadherin，E-cad）、神经和胎盘组织中的神经钙黏素（N-cadherin，N-cad）、乳腺和表皮中的 P 钙黏素。

1. **钙黏素分子的结构**　大多数钙黏素分子为单次跨膜糖蛋白，由 700 ～ 750 个氨基酸残基组成，在细胞膜中常以同源二聚体的形式存在（图 8-13）。钙黏素分子结构同源性很高，其胞外区部分由 5 个重复结构域构成，每个结构域含约 110 个氨基酸残基，5 个重复结构中有 4 个同源，均含 Ca^{2+} 结合部位。可将胞外区锁定在一起形成棒状结构，赋予钙黏素分子刚性和强度。Ca^{2+} 结合越多，钙黏素刚性越强。决定钙黏素结合特异性的部位在靠 N 端的一个结构域中，只要改变其中 2 个氨基酸残基即可使结合特异性由 E 钙黏素转变为 P 钙黏素。钙黏素分子的胞质部分是保守度最高的区域，参与信号转导。

钙黏素通过不同的连接蛋白与不同的细胞骨架成分相连，如 E 钙黏素通过 α-、β-、γ- 连锁蛋白（catenin）以及纽蛋白（vinculin）、锚蛋白、α 辅肌动蛋白等与肌动蛋白纤维相连。

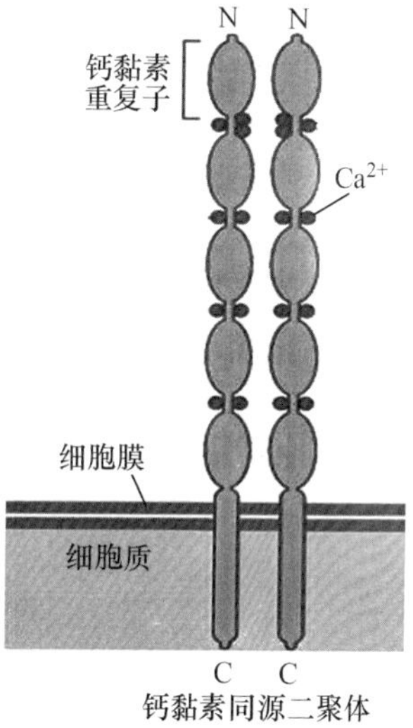

图 8-13　钙黏素分子结构模式图

2. **钙黏素的功能**

（1）参与细胞与细胞之间的同嗜性细胞黏附：如在胚胎和成人组织中，同类细胞需具有自我标识与彼此黏附的特性。此特性主要是由钙黏素分子在特定组织上的选择性表达来决定的。如 E 钙黏素是可以保持上皮细胞彼此黏合的主要钙黏素分子。

（2）参与个体发育过程中细胞分化：钙黏素在胚胎细胞的早期分化及成体组织（尤其是上皮及神经组织）的构成中有重要作用。在原肠胚期，细胞从黏附层逸出进入内部区成为间充质细胞，经过一定时间，有些细胞重获黏附性质，并且装配成上皮。例如沿着胚背中轴形成体节后期的阶段，在体节的某些部分丧失其黏附性和方向性，重新成为间充质细胞，该处间充质细胞进一步发育成肢芽的肌肉或软骨，或成为真皮组织。在发育过程中，通过调控钙黏素表达的种类与数量可决定胚胎细胞间的相互作用（黏附、分离、迁移、再黏附），从而通过细胞的微环境，影响细胞的分化，参与器官形成过程。某些情况下，上皮细胞可以向间质细胞转型，称为上皮-间质转型（epithelial-mesenchymal transition，EMT）。EMT 过程中，往往伴随细胞 E 钙黏素表达下调，因此可以看成其 EMT 事件的重要标志。发生 EMT 事件，说明具有紧密连接特点，活动性差的上皮细胞转换成为活动能力相对较强的间质细胞，并获得侵袭和迁移能力。

（3）介导细胞连接：在成年脊椎动物，E 钙黏素是构成上皮细胞黏合带的主要成分。其含量越高，细胞转移的可能性越小。E 钙黏素可以抑制肿瘤细胞扩散。桥粒中的钙黏素就是桥粒芯蛋白及桥粒胶蛋白。N 钙黏素与胚胎神经管形成有关，在改变细胞黏附特性中扮演关键性角色。

（二）选择素

选择素（selectin）属异嗜性细胞黏附分子，为能与特异糖基识别并结合的糖蛋白，其作用依赖于 Ca^{2+}，主要介导白细胞与血管内皮细胞或血小板的识别和暂时性黏附，帮助白细胞从血液进入炎症部位。选择素包括三种：P 选择素（platelet selectin）、E 选择素（endothelial selectin，存在于血管内皮细胞、血细胞）和 L 选择素（leukocyte selectin）。E 选择素及 P 选择素所识别与结合的糖配体为唾液酸化及岩藻糖化的 *N*- 乙酰氨基乳糖结构（sLe^X 及 sLe^A）。sLe^A 结构存在于髓系白细胞表面（其中包括 L 选择素）分子中。多种肿瘤细胞表面也存在 sLe^X 及 sLe^A 结构。

1. **选择素分子的结构** 选择素为穿膜的糖蛋白，可分为胞外区、跨膜区和胞内区。选择素家族各成员胞外部分有较高的同源性，结构类似，均由三个功能区构成：①外侧氨基端（约 120 个氨基酸残基），均为 Ca^{2+}依赖的 C 型凝集素结构域（C-type lectin domain），可以结合糖类基团，是选择素分子的配体结合部位；②紧邻 C 型凝集素结构域的表皮生长因子样结构域（epidermal growth factor-like domain，EGF 样结构域），约含 35 个氨基酸残基，EGF 样结构域虽不直接参加与配体的结合，但对维持选择素分子的适当构型是必需的；③靠近膜部分由 2 ～ 9 个 Sushi 结构域构成，每个 Sushi 结构域约含 60 个氨基酸残基，具有补体结合蛋白（complement binding protein）的同源序列。各种选择素分子的跨膜区和胞内区部分没有同源性。选择素分子的胞内区与细胞内骨架相连（图 8-14）。

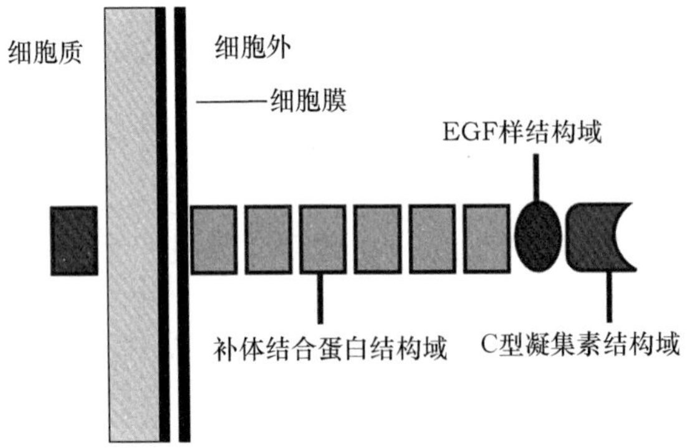

图 8-14　选择素分子结构模式图

2. **选择素分子的功能** 主要参与白细胞与血管内皮细胞之间的识别与黏着，帮助白细胞从血液进入炎症部位，参与淋巴细胞归巢和再循环等过程。P 选择素贮存于血小板的 α 颗粒及内皮细胞的 Weibel-Palade 小体。炎症时活化的内皮细胞表面首先出现 P 选择素，随后出现 E 选择素。它们对于召集白细胞到达炎症部位具有重要作用。L 选择素（CD62L）主要介导并调节淋巴细胞归巢；在白细胞趋化过程中，介导白细胞沿血管内皮细胞表面滚动。

（三）整合素

整合素（integrin）又称整联蛋白，大多为异嗜性细胞黏附分子，其作用依赖于 Ca^{2+}。整合素介导细胞与细胞间的相互作用及细胞与细胞外基质间的相互识别和黏着，还具有信号转导，调节细胞的运动、增殖、生长、凋亡等生命活动的作用。几乎所有动植物细胞均表达整合素。

1. **整合素的结构** 整合素是由 α（120 ～ 185 kDa）和 β（90 ～ 110 kDa）两个亚基以非共价键连接形成的异二聚体。迄今已发现 24 种不同的 α 亚基和 9 种不同的 β 亚基。它们按不同的组合构成 20 余种整合素。

整合素分子均由胞外区、跨膜区和胞质区 3 个区域组成（图 8-15）。由 α 和 β 亚基胞外区组成的头部区可与多种配体结合，如纤连蛋白、层黏附蛋白和胶原蛋白胞外区共有的三肽序列（Arg-Gly-Asp，RGD），以及其他细胞表面受体（ICAM-1、VCAM-1 等），从而介导细胞与细胞外基质的黏附。整合素胞内区很短，只含有 30 ～ 50 个氨基酸，可通过胞内的一些连接蛋白与细胞内的肌动蛋白丝等相互作用，从而组装成黏着斑和半桥粒。

2. **整合素的功能**　整合素是许多细胞外基质蛋白的受体，能识别、结合细胞外基质中某些分子等配体，为细胞黏附提供附着点，介导细胞与细胞之间、细胞与细胞外基质之间的黏附，形成一个整体。同时调整细胞骨架结构，调节蛋白质的磷酸化水平和基因表达，从而调控细胞的运动、增殖和凋亡。此外，整合素还可介导细胞与细胞外基质之间的双向信号转导。

（1）整合素介导细胞间的相互作用：在一些细胞表面有与整合素结合的特异性配体（Ig-SF 成员），可以介导细胞间的反应。如含 β_2 亚基的整合素主要存在于各种白细胞表面，能使白细胞在感染部位的血管内皮细胞上黏附，白细胞由此得以迁移出血管，进入炎症部位。

（2）整合素介导细胞与细胞外基质间的相互作用：整合素家族是介导细胞与细胞外基质相互作用的最主要的分子。含 β_1 亚基的整合素主要介导细胞与细胞外基质成分之间的黏附。含 β_3 亚基的整合素主要存在于血小板表面，介导血小板聚集，并参与血栓形成。除含 β_4 亚基的整合素可与肌动蛋白及其相关蛋白质结合，$\alpha_6\beta_4$ 整合素以层黏附蛋白为配体，参与形成半桥粒。

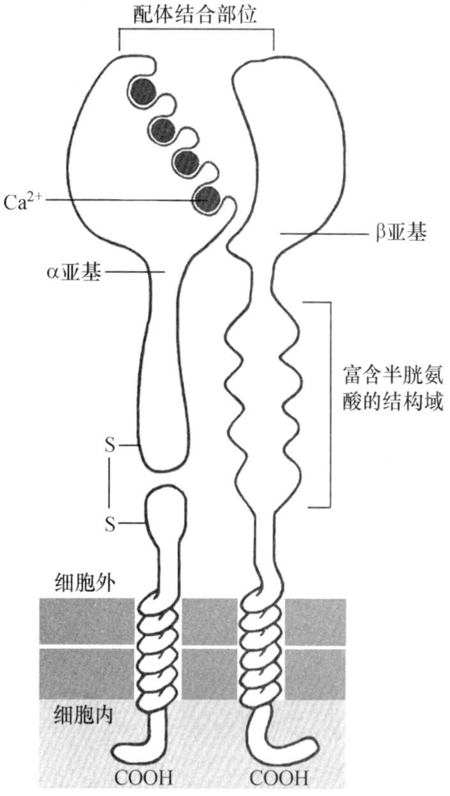

图 8-15　整合素分子结构模式图

（3）整合素在信号传递中发挥重要作用：整合素与配体结合后，可启动信号转导，调节蛋白的磷酸化水平和基因表达，从而调控细胞的运动、增殖和凋亡。整合素与配体结合受到精确的调控。整合素需活化后才可与配体结合，发挥细胞间黏附功能。活性过程是胞内信号引起整合素胞外识别结构域活化，导致整合素与配体结合，鉴于活化的信号来自胞内，因此称这种方式为胞内信号外传（inside-out signaling），这对于血小板和白细胞介导的黏附反应非常重要。整合素与配体结合后，通过细胞骨架或信号转导体系再将信号内传，引起细胞发生反应，这种方式称为胞外信号内传（outside-in signaling）。可见，整合素信号传递包括“内传外”和“外传内”两个过程。活化的整合素失去活性后，可致黏附的细胞发生脱离。

（四）免疫球蛋白超家族

免疫球蛋白超家族（immunoglobulin superfamily，Ig-SF）是分子结构中含有免疫球蛋白（Ig）样结构域的所有分子，是不依赖于 Ca^{2+} 或 Mg^{2+} 的细胞黏附分子。除参与一般细胞黏附过程之外，某些 Ig-SF 分子主要介导淋巴细胞和免疫应答所需要的细胞之间的特异相互作用。

普通变异型免疫缺陷病

1. **Ig-SF 黏附分子的结构**　Ig-SF 黏附分子为跨膜糖蛋白。免疫球蛋白样结构域的胞外区由一个或多个免疫球蛋白（Ig）样结构域组成，每一个 Ig 结构域都是由 90 ～ 110 个氨基酸残基折叠而成，其间都含有 1 个二硫键（图 8-16）。Ig-SF 成员复杂，现已发现 100 多种免疫球蛋白超家族类黏附分子，除免疫球蛋白外，该家族成员还有细胞间黏附分子（ICAM-1/2、NCAMs）、血管细胞黏附分子（VCAM-1）、介导 T 细胞与内皮细胞结合的淋巴细胞功能相关抗原-2/3（leukocyte function associated antigen-2/3，LFA-2/LFA-3，CD28、B7 及 CD4、CD8）、T/B 细胞受体和 MHC 等。有些属于同嗜性细胞黏附分子，如各种神经细胞黏附分子（NCAM）及血小板–内皮细胞黏附分子（PECAM）；有些属于异嗜性，如细胞间黏附分子（ICAM）及血管细胞黏附分子（VCAM）等。

2. **Ig-SF 黏附分子的功能**　目前研究较多的是 NCAM，有 20 余种异型分子。NCAM 通

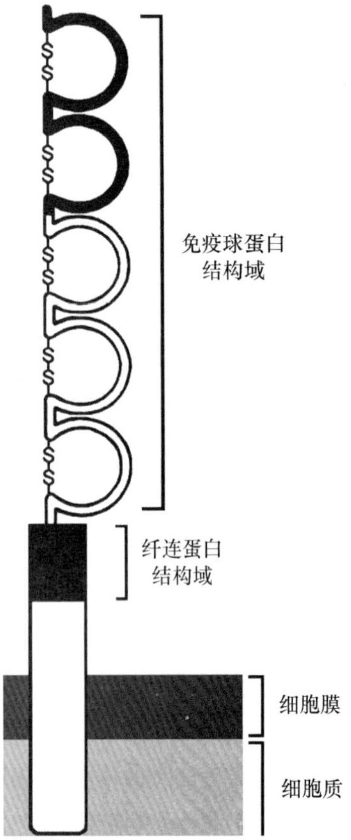

图 8-16 Ig-SF 分子结构模式图

过同嗜性黏着机制与相邻细胞同类分子结合并相互黏附。NCAM 在胚胎发育早期就开始表达，在神经管形成及神经细胞间相互作用上有重要作用。在成体动物已分化的神经元、神经胶质细胞和肌细胞内也可以看到 NCAM 稳定表达。ICAM-1、VCAM 和 PECAM 在免疫排斥反应中也具有重要作用。

ICAM 及 VCAM 在活化的血管内皮细胞中表达。炎症时，活化的内皮细胞表面的 ICAM 可与白细胞表面的 $\alpha_L\beta_2$ 及巨噬细胞表面的 $\alpha_M\beta_2$ 相结合；VCAM 则可与白细胞的 $\alpha_4\beta_1$ 整合素相结合。继选择素介导的白细胞与内皮细胞发生黏附作用之后，两者协同作用，可协助白细胞牢固地黏附在炎症部位的血管内皮细胞表面，继而发生铺展，分泌水解酶，最后穿出血管壁，作用到病原体。

（五）其他细胞黏附分子

透明质酸黏素（hyaladherin）是一类具有相似的氨基酸序列和空间构象、可以结合透明质酸糖链蛋白聚糖的整合膜蛋白。CD44 是其代表性成员之一，介导细胞与细胞外基质、细胞与细胞间的黏附。CD44 分子量范围为 85～250 kDa，是由胞外区、跨膜区及胞质区三个部分构成的糖蛋白，其中糖链甚长。糖链为硫酸软骨素和硫酸乙酰肝素。CD44 肽链的 N 端可结合透明质酸，故 CD44 也被视为透明质酸的受体。CD44 在血细胞、上皮细胞、内皮细胞及软骨中表达，变异型 CD44 在肿瘤组织中表达。CD44 的功能包括：①可与透明质酸、纤连蛋白及胶原结合，介导细胞与细胞外基质之间的黏附；②参与细胞对透明质酸的摄取及降解；③参与淋巴细胞归巢；④参与 T 细胞的活化；⑤促进细胞迁移。相对于正常组织，CD44 在多种肿瘤细胞中表达较高，并与肿瘤细胞的成瘤性、侵袭性及淋巴结转移性有关。

透明质酸是增殖细胞和迁移细胞的胞外基质主要成分，也是蛋白聚糖的主要结构组分。透明质酸在结缔组织中起强化、弹性和润滑作用，透明质酸使细胞保持彼此分离，使细胞易于运动迁移和增殖，并阻止细胞分化。

二、细胞黏附分子的生物学作用

（一）细胞黏附分子与免疫细胞间的相互作用

免疫细胞的相互作用及杀伤细胞识别靶细胞的过程中，除了需要对特异性抗原的识别作用外，还需要细胞黏附分子的相互作用。细胞黏附分子在免疫细胞识别中起辅助受体和协同活化信号作用。黏附分子介导免疫细胞向移植部位的迁移，可协同刺激分子一道激活 T 细胞，诱导效应 T 细胞与移植物靶细胞的黏附和杀伤。在辅助性 T 细胞与抗原提呈细胞的相互作用中，T 细胞受体（TCR/CD3）识别抗原提呈细胞表面的特异性抗原与 MHC 分子复合体，而 CD4/MHC-Ⅱ类分子、CD8/MHC-Ⅰ类分子、LFA-1/ICAM-1、LFA-2/LFA-3、CD2/CD58 或 CD28/CD80 的相互作用则可以使两者紧密接触，并参与 T 细胞活化过程和细胞因子的分泌调节。杀伤性 T 细胞（CTL）杀伤靶细胞（如病毒感染靶细胞）时，其 CTL 特异性受体识别靶细胞抗原与 MHC-Ⅰ类分子的复合物，CD8/MHC-Ⅰ类分子、LFA-1/ICAM-1、LFA-2/LFA-3 的相互作用，导致效应分子-靶细胞紧密接触，杀伤细胞的细胞毒素得以有效地发挥作用。CD40/CD40L、LFA-1/ICAM-1、LFA-2/LFA-3 等协同刺激分子与活化的 T 细胞结合，从而获得 B 细胞第二活化信号。

（二）细胞黏附分子与炎症反应

炎症的一个重要特征就是白细胞黏附并穿越血管内皮细胞向炎症部位渗出。细胞黏附分子介导和调节白细胞与内皮细胞间的结合和相互作用。

选择素可调节微循环中的白细胞和血管之间的炎症及血栓的形成，在该过程中还需要整合素、Ig-SF 分子参与。急性炎症过程如下：①组织受损的信号使内皮细胞活化，中性粒细胞聚集于即将黏附的血管内皮细胞处；②活化内皮细胞表面 P 选择素和 E 选择素，损伤部位中性粒细胞与它们相遇时，中性粒细胞形成过境黏附并沿着血管壁缓慢移动；③中性粒细胞与炎症血管内皮细胞相互作用，激活了各种因子，其中包括内皮细胞释放的血小板活化因子、IL-8、GM-CSF 和 PAF 等细胞因子，发挥着关键的调节作用，并增加了中性粒细胞表面整合素的结合活动；④活化内皮细胞表面整合素，与中性粒细胞表面高亲和性 Ig-SF 分子结合，使中性粒细胞停止滚动并黏附到血管壁上；⑤黏附的中性粒细胞改变其形态，缓慢穿越内皮细胞间黏附，进入组织损伤部位。上述效应涉及若干不同类型的细胞黏附分子，这些黏附分子为上述细胞抵达血管壁并穿越之提供了有力保证。

（三）细胞黏附分子参与淋巴细胞归巢

淋巴细胞归巢（homing）是淋巴细胞的定向游动，包括淋巴干细胞向中枢淋巴器官归巢、成熟淋巴细胞向外周淋巴器官归巢、淋巴细胞再循环，以及淋巴细胞向炎症部位迁移。淋巴细胞归巢的分子基础是细胞的黏附分子与血管内皮细胞上相应的地址素（addressin）黏附分子的相互作用。外周淋巴结地址素有 GlyCAM、CD34 和 ICAM-1 等。多种黏附分子参与淋巴细胞的归巢，但参与不同群或亚群淋巴细胞归巢过程的黏附分子是不同的。如参与黏附与穿越过程的黏附分子主要有 LFA-1/ICAM-1、ICAM-2 及 CD44/MAd 分子。

三、细胞黏附分子与疾病

（一）细胞黏附分子与遗传病

白细胞黏附缺陷症（leukocyte adhesion deficiency，LAD）是一种常染色体隐性遗传病，由于白细胞 LFA-1 表达异常或白细胞合成 sLe^X 缺陷导致白细胞不能黏附及穿过血管内皮细胞聚集到炎症部位，其临床表现为反复发作的严重感染。LAD 分为 LAD-Ⅰ型和 LAD-Ⅱ型，LAD-Ⅰ型的发病机制是 CD18 基因缺陷导致白细胞 LFA-1（CD11a/CD18）表达异常；而 LAD-Ⅱ型的发病机制是岩藻糖代谢障碍导致白细胞 sLe^X 合成缺陷。

Glantzman 病（即血小板功能不全症）是由于整合素 β_3 表达缺陷所致血小板功能不全，临床表现为出血。

（二）细胞黏附分子与炎症

在类风湿关节炎的急性发作期，淋巴细胞、单核细胞表面的 CD2、LFA-1、CD44 等表达显著增加，与血管内皮细胞表面的相应配体结合，增强炎症细胞的组织浸润，加重局部病变和器官功能损害。病毒性肝炎和酒精性肝炎时，肝细胞 ICAM-1 表达增加。病毒性脑炎的脑血管内皮细胞亦可见 ICAM-1 分子表达增加。

（三）细胞黏附分子与肿瘤

细胞黏附分子与肿瘤的关系主要包括对肿瘤浸润和转移的影响、对杀伤细胞杀伤肿瘤的影响，以及辅助肿瘤的诊断。

1. 细胞黏附分子参与浸润和转移

（1）整合素与肿瘤浸润和转移：整合素家族黏附分子在肿瘤细胞的表达水平明显改变，既可表达减少或缺失，也可以表达升高，分布极性也不同于正常细胞。整合素分子在肿瘤细胞表达变化的不一致性可能与整合素分子的不同作用有关。同一种黏附分子可以在转移和附着两个不同的过程中发挥作用，因此整合素分子表达的增加或减少都可能与肿瘤细胞浸润及转移有关。

（2）E 钙黏着蛋白与肿瘤浸润的关系：E 钙黏着蛋白分子表达水平降低与肿瘤细胞恶性程度显著相关。乳腺癌、大肠癌等肿瘤细胞表面 E 钙黏着蛋白分子表达明显减少或缺失，以致细胞间附着减弱，肿瘤细胞与其他细胞脱离，导致肿瘤细胞浸润及转移。

（3）CD44 和其他黏附分子对肿瘤转移的影响：E 钙黏着蛋白分子可以抑制肿瘤浸润，与此相反，某些肿瘤细胞表达黏附分子，可与血管内皮细胞表面（或细胞外基质的相应受体）相黏附，促进肿瘤细胞经血管途径发生转移。此外，体内慢性炎症部位也是肿瘤转移的好发部位，可能与炎症产物、细胞因子作用于局部血管内皮细胞，促进其黏附分子表达而有利于肿瘤细胞的黏附有关。

2. 细胞黏附分子对杀伤细胞与肿瘤细胞相互作用的影响 杀伤细胞与肿瘤细胞之所以能够接触，在很大程度上取决于细胞表面黏附分子的介导，其中 LFA-1/ICAM-1 的相互作用具有重要地位。多种肿瘤细胞表达 ICAM-1 分子，这可能与肿瘤组织内淋巴细胞浸润有关。细胞因子如 IFN-α、IFN-γ、IL-4、TNF-α 可促进某些肿瘤细胞 ICAM-1 分子的表达，从而增加其对杀伤细胞作用的敏感性。白血病细胞不表达 LFA-1 和 ICAM-1 分子，使其对 CTL 的杀伤作用更为敏感。肿瘤患者血清中可溶性 ICAM-1 水平往往高于正常人，可能抑制自然杀伤细胞对肿瘤细胞的杀伤作用。

3. 细胞黏附分子与肿瘤的诊断 不同整合素分子在不同的组织、细胞有其特定的分布方式。虽然整合素分子在肿瘤组织的表达不同于正常组织，但仍在某种程度上保留了这种特定的分布方式，从而可以作为肿瘤分型诊断的参考依据。分化程度低的恶性肿瘤细胞在组织学上难以区分其组织来源，因此对其整合素分子表达的检测可以作为肿瘤诊断的一个有效的辅助手段。黏附分子也可用于辅助判断肿瘤的分期和预后。如低分化肿瘤细胞 E 钙黏着蛋白几乎不表达；中等分化肿瘤细胞 E 钙黏着蛋白表达降低；分化良好的上皮性肿瘤细胞 E 钙黏着蛋白表达正常。

（四）细胞黏附分子与移植排斥反应

细胞黏附分子介导免疫细胞向移植部位的迁移。细胞黏附分子作为协同刺激分子激活 T 细胞，诱导效应 T 细胞与移植物靶细胞的黏附和杀伤。因此，抗 LFA-1、ICAM-1 等的单克隆抗体可阻断免疫细胞间的相互作用，降低免疫细胞的活化水平，延长移植物的存活时间。可溶性黏附分子（sICAM-1、sVCAM-1 等）水平升高可作为移植排斥的先兆指标。

小结

人和动物体内除血细胞等少数细胞外，各种组织的细胞都按一定的方式排列接触，相邻细胞间或细胞与细胞外基质间形成一定的连接装置，称细胞连接。细胞连接的作用是加强细胞间机械联系、沟通细胞间物质交换与信息传递，对维持组织完整性、协调细胞间的代谢活动具有重要意义。

细胞连接是相邻细胞膜的局部区域特化形成的多分子装配结构。根据其结构可分为紧密连接、锚定连接和通讯连接。紧密连接是相邻细胞质膜之间通过闭锁带紧密排列，以达到阻止溶液从细胞间隙之间渗透的目的，是细胞连接中常见的一种。锚定连接通过与细胞骨架相互结合，主要起稳定细胞不受外力冲击的作用。通讯连接主要负责细胞间通讯和信息交换，来自一个细胞的信息通过缝隙连接可直接传递给相邻的另一个细胞。三种细胞连接装置常联合存在，形成连接复合体，其连接的分子基础是跨膜蛋白的相互作用。

细胞之间或细胞与细胞外基质间的黏附是通过细胞表面的黏附分子介导的。细胞黏附分子参与机体免疫细胞识别、炎症反应、淋巴归巢、肿瘤浸润和转移等多种重要的生理功能和病理过程。黏附分子主要有钙黏着蛋白、选择素、整合素、免疫球蛋白超家族等。钙黏着蛋白为一类依赖于 Ca^{2+} 的同嗜性细胞黏附分子，对胚胎发育中的细胞识别、迁移和组织分化以及成体组织器官的构成具有重要作用。选择素为依赖于 Ca^{2+} 的异嗜性细胞黏附分子，主要介导白细胞与血管内皮细胞或血小板的识别和暂时性黏附，帮助白细胞从血液进入炎症部位。整合素大多为依赖于 Ca^{2+} 的异嗜性细胞黏附分子，介导细胞间及细胞与细胞外基质间的相互识别和黏着。整合素还具有信号转导作用，调节细胞的运动、增殖、生长、凋亡等生命活动。免疫球蛋白超家族是分子结构中含有免疫球蛋白样结构域、不依赖于 Ca^{2+} 或 Mg^{2+} 的细胞黏附分子，主要介导细胞之间的特异性相互作用，包括淋巴细胞参与的免疫应答过程。

（郑立红）

第9章 细胞外基质

在多细胞有机体中，由形态相似、功能相近的细胞组合起来，称为组织（tissues）。组织由细胞和细胞外基质组成。细胞外基质（extracellular matrix，ECM）是由细胞分泌到细胞外空间，由蛋白和多糖等大分子组成的精密有序的网络结构。细胞外基质主要负责组织结构间的支撑与连接。此外，它还参与调节组织与器官形成、细胞生理活动与细胞间信息传递。

细胞外基质与细胞构成了完整的组织，细胞外基质不仅为组织构架提供支持，也为细胞与细胞相互结合提供帮助。目前认为，细胞外基质的合成、分泌和组装同样是细胞生命活动的一部分。例如，借助细胞外基质，细胞可将某些信号传至相邻细胞的胞质和胞核，调节基因表达，从而影响其他细胞的代谢、增殖、分化、迁移等基本生命活动。

细胞外基质的含量因组织类型不同而有所差异。上皮组织、肌组织、神经组织中细胞外基质含量较少，而结缔组织中含量较高，因此，结缔组织更多地承载支撑细胞的作用。细胞外基质成分及组装形式也与组织类型有关。例如，同为富含细胞外基质的组织，眼角膜与玻璃体呈半固体状，柔软透明；而骨骼与牙齿非常坚硬；肌腱与韧带则如同绳索，易被牵拉。尽管细胞外基质具有多样性，但生物学功能却基本相同。对于单细胞生物而言，借助于细胞外基质，它们可以联结成为群落，而对于多细胞生物体而言，细胞外基质逐步演变成机体的固有成分。

第一节　细胞外基质的组成成分

构成细胞外基质的大分子种类繁多，不同组织中所含种类也不尽相同。细胞外基质主要分为四大类：胶原蛋白，非胶原蛋白，弹性蛋白，糖胺聚糖和蛋白聚糖。细胞外基质的基本化学成分为蛋白和多糖，主要由胶状（gel-like）糖类物质（包括多糖、聚糖和蛋白聚糖）和纤维蛋白所组成。胶状多糖呈纤维网状结构，具有抵抗压力的作用。此外，各种养料、代谢产物和激素等物质可以穿越网孔迅速扩散，在血液和组织之间交换。纤维蛋白发挥骨架作用，增强组织张力，同时，它们也可以发挥粘连作用。纤维蛋白主要为胶原蛋白和非胶原蛋白，后者又包括纤连蛋白和层粘连蛋白（图 9-1）。

一、胶原蛋白

胶原（collagen）蛋白，简称胶原，是细胞外基质中特化的蛋白质，为疏水性纤维性蛋白，属于硬蛋白类（scleroprotein）。胶原是动物组织中一类重要的结构性蛋白，是由动物的成纤维细胞合成的生物高分子，是一种白色、无支链、不透明的纤维型蛋白质。胶原蛋白广泛存在于动物肌腱、韧带、软骨、皮肤及其他结缔组织中，是哺乳动物体内分布最广、含量最丰富的蛋白质，占机体总蛋白的 30% 以上。胶原主要构成细胞外基质的结构框架，起着支撑器官、保护机体的功能，也是组成细胞间质最重要的功能蛋白质。

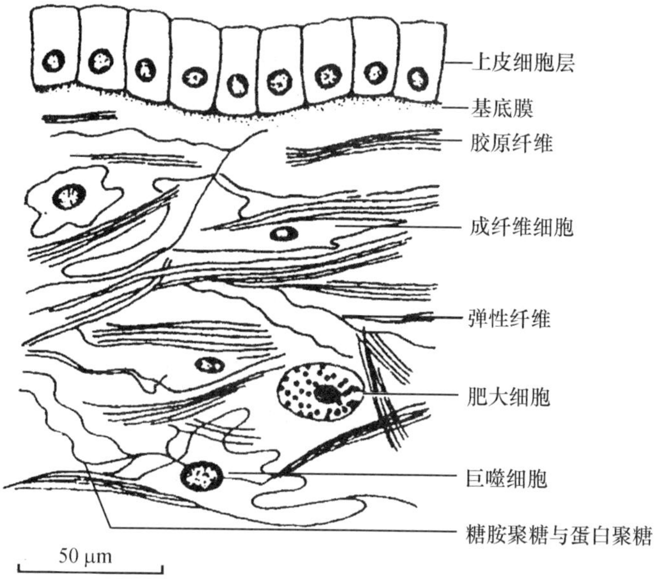

图 9-1　皮肤结缔组织中的细胞外基质

（一）胶原的类型

胶原蛋白并非特指某种蛋白质，而是一个庞大的高度特化的纤维蛋白家族，家族各成员在结构上既有相同之处，又存在差异。目前发现编码胶原的基因多达数十种，指导近 30 种不同类型的胶原合成，依照发现的先后顺序，用罗马数字命名为Ⅰ型胶原、Ⅱ型胶原、Ⅲ型胶原等。每型胶原由 3 条相同或不同的 α 链构成，每种 α 链可分为若干亚型，如 α_1（Ⅰ）、α_1（Ⅱ）、α_1（Ⅲ）、α_1（Ⅳ）等。胶原结构和功能上的多样性和复杂性取决于基因序列，这些基因经过不同的剪接方式和不同的启动子操作，就会产生多种不同的 α 链，各种基因产物以不同方式组合成不同类型的胶原。胶原按功能不同可分为成纤维胶原、成网状结构胶原、成串珠丝胶原等；按组织分布不同可分为纤维状胶原、软骨质胶原、玻璃状胶原、弹性胶原等；又因组织源性不同分为皮胶原、骨胶原、鳞胶原、肌腱胶原等。表 9-1 列出部分胶原的类型及组织分布等。

表9-1　几种主要胶原蛋白类型及组织分布

胶原类型	肽链组成	组织分布	主要特征
Ⅰ	$[\alpha_1(\text{Ⅰ})]_2\alpha_2(\text{Ⅰ})$	真皮、肌腱、骨、牙本质	机体中最大的结构蛋白，占体内总胶原量的 90%，肽链的 96% 由 Gly-Pro-Y 重复序列组成。两种 α 链均不含半胱氨酸，侧链含糖量约 1%。通常形成大的带状纤维
	$[\alpha_1(\text{Ⅰ})]_3$	胎儿、炎症及肿瘤组织	
Ⅱ	$[\alpha_1(\text{Ⅱ})]_3$	透明软骨、玻璃体、胚胎角膜、神经视网膜	富含羟赖氨酸，并且糖化率高，羟赖氨酸的羟基几乎全和糖结合，含糖量约 10%，通常为直径较小的带状纤维
Ⅲ	$[\alpha_1(\text{Ⅲ})]_3$	胚胎真皮、心血管、胃肠道、皮肤、牙周膜、网状纤维	侧链含糖少，含半胱氨酸及二硫键交联，组氨酸多
Ⅳ	$[\alpha_1(\text{Ⅳ})]_3$	基膜极板、晶状体囊、角膜后弹性膜、卵黄囊壁	羟赖氨酸非常多，含糖量高，羟脯氨酸羟基除 4 位外还有 3 位，无横纹，为特殊三维网状结构

续表

胶原类型	肽链组成	组织分布	主要特征
Ⅴ	$[\alpha_1(\text{V})]_2\alpha_2(\text{V})$	人烧伤后的颗粒组织	对胶原酶有抵抗作用，不被其降解。在基膜与结缔组织间起桥梁作用
	$\alpha_1(\text{V})\alpha_2(\text{V})\alpha_3(\text{V})$	表皮细胞与基膜之间	胎膜、皮肤、子宫等组织中的纤维成分
Ⅵ	$\alpha_1(\text{VI})\alpha_2(\text{VI})\alpha_3(\text{VI})$	人胎盘组织	又称内膜胶原
Ⅶ	$[\alpha_1(\text{VII})]_3$	人胎盘绒毛膜和羊膜、复层扁平上皮、锚原纤维	又称长链胶原或 LC 胶原。由 3 条相同的 α 链形成反平行二聚体。是大疱性表皮松解症的抗原
Ⅹ	均一的三聚体	软骨肥大区和骨修复过程中的骨病中	特异性合成，局限性分布，一过性存在

Ⅰ～Ⅲ型胶原含量最丰富，形成相类似的纤维结构。Ⅰ型胶原为较粗的纤维束，主要存在于皮肤、肌腱、韧带及骨中，具有很强的抗张强度；Ⅱ型胶原为软骨中的主要胶原成分；Ⅲ型胶原形成细微的纤维网，广泛分布于伸展性组织，如疏松结缔组织、血管壁、妊娠组织及胎盘；Ⅳ型胶原形成三维网络样结构，是基膜的主要成分与支架；Ⅹ型胶原是一种新型胶原，不是以纤维的形式存在，而是以均匀的液态形式分布于细胞外，而且只在特定的时期、特定的部位、由特定的细胞合成分泌，具有特异性合成、局限性分布、一过性存在等特征。Ⅹ型胶原通常只存在于生长发育期的软骨内，由肥大软骨细胞合成，然后分泌到细胞外，分布在即将骨化的软骨内，并启动软骨骨化。

（二）胶原的结构特点

胶原蛋白的基本结构是胶原分子，各种类型胶原分子结构不同，但其基本结构相似。胶原蛋白一级结构表现为甘氨酸起始的三肽重复序列，例如甘氨酸-脯氨酸-羟脯氨酸、甘氨酸-脯氨酸-Y、甘氨酸-X-Y（其中 X、Y 代表除脯氨酸和甘氨酸以外的任何其他氨基酸）。胶原蛋白富含脯氨酸和赖氨酸，芳香族氨基酸和半胱氨酸含量则较少，缺乏色氨酸。胶原蛋白二级结构表现为特殊的三股螺旋结构，是由三条左手螺旋的 α 肽链以平行、右旋形式缠绕形成绳索状右手超螺旋结构（图 9-2）。胶原蛋白三级结构是指胶原肽链除次级键外，分子内和分子间还存在醇醛缩合交联、醛醇组氨酸交联及醛胺缩合交联等，这些交联使得胶原具有高拉伸强度。胶原蛋白的四级结构表现为原胶原分子依照一定规则平行排列成束，首尾错列 1/4，以共价键搭接形成稳定的胶原纤维，再进一步聚集成更大的纤维束，胶原纤维在不同组织中排列方式不同。

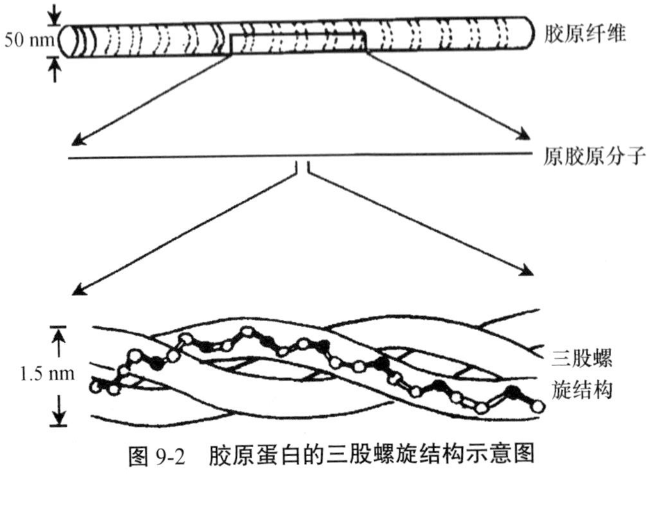

图 9-2 胶原蛋白的三股螺旋结构示意图

各型胶原蛋白的基本结构都是由三条相同或不同的肽链形成三股螺旋，含有三种结构，即螺旋区、非螺旋区及球形结构域。其中Ⅰ型胶原的结构最为典型。

Ⅰ型胶原的原纤维平行排列成较粗大的束，成为光镜下可见的胶原纤维，具有很强的抗张强度。其三股螺旋由 2 条 α_1(Ⅰ)链及 1 条 α_2(Ⅰ)链构成。每条 α 链约含 1050 个氨基酸，由重复的 Gly-Pro-Y 序列构成（Gly 即甘氨酸，Pro 即脯氨酸，Y 常为羟脯氨酸或羟赖氨酸）。重复的 Gly-Pro-Y 序列使 α 链卷曲为左手螺旋，每圈含 3 个氨基酸残基。如是，这样三股螺旋再相互盘绕成右手超螺旋，即前胶原（procollagen）蛋白。前胶原蛋白共价交联后成为具有抗张强度的不溶性胶原。

（三）胶原的合成

产生胶原的细胞主要是间质细胞（interstitial cell），例如成纤维细胞（fibroblast，常见于皮肤、肌腱及其他结缔组织）、成骨细胞（osteoblast，常见于骨组织）和成软骨细胞（chondroblast，常见于软骨组织）、牙本质细胞和神经膜细胞（neurilemma cell，见于神经组织）等都可以产生胶原。胶原的生成包括细胞内和细胞外两个阶段。细胞内阶段：胶原蛋白最初合成于内质网，在高尔基复合体内继续加工，合成绳索状的前胶原分子（procollagen molecule），通过分泌作用出胞。细胞外阶段：分泌到细胞外的前胶原分子，在前胶原肽酶（procollagen peptidase）的作用下被去掉前肽，再自我装配成为明暗相间、直径为 10 ～ 300 nm 的胶原原纤维（collagen fibril）。若干胶原原纤维再经糖蛋白黏合成为粗细不等的胶原纤维（collagen fiber）（图 9-3，图 9-4）。

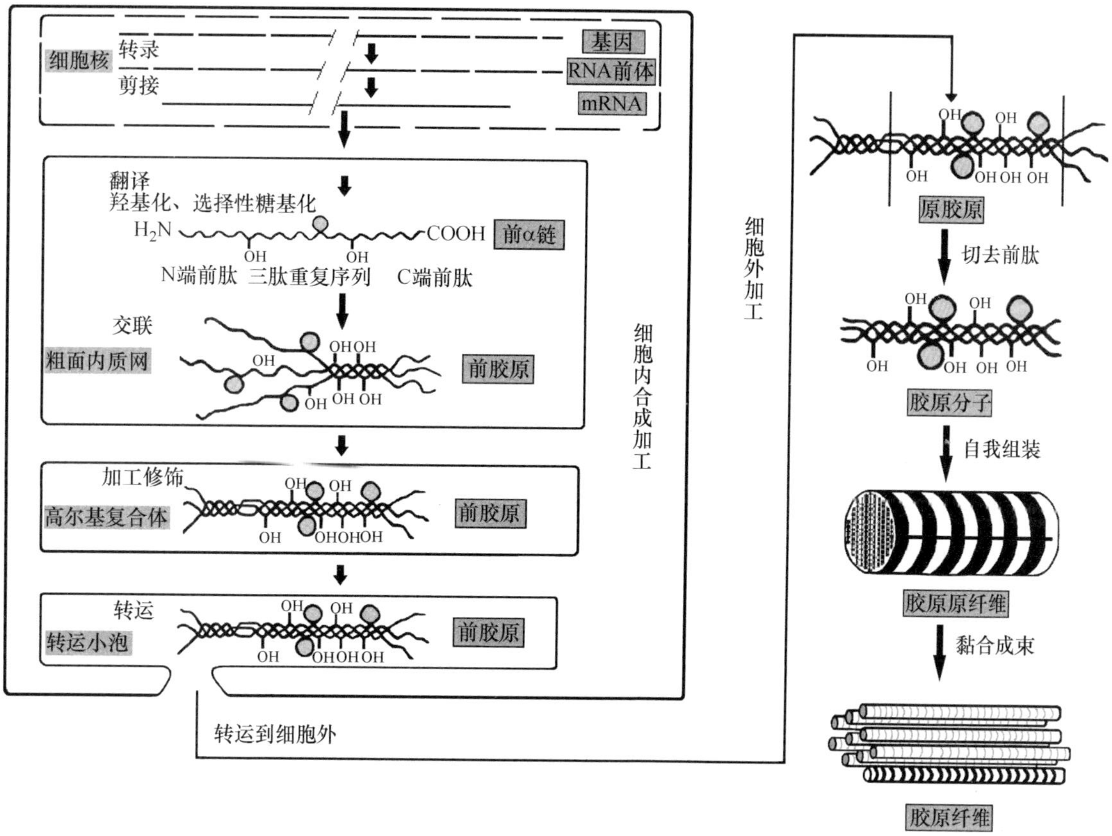

图 9-3　胶原的合成、转运和装配过程示意图

编码人 α_1（Ⅰ）链的基因含 51 个外显子，因而基因转录后的拼接十分复杂。翻译出的肽链称为前 α 链，其两端各具有一段不含 Gly-Pro-Y 序列的前肽。三条前 α 链的 C 端前肽借助二硫键形成链间交联，使三条前 α 链“对齐”排列。然后从 C 端向 N 端形成三股螺旋

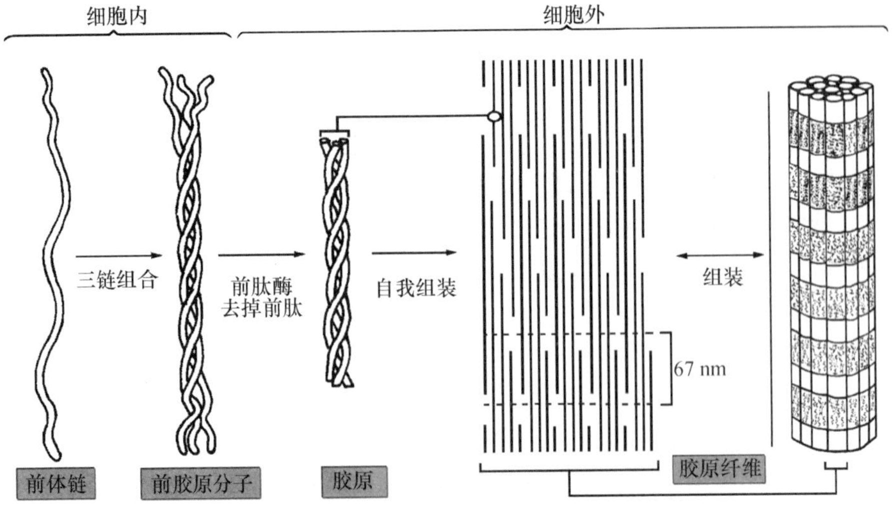

图 9-4 Ⅰ型原纤维构成示意图

结构。前肽部分则呈非螺旋卷曲。带有前肽的三股螺旋胶原分子称为前胶原。胶原变性后不能自然复性重新形成三股螺旋结构，原因是成熟胶原分子的肽链不含前肽，不能再进行“对齐”排列。

前 α 链在粗面内质网上合成，并在形成三股螺旋之前于脯氨酸及赖氨酸残基上进行羟基化修饰，脯氨酸残基的羟化反应是在与膜结合的脯氨酰 -4 羟化酶及脯氨酰 -3 羟化酶的催化下进行的。维生素 C 是这两种酶所必需的辅助因子。维生素 C 缺乏导致胶原的羟化反应不能充分进行，不能形成正常的胶原原纤维，结果非羟化的前 α 链在细胞内被降解。因此，膳食中缺乏维生素 C 可导致血管、肌腱、皮肤变脆、易出血，称为坏血病。

坏血病案例

（四）胶原蛋白的降解

胶原蛋白的降解一般较慢，骨胶原分子可维持 10 年不降解。肌腱胶原的降解最慢，牙龈胶原的降解速率高于骨、软骨及皮肤。在某些局部区域、特殊生理（胚胎发育、伤口愈合）或病理（炎症反应）情况下，胶原的降解有所加快，并常伴有胶原类型的改变。胶原分子可被胶原酶（collagenase）特异性降解，胶原酶的活化与抑制对于调节胶原的降解具有重要的作用，如创伤组织、癌变组织中胶原酶活性显著增高。

（五）胶原的功能

哺乳动物发育的不同阶段可表达不同类型的胶原。在胎儿的皮肤中含有大量的Ⅲ型胶原，随着年龄增长，Ⅲ型胶原逐渐被Ⅰ型胶原所取代，正常成年人皮肤中以Ⅰ型胶原为主。而且，胚胎及新生儿的胶原缺乏分子间的交联而易于抽提，随年龄增长，交联日益增多，皮肤、血管及各种组织变得僵硬，成为衰老的一个重要特征。

不同组织中胶原蛋白功能不尽相同。哺乳动物皮肤组织胶原具有抗衡来自不同方向张力的作用；肌腱中的胶原纤维沿着肌腱的长轴平行排列，能够承受巨大的拉力；而在角膜中，胶原纤维形成胶合板样多片层结构，使角膜既透明又具有一定强度。

此外，胶原与细胞分化有一定的关系。研究表明，在Ⅰ型胶原和纤连蛋白上的干细胞分化为成纤维细胞，在Ⅱ型胶原和软骨粘连蛋白上的干细胞则分化成为软骨细胞，而在Ⅳ型胶原和层粘连蛋白上则分化成上皮细胞。

二、非胶原蛋白

在细胞外基质中除了胶原等纤维蛋白外，还有另外一类重要蛋白质成分——非胶原蛋白。存在于细胞外基质中的非胶原蛋白有数十种，为多功能大分子，具有多个结构域，可分别与细胞及细胞外其他成分结合，是细胞外基质的组织者，直接影响细胞的存活、形状、黏着、铺展、迁移、增殖和分化。非胶原蛋白均为糖蛋白，纤连蛋白和层粘连蛋白是目前被研究得较清楚的非胶原蛋白的主要成员。

（一）纤连蛋白

纤连蛋白（fibronectin，FN），也称纤维连接蛋白，是 1974 年发现的一种聚糖蛋白，每个亚基的分子量为（2.2 ～ 2.5）$\times10^5$，也是发现最早的非胶原蛋白。纤连蛋白广泛存在于动物组织和组织液中，糖含量占 4.5% ～ 9.5%。纤连蛋白是由 2 条近乎等大肽链组成的二聚体，两条肽链在 C 端以二硫键交联。每条肽链含有 3 个单元（module），分别为 type Ⅰ、type Ⅱ和 type Ⅲ。而每个单元中有 2 条对向平行的 β 片层，3 对 β 片层可叠加成“三明治”结构。这些单元多为重复序列，例如每条肽链有 13 个 type Ⅰ单元重复序列、2 个 type Ⅱ重复序列以及 17 个 type Ⅲ重复序列（17 个 type Ⅲ单元中 15 个为保守重复序列，2 个为可变重复序列）。在细胞型纤连蛋白 type Ⅲ有时会有 1 ～ 2 个插入序列，称为 EⅢA 和 EⅢB。不同种纤连蛋白均为同一基因所编码，只是在转录后的 hnRNA 剪接上有所差异，因而产生出不同的 mRNA，进一步翻译出不同类型的纤连蛋白。翻译后的纤连蛋白修饰（如糖基化等）也有差异。大量研究结果表明，纤连蛋白分子在进化过程中高度保守，各种动物的纤连蛋白结构相似，性质和生物学功能相近，因而不同来源的纤连蛋白可以相互替代使用。

1. **纤连蛋白的分类**　纤连蛋白在动物体内分布十分广泛，根据所在部位的不同，纤连蛋白主要包括血浆纤连蛋白（plasma fibronectin，pFN）和细胞纤连蛋白（cellular fibronectin，cFN）两类。此外还有一种由胚胎组织、恶性细胞及胎盘组织合成的胎儿型纤连蛋白（fetal fibronectin）。血浆纤连蛋白是一种由 2 条相似的肽链（A 链和 B 链）在 C 端以二硫键交联形成的 V 字形二聚体（图 9-5）。此类纤连蛋白主要来源于肝实质细胞，少量来源于血管内皮细胞。血浆纤连蛋白还以可溶形式存在于血浆及各种体液中。

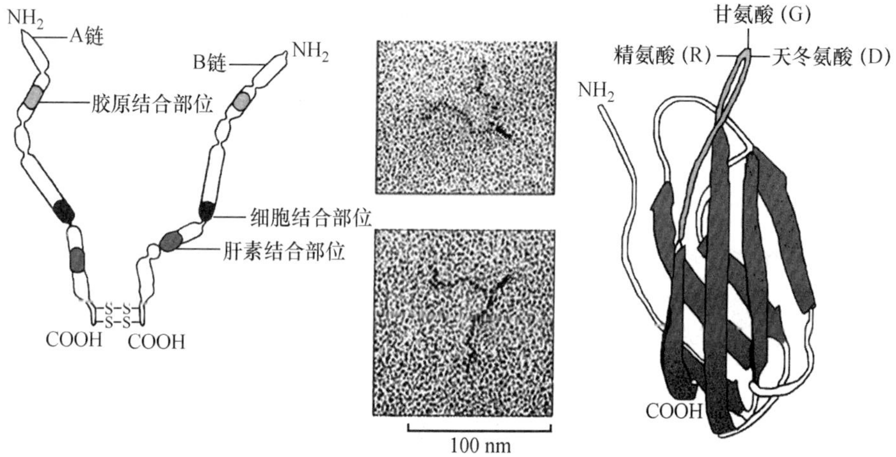

图 9-5　纤连蛋白二聚体结构示意图 (A)、电镜图 (B) 和结构图 (C)

细胞纤连蛋白通常为二聚体，借助于链间的二硫键交联成纤维束。根据所在位置不同，细胞纤连蛋白分为表面纤连蛋白（surface fibronectin）和基质纤连蛋白（matrix fibronectin）两类。细胞表面纤连蛋白难溶于水，主要由间质细胞（如成纤维细胞、内皮细胞、软骨细胞、巨噬细胞、乳腺上皮细胞等）分泌产生。细胞表面纤连蛋白分布于细胞外基质中，能瞬时附着于细胞表面，与细胞表面特异性受体结合而发挥作用。基质纤连蛋白也是一种不溶于水的纤连蛋白原纤维，常聚集在细胞外基质中或沉积在细胞表面，通过二硫键互相交联，是构建间充质（mesenchyme）的主要纤连蛋白。

2. **纤连蛋白的分子结构**　纤连蛋白肽链的每个单元都有不同的结合区域，可以与细胞表面受体、胶原、纤维素以及硫酸蛋白多糖等特异性结合。用蛋白酶水解法、化学合成小肽植入以及重组 DNA 等技术研究发现，纤连蛋白结构域中 Arg-Gly-Asp（RGD，精氨酸、甘氨酸和门冬氨酸）三肽序列是细胞外基质蛋白的特有序列，也是细胞识别的最小结构单位（图 9-6）。

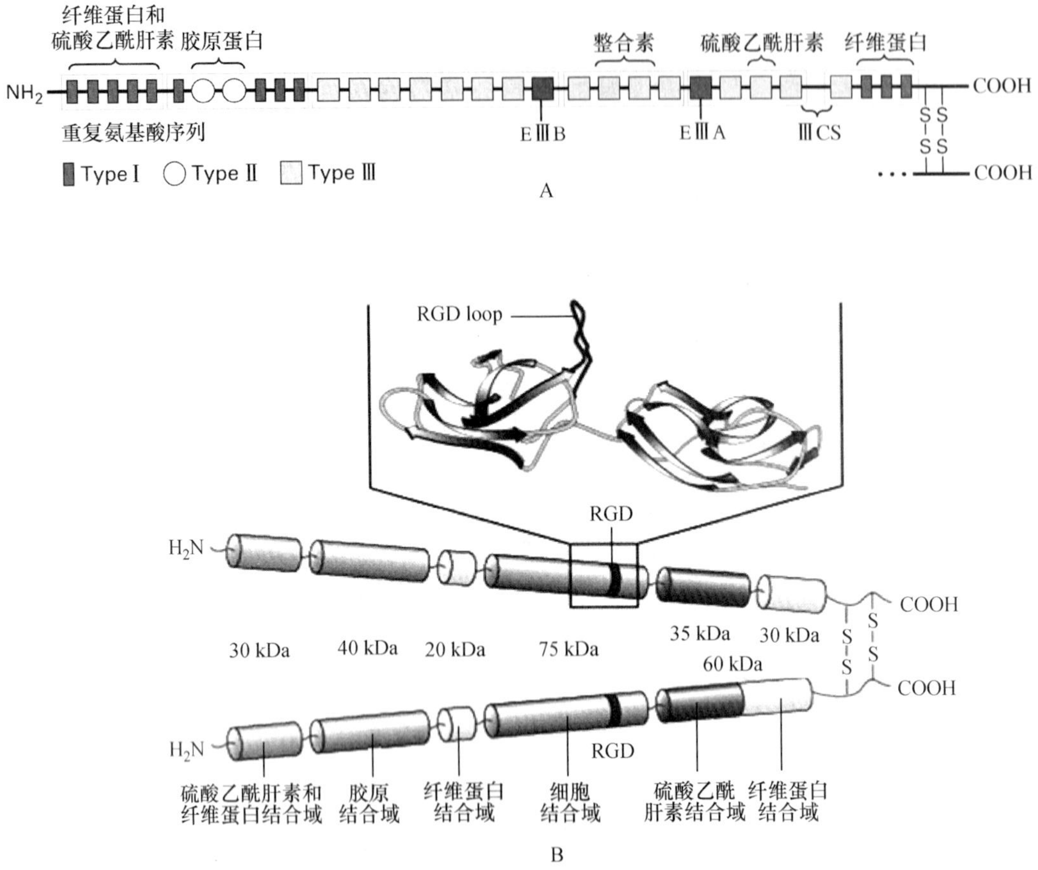

图 9-6　纤连蛋白分子结构模式图

3. **纤连蛋白的功能**　纤连蛋白是一种多功能分子，其主要功能是介导细胞黏连（图 9-7）。研究表明，纤连蛋白能使细胞锚定在底物上，纯化的纤连蛋白可增强细胞间以及细胞与基质之间的黏连。通过黏连，纤连蛋白可以通过细胞信号转导途径调节细胞的形状和细胞骨架组织的变化，促进细胞铺展。

纤连蛋白还能帮助细胞运动与迁移。在胚胎发生过程中，纤连蛋白对于许多类型细胞的迁移和分化是必需的，例如胚胎发育早期神经嵴细胞的迁移。在神经管形成时，神经嵴细胞从神经管的背侧迁移到胚胎各个区域，分化成神经节、色素细胞等不同类型的细胞。一般认为纤连蛋白基质纤维为细胞的运动提供了轨道。

在创伤修复中，纤连蛋白亦是重要的。在血液凝固过程中，血浆纤连蛋白促进血小板附着于血管受损部位，有利于血液凝固和创伤面修复。组织创伤时，血浆纤维蛋白促进巨噬细胞和其他免疫细胞迁移到受损部位。免疫细胞还可与血浆纤维蛋白结合，吸引成纤维细胞、平滑肌细胞和内皮细胞向伤口迁移，形成肉芽，然后形成瘢痕，刺激上皮细胞增生，使创面修复。

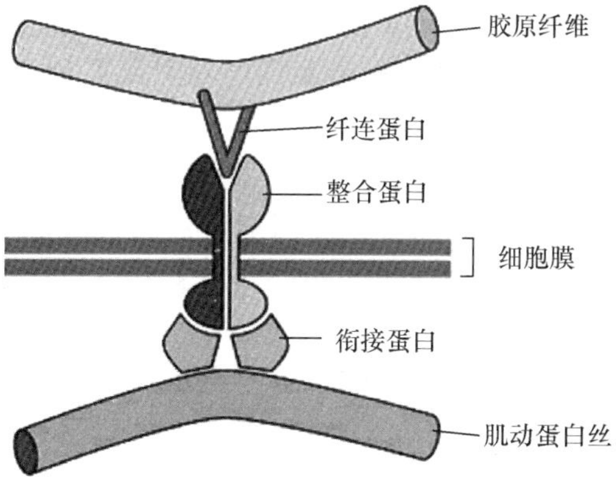

图 9-7　纤连蛋白将细胞连接到细胞外基质上

（二）层粘连蛋白

层粘连蛋白（laminin，LN）简称层连蛋白，旧称板层系，是一种与细胞黏附密切相关的蛋白质，广泛存在于哺乳动物胚胎及成体组织基膜中。

1. **层粘连蛋白的结构**　层粘连蛋白是结构最复杂的高分子糖蛋白，具有 50 多条 *N*- 连接的寡糖，糖含量 1.5% ～ 2.8%，分子量约 850 kDa。层粘连蛋白由 1 条重链（α 链）和 2 条轻链（β 、γ 链）构成，3 条肽链借二硫键交联成不对称的十字形分子（图 9-8）。十字形分子的 3 条短臂各由 3 条肽链的 N 端序列构成，每一短臂包括 2 个球区及 2 个短杆区；十字形分子的长臂由 3 条肽链的近 C 端序列共同构成长杆区，而末端的分叶状大球区仅由 α 链 C 端序列卷曲而成，是与硫酸肝素结合的部位。层粘连蛋白分子中至少存在 8 个能与细胞结合的位点。已知多种层粘连蛋白受体可识别并与层粘连蛋白糖链结合。现已确定，有 11 种层粘连蛋白分子分别由 10 种亚单位（α_1、α_2、α_3、α_4、α_5、β_1、β_2、β_3、γ_1、γ_2）中的 3 种以不同方式组合而成，这 10 种亚单位分别由 10 个结构基因编码。

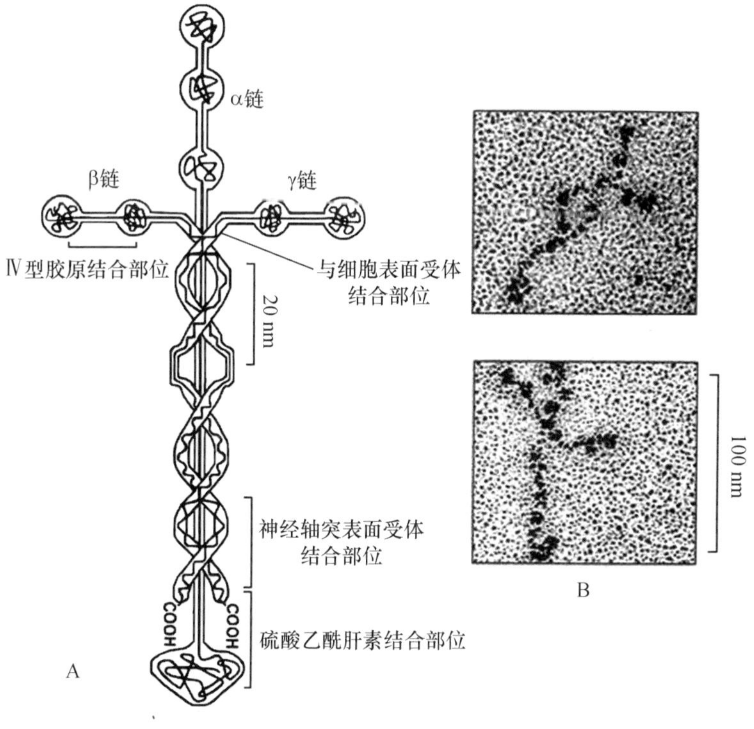

图 9-8　层粘连蛋白分子结构示意图 (A) 和电镜图 (B)

2. 层连蛋白的功能 层粘连蛋白与Ⅳ型胶原、硫酸乙酰肝素、肝素、脑苷脂、神经节苷脂等结合，成为基膜的重要成分。鉴于层粘连蛋白序列中含有 RGD 三肽序列，故能被上皮细胞、内皮细胞、神经细胞等多种细胞表面的层粘连蛋白受体（即整合素）特异性识别，使细胞附于基膜上，并促进细胞生长。层粘连蛋白作为基膜的主要成分，对基膜基质的组装起关键作用。目前证实，有 8 种整合素亚型特异性识别层粘连蛋白中的 RGD 序列，但也有整合素识别非 RGD 序列，例如纤连蛋白中的 LDV（Leu-Asp-Val，即亮氨酸-天冬氨酸-缬氨酸）序列。

层粘连蛋白在胚胎发育早期对于保持细胞粘连、细胞极性及细胞分化有重要意义。层粘连蛋白还有助于神经元在体外存活，并在缺乏神经生长因子的情况下促进中枢及周围各种神经元轴突的生长。

三、弹性蛋白

弹性纤维具有伸展性，弹性蛋白纤维网络使组织具有弹性和回缩能力，保证组织器官的弹性功能。

1. 弹性蛋白的结构 弹性蛋白（elastin）是高度疏水的非糖基化蛋白，约含 830 个氨基酸残基，由两种类型的短肽交替排列构成：一种是疏水短肽（hydrophobic peptide），提供给分子以弹性；另一种为富含丙氨酸和赖氨酸残基的 α 螺旋，并在相邻分子间形成交联。弹性蛋白的氨基酸组成成分类似于胶原，也富含甘氨酸和脯氨酸，几乎不含羟脯氨酸和羟赖氨酸。弹性蛋白没有胶原特有的 Gly-Pro-Y 序列，故不形成规则的三股肽链的绞合结构，而是呈无规卷曲，也不发生糖基化修饰。弹性蛋白的每一个短肽由一个外显子编码合成后，以原弹性蛋白（tropoelastin）的形式分泌到细胞外。弹性蛋白分子间的交联比胶原更复杂，在靠近质膜处，肽链之间通过赖氨酸残基互相交联，装配成弹性纤维，形成极富弹性的网络结构（图 9-9）。

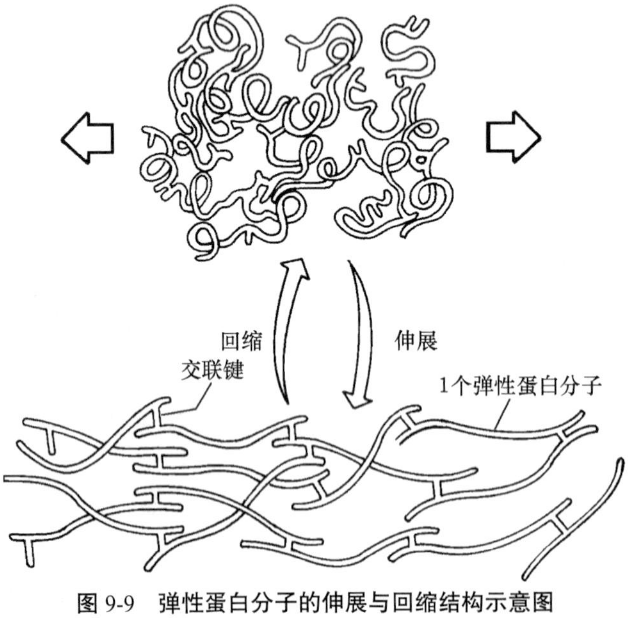

图 9-9 弹性蛋白分子的伸展与回缩结构示意图

2. 弹性蛋白的功能 弹性纤维（elastic fibers，EF）由均质的弹性蛋白（elastin）和纤丝素（fibrillin）组成，后者是一种糖蛋白，甘氨酸很少，富含半胱氨酸，无羟脯氨酸。通过半胱氨酸形成二硫键交联，将纤丝素聚集形成微原纤维（microfibril）。成纤维细胞和平滑肌细胞均合成和分泌纤丝素和原弹性蛋白。微原纤维的作用是作为弹性蛋白铺垫，弹性蛋白铺展在其上，并与弹性蛋白共同形成弹性纤维，且将真皮中的弹性纤维锚定在细胞外基质或基膜上。弹性纤维粗细不等，粗长型弹性纤维分布于动脉血管壁，而在肠系膜、筋膜和皮肤中则是较细的弹性纤维以网状形式散在分布于胶原纤维束之间。皮肤中的弹性纤维占干重的 2% ～ 5%。

弹性蛋白通过细胞外基质中的弹性纤维网络使组织具有弹性和回缩能力，保证组织器官的弹性功能。脉管壁、肺、皮肤、肌腱和疏松结缔组织不仅有一定强度，而且具有弹性。弹性纤维与胶原互相交织，可维持皮肤的韧性，防止组织和皮肤撕裂及过度伸展。

四、糖胺聚糖和蛋白聚糖

糖胺聚糖（glycosaminoglycan，GAG）与蛋白聚糖（proteoglycan，PG）是高分子含糖化合物，形成细胞外基质高度亲水性的无定形胶状物。

（一）糖胺聚糖

糖胺聚糖是由重复的双糖单位构成的无分支长链多糖。双糖之一是氨基己糖（*N*- 乙酰氨基葡糖或 *N*- 乙酰氨基半乳糖），也称氨基聚糖（原名酸性黏多糖）；另一糖常为糖醛酸（葡糖醛酸或艾杜糖醛酸）。但硫酸角质素双糖单位则为糖醛酸（uronic sugar）或半乳糖。在大多数糖胺聚糖中，糖基常被硫酸化。根据糖基的组成、连接方式、硫酸化位点及数量，可将糖胺聚糖分为 7 种，即透明质酸、4- 硫酸软骨素、6- 硫酸软骨素、硫酸皮肤素、硫酸乙酰肝素、肝素和硫酸角质素。糖胺的结构、特性和分布见表 9-2。

透明质酸（hyaluronic acid，HA）是一种重要的糖胺聚糖，也是不发生硫酸化修饰的糖胺聚糖。一个透明质酸分子通常由多达数千个双糖单位（葡糖醛酸＋ *N*- 乙酰氨基葡糖）重复排列构成，远大于糖胺聚糖平均 300 个糖基数目，分子量可达 10^3 ～ 10^4 kDa。溶液中的透明质酸分子呈无规卷曲状态。如果没有空间制约的因素，透明质酸分子可以占据比自身体积大 1000 倍以上的空间，其分子长度可达 5 ～ 25 μm。

表9-2　糖胺聚糖的分子特性及组织分布

糖胺聚糖	重复双糖单位	硫酸基	分布组织
透明质酸（HA）	葡糖醛酸，*N*- 乙酰葡糖	0	结缔组织、皮肤、软骨、玻璃体、滑液
4- 硫酸软骨素	葡糖醛酸，*N*- 乙酰半乳糖	0.2 ～ 2.3	软骨、角膜、骨、皮肤、动脉
6- 硫酸软骨素	葡糖醛酸或艾杜糖醛酸，*N*- 乙酰葡糖	1.0 ～ 2.0	皮肤、角膜、骨、动脉
硫酸皮肤素（DS）	葡糖醛酸或艾杜糖醛酸，*N*- 乙酰葡糖	0.2 ～ 3.0	皮肤、血管、心脏、心瓣膜
硫酸乙酰肝素（HS）	葡糖醛酸或艾杜糖醛酸，*N*- 乙酰葡糖		肺、动脉、细胞表面
肝素	葡糖醛酸或艾杜糖醛酸，*N*- 乙酰葡糖	2.0 ～ 3.0	肺、肝、皮肤、肥大细胞
硫酸角质素（KS）	半乳糖，*N*- 乙酰葡糖	0.9 ～ 1.8	软骨、角膜、椎间盘

透明质酸分子表面的糖醛酸羧基还可结合阳离子，增加了基质的离子浓度和渗透压，导致大量水分子被摄入基质。因此，透明质酸倾向于向外膨胀，产生张力，使结缔组织具有抗压和抗冲击能力。体重 70 kg 的成年人，体内透明质酸含量约 15 g，其中 1/3 为每天合成或降解。软骨、皮肤、血管内皮含有丰富的透明质酸。在体液（尤其是关节液）中透明质酸起润滑作用，减少摩擦，保护关节面。皮肤受到紫外线照射损伤后，可刺激透明质酸合成增加，帮助皮肤修复。透明质酸还可帮助细胞运动与迁移。在胚胎发育早期和创伤修复时，细胞分泌大

量的透明质酸，促进细胞迁移和增殖。细胞迁移结束时，多余的透明质酸立即被透明质酸酶（hyaluronidase，HAase）降解。

细胞表面的透明质酸受体为 CD44 及其同源分子，属于透明质酸黏素（hyaladherin）家族。借助非共价键，透明质酸可与多种蛋白聚糖之核心蛋白或连接蛋白相结合，在软骨基质中尤其如此。除透明质酸及肝素外，其他几种糖胺聚糖均不游离存在，而与核心蛋白共价结合构成蛋白聚糖。

肝素 (heparin) 是另一种重要的糖胺聚糖，作为体内的一种天然抗凝血物质，因首先在肝被发现而得名，后来在肺、血管壁、肠黏膜等组织中也发现肝素存在。肝素是一种由葡糖胺、L- 艾杜糖醛苷、*N*- 乙酰葡糖胺和 D- 葡糖醛酸交替组成的黏多糖硫酸酯，分子量为 15 kDa，呈强酸性。肝素常用作抗凝剂，临床上主要用于血栓栓塞性疾病、心肌梗死、心血管手术、心脏导管检查、体外循环、血液透析等。

（二）蛋白聚糖

蛋白聚糖也是一种高分子量的含糖化合物，存在于所有结缔组织细胞外基质及许多细胞表面。蛋白聚糖是糖胺聚糖（除透明质酸外）与核心蛋白（core protein）的丝氨酸残基共价结合而成的巨分子（giant molecule），含糖量可达 9.0% ～ 9.5%。核心蛋白中丝氨酸残基常为 Ser-Gly-X-Gly（丝氨酸–甘氨酸–除脯氨酸外的任一氨基酸–甘氨酸），可在高尔基复合体中与糖胺聚糖结合。其糖基化过程为：首先，通过糖基转移酶将 4 个糖的桥链（link tetrasaccharide，Xyl-Gal-Gal-GlcUA，木糖–半乳糖–半乳糖–葡糖醛酸）连接到丝氨酸位点，然后氨基糖链不断延长，并对所合成的重复二糖单位进行硫酸化及差向异构化修饰。一个核心蛋白分子上可以连接 1 ～ 100 个或以上的糖胺聚糖链。许多蛋白聚糖单体常以非共价键与透明质酸形成蛋白聚糖多聚体。核心蛋白质的 N 端序列与 CD44 分子结合透明质酸的结构域具有同源性，故亦属于透明质酸黏素族。

蛋白聚糖多聚体（图 9-10）的分子量可达 10^8 kDa 以上，体积可超过细菌。常见的构成软骨的蛋白聚糖多聚体，其糖胺聚糖主要是硫酸软骨素（CS），其次是硫酸角质素（KS）。软骨中蛋白聚糖多聚体含量不足或代谢障碍可引起长骨发育不良、四肢短小。

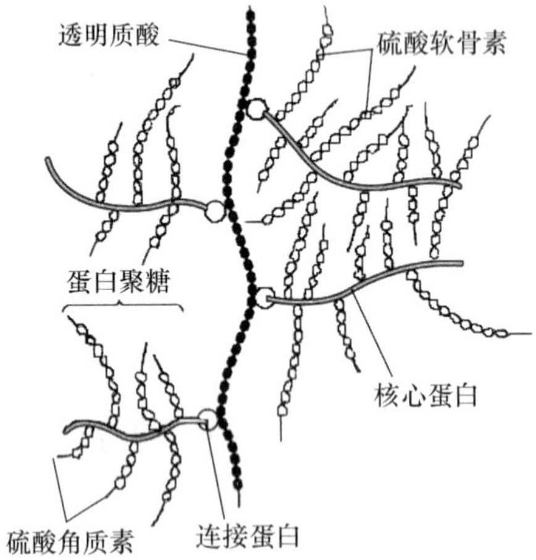

图 9-10　蛋白聚糖多聚体分子结构示意图

与一个核心蛋白分子相连的糖胺聚糖链可以是同种或不同种，数目也可以不同，有很大的差异性，所以蛋白聚糖的一个显著特点是多态性。可采用 DNA 重组技术，根据核心蛋白的氨基酸顺序对蛋白聚糖进行分类（表 9-3）。

表9-3　一些蛋白聚糖的组成特性与定位

蛋白聚糖	核心蛋白的分子量（kDa）	糖胺聚糖类型	糖胺聚糖的糖链数目	定位	功能
聚集蛋白聚糖（aggrecan）	210 000	硫酸软骨素和硫酸角质素	130	软骨	与透明质酸形成大的聚合物，起支持、抗压作用
硫酸类肝素蛋白聚糖（perlecan）	600 000	硫酸乙酰肝素	2 ～ 15	基膜	结构及过滤作用
核心（蛋白）聚糖（decorin）	40 000	硫酸软骨素 / 硫酸皮肤素	1	结缔组织	与 Ⅰ 型胶原及 TGFβ 结合
β 蛋白聚糖（beta-glycan）	36 000	硫酸软骨素 / 硫酸皮肤素	1	细胞表面	胞外基质与 TGFβ 结合，作为辅助受体
多配体（蛋白）聚糖（syndecan-1）	32 000	硫酸软骨素和硫酸乙酰肝素	1 ～ 3	上皮细胞表面	上皮细胞黏合及结合 FGF 等
纤聚糖（fibroglycan）		硫酸乙酰肝素	3	成纤维细胞表面	纤连蛋白的辅助受体
丝甘（蛋白）聚糖（含有大量 Ser-Gly 重复序列）（serglycan）	20 000	硫酸软骨素 / 硫酸皮肤素	10 ～ 15	白细胞的分泌囊泡	协助包装及贮存分泌分子

第二节　基膜的结构与功能

基膜（basal membrane）又称基底膜，是细胞外基质的特化结构形式。基膜是位于上皮细胞基底面与结缔组织的膜状结构，具有支持连接作用；同时，基膜也是一种半透膜，可供物质通透。

形成基膜的组织和细胞通常为：①肌细胞和脂肪细胞表面；②皮肤鳞状上皮细胞的底面；③血管内皮细胞的底面；④二胚层胚盘两个胚层之间。此外，在施万细胞（Schwann cells）表面也覆盖有基膜。

一、基膜的形态结构与成分

（一）基膜的成分

基膜是由不同蛋白纤维组成的网状结构，每种基膜含有至少一种类型的蛋白聚糖。基膜的主要成分有Ⅳ型胶原、层粘连蛋白（LN）、巢蛋白（nidogen）、串珠蛋白聚糖（perlecan）、内联蛋白（endonexin）、肌腱蛋白（tenascin）、钙结合糖蛋白（calcium binding glucoprotein）和硫酸肝素糖蛋白等（图 9-11）。

1. **层粘连蛋白**　层粘连蛋白在基膜的形成中起重要作用，因为层粘连蛋白具有许多不同的结构域，其中具有与其他蛋白复合物结合的特殊位点。此外，层粘连蛋白还能够同细胞表面受体结合，也能够同其他的层粘连蛋白分子（或其他糖蛋白）结合。更重要的是，层粘连蛋白同Ⅳ型胶原结合，形成分隔的交联网状结构，形成的基膜通过层粘连蛋白与细胞表面受体紧密结合，将基膜与覆盖的细胞紧密结合起来。因此，层粘连蛋白不仅是基膜的主要成分，也是基膜的组织者，还是胚胎发育过程中最先合成的基膜成分。

2. **Ⅳ型胶原**　Ⅳ型胶原（collagen type Ⅳ，Col- Ⅳ）是构成基膜的主要结构成分之一，是

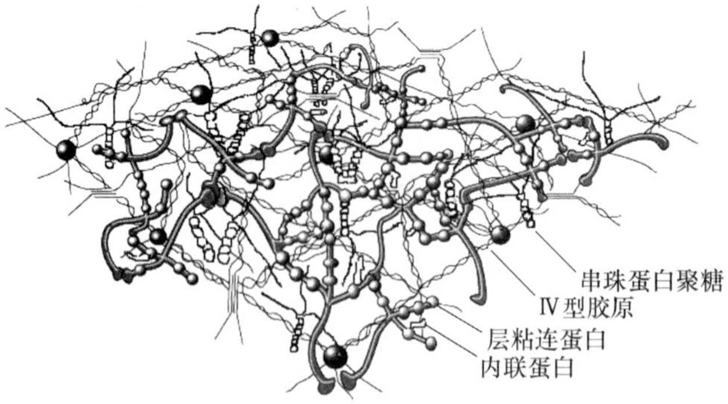

图 9-11 基膜的分子结构模型

基膜的网状钢架。Ⅳ型胶原在细胞内合成后直接以前胶原参与细胞外间质的构成。肝血窦（hepatic sinusoid）是肝的终末毛细血管，有着特殊的结构组成。通常，肝血窦的管壁仅由单层内皮细胞组成，内皮细胞与肝细胞间缺乏基膜组织。正常情况下，组成窦壁的窦内皮细胞富含直径约 0.1 μm 的窗孔，从而使得整个细胞呈筛状。此种窗孔容许乳糜微粒，甚至某些细胞成分通过，以完成肝血窦内血液与肝细胞之间的物质交换。但在肝硬化患者中，肝窦内皮细胞出现毛细血管化（capillarization）改变，即在肝纤维化晚期或肝硬化期肝窦内皮窗孔逐渐减少或消失，内皮下生成基膜，形成类似于连续性的毛细血管。现已证实，层粘连蛋白形成基膜与“肝窦毛细血管化”有关。目前认为，血清Ⅳ型胶原含量可反映组织与器官胶原的合成状态，例如，肝损伤时，肝内星形细胞（hepatic stellate cell，HSC）活化，并分泌以胶原蛋白为主的细胞外基质。过多的细胞外基质沉积于肝，就会造成肝纤维化。纤维化程度可以由血清Ⅳ型胶原浓度加以反映。慢性肝炎、肝硬化、肝癌患者血清中，可见Ⅳ型胶原浓度增高。

3. **巢蛋白** 巢蛋白分子呈哑铃状，具有 3 个球区，分别称为 G_1、G_2、G_3，其中 G_3 区域与层粘连蛋白结合，G_2 区域与Ⅳ型胶原结合，形成Ⅳ型胶原纤维网络与层粘连蛋白纤维网络之间的连桥，在基膜的组装中起着非常重要的作用。

4. **串珠蛋白聚糖** 串珠蛋白聚糖，也称渗滤素，是基膜中最丰富的蛋白聚糖之一，它包含一个巨大的多结构域的核心蛋白（分子量约 400 kDa）和多达 2 ～ 15 条的特异性硫酸乙酰肝素侧链。串珠蛋白聚糖可与多种细胞外基质成分（Ⅳ型胶原、层粘连蛋白、纤连蛋白等）以及细胞表面分子交联结合，共同构成基膜的网络结构，肾小球基膜中的渗滤素对于原尿的生成具有筛滤作用。

（二）基膜的结构

基膜是上皮细胞基底面与深部结缔组织之间共同形成的薄膜，由于过薄，在 HE 染色切片上一般不易分辨。但是假复层纤毛柱状上皮和复层扁平上皮的基膜相对较厚，用过碘酸-希夫（periodic acid-Schiff，PAS）染色呈粉红色，或镀银染色可以显示呈黑色的基膜。在电镜下，基膜分为三层（图 9-12）：靠近上皮基底面的为透明板（lamina lucida），是一电子密度低的薄层，厚 10 ～ 50 nm；其下是电子密度高的均质层，称致密板（lamina densa），厚 20 ～ 300 nm，由细丝状物质和无定形基质组成，由上皮细胞分泌而来；致密板之下，靠近结缔组织的称为网（织）板（reticular lamina），较厚，由网状纤维和基质组成，该层由结缔组织的成纤维黏连细胞分泌产生，有的基膜无此层。

二、基膜的功能

基膜不仅对上皮组织起结构支撑作用，而且在上皮组织和结缔组织之间起连接作用。基膜是上皮细胞和内皮细胞的铺垫，也可包绕于肌细胞、神经细胞、神经髓鞘细胞和脂肪细胞

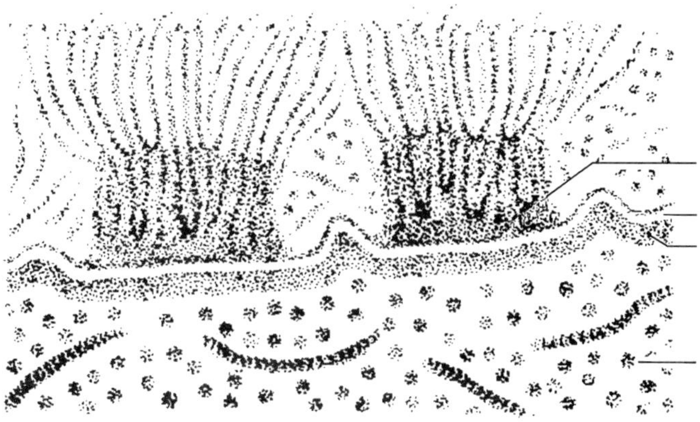

图 9-12　基膜超微结构模式图

周围，用来隔离细胞和结缔组织（图 9-13）。在组织结构上，基膜把细胞与其下方的结缔组织隔开。

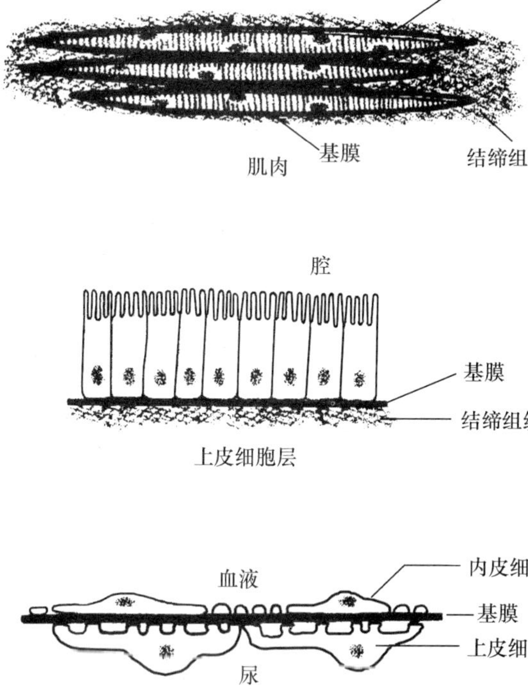

图 9-13　各种类型基膜结构的模式图

基膜不仅对组织结构起支持作用，同时也是一种半透膜，具有选择性屏障作用。上皮组织与结缔组织之间的基膜可阻止上皮细胞接触到成纤维细胞；在肾小球、肺泡等部位，基膜介于两层细胞之间，起分子滤筛作用，如在肾细胞中，基膜可以作为一种过滤器，允许小分子物质进入尿液，却阻止大分子蛋白质进入。尿常规检查如显示蛋白质呈阳性（即蛋白尿），提示肾小球结构可能受损。肌肉、神经、上皮组织受损伤后，基膜为再生细胞提供支架。除此之外，基膜还可以调节分子和细胞的运动，决定细胞的极性，影响细胞代谢、存活、迁移、增殖和分化。在细胞膜周围组织蛋白质结构，诱导细胞分化和引导细胞迁移，如表皮细胞下的基膜一方面阻止结缔组织的细胞（如成纤维细胞）进入表皮，另一方面允许“防卫战士”白细胞的移动。

第三节 细胞外基质的功能

细胞外基质的成分种类众多，组成复杂，结构迥异。而且同一种细胞外基质成分存在着不同结构域和功能区，换言之，同一种细胞外基质成分，在不同组织中结构与功能大相径庭。这种结构与功能上的特性，决定了细胞外基质拥有复杂的多样性。

由于细胞外基质对细胞的形状、结构、功能、存活、增殖、分化、迁移等许多生命现象具有广泛影响，因而在胚胎发育、器官形成，乃至在维持成体结构与功能完善方面（包括免疫应答及创伤修复等）都发挥着不可或缺的重要作用。

一、细胞外基质的物理作用

在不同组织中，胶原作为骨架选择性地与非胶原蛋白、糖胺聚糖及弹性蛋白结合，形成具有组织特异性的三维空间网络结构；细胞外基质的不同成分之间相互作用，形成立体框架，对细胞起支撑作用。大多数细胞都依赖细胞外基质发挥黏附作用，细胞只有通过细胞外基质的连接才能构成组织。细胞外基质不仅在形成机体不同组织的结构上具有重要作用，还影响组织细胞的物理性状。

（一）决定组织的牵张强度与弹性

组织牵张强度（tensile strength）是指组织破裂时所需要的单位面积的张力。决定组织牵张强度的主要是胶原，具体是胶原含量和胶原纤维束直径。核心聚糖在维持胶原纤维的正常结构方面发挥重要作用，它通过中心功能区与Ⅰ型和Ⅲ型胶原结合，从而控制胶原纤维的形成，使胶原纤维组成高度有序的结构。核心聚糖基因缺陷的胶原结构无序，形态与大小差异很大。正常胶原直径为40～80 nm，而核心聚糖基因缺陷的胶原直径可达到40～260 nm，导致胶原纤维结构疏松。核心聚糖在维持皮肤张力强度方面也具有十分重要的作用。有研究显示，干扰核心聚糖基因表达，可致小鼠皮肤脆性增加、真皮层变薄且皮下结缔组织松弛，皮肤张力强度仅为正常动物的1/3，皮肤的延展性降低35%～40%。

组织弹性是指组织在受到外力（包括牵张力和压力）作用之后使恢复到原来形状的物理特性，即组织的伸缩性和可逆的变形能力。决定组织弹性的成分是弹性纤维，弹性纤维中的原纤维蛋白异常，就会导致皮肤弹性改变，皮肤出现凸条纹等症状。

（二）天然屏障作用

细胞外基质中的蛋白聚糖布满结缔组织的细胞间质内，起着分子筛（molecular sieve）作用，允许小分子水溶性物质、气体分子通过，并调节局部离子代谢，影响组织的通透性和渗透压；而大分子颗粒物质（如病原微生物等）则不能通过。从这一点上讲，细胞外基质对病原微生物的扩散起着天然屏障作用。

（三）生长因子的贮存库

细胞外基质成分可以结合生长因子，不仅可以调节生长因子的活性，而且还可以使肽类生长因子不被降解，具有贮存库的作用。能结合细胞因子的细胞外基质成分主要是蛋白聚糖，与之结合的生长因子包括成纤维细胞生长因子2（fibroblast growth factor-2，FGF2）、转化生长因子β（transforming growth factor beta，TGFβ）、血小板趋化因子-4（platelet chemokine 4）等；此外，渗滤素通过硫酸肝素侧链与FGF2结合；核心聚糖对TGFβ具有高度亲和性。在一定条件下，这些因子会被释放出来，与细胞表面相应受体结合，引起细胞的生物学效应。

二、细胞外基质的生物学功能

（一）决定细胞的形态结构

细胞外基质影响细胞的形状。同一种细胞在不同的细胞外基质上黏附时可表现出完全不同的形状。研究表明，几乎所有细胞在脱离所在组织而处于单个游离状态时皆呈球形，此时细胞表面有许多微绒毛及膜皱襞，细胞骨架呈解聚状态（即去组装）。除血液循环中成熟的血细胞外，几乎所有细胞均可在特定的基质上黏着和铺展，表现一定的形状。成纤维细胞在天然的细胞外基质中呈扁平多突状，细胞表面微绒毛及皱襞较少，肌动蛋白丝组装于靠基底的胞质中。如果将成纤维细胞置于无细胞基质涂布的玻片上进行培养，细胞则呈现球形。此外，神经细胞及上皮细胞只有黏附在基膜才能显示出明显的极性。例如黏附于基膜成分上的上皮细胞，细胞核靠近基底，而待分泌的酶及黏液分布在顶部，侧面存在连接复合物，半桥粒位于基底侧，与基质相连。研究显示，细胞外基质对细胞形态的影响主要是通过与细胞表面受体结合，通过信号传递影响细胞骨架的组装和排列来实现的。

（二）影响细胞的存活与凋亡

细胞外基质是细胞赖以生存的物质。除血液细胞外，正常真核细胞大多须黏附于特定的细胞外基质上才能长期存活，这种特性称为定着依赖性（anchorage dependence）。例如，上皮细胞或内皮细胞一旦脱离了细胞外基质，则会发生程序性死亡（凋亡）。细胞外基质成分与相应的整合素结合后，激活黏着斑激酶（focal adhesion kinase，FAK），细胞内 Bcl-2 的表达增加，从而阻止凋亡的发生。

不同的细胞赖以生存的细胞外基质成分是不一样的。研究显示，血管内皮细胞在（细胞外基质）层粘连蛋白含量低时就会死亡，而在高浓度的层粘连蛋白或低浓度的玻连蛋白、纤连蛋白环境中才能存活。人内皮细胞需要培养基中含有玻连蛋白和纤连蛋白才能生存，而中国仓鼠卵巢细胞（Chinese hamster ovary cell，CHO 细胞）在仅含有纤连蛋白的培养液中就能存活，在仅含玻连蛋白的培养液中则发生凋亡。Ⅳ型胶原能增加角膜成纤维细胞的存活率，阻止整合素 β1 亚基所引起的细胞凋亡。单独应用纤连蛋白、玻连蛋白、Ⅳ型胶原或Ⅰ型胶原，可以不同程度地阻止人脐静脉内皮细胞凋亡。

（三）调节细胞增殖

体外培养的贴壁细胞（adherent cell）只有黏附在一定基质上才能增殖，称为锚定依赖性生长（anchorage dependent growth）。细胞黏着于适当的基质上才能保证蛋白质及 RNA 的合成，在铺展状态下才能进行 DNA 复制。多数细胞外基质成分的分子结构中均有表皮生长因子（EGF）样功能区，这个功能区具有促进分裂活性，可以促进细胞的分裂增殖。正常情况下，细胞外基质的表皮生长因子功能区被遮蔽，在创伤等病理情况下被暴露，促进细胞分裂。

不同的细胞外基质对细胞增殖的影响截然不同。例如，成纤维细胞在纤连蛋白基质上增殖加快，而在层粘连蛋白基质上增殖减慢；上皮细胞对这两种细胞外基质成分的反应则相反。硫酸肝素蛋白聚糖能促进瘤细胞增殖，但对血管平滑肌细胞的增殖具有抑制作用。核心聚糖具有抑制 CHO 细胞增殖的作用，但对成纤维细胞增殖却无影响。透明质酸促进成纤维细胞增殖，抑制其分化，并抑制新生血管的形成。实验证明，细胞外基质成分（如层粘连蛋白）可显著促进肿瘤细胞的黏附、铺展和增殖。

层粘连蛋白 β 链中存在与表皮生长因子（EGF）同源的重复序列，某些病理情况下（如炎症、创伤、癌症转移），层粘连蛋白可被基质金属蛋白酶（matrix metalloproteinase，MMP）降解（表 9-4），这些 EGF 同源序列可被释放出来，促进特定细胞增殖。细胞外基质成分与细胞上相应受体结合后，能激活膜上的 Rho 和 Rac 分子，从而促使细胞由 G1 期进入 S 期，促进细胞增殖分裂。

表9-4 基质金属蛋白酶家族

酶分型	MMP编号	主要底物
胶原酶		
间质胶原酶	1	Ⅰ、Ⅱ、Ⅲ、Ⅶ、Ⅹ型胶原，明胶，巢蛋白，聚集蛋白聚糖
多形核胶原酶	8	Ⅰ、Ⅱ、Ⅲ型胶原，聚集蛋白聚糖
胶原酶 3	13	Ⅰ、Ⅱ、Ⅲ型胶原
明胶酶		
明胶酶 A	2	明胶，Ⅰ、Ⅳ、Ⅴ、Ⅶ、Ⅹ、Ⅺ型胶原，弹性蛋白，聚集蛋白聚糖，纤连蛋白，层粘连蛋白，TN，β-淀粉样蛋白前体
明胶酶 B	9	明胶，Ⅳ、Ⅴ、Ⅺ型胶原，聚集蛋白聚糖，弹性蛋白，巢蛋白，玻连蛋白
间质溶素		
间质溶素 1	3	聚集蛋白聚糖，明胶，纤连蛋白，Ⅲ、Ⅳ、Ⅺ型胶原，玻连蛋白，层粘连蛋白，生腱蛋白
间质溶素 2	10	聚集蛋白聚糖，纤连蛋白，Ⅳ型胶原
膜型基质金属蛋白酶		
Ⅰ膜型基质金属蛋白酶	14	Ⅰ、Ⅱ、Ⅲ型胶原，纤连蛋白，层粘连蛋白，硫酸皮肤素，蛋白多糖，玻连蛋白
Ⅱ膜型基质金属蛋白酶	15	未知
Ⅲ膜型基质金属蛋白酶	16	激活 proMMP-2
Ⅳ膜型基质金属蛋白酶	17	未知
其他		
基质溶素	7	聚集蛋白聚糖，纤连蛋白，层粘连蛋白，明胶，Ⅳ型胶原，巢蛋白，玻连蛋白
间质溶素 3	11	纤连蛋白，层粘连蛋白，Ⅳ型胶原，生腱蛋白，玻连蛋白
金属弹性蛋白酶	12	弹性蛋白
釉质溶解素	20	未知
RASI-1	18/19	未知

（四）控制细胞分化

细胞外基质在调控细胞分化、胚胎发育、器官形成等方面发挥重要作用。细胞外基质成分与细胞表面受体相结合，可启动细胞内信号传递的某些连锁反应，影响细胞分化。

血管内皮细胞在基质胶（matrigel）人工基膜上培养时，细胞分化形成有腔的毛细管样结构；而加入抗层粘连蛋白抗体或抗层粘连蛋白受体（整合素）抗体等可以抑制该结构的形成，说明基质中的成分通过细胞骨架及信号转导系统控制细胞分化的表型。乳腺上皮细胞及肝细胞只有在适当的基质上才能出现并维持分化的表型：乳腺上皮细胞在专一性人工基膜上培养时，细胞呈管状或球泡状排列，有极性，并分泌含酪蛋白的乳汁至中央腔；肝细胞在肝专一性人工基膜上培养可合成清蛋白、细胞色素 P450 等蛋白质，若脱离基膜成分，编码肝特异性蛋白质的 mRNA 则停止翻译。肌成细胞在纤连蛋白上增殖并保持未分化的表型；而在层粘连蛋白上则停止增殖，开始分化，融合为肌管。纤连蛋白抑制软骨细胞的分化，而促进成红细胞的终末分化。β 层粘连蛋白可促进肾间质转变为上皮。有人认为细胞外基质成分对细胞分化的诱导作用可以决定未分化间质细胞的分化方向。

（五）参与细胞迁移

细胞外基质可以控制细胞迁移的方向与速度，并为细胞的迁移预先“筑巢”，提供“脚手架”。纤连蛋白可以促进成纤维细胞及角膜上皮细胞等的迁移。成纤维细胞通过黏着斑附着于细胞外基质，成为细胞位移的支点。层粘连蛋白可促进神经鞘细胞（neurilemma cell）及肿瘤细胞的迁移，分别与神经轴突的生长和癌细胞的转移有关。

神经嵴周围的基质含有丰富的透明质酸，可影响神经嵴细胞分散及迁移。在神经嵴背侧细胞迁移过程中可表达（富集）硫酸软骨素，加速细胞迁移，因而背侧迁移细胞的迁移速度较腹侧细胞快。沿富集纤连蛋白途径迁移的神经嵴细胞最终分化为肾上腺素能神经元，形成神经节。细胞外基质中若没有纤连蛋白，则神经嵴细胞停止迁移，在细胞表面出现神经元黏附分子及神经钙黏着蛋白，使神经节中的细胞发生黏合。

组织损伤后只要有基膜存在，就是再生的细胞迁移的基础。临床上，在皮肤、角膜损伤后，可在损伤部位添加纤连蛋白，以促进细胞的迁移。细胞的迁移依赖于细胞的黏附与细胞骨架的组装。细胞黏附于一定的细胞外基质时诱导黏着斑的形成，黏着斑是联系细胞外基质与细胞骨架的“铆钉”。

（六）调节细胞运动

正常组织的新陈代谢以及在炎症反应、创伤愈合等病理状态时，细胞需要运动。如在创伤愈合过程中，炎性细胞、成纤维细胞及内皮细胞都需要向创面运动。细胞外基质成分调节细胞运动的方式主要包括以下几种。

1. **趋化作用**　具有趋化作用（chemotaxis）的细胞外基质主要有纤连蛋白、层粘连蛋白、玻连蛋白（vitronectin）、生腱蛋白（tenascin）等。这些细胞外基质蛋白对中性粒细胞、单核巨噬细胞、成纤维细胞和淋巴细胞等具有趋化作用，吸引这些细胞向损伤部位移动。

2. **促进细胞游走**　成纤维细胞、内皮细胞及表皮细胞须在特定的细胞外基质成分中，才能在趋化因子的作用下做定向运动。如用血小板衍生生长因子 BB（PDGF-BB）作为成纤维细胞的趋化因子，吸引成纤维细胞由三维胶原基质向纤维蛋白游走，若无纤连蛋白存在，游走的细胞数量显著下降。

3. **促进细胞铺展**　移行到损伤区的细胞要发挥其生物学功能，必须铺展在细胞外基质的结构中。特定的细胞可黏附在特定的基质上，黏附细胞在适宜的基质上可发生铺展。细胞铺展（cell spreading）是细胞骨架组装状况的综合表现，是细胞外基质各成分与细胞表面各自的特异性受体结合后通过不同的附着蛋白质（如黏着斑蛋白、α 辅肌动蛋白等）与细胞骨架成分相连并影响细胞骨架组装的结果。各种类型的胶原纤维、糖蛋白及蛋白多糖成分均有促进细胞铺展的功能。例如，细胞外基质与细胞上相应整合素受体结合后，使细胞膜上的 Rac［Ras-related C3 botulinum toxin substrate 1（肉毒素底物 1）］和 Cdc42（cell division control protein 42）激活，引起细胞骨架蛋白运动，促使细胞在细胞外基质中铺展，然后迅速增殖分化，并合成分泌细胞因子及细胞外基质成分，加速创面愈合。细胞黏附与铺展的方式和程度至少在体外可决定细胞的形状。

（七）调节细胞代谢

细胞外基质对细胞代谢的调节主要表现为对蛋白酶及蛋白酶抑制剂合成和分解代谢的调节；对细胞内超氧阴离子、一氧化氮（NO）等自由基产生的调节；对细胞内 pH 的调节和对细胞骨架形态和结构的调节。如与纤连蛋白黏附的细胞，不仅其表面 PDGF 受体结合 PDGF 的能力大大提高，同时也引发细胞内 pH 增加，从而引起细胞表型的变化。

三、其他重要的生物学功能

（一）加速血液凝固，促进创伤修复

组织损伤时，组织中的一些细胞外基质成分被暴露，胶原、玻连蛋白等使血小板激活，纤连蛋白、血浆纤维蛋白原和血栓结合素（thrombospondin，TS）等可与血小板表面受体结合，围绕在血小板周围，并在血小板之间形成连接，使血小板凝集，促进血液凝固。纤连蛋白还与纤维蛋白原、纤维蛋白及一些蛋白多糖结合，介导血小板与胶原蛋白间的相互作用，加速血液凝固。

细胞外基质的另一个重要的作用是参与创伤的愈合。创面中的纤连蛋白的沉积先于胶原的沉积和伤口的收缩，因此细胞外基质的纤连蛋白在伤口愈合过程中提供一个支架和系带作用。同时，纤连蛋白也是细胞与细胞外基质连接系统的重要成分，它能使跨越创面的成纤维细胞具有收缩力。另外，纤连蛋白对胶原蛋白的装配也具有骨架作用，影响创伤的愈合。软组织损伤时，血浆纤连蛋白与纤维蛋白共同构成血凝块中的纤维，成为组织修复的初始基质。纤连蛋白可吸引成纤维细胞、平滑肌细胞及内皮细胞到达创伤部位而修补损伤组织，之后纤维化，形成瘢痕组织。细胞外基质成分还可刺激上皮细胞向血块迁移而闭合创面。由上皮组织产生并分泌层粘连蛋白及Ⅳ型胶原等成分，取代纤连蛋白及纤维蛋白成为基膜。基膜在上皮、肌肉及神经损伤后的组织重建中均具有重要作用。神经肌肉损伤后神经肌肉连接的重建过程也证明了基膜在损伤修复中的重要作用。

（二）免疫学功能

血浆纤连蛋白是血浆中重要的非特异性免疫调理素，组织中的纤连蛋白在病理情况下也具有重要的免疫学功能。纤连蛋白具有包裹伤口的胶原断片、DNA、某些细菌等物质的作用，经免疫调理作用过的这些成分有利于被组织巨噬细胞吞噬和消化。体外实验证明，包裹明胶的颗粒被纤连蛋白调理之后，能有效地被单核巨噬细胞、成纤维细胞或上皮细胞吞噬。纤连蛋白之所以具有调理功能，是因为纤连蛋白结构上既具有与单核细胞和巨噬细胞结合的位点，又具有与组织中残骸成分胶原及细菌等结合的位点。

此外，细胞外基质成分中的纤连蛋白具有促进吞噬的作用。纤连蛋白能显著增强单核细胞对颗粒物质的吞噬作用，并能激活单核细胞对 C_{3b} 或 IgG 包裹的颗粒物质的吞噬。目前，有关纤连蛋白的作用机制尚不十分明确。

（三）细胞信号转导作用

1. 与细胞外基质有关的细胞表面特异性受体 很多情况下，细胞发挥其多种生物学作用的前提是要与外界沟通，才能将信号分子传递到细胞内外。细胞表面有一类受体，能特异地与细胞外基质结合，发挥信号传递作用。目前，以整合素为代表的这类受体包括多种类型，已知一种细胞外基质分子可被一种或几种细胞受体所识别；而同一种受体又能与不同的细胞外基质分子结合。这就形成了细胞受体与细胞外基质相互作用的多样性和复杂性，也正是这些特点才能表现出细胞外基质的多种生物学作用。目前已陆续鉴定出多种细胞膜受体，它们特异性识别细胞外基质，大多为跨膜糖蛋白。

（1）整合素家族受体：整合素（integrin），也称整联蛋白，是识别胶原、纤连蛋白、层粘连蛋白等多种细胞外基质成分的受体，是普遍存在于动物细胞表面的一个庞大的受体家族。整合素是由 α（120～185 kDa）和 β（90～110 kDa）两条肽链以非共价键连接组成的异二聚体。迄今发现，哺乳类动物细胞整合素包括 24 种 α 亚单位和 9 种 β 亚单位，它们按不同的组合方式构成 24 种整合素。已知至少有 8 种整合素可与纤连蛋白结合，5 种可以与层粘连蛋白结合。以 $β_1$ 亚单位为例，它与其他 9 种 α 亚单位中的任意一种构成异二聚体（表 9-5）。而 $β_2$ 亚单位可与 4 种 α 亚单位结合。此外，$β_4$、$β_5$、$β_6$、$β_7$ 等也可与特定 α 亚单位组合成为

异二聚体。α 亚单位的 N 端有结合二价阳离子的结构域，胞质区近膜处都有一个非常保守的 KXGFFKR 序列，与整合素活性的调节有关。整合素大多为特异性细胞黏附分子，其作用依赖于 Ca^{2+}。整合素介导细胞与细胞之间或细胞与细胞外基质之间的相互作用（图 9-14）。几乎所有动植物细胞均表达整合素。

表9-5　脊椎动物常见的整合素

亚单位组成	所在的细胞	相应的配体
$\alpha_1\beta_1$	多种细胞	胶原、层粘连蛋白
$\alpha_2\beta_1$	多种细胞	胶原、层粘连蛋白
$\alpha_4\beta_1$	造血细胞	纤维结合蛋白、VCAM-1
$\alpha_5\beta_1$	成纤维细胞	纤维结合蛋白
$\alpha_L\beta_2$	T 淋巴细胞	ICAM-1、ICAM-2
$\alpha_M\beta_2$	单核细胞	血清蛋白、ICAM-1
$\alpha_{II}b\beta_3$	血小板	血清蛋白、纤维结合蛋白
$\alpha_6\beta_4$	上皮细胞	层粘连蛋白

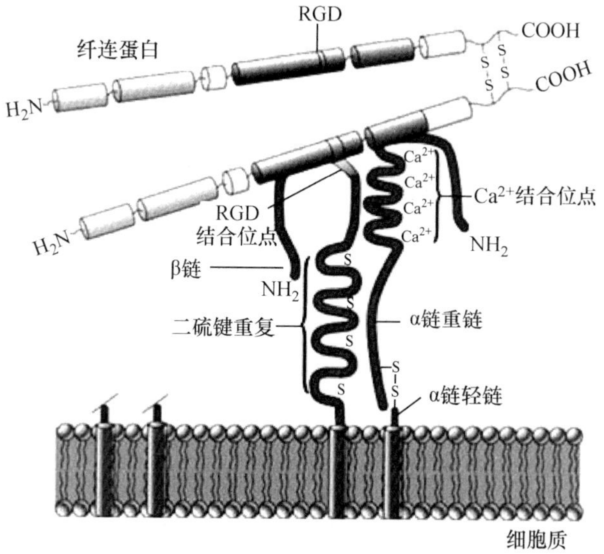

图 9-14　整合素结构模式图

整合素在体内表达广泛，大多数细胞表面都可表达一种以上的整合素，在细胞多种生命活动中发挥关键作用。已知有多条信号通路与整合素有关。其中一条是蛋白激酶与磷酸酶途径，另一条是整合素与生长因子受体通路，其相连可将信号转入细胞核，黏着斑激酶是这两条道路的交汇点。通过这些信号转导途径，整合素参与了细胞周期、细胞形态、细胞迁移等的调节。整合素不仅介导信号由细胞外传入细胞内，也介导信号从胞内传到胞外，因此整合素信号传导的双向性保证了细胞对外界环境变化作出迅速和灵活的反应（图 9-15）。

整合素为细胞黏附分子家族的重要成员之一。含 β_1 亚单位的整合素主要介导细胞与细胞外基质成分之间的黏附。含 β_2 亚单位的整合素主要存在于各种白细胞表面，介导细胞间的相互作用；含 β_3 亚单位的整合素主要存在于血小板表面，介导血小板聚集，并参与血栓形成；含 β_4 亚单位的整合素可与肌动蛋白及其相关蛋白质结合，$\alpha_6\beta_4$ 整合素以层粘连蛋

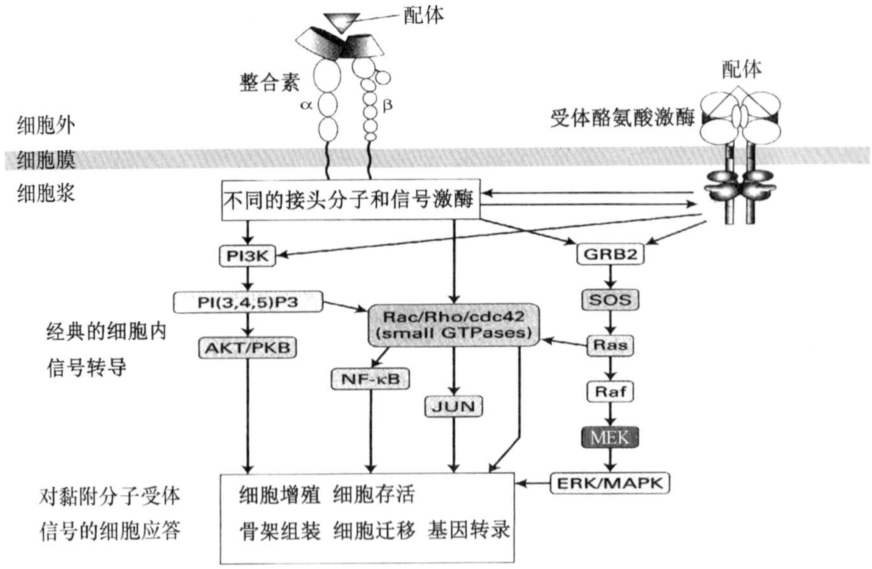

图 9-15 整合素信号转导

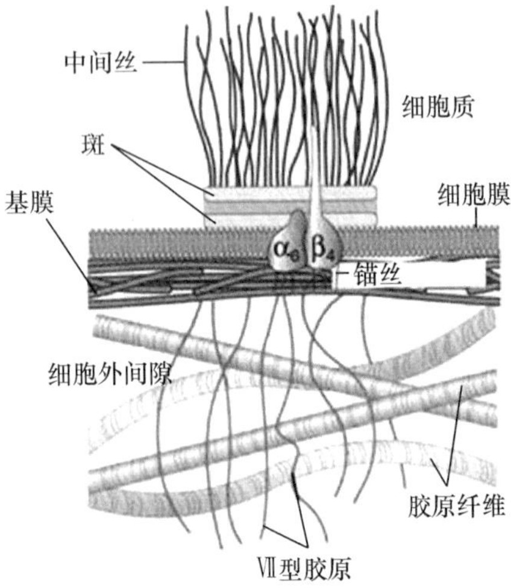

图 9-16 半桥粒处的 $\alpha_6\beta_4$ 整合素

白为配体，参与形成半桥粒（图 9-16）。$\alpha_v\beta_3$ 是整合素一个重要成员之一，它可以表达于多种细胞类型，并与细胞活动过程中的多种配体结合，参与肿瘤血管生成、侵袭转移、炎症、伤口愈合和凝血等生理和病理过程。整合素 $\alpha_v\beta_3$ 在多种肿瘤表面和新生血管内皮细胞中有高表达，对肿瘤血管生成起着重要作用，其中 $\alpha_v\beta_3$ 的作用尤为重要。目前，整合素 $\alpha_v\beta_3$ 成为许多抗肿瘤血管生成药物的靶点。

（2）非整合素家族的受体：能与细胞外基质结合的细胞膜受体中还有一些不属于整合素家族，例如胶原受体中的盘状结构域受体（discoidin domain receptor）和Ⅵ型糖蛋白受体。仅以层粘连蛋白为例，能与其结合的非整合素家族受体就多达 10 种。67 kDa 受体（67 kDa LN-R）是研究最早且最重要的一种，可结合层粘连蛋白、弹性蛋白、Ⅳ型和Ⅴ型胶原。总之，与一些可溶性信号分子（如激素、生长因子等）的细胞表面受体相比，非整合素类受体更具复杂性和多样性，也是当前研究非常活跃的领域。

2. 细胞外基质调节细胞受体表达 细胞外基质成分与细胞受体相互作用，可以改变细胞的表型，并调节细胞表面受体的表达。①非整合素类受体表达：细胞外基质成分与某些细胞膜表面整合素相互作用，可使细胞其他受体表达增强，例如 bFGF、TGFβ、CSF 和 PDGF。②整合素类受体的表达：Ⅰ型胶原能增加成纤维细胞上的整合素表达，而纤连蛋白则能促进整合素 α_2、α_3、α_5 表达。

第四节　细胞外基质与医学

细胞外基质的结构和功能异常与许多病理过程相关，如组织创伤的愈合、组织器官纤维化以及肿瘤侵袭转移等。细胞外基质成分及其生物学功能的研究在近些年来备受关注，已成为细胞生物学及医学领域的研究热点。

一、胶原与医学

胶原异常改变常常导致疾病发生，引发胶原改变的原因包括：胶原基因结构异常，胶原基因产物修饰异常，胶原分子组装异常，胶原合成与降解失衡，胶原比例与类型失常，胶原降解酶基因缺陷等。因胶原含量、结构或类型异常而导致的疾病统称为胶原病（collagen disease）。胶原异常累及心血管系统时，可发生动脉瘤、动脉粥样硬化及心瓣膜病；累及骨关节时，可致骨脆性增加而易骨折，还可导致关节活动度过大和关节炎；累及皮肤时，可造成伤口愈合不良与异常膨胀；累及眼部可造成眼晶状体脱位。正常情况下，人体对自身胶原结构组织具有免疫耐受性，如果机体丧失对自身胶原结构的免疫耐受，即可产生自身免疫性胶原组织损伤，导致类风湿关节炎及慢性肾炎。

常见的胶原病有以下几类。

1. 婴儿坏血病　在胶原的合成过程中，前 α 链是胶原的重要组成成分，前 α 链在粗面内质网上合成，并在形成三股螺旋之前于脯氨酸及赖氨酸残基上进行羟基化修饰，脯氨酸残基的羟化反应是在与膜结合的脯氨酰 -4 羟化酶及脯氨酰 -3 羟化酶的催化下进行的。维生素 C 是这两种酶所必需的辅助因子。维生素 C 缺乏导致胶原的羟化反应不能充分进行，不能形成正常的胶原原纤维，结果非羟化的前 α 链在细胞内被降解。因而，膳食中缺乏维生素 C 可导致血管、肌腱、皮肤变脆、易出血，称为坏血病。婴儿坏血病是由于摄入维生素 C 不足而引起的，通常发生在以维生素含量不足的牛奶为主要食物，又未补充维生素 C 的 6 ～ 12 月龄婴儿。

2. 遗传性胶原病

（1）成骨发育不全综合征：胶原是骨骼、皮肤、巩膜及牙本质等组织的主要胶原成分，因而这些部位的病变更明显。临床特征包括骨质脆弱、蓝巩膜、耳聋、关节松弛等。胶原合成障碍而造成的先天性遗传性疾病不仅限于骨骼，还常常累及其他结缔组织如眼、耳、皮肤、牙齿等。此类疾病可分为先天型及迟发型两种。先天型病情严重，大多死亡，或产后短期内死亡，是常染色体隐性遗传。迟发型者病情较轻，大多数患者可以长期存活，是常染色体显性遗传。本病具有遗传性和家族性，但也有少数为单发病例。成骨发育不全综合征（osteogenesis imperfecta）主要是由于组成 Ⅰ 型胶原的 $\alpha_1\alpha_2$ 前胶原（Pro-α_1 或 Pro-α_2）链的基因（即 *COL1A1* 和 *COL1A2*）的突变，导致 Ⅰ 型胶原合成障碍，结缔组织中的胶原量，尤其是 Ⅰ 型胶原含量明显降低。

（2）皮肤弹力过度症：皮肤弹力过度症（cutis hyperelastica）也称爱-唐综合征（Ehlers-Danlos syndrome，EDS），是一种由于 Ⅴ 型胶原基因突变引起的遗传性疾病，累及多器官。由于缺乏一种切除前肽的酶，导致结缔组织中胶原量和质的异常，以及弹性硬蛋白异常，致皮肤弹性过强，皮下血管脆性增高，表现为皮下出血；该症体征还表现为关节活动度过大，关节松弛，特别以手指过度伸直较为多见，拇指可以向后弯曲，与腕部接触。由于体内结缔组织都软弱无力，常并发脐疝、腹股沟疝、膈疝及膈膨升，还可与其他先天性疾病如唐氏综合征（先天愚型）、先天性肌肉骨骼畸形、蜘蛛样指（趾）、先天性成骨不全等同时发生。多于婴幼儿期发病，多为常染色体显性遗传，也有隐性遗传者或伴性遗传者。

3. 胶原与纤维化 肝星状细胞（stellate cell）活化后，细胞外基质胶原沉积是肝纤维化病变的重要因素。正常情况下，肝小叶门脉区和小叶内结缔组织更新很慢，但肝有损伤或病变时其合成加速，特别是小叶内胶原。肝纤维化时，Ⅰ型、Ⅲ型、Ⅳ型、Ⅴ型和Ⅵ型胶原均明显增加，但早期以Ⅲ型、Ⅳ型增加为主，后期以Ⅰ型增加为主，伴随其他一些基质（诸如层粘连蛋白、纤连蛋白和蛋白聚糖等）的明显增加。此外，胶原与肺纤维化也关系密切。肺纤维化的中后期，Ⅰ型、Ⅱ型胶原异常表达，而Ⅳ型胶原异常在肺纤维化早期就非常突出。

心肌胶原有 5 种，以Ⅰ型、Ⅲ型为主。其中Ⅰ型胶原约占心肌胶原总数的 80%，纤维粗，有较大的僵硬度和很强的抗牵拉特性而用于保持心室壁强度；Ⅲ型胶原约占 11%，纤维较细，伸展性和弹性大，与心室壁弹性有关。胶原异常增多且比例失调（通常是Ⅰ/Ⅲ型胶原比例升高）导致心室壁的顺应性下降，僵硬度增加，舒张期心室充盈受限，进而引起心肌的收缩功能损害，导致心律失常等。

二、非胶原蛋白与医学

（一）纤连蛋白与医学

肾小球基膜中含有大量纤连蛋白，肾小球肾炎的发生与血浆、组织中的纤连蛋白有关。DNA、金黄色葡萄球菌、链球菌、胶原、纤维蛋白等降解产物，可直接或以免疫复合物的形式与纤连蛋白结合沉积于肾小球，引起肾小球肾炎。而血浆中的纤连蛋白可与上述各种抗原结合而阻止其与肾小球纤连蛋白结合。同时，血浆纤连蛋白与抗原结合的复合物可被库普弗细胞和脾巨噬细胞表面的纤连蛋白受体识别、结合，引起内吞，加速抗原的清除。因此，血浆纤连蛋白浓度降低，会失去对肾的保护作用。

在纤维增生的组织中，一般伴有纤连蛋白含量升高。在创伤愈合过程中，组织局部的纤连蛋白含量过高，则可导致瘢痕过度形成。类风湿关节炎患者的关节滑液中，纤连蛋白含量亦升高。患急性淋巴母细胞白血病的儿童，脑脊液中的纤连蛋白可及时反映出中枢神经系统的损害。恶性肿瘤细胞的纤连蛋白含量虽变化不大，但其分子结构异常，尤其表现在糖链结构上。

（二）层粘连蛋白与医学

链球菌感染的肾小球肾炎及锥虫病患者血清中出现抗层粘连蛋白抗体，从而引起自身免疫反应，导致某些器官的基膜损害。在扩张型心肌病与心肌炎患者血清中，也能检测到层粘连蛋白的自身抗体。在酒精中毒性肝病、进行性全身硬化症、某些恶性肿瘤患者的血清中也发现层粘连蛋白或其片段的水平升高。

层粘连蛋白在肿瘤细胞转移中的作用已广泛受到关注。早期的原位癌尚未突破基膜，因而不发生转移。在癌细胞转移过程中至少需 3 次突破基膜，血管的长入不仅极大地加速肿瘤的生长，而且使肿瘤的血液转移增强。当然，血管的新生过程也伴随内皮细胞下基膜的破坏与重组。

三、弹性蛋白与医学

弹性纤维中的微原纤维蛋白Ⅰ基因突变，可导致马方综合征（Marfan syndrome），这是一种先天性遗传性结缔组织病，患者不仅身高异常，且四肢和手指长度也呈非对称性，皮肤弹性异常，出现凸条纹，常见主动脉扩张的表现，严重者有主动脉破裂倾向。而微原纤维蛋白Ⅱ基因异常则可导致一种罕见的先天性挛缩性蜘蛛样指（趾）（congenital contractual arachnodactyly）。威廉斯综合征（William's syndrome）是一种先天性心脏病，由于染色体 7q11.23 位点的微缺失（microdeletion），导致弹性蛋白基因表达异常，引起主动脉发育不良，主动脉瓣狭窄是该病的特点。另外，老年人的组织中弹性蛋白生成减少，降解增强，导致组织失去弹性。

四、糖胺聚糖和蛋白聚糖与医学

（一）糖胺聚糖、蛋白聚糖与肿瘤

间质瘤（mesothelioma）、肾母细胞瘤（nephroblastoma）、乳腺癌及神经胶质瘤（neuroglioma）等肿瘤细胞合成与分泌的透明质酸增多，这些患者的体液（血、尿）中透明质酸的含量也趋于增高，这一特点对于这些肿瘤的诊断有一定意义。在肝、肺、乳腺、结肠及前列腺等肿瘤组织中，硫酸软骨素的含量增多。体内外研究证明，硫酸软骨素可促进乳腺癌细胞的生长。此外，肿瘤组织中透明质酸与硫酸软骨素的增多，可能与肿瘤细胞的增殖失控有一定关系。

硫酸乙酰肝素聚糖可抑制肿瘤细胞增殖。有研究显示，肝或肝细胞膜分离的硫酸乙酰肝素可抑制肝癌细胞的生长。还有研究发现，在人肝癌、乳腺癌等细胞中，硫酸乙酰肝素的硫酸化程度降低。硫酸乙酰肝素与纤连蛋白、层粘连蛋白及胶原的亲和性减弱，导致肿瘤细胞周围的基质结构松散，为肿瘤细胞从瘤组织脱落创造了条件，引起肿瘤的侵袭、转移。

（二）糖胺聚糖、蛋白聚糖与动脉粥样硬化

动脉粥样硬化（atherosclerosis，AS）的形成与含胆固醇高的低密度脂蛋白在动脉壁的沉积有关，造成这种沉积的内在因素是动脉壁中的糖胺聚糖和蛋白聚糖的异常。蛋白聚糖与载脂蛋白 B-100（apolipoprotein B-100，apoB-100）的结合可促进动脉壁上的脂质沉积。动脉壁中的糖胺聚糖，随年龄的增加硫酸软骨素的含量降低，而硫酸皮肤素的含量增高。在动脉粥样硬化患者的主动脉组织病变部位、动脉粥样硬化高发区人群或易感动物的胸主动脉内膜中，均出现硫酸角质素绝对或相对含量增加的趋势。

（三）糖胺聚糖、蛋白聚糖与神经系统疾病

研究表明，在脑发育过程中，细胞外基质分子参与调节神经元的延伸及细胞间质连接，而胚胎发育过程中或中枢神经系统损伤后，一些蛋白聚糖表达能阻止轴突侧生。蛋白聚糖参与调节中枢神经系统轴突侧生长，还参加细胞迁移和黏附。硫酸化的蛋白聚糖和糖胺聚糖能影响细胞黏附、轴突侧生、轴突分化和基质的神经极性。硫酸皮肤素和硫酸角质素可能是轴突游走时所需屏障的组成成分，作用于细胞外基质，阻止神经嵴细胞迁移。蛋白聚糖还能维持脑血管的血脑屏障的完整性。已知阿尔茨海默病（Alzheimer disease）的发病与大脑皮质细胞内 β 淀粉样蛋白（Aβ）沉积以及微管蛋白 tau 蛋白缠绕密切相关。研究显示，糖胺聚糖能帮助改善 Aβ 沉积和 tau 蛋白结构复原，因此，对其分子结构进行改造有望开发出新的抗阿尔茨海默病药物。

小结

细胞外基质是由细胞分泌到细胞外空间，由蛋白和多糖等大分子构成的精密有序的网络结构。它广泛分布于各种细胞周围以及细胞和组织之间，与细胞相互依存，紧密联系，构成一个统一的整体。细胞外基质在生物组织中所占据的空间因组织类型不同而异。

构成细胞外基质的大分子种类繁多，且随细胞种类不同而有变化。根据化学组成的不同一般归纳为胶原、非胶原蛋白、糖胺聚糖和蛋白聚糖、弹性蛋白四大类。胶原蛋白是人体内含量最多的一种蛋白质，由 3 条 α 螺旋肽链构成三股螺旋结构，肽链中有三肽重复序列 Gly-X-Y 的氨基酸组成模式。非胶原蛋白均为糖蛋白，主要包括纤连蛋白和层粘连蛋白等。纤连蛋白主要有血浆纤连蛋白（二聚体）和细胞纤连蛋白（多聚体）两种类型。层粘连蛋白是由 3 条肽链借助于二硫键交联而成的不对称的十字形分子。糖胺聚糖是由重复的二糖单位构成的无分支长

链多糖。糖胺聚糖与核心蛋白的丝氨酸残基共价结合形成巨分子蛋白聚糖。弹性蛋白是高度疏水的非糖基化蛋白，由两种类型的短肽交替排列构成，肽链之间相互交联，形成网络结构。

基膜是细胞外基质的特化结构形式，是位于上皮细胞基底面与结缔组织的膜状结构。基膜的主要成分有Ⅳ型胶原、层粘连蛋白、巢蛋白、渗滤素等。基膜不仅对组织结构起支持连接作用，同时也是一种半透膜，具有选择性屏障作用。

细胞外基质不仅参与组织结构的维持，为细胞的生存及活动提供适宜的场所，并对细胞的存活、形态、功能、代谢、增殖、分化、迁移等基本生命活动具有动态的多方位的影响。细胞外基质在加速血液凝固、促进创伤修复、免疫调理以及信号转导等方面有着重要作用。

细胞外基质的结构和功能异常与许多病理过程相关，如组织创伤的愈合、组织器官纤维化、骨关节病以及肿瘤侵袭转移等。在医学上，细胞外基质与细胞具有同样重要的意义。

（易　岚）

第10章 细胞信号转导

与非生命体相比，生命体最显著的特征是具有一个完整的信息收发和加工处理系统。生命体除了进行物质和能量代谢外，还需要进行信息的交换，即信息流（information flow）。信息流既存在于细胞与细胞之间，也存在于细胞与周围环境之间，构成了完善的细胞通讯（cell communication），以保障物质和能量代谢的有序进行，维持个体的生存。细胞通讯是指体内一部分细胞发出信号，另一部分靶细胞（target cell）接收信号，随后将信号转变为细胞功能变化的一系列过程。在细胞通讯过程中，细胞或者通过与周围的细胞接触，或者通过识别周围环境中存在的各种信号（来自周围或远距离的细胞），并将其转变为细胞内各种分子功能上的变化，引起一系列生物化学反应，直至细胞生理反应所需基因开始表达、各种生物学效应形成。这种细胞针对外源信息所发生的细胞应答反应的全过程称为细胞信号转导（cell signal transduction），其目的是使生命体在整体上对内外环境的变化产生最为适宜的反应。概括起来，细胞信号转导涉及细胞膜、细胞质、细胞器以及细胞核多个层面，影响细胞乃至细胞器的所有生物学功能；细胞信号转导方式多样，转导途径迥异，转导方式和途径间又存在多层次交叉与融合，因此信号转导调控相当复杂。可以预测，细胞信号转导是细胞生物学领域未来几十年最具挑战性的课题之一。阐明细胞信号转导的机制就意味着认清细胞在整个生命过程中的代谢、增殖、分化及死亡等诸多方面的表现和调控方式，进而理解机体生长、发育和代谢的调控机制。

第一节　细胞通讯概述

单细胞生物直接感受外界环境的变化并做出相应的应答，但对于多细胞生物而言，绝大多数细胞不与外界直接接触，细胞之间是通过相互识别、相互作用和相互反应来协调细胞的行为，这一机制称为细胞通讯。细胞间的通讯方式主要包括细胞间隙连接通讯、细胞膜表面分子接触通讯和化学信号分子介导通讯三种类型。

一、细胞间隙连接通讯

细胞间隙连接（也称缝隙连接）通讯是指两个相邻细胞借助于连接子蛋白（connexin）构成的管道状结构——连接子（connexon）或连接素进行的一种通讯方式。连接子类似棒状，由镶嵌蛋白组成，环绕排列，中间形成亲水性管道，称中央小管。中央小管一端开口于胞质，另一端与相邻细胞的中央管道相接，形成连接两个细胞的通道（图10-1）。间隙连接的直径取决于连接蛋白的类型，为1.5～2.0 nm，可通过相对分子量为 2×10^4 Da 的小分子，如离子、水、糖类、核酸多肽、氨基酸、药物等能通过间隙连接在细胞间传递。某些第二信使分子，诸如钙离子、cAMP 和 1,4,5- 三磷酸肌醇（inositol-1,4,5-

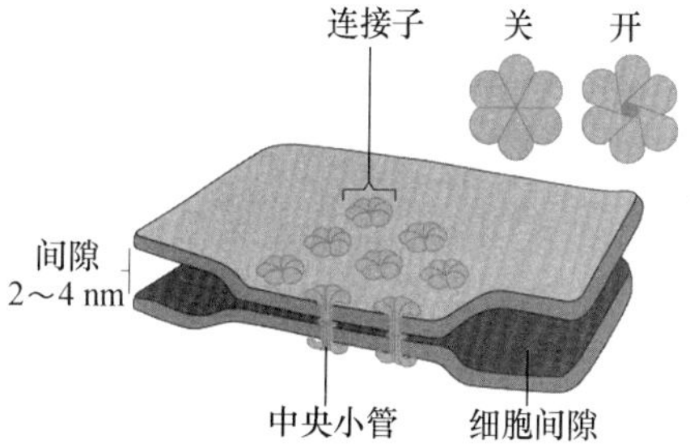

图 10-1　细胞间隙连接

triphosphoate，IP_3）也能通过间隙连接参与自身稳定的调控。而蛋白质、多糖和脂质复合体等大分子物质则不能透过间隙连接。细胞间隙连接通讯属于细胞间的直接通讯，从而使相邻的细胞通过共享小分子物质，可以快速和可逆地促进相邻细胞对外界信号产生协同反应，引起局部迅速、足量的应答；在细胞生长、分化、发育、定位及维持细胞形态等方面有重要意义。

二、细胞膜表面分子接触通讯

细胞膜表面分子接触通讯是指细胞借助于细胞表面分子或细胞外的黏附分子与相邻细胞的表面分子，通过特异地相互识别和相互作用，达到功能上相互协调的一种通讯方式。细胞表面分子（如整合素、钙黏着蛋白和免疫球蛋白等）构成细胞的触角，可以与相邻细胞的膜表面分子特异性地相互识别和相互作用，协调细胞行使功能。细胞膜表面分子接触通讯也属于细胞的直接通讯，此种细胞通讯对于细胞迁移、增殖和活化等过程有重要作用。

最为典型的例子是 T 淋巴细胞与 B 淋巴细胞的相互作用。这两种细胞表面均有多种分子，在细胞接触时，这些分子相互结合，使接受调节的细胞发生变化。1989 年，Yonehara 等发现了一株单克隆抗体，可以识别一种表达于髓样细胞、T 淋巴细胞和成纤维细胞膜表面的分子，这种膜蛋白被称为 Fas 或 CD95。Fas 是一种跨膜蛋白，由 325 个氨基酸残基组成，属于肿瘤坏死因子受体超家族成员。Fas 与其配体 FasL 结合可以启动凋亡信号的转导，引起细胞凋亡。

细胞外基质中的一些蛋白聚糖分子（如整合素）借助于它们核心蛋白的疏水段，可以直接插入脂质双分子层，或通过透明质酸与膜结合蛋白的相互作用而与质膜连接，核心蛋白还可以通过糖基磷脂酰肌醇共价结合而被锚定在质膜上。这些蛋白聚糖均可以作为细胞表面信号，通过细胞膜表面分子接触通讯，参与对细胞迁移、增殖、活化等过程的调节。

三、化学信号分子介导通讯

细胞可以分泌一些化学物质，包括蛋白质或小分子有机化合物至细胞外，这些化学物质称为化学信号分子（chemical signaling molecules）。多细胞生物与邻近细胞或相对较远距离的细胞之间的交流主要是由细胞所分泌的化学信号所完成的。由细胞分泌的化学信号作用于其他靶细胞，调节其功能，这种通讯方式称为化学信号分子介导通讯（简称化学通讯）。化学通讯是细胞间的一种间接通讯，即细胞间的相互联系不再需要它们之间的直接接触，而是以化学信号作为媒介分子（mediators）来介导。化学通讯也是最常见的一种细胞信号转导方式。根据化学信号分子作用的距离范围和特点，可将它们的传递方式分为内分泌、旁分泌、自分泌和突触分泌四种传递方式（图 10-2）。

1. **内分泌传递方式**　信号分子经血液转运至全身各处的靶细胞而发挥作用，是一种远距离的信号传递方式。绝大部分激素通过此方式进行传递。这种内分泌作用方式有如下几个特点：①低浓度：激素在血流中的浓度极低（10^{-10} ～ 10^{-8} mol/L），但依然能够起作用，而且低浓度对它们安全地发挥作用也是必需的；②全身性：激素随血流扩散到全身与特定细胞上的特异性受体结合发挥作用；③长时效：激素产生后，经过漫长的运送过程才起作用，而且血流中微量的激素就足以维持长久的作用。

2. **旁分泌传递方式**　信号分子经细胞间液扩散后，作用于邻近的靶细胞。主要是生长因子、细胞因子、前列腺素等通过此种方式进行传递。

3. **自分泌传递方式**　由细胞释放的信号分子作用于自身细胞。许多生长因子以这种方式传递信号。肿瘤细胞也常常产生和释放过量的生长因子，导致肿瘤细胞和邻近的非肿瘤细胞无限制地增殖。

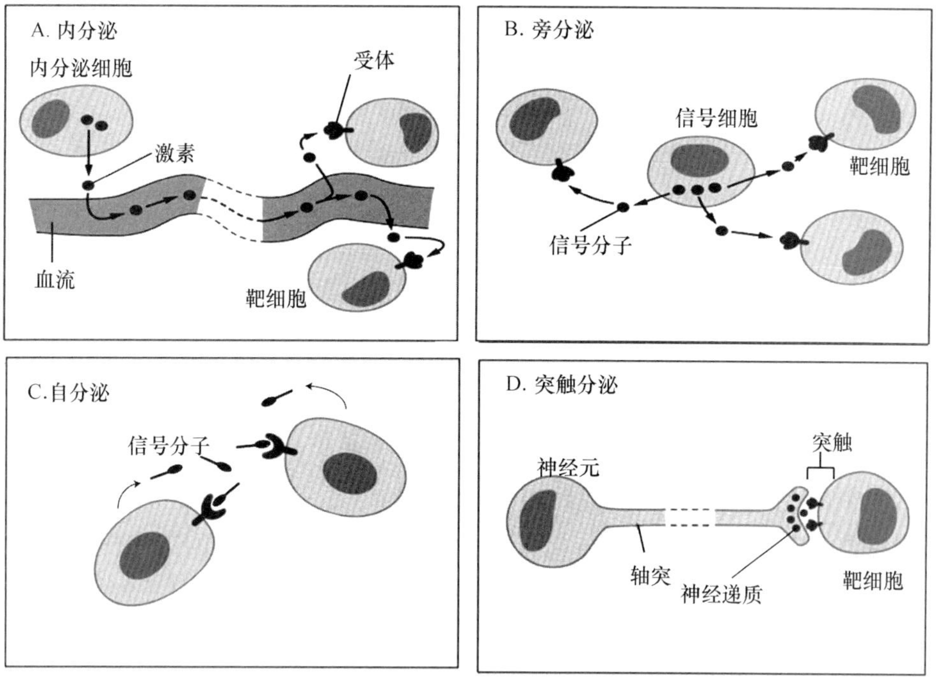

图 10-2　内分泌、旁分泌、自分泌和突触分泌四种信号分子传递方式

4. 突触分泌传递方式　突触前细胞释放的神经递质经过突触间隙作用于突触后膜的相应受体，引起快速而短暂的生物学效应。严格地说，这种传递方式属于一种作用距离最短的旁分泌，作用距离在 100 nm 以内。

根据溶解性的特点，化学信号分子可分为脂溶性和水溶性两大类。这两类化学信号分子都必须通过与受体结合方可发挥作用。大多数的激素、生长因子、细胞因子、神经递质、局部化学递质是水溶性（极性）分子，这些分子只能与细胞表面受体结合，通过信号转换在细胞内起作用。它们分泌出胞后往往在几秒甚至几毫秒内被清除，或者进入血液中后短时间内即被清除。这类水溶性化学信号分子介导反应的时间较短。甾体类及甲状腺激素等亲脂性激素不溶于水，在血液中与特殊载体结合而被运输，在血液中常可停留较长时间（以小时计），并且从血液中释放后，很容易穿过靶细胞质膜进入细胞，与细胞内受体或者细胞核内受体结合为复合体，该复合体与 DNA 上的特定序列结合，改变基因表达模式，影响生长、分化与发育，表现为持续较长时间的效应。

第二节　细胞信号转导及其分子

细胞信号转导分子是指介导细胞信号转导的所有分子，其中特异识别并结合外源化学信号的分子称为受体（receptor）；信号分子与受体结合后，能介导下游分子于细胞内传递，故称它们为细胞内信号转导分子，包括蛋白质、酶和一些小分子活性物质。按照生理学和药理学教科书的传统定义，第一信使（first messenger）专门指能与细胞表面受体相结合的激素和神经递质。近来，细胞生物学教材趋向于将“第一信使”定义为：通过与细胞膜（或膜内）受体结合，触发细胞内下游信号序贯传递，并最终能引发细胞生物学反应的首个化学分子。第一信使包括蛋白质 / 多肽、神经递质、激素、氨基酸、多糖、离子、气体等。第二信使（second messenger）是第一信使与细胞表面受体结合后，在细胞内产生或释放到细胞内的小分子活性物质，有助于信号向胞内继续传递。除第二信使外，细胞内还有许多蛋白质和酶也参与信息传递。通过这一系列复杂的信息传递对生命活动进行调节的过程，称为细胞信号转导（signal transduction）。信号分子相互识别、相互作用，遵循一定顺序、路径和规律，将信息不断向下游传递，这种路径称为信号转导通路（signal transduction pathway）。当然，多种信号通路之间存在着交叉联系，形成复杂的信号转导网络（signal transduction network）。

一、受体

受体（receptor）是细胞膜上或细胞内能够被外源化学信号分子特异识别并与之结合的一类特异性蛋白质。大多数受体是糖蛋白，个别受体也可能是脂蛋白（如阿片受体）或糖脂（如霍乱毒素的受体为神经节苷脂 GM1）。能与受体特异识别并结合的分子称为配体（ligand）。激素、生长因子、神经递质、局部化学递质等是常见的配体。此外，某些药物、毒物、维生素也可作为配体发挥作用。受体能识别外源信号分子并与之结合，并能转换配体信号，使之成为细胞内分子可以识别的信号，将其传递至其他分子，引起细胞应答。

受体与配体的结合有以下一些特点。

1. **高度特异性**（specificity） 受体与特定的配体结合，具有严格的选择性。这种特异性结合是由受体和配体的空间构象决定的。

2. **高度亲和力**（affinity） 体内信息分子的浓度一般都≤ 10^{-8} mmol/L，但却具有极强的生物效应，这足以说明受体与配体之间的亲和力极高。

3. **可逆性**（reversibility） 受体与信号分子间以非共价键可逆结合。当生物效应发生后，二者即解离，受体可恢复到原来的状态，而信号分子则失活或降解。

4. **可饱和性**（saturability） 细胞膜或胞内受体的数目有限，当配体浓度达到一定值后，细胞的受体全部被配体结合，配体数目继续增加，不再表现出生物效应的增强。

5. **可调节性**（adjustability） 受体的数目、活性以及受体与配体的亲和力是可调节的。某种因素可使靶细胞受体数目增加或对配体的亲和力增高，称为受体上调（up regulation），反之称为受体下调（down regulation）。受体活性的调节主要有：磷酸化（phosphorylation）与去磷酸化（dephosphorylation）调节；膜磷脂代谢的影响；酶促水解作用和 G 蛋白的调节。

6. **特定的作用模式** 受体的分布和数量均具有组织和细胞特异性，并呈现特定的作用模式，受体与配体结合后可引起某种特定的效应。

根据受体的细胞定位，可将受体分为细胞膜受体和细胞内受体两大类。细胞膜受体接收的是不能进入细胞的水溶性化学信号分子，如细胞因子、生长因子和水溶性激素，以及邻近细胞表面的分子。细胞内受体接收的是可以直接通过脂质双分子层细胞质膜进入细胞的脂溶性化学信号分子，如类固醇激素、甲状腺激素和维 A 酸等。

（一）细胞膜受体

水溶性信号分子因难以穿过细胞膜，故需要细胞膜受体转导信号。按照受体的结构和作用方式不同，细胞膜受体又可分为 G 蛋白偶联型受体、酶偶联型受体和离子通道型受体。

1. **G 蛋白偶联型受体**（G protein-coupled receptor，GPCR） 由于此类受体胞内区蛋白发挥作用时与 G 蛋白偶联，故得名。G 蛋白全称为鸟嘌呤核苷酸结合蛋白（guanine nucleotide-binding proteins），属 G 蛋白家族，分为两类：一类是由 α、β 和 γ 亚单位组成的异三聚体，在膜受体与效应器之间的信号转导中起中介作用；另一类是小分子 G 蛋白，亦称为低分子量 G 蛋白。据推测，与 G 蛋白偶联的受体有 800 种之多，它们在结构上具有共同特征：均由单条肽链组成的跨膜糖蛋白，分为胞外区、胞内区和胞膜区。胞外区为氨基端（即 N 端），含有多个糖基化位点；胞内区为羧基端（即 C 端）；胞膜区肽链主要由疏水性氨基酸组成，呈 α 螺旋结构并 7 次穿膜。因此，GPCR 也被称为七次跨膜受体（seven-transmembrane domain receptor or serpentine receptor）（图 10-3）。

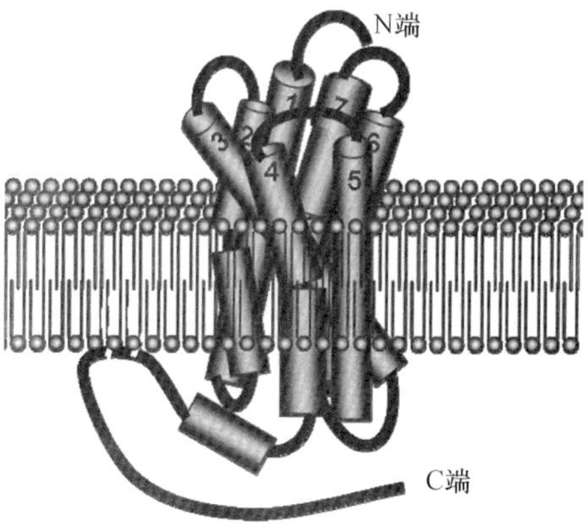

图 10-3　G 蛋白偶联型受体的七次跨膜结构

当受体被配体激活后，Gα 亚基上的 GDP 为 GTP 所取代，这是 G 蛋白激活的关键步骤。此时 G 蛋白解离成 GTP-Gα 和 Gβγ 两部分，它们可分别与效应器作用，直接改变其功能，如离子通道的开闭；或通过产生第二信使影响细胞的反应。Gα 亚基具有 GTP 水解酶活性，可将 GTP 水解为 GDP。与 GDP 结合的 Gα 会即刻失去活性并与效应蛋白发生解离，G 蛋白介导的信号转导就此终止。此时，Gα 与 Gβγ 又结合成无活性的三聚体（有关 G 蛋白偶联受体作用机制请见本节 G 蛋白处）。

2. **酶偶联型受体**（enzyme-linked receptor）　此类受体是指那些本身具有酶活性，或本身无酶活性但具有酶活性结合域的一类受体。这类受体也具有三个结构区：N 端位于胞外区，含有配体特异性结合域；中间为胞膜区，与 GPCR 所不同的是，这类受体仅有单次跨膜 α 螺旋区段；C 端位于胞内区，含有蛋白激酶活性域。当配体与受体结合后，可激活胞内区的蛋白激酶活性，后者又可催化受体自身磷酸化或底物蛋白磷酸化，触发细胞信号转导过程。酶偶联型受体种类繁多，但以酪氨酸蛋白激酶受体居多，亦称蛋白酪氨酸激酶型受体（protein tyrosine kinase receptor，TKR）（图 10-4）。

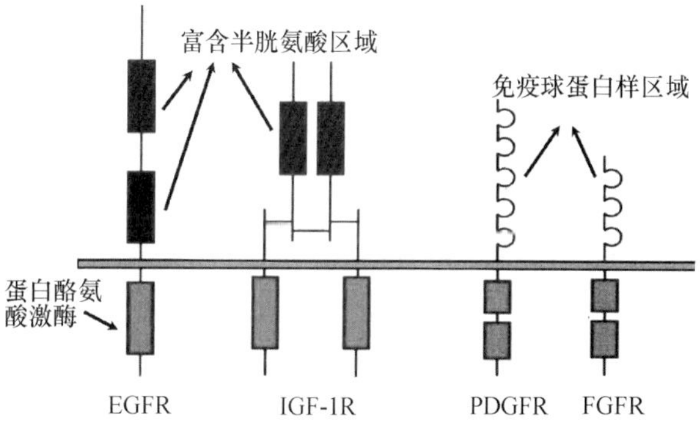

图 10-4　蛋白酪氨酸激酶型受体 / 受体型酪氨酸激酶

3. **离子通道型受体**　此类受体本身为离子通道，该受体的开放与关闭直接受化学配体的控制，称为配体门控受体型离子通道（ligand-gated receptor channel，LGRC）。神经递质是这类受体的主要配体。离子通道型受体有阳离子通道型受体（如乙酰胆碱、谷氨酰胺和 5- 羟色胺受体）和阴离子通道型受体（如甘氨酸和 γ- 氨基丁酸的受体）。离子通道受体信号转导的最终作用导致了细胞膜电位改变，即将化学信号转变成为电信号而影响细胞功能。

（二）细胞内受体

细胞内受体分布于胞质或核内，多为激素依赖性的转录因子，在核内启动信号转导并影响基因转录，故统称为核受体（nuclear receptor）。脂溶性化学信号进入细胞后，有些与细胞核内的受体结合成配体-受体活性复合物，有些则先与胞质内的受体结合，再以配体-受体复合物的形式穿过核孔进入核内，并与 DNA 分子上的顺式作用元件结合，在转录水平调节基因表达。按结构与功能，可将核受体分为类固醇激素受体家族（如糖皮质激素、盐皮质激素、性激素受体等）、甲状腺激素受体、视黄酸受体、1,25-（OH）$_2$ 维生素 D_3 受体等。类固醇激素受体（除雌激素受体位于核内）位于胞质，未与配体结合前与热休克蛋白（heat shock protein，HSP）结合存在，处于非活化状态。配体与受体的结合使 HSP 与受体解离，暴露 DNA 结合区。激活的受体形成二聚体化（dimerization）并转移入核，与 DNA 上的激素反应元件（hormone response element，HRE）相结合或与其他转录因子相互作用，增强或抑制靶基因转录。

二、细胞内信号分子

细胞信号转导过程中介导信号在细胞内传递的分子，包括蛋白质、酶和一些小分子活性物质，而后者亦称为第二信使。

首次发现第二信使现象并提出该理论的是英国科学家 Wilbur Sutherland。已知肾上腺素可以刺激动物糖原分解，升高血糖。在实验中他发现，给狗注射肾上腺素可刺激肝糖原分解为葡萄糖。在离体实验中他又证实，将肾上腺素与肝细胞匀浆液共孵育，同样可以刺激肝糖原分解。但是，如果在制备肝匀浆时去除了细胞膜，则肾上腺素不再促进糖原分解，提示细胞膜中有一种特殊物质，可以介导肾上腺素完成促糖原分解作用。如果将肾上腺素比作第一信号分子，则在细胞内介导肾上腺素发挥作用的物质就是第二信使。最终，Sutherland 证明，这种物质正是 ATP 代谢的中间产物，称为环腺苷一磷酸（cyclic-AMP，cAMP）。之后，又陆续发现多种类似 cAMP 的小分子物质，它们包括 cGMP、IP_3（肌醇 -1,4,5- 三磷酸）、PIP_3（磷脂酰肌醇 -3,4,5- 三磷酸）、DAG（二酰甘油）、Ca^{2+}等。第二信使是指由第一信使刺激所引发，在胞内产生（释放）的非蛋白类小分子物质。作为对第一信使的应答反应，第二信使可发生浓度变化（增加或者减少），调节胞内蛋白酶或非酶蛋白的活性，使信号通讯得以在细胞内进一步传递。由于第二信使引发的下游反应往往是多向性的，因此，第二信使的另一个功能是将第一信使的刺激作用加以放大。为表彰 Wilbur Sutherland 对信号通讯做出的特殊贡献，他被授予 1971 年诺贝尔生理学或医学奖。

1. **环核苷酸类** 该类第二信使包括 cAMP 和 cGMP。腺苷酸环化酶（adenylate cyclase，AC）可催化 ATP 产生 cAMP。磷酸二酯酶（phosphodiesterase，PDE）催化 cAMP 水解，产生 5'-AMP。鸟苷酸环化酶（guanylate cyclase，GC）催化 GTP 产生 cGMP，同样后者由磷酸二酯酶水解成 5'-AMP。GC 有两种存在形式——细胞膜受体型 GC 和胞溶型 GC，前者存在于肾、肠和血管平滑肌细胞，后者存在于心、脑和血管平滑肌细胞，受 NO 调控。cAMP 作用的靶分子是蛋白激酶 A（protein kinase A，PKA），又称为 cAMP 依赖性蛋白激酶 A（cAMP-dependent protein kinase A）。PKA 属于丝氨酸 / 苏氨酸蛋白激酶，由 2 个催化亚基（C）和 2 个调节亚基（R）组成无活性的四聚体，每个调节亚基上有 2 个 cAMP 的结合位点。当调节亚基结合 cAMP 后，调节亚基与催化亚基分离，此时游离出的催化亚基二聚体具有酶活性（图 10-5）。活化的 PKA 可催化多种底物蛋白（如磷酸化酶 b 激酶、糖原合酶、钙通道、微管蛋白、微丝蛋白等）的丝氨酸 / 苏氨酸位点发生磷酸化，改变它们的活性，进而产生多样的生物效应（如调节血糖浓度、促进 Ca^{2+}内流、调节细胞分泌等）。

cGMP 作用的靶分子是蛋白激酶 G（protein kinase G，PKG）。PKG 又称为 cGMP 依赖性蛋白激酶 G（cGMP-dependent protein kinase G），也属于丝氨酸 / 苏氨酸蛋白激酶。PKG 是由相同亚基构成的二聚体，调节结构域和催化结构域存在于同一亚基，被 4 分子的 cGMP 结合而激活。蛋白激酶不是 cAMP 和 cGMP 的唯一靶分子，一些离子通道蛋白也可以直接与

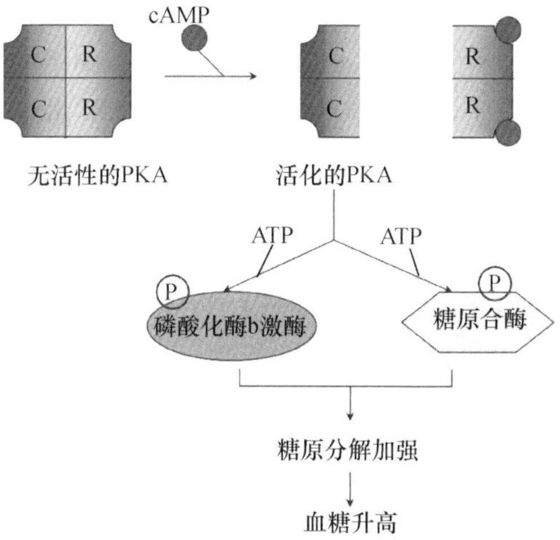

图 10-5　cAMP 依赖性蛋白激酶 A（PKA）的活化示意图

cAMP 或 cGMP 结合，发挥构象和功能改变。如视杆细胞膜上富含 cGMP- 门控阳离子通道，嗅觉细胞上也存在核苷酸门控钙通道。

一氧化氮（NO）作为 cGMP 的激动剂由美国弗吉尼亚大学 F. Murad 首先提出。NO 的生成是由一氧化氮合酶（nitric oxide synthase，NOS）催化，以 L- 精氨酸为底物，以还原型辅酶Ⅱ（NADPH）作为电子供体，生成 NO 和 L- 瓜氨酸。NO 能快速透过细胞膜，作用于邻近细胞。乙酰胆碱作用于血管内皮细胞后，引起胞内 Ca^{2+} 浓度升高，激活 NOS，内皮细胞合成并释放 NO，NO 扩散进入平滑肌细胞，与胞内鸟苷酸环化酶结合，导致酶活性的增强，使得 cGMP 合成增多。cGMP 可降低血管平滑肌中的 Ca^{2+} 离子浓度，引起血管平滑肌的舒张、血管扩张、血流通畅。1986 年美国加利福尼亚大学洛杉矶分校（UCLA）的 L. J. Ignarro 和英国 Welcome 实验室的 S. Moncada 同时发现 NO 作为一种气体分子通过弥散方式穿过血管内膜，将信号传导到血管平滑肌。硝酸甘油治疗心绞痛具有百年历史，但机制长期不得而解。直到三位科学家发现 NO 作为气体分子，才知晓硝酸甘油可在血管内皮细胞转化为 NO，舒张血管，减轻心脏负荷和心肌需氧量。Ignarro、Furchgott 和 Murad 三位科学家因在 NO 信号转导机制研究中的伟大发现而共同获得 1998 年诺贝尔生理学或医学奖。

2. **脂类**　具有第二信使特征的脂类衍生物包括多种，如二酰甘油（DAG）、花生四烯酸（AA）、磷脂酸（PA）、溶血磷脂酸（LPA）、4- 磷酸磷脂酰肌醇（PIP）、磷脂酰肌醇 -4,5- 二磷酸（PIP_2）、肌醇 -1,4,5- 三磷酸（IP_3）等。催化脂类第二信使生成的酶有两类，即磷脂酶（PL）和磷脂酰肌醇激酶类（PIKs），分别催化磷脂水解和磷脂酰肌醇（PI）磷酸化，产生相应的脂类第二信使（图 10-6）。

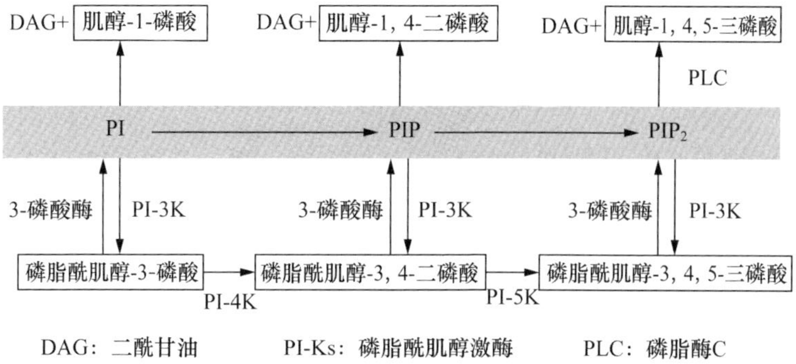

图 10-6　磷脂酶和磷脂酰肌醇激酶催化脂类第二信使的生成

脂类第二信使的种类不同，作用的靶蛋白分子也不同。例如，水溶性的 IP_3 由质膜扩散至细胞质中，与内质网或肌质网膜（也可以与淋巴细胞或嗅觉细胞膜表面）上的 IP_3 受体（Ca^{2+} 通道）结合，Ca^{2+}通道开放，细胞内 Ca^{2+}释放，细胞内 Ca^{2+}浓度迅速增加（图 10-7）。DAG 为脂溶性分子，生成后留在质膜上，与 Ca^{2+}在磷脂酰丝氨酸（PS）存在下共同激活蛋白激酶 C（protein kinase C，PKC），PKC 被激活后催化底物蛋白发生磷酸化而引起细胞应答。PKC 作为 DAG 和 Ca^{2+}的靶分子，也属于丝氨酸 / 苏氨酸蛋白激酶，由一条肽链组成，有一个催化结构域和一个调节结构域，有 Ca^{2+}、DAG 和 PS 的结合位点。该酶可以被 DAG、PS、Ca^{2+}共同激活（图 10-8）。其作用底物包括质膜受体、膜蛋白、酶和转录因子等，广泛参与细胞多种生理功能的调节。目前发现的 PKC 同工酶有 12 种以上，不同的同工酶有不同的酶学特性、特异的组织分布和亚细胞定位，对辅助激活剂的依赖性亦不同。

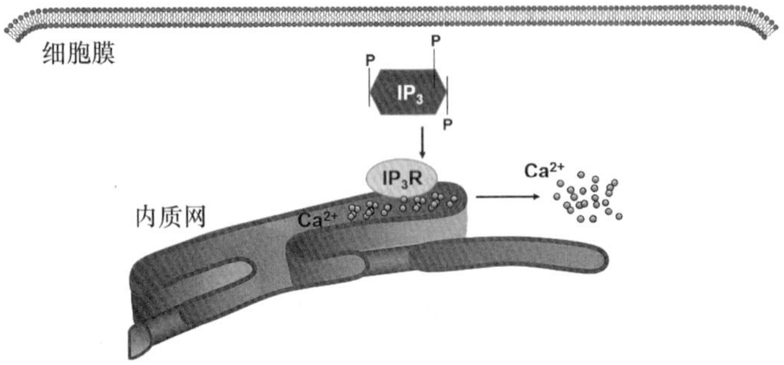

图 10-7 IP_3 与内质网膜上 IP_3 受体结合促进细胞内钙释放

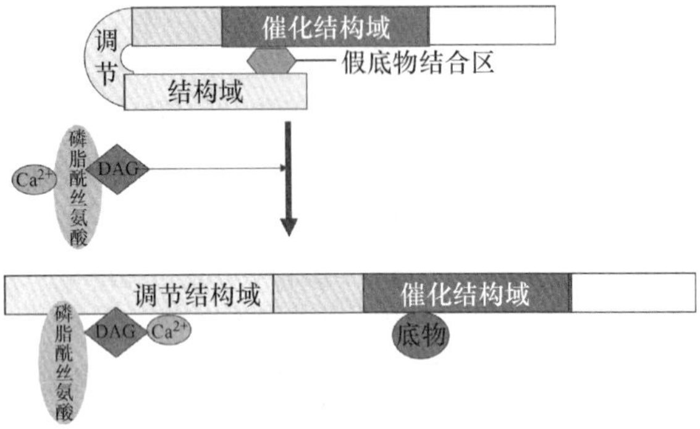

图 10-8 DAC 活化 PKC 的作用机制示意图

3. **钙离子** 某些离子，如钙离子，也可作为第二信使。Ca^{2+}在细胞中的分布具有明显的区域特征，细胞外 Ca^{2+}浓度远高于细胞内，且 90% 以上的细胞内 Ca^{2+}都储存于细胞内钙库中（细胞肌浆网、内质网）。引发胞内中游离 Ca^{2+}浓度升高的方式有两种，一是细胞质膜钙通道开放，引起细胞外钙内流；二是细胞内钙库膜上的钙通道开放，引起钙释放。钙调蛋白（calmodulin，CaM）是胞内的一种 Ca^{2+}结合蛋白，其活性受 Ca^{2+}浓度的调控。当胞内 Ca^{2+}浓度升高时，CaM 即与 Ca^{2+}迅速结合成 Ca^{2+}-CaM 复合物，引起 CaM 发生构象变化。该复合物可激活 CaM 依赖性蛋白激酶（CaM-K），从而使许多靶蛋白的丝氨酸 / 苏氨酸残基磷酸化，改变这些蛋白的活性（图 10-8）。

三、细胞内信号转导的作用方式

1. **蛋白激酶与蛋白磷酸酶可调控信号转导** 在蛋白激酶（protein kinase，PK）催化下，ATP 分子中的 γ- 磷酸基团转移至靶蛋白分子中特定氨基酸残基上。与 PK 反向对应的是蛋白磷酸酶（protein phosphatase）催化磷酸化的蛋白质分子发生去磷酸化，与蛋白激酶共同构成了蛋白质活性的开关系统。由蛋白激酶和蛋白磷酸酶催化蛋白质的磷酸化与脱磷酸修饰是最重要的信号通路开关，是控制信号转导分子活性的最主要方式，酶被修饰后可以提高或降低活性。蛋白激酶根据它所作用的氨基酸残基位点分为酪氨酸激酶（tyrosine kinase，PTK）、丝氨酸/苏氨酸激酶（serine/threonine kinase）两大类。一般来讲，蛋白激酶作用常常是通过磷酸化而激活底物；相反，蛋白磷酸酶是使底物去磷酸化，使底物失活。

丝氨酸/苏氨酸激酶是细胞内的主要激酶，负责催化底物蛋白中某些丝氨酸或苏氨酸位点发生磷酸化。细胞内重要的丝氨酸/苏氨酸激酶包括受环核苷酸调控的 PKA 和 PKG、受 DAG/Ca^{2+} 调控的 PKC、受 Ca^{2+}/CaM 调控的 Ca^{2+}/CaM-PK、受 PIP_3 调控的 PKB 及受丝裂原控制的丝裂原激活的蛋白激酶（mitogen-activated protein kinase, MAPK）等。

酪氨酸激酶催化蛋白质底物中酪氨酸位点发生磷酸化。大部分蛋白质的酪氨酸磷酸化都处于活化状态，对生命活动起正向调节作用。研究发现，生长因子与受体结合，可使胞内结构域中单个甚至多个酪氨酸发生磷酸化，引发多种细胞反应，如细胞增殖、迁移、免疫细胞活化、内分泌细胞分泌等。

2. **G 蛋白**　鸟苷酸结合蛋白（guanine nucleotide-binding protein，G protein），简称 G 蛋白，是一类能与 GDP/GTP 结合的蛋白，也是一类重要的信号转导分子。G 蛋白与 GDP/GTP 的结合状态决定信号通路的开与关，在各种细胞信号转导途径中转导信号给不同的效应蛋白。绝大多数情况下，G 蛋白结合 GTP 时为活化形式，作用于下游分子使相应信号途径开放，当 G 蛋白结合的 GTP 水解为 GDP 时，则回到非活化状态，信号途径由此关闭。G 蛋白主要包括异三聚体 G 蛋白和小分子 G 蛋白两大类。

（1）异三聚体 G 蛋白：即广义上所说的 G 蛋白，由 α、β 和 γ 三个亚基构成复合物，锚定在质膜内侧。α 亚基能与 GTP 结合，具有 GTP 酶活性，能使受体和腺苷酸环化酶等靶效应器偶联起来，使胞外信号穿膜转换为胞内信号。G 蛋白偶联型受体（GPCR）与配体结合后激活与之偶联的 G 蛋白。当受体没有与配体结合时，G 蛋白与受体及质膜结合，呈 αβγ 三聚体状态，此时 α 亚基结合 GDP，无活性；当配体与受体结合后，受体的变构引起 G 蛋白构象改变，使 α 亚基与 GDP 的亲和力下降，而与 GTP 的亲和力大增，促使 α 亚基与 GDP 解离，从而变为与 GTP 结合，此时 α 亚基与 βγ 亚基分离。结合 GTP 的 α 亚基处于活化状态，作用于下游的不同效应酶或蛋白质（如腺苷酸环化酶、磷脂酶 C）或离子通道蛋白（如 Ca^{2+}通道、K^{+}通道），介导相应的信号途径，引起相关的生物学效应；由于 α 亚基内本身具有 GTP 酶活，当 α 亚基与下游信号分子作用后，GTP 酶开始活化，将 GTP 水解成 GDP，α 亚基失活，并再与 βγ 亚基结合，恢复到无活性三聚体构象的静息状态，此时信号转导终止。上述过程被称为 G 蛋白循环（图 10-9）。

20 世纪 80 年代，美国国立卫生研究院（National Institutes of Health，NIH）的 M. Rodbell 首先报道了 G 蛋白具有分子开关作用。在整体实验中，他发现胰岛 α 细胞分泌的胰高血糖素（glucagon）能通过活化腺苷酸环化酶刺激糖原分解，这一过程似乎需要 GTP 和 G 蛋白共同参与。为此，他与 A. Gilman 合作，构建了一种 G 蛋白缺失的细胞系。在离体培养的野生型细胞（G 蛋白存在）实验中，加入胰高血糖素、活化腺苷酸环化酶和 GTP，胰高血糖素能活化腺苷酸环化酶而启动糖原分解。但在 G 蛋白缺失的细胞中，胰高血糖素则不能活化腺苷酸环化酶。如是，G 蛋白相当于胰高血糖素与腺苷酸环化酶之间的“桥梁”分子，缺失了 G 蛋白的细胞的结果是这座“桥梁”不复存在，腺苷酸环化酶当然不能被胰高血糖素活化。后来经过大量实验证实，膜蛋白中含有 G 蛋白，正是它充当了所谓“桥梁”的功能。Rodell 和 Gilman 由于发现 G 蛋白共同获得了 1994 年诺贝尔生理学或医学奖。

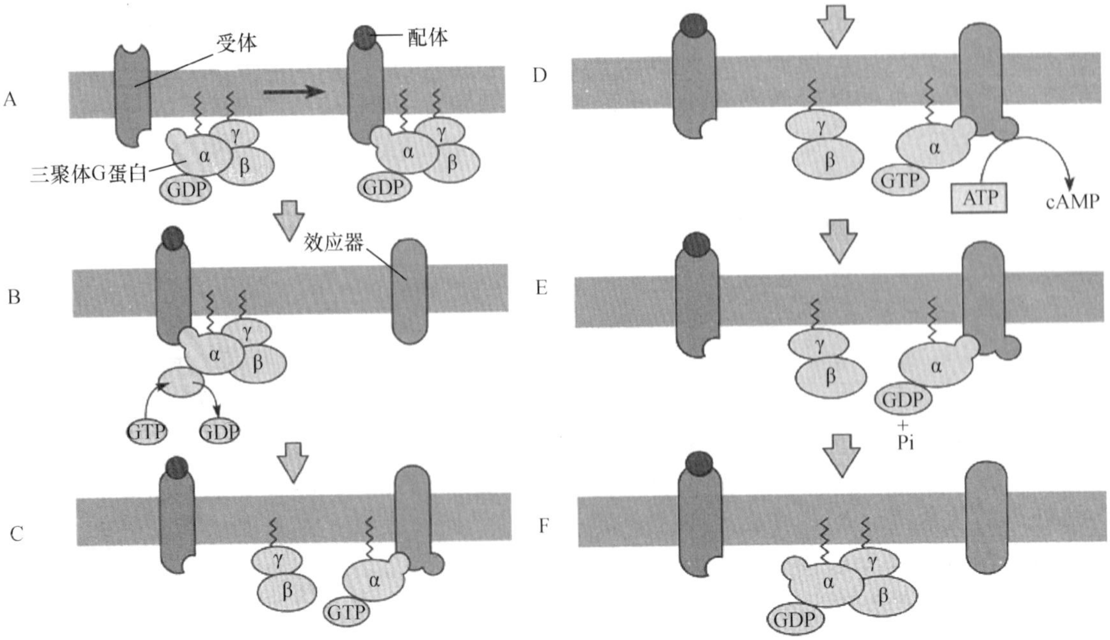

图 10-9　G 蛋白循环

（2）低分子量 G 蛋白：除上述复合体形式的 G 蛋白外，细胞内还有另一种 G 蛋白，只有 α 一个单体，分子量为 20 ～ 30 kDa，故亦称小 G 蛋白（small GTP-binding protein）。Ras 蛋白是第一个被发现的小 G 蛋白，分子量为 21 kDa，故又称 p21 蛋白。低分子量 G 蛋白都属于 Ras 蛋白超家族成员，与异三聚体 G 蛋白一样，具有 GTP 酶活性（称 Ras 样 GTP 酶），即具有结合 GDP/GTP 的能力以及结合 GTP 时活化而结合 GDP 时失活的特征，在多种细胞信号转导途径中具有开关作用。细胞中存在一些专门控制小 G 蛋白活性的调节因子，如增强其活性的鸟苷酸交换因子（guanine nucleotide exchange factor，GEF）和鸟苷酸释放蛋白（guanine nucleotide release protein，GN-RP）、降低其活性的鸟苷酸解离抑制因子（guanine nucleotide dissociation inhibitor，GDI）、GTP 酶活化蛋白（GAP）等（图 10-10）。

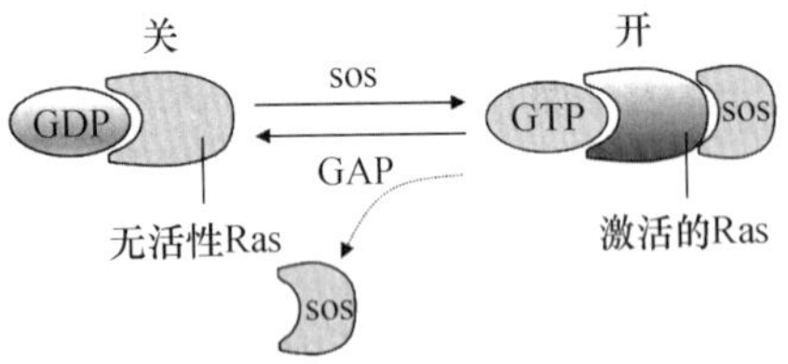

图 10-10　Ras 的活化及其调控因子

3. 支架蛋白、衔接蛋白与信号转导复合物

（1）蛋白质相互作用（protein-protein domain）的结构域：蛋白质-蛋白质相互作用是信号转导复合物形成的基础，其结构与功能基础则是蛋白质相互作用的结构域。这些结构域在不同的信号分子中具有很高的同源性。例如，Src 同源序列 2 结构域（Src homology 2 domain），简称 SH2 结构域，与蛋白激酶 Src 的一个结构域同源。SH2 结构域的功能是识别其他蛋白质分子中磷酸化的酪氨酸及其周围氨基酸残基组成的特殊模体（motif），并与磷酸化的酪氨酸磷酸基团结合。不同的蛋白质分子含有结构相似的 SH2 结构域，因此对于含有磷酸化酪氨酸的不同模体具有选择性。Src 同源序列 3 结构域（Src homology 3 domain），简称为 SH3 结构域，可识别另一个信号分子中的富含脯氨酸的若干个氨基酸残基构成的模体，亲和力与脯氨酸周围的氨基酸残基序列相关。PH 结构域主要与膜磷脂衍生物结合，使分子锚定于细胞膜，有利于酶活性的发挥，是信号转导过程中的蛋白质-蛋白质、蛋白质-脂类相互作用的结构基础。几种不同的信号分子中的蛋白质相互作用结构域的分布和作用见表 10-1 和图 10-11。

表10-1　蛋白质相互作用结构域及其识别的模体

蛋白质相互作用结构域	缩写	识别的模体
Src homology 2	SH2	含磷酸化酪氨酸模体
Src homology 3	SH3	富含脯氨酸模体
Pleckstrin homology	PH	磷脂衍生物
Protein tyrosine binding	PTB	含磷酸化酪氨酸模体
WWP repeating motif	WW	富含脯氨酸模体

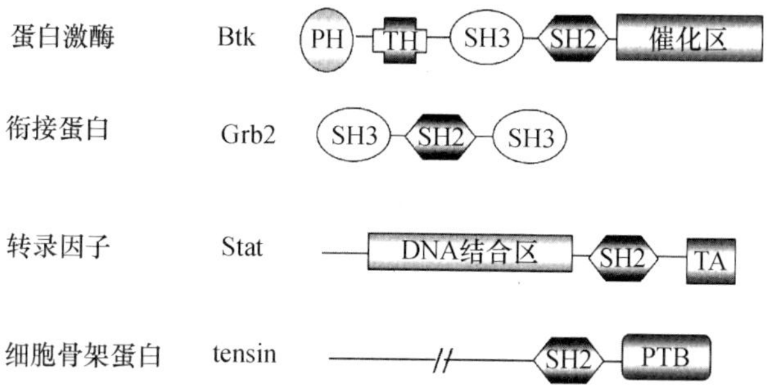

图 10-11　信号转导蛋白分子相互作用的结构域分布及作用

（2）支架蛋白（scaffolding protein）：一般是分子量较大的蛋白质，可同时结合多个位于同一信号转导通路中的分子。信号分子结合在支架蛋白上一方面保证相关信号分子容纳于一个隔离而稳定的信号转导通路内，避免与其他不需要的信号转导通路发生交叉反应，以维持信号转导通路的特异性；同时增加了调控复杂性和多样性。例如，Pellino 蛋白在天然免疫信号通路 Toll 样受体 (Toll-like receptor，TLR) 通路中起着支架蛋白的作用。Pellino 蛋白在 IL-1R 激活后可以与 IRAK1、TRAF6 和 TAK1 结合，从而在受体附近组装和定位 TLR 通路的各种组件。又如，NLR 蛋白家族是参与天然免疫的受体家族，通过支架作用组装炎症小体，进而使炎症小体分泌 IL-18 和 IL-1β 等促炎细胞因子。

（3）衔接蛋白（adaptor protein）：是信号转导通路中不同信号分子的接头，连接上游信号分子与下游信号分子。衔接蛋白发挥作用的基础是它们都含有蛋白相互作用结构域。大部分衔接蛋白结构域仅供蛋白相互作用，而非其他功能。例如 Grb2 是表皮生长因子受体信号转导通路中的衔接蛋白，它由 1 个 SH2 结构域和 2 个 SH3 结构域构成，可以与多种信号转导分子结合。

第三节　细胞信号转导的重要通路

一、细胞膜受体介导的信号转导途径

（一）离子通道介导的信号转导途径

如上所述，此类离子通道的化学本质是受体，通道的开放或关闭直接受化学配体与通道受体部位相结合的控制，因此，也将这类通道称为配体门控受体型离子通道（LGRC）。LGRC 的配体主要为神经递质，最终效应是细胞膜电位改变。可以认为，LGRC 是将化学信号转变成为电信号而影响细胞膜功能的一种范例。LGRC 可以分为阳离子通道和阴离子通道。阳离子通道常见的配体有乙酰胆碱、谷氨酸和 5- 羟色胺等；而阴离子通道配体有甘氨酸和 γ- 氨基丁酸。乙酰胆碱作为配体的离子通道是典型的 LGRC 之一。乙酰胆碱 LGRC 由 5 个高度同源的亚基组成，包括2个 α 亚基、1个 β 亚基、1个 γ 亚基和1个 δ 亚基。每个亚基都是一个4次跨膜蛋白，由约500个氨基酸残基组成，分子量约60 kDa。该受体的跨膜部分为4条 α 螺旋，其中一条含较多的极性氨基酸，构成亲水区，使得5个亚基共同在膜中形成一个亲水的通道。乙酰胆碱结合在 α 亚基上（图10-12）。

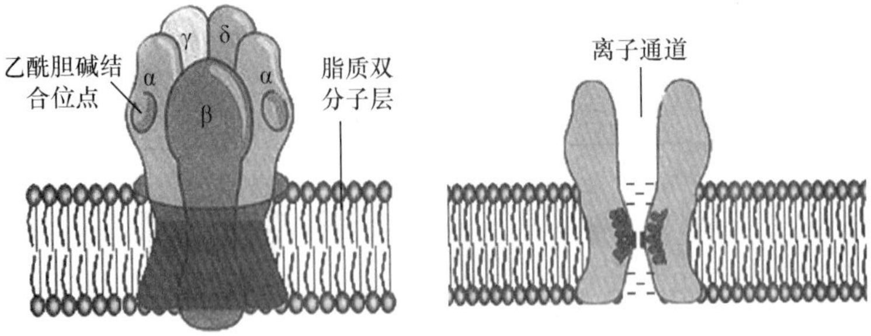

图10-12　乙酰胆碱 LGRC 结构模型

乙酰胆碱 LGRC 有3种构象转变。首先，2分子乙酰胆碱结合 LGRC（构象Ⅰ），使之通道开放（构象Ⅱ），但通道开放的时限很短，在几十毫微秒内又回到关闭状态（构象Ⅱ），然后乙酰胆碱与 LGRC 解离，受体恢复到初始关闭状态，做好重新接受配体的准备（图10-13）。

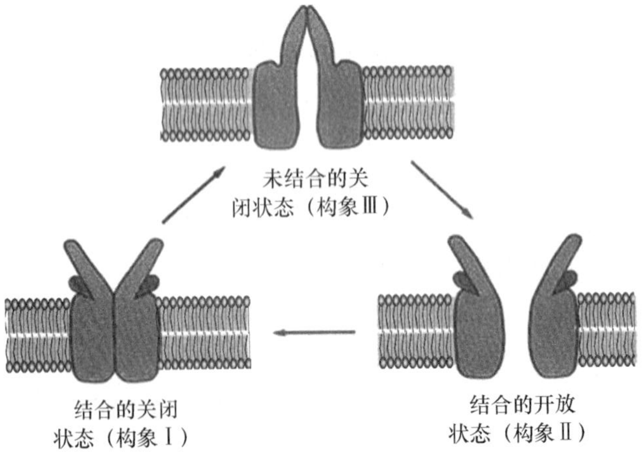

图10-13　乙酰胆碱 LGRC 的三种构象

（二）G蛋白介导的信号转导途径

这类信号转导途径主要由G蛋白偶联型受体（G-protein coupled receptor，GPCR）所介导。有关G蛋白的组成和结构，本章前面已经详细描述。GRCP在结构上为单体蛋白，氨基端位于细胞外表面，羧基端在细胞膜内侧，其肽链疏水序列反复七次跨膜，因此又称为七次跨膜受体。由于肽链反复跨膜，在膜外侧和膜内侧形成了几个环状结构，分别负责接受外源信号（化学、物理信号）的刺激和细胞内的信号传递，受体的胞内部分可与三聚体G蛋白相互作用。此类受体通过G蛋白向下游传递信号，因此称为G蛋白偶联型受体（图10-14）。活化的G蛋白 α 亚基主要作用于生成或水解细胞内第二信使的酶，如腺苷酸环化酶、磷脂酶C等效应分子，改变它们的活性，从而改变细胞内第二信使的浓度。可以激活腺苷酸环化酶的G蛋白 α 亚基称为 α_s（s代表 stimulatory）；反之称为 α_i（i代表 inhibitory）。能够与受体偶联的G蛋白有数十种之多，部分G蛋白 α 亚基种类、其作用的效应分子及所调节的细胞内信使见表10-2。这里分别以胰高血糖素和血管紧张素Ⅱ受体为例，介绍两种该类受体信号转导的基本方式。

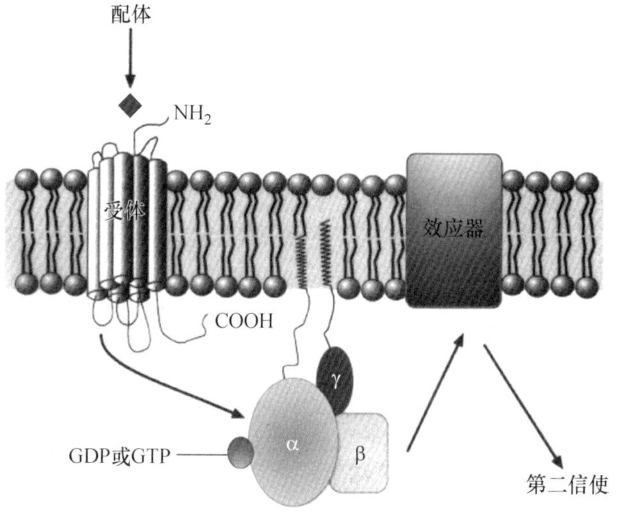

图 10-14　G 蛋白偶联型受体介导信号转导

表10-2　哺乳动物中G蛋白α亚基的种类和效应

G 蛋白 α 亚基种类	效应	第二信使	第二信使的靶分子
α_s	AC 活性↑	cAMP ↑	PKA 活性↑
α_i	PLC 活性↑	cAMP ↓	PKA 活性↓
α_q	cGMP-PDE 活性↑	Ca^{2+}、IP_3、DAG ↑	PKC 活性↑
α_t	AC 活性↓	cGMP ↓	Na^+ 通道关闭

1. **胰高血糖素受体介导的信号转导**　胰高血糖素（glucagon）受体通过偶联的 G 蛋白以及 AC / cAMP / PKA 通路发挥效应。该通路以靶细胞内 cAMP 浓度改变和激活 PKA 为主要特征，是激素调节物质代谢的主要途径。如图 10-15 所示，胰高血糖素与胰高血糖素受体结合后，通过 G 蛋白激活腺苷酸环化酶（AC），产生第二信使 cAMP，cAMP 变构激活 PKA；活化的 PKA 一方面磷酸化激活了磷酸化酶 b 激酶，使其磷酸化激活糖原磷酸化酶，进而糖原分解加强；另一方面，活化的 PKA 磷酸化抑制了糖原合酶，使其活性下降，糖原合成减弱，从而使血糖升高。需要说明的是，作为 G 蛋白组成成分之一，α 亚基与 βγ 亚基解离后，继续发挥刺激下游信号作用，这类 α 亚基属于兴奋型，称为 α_s（s 表示 stimulatory）；有些 α 亚

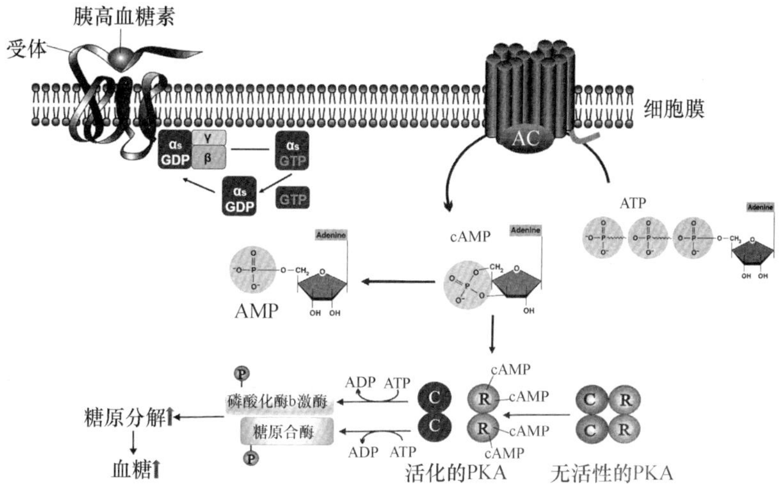

图 10-15　胰高血糖素受体通过 AC/cAMP/PKA 通路转导信号

基与下游蛋白结合后可抑制其活性，这类 α 亚基则是抑制型，称为 α_i（i 表示 inhibitory）。

2. **血管紧张素Ⅱ受体介导的信号转导** 血管紧张素Ⅱ（angiotensin Ⅱ）受体亦属于 G 蛋白偶联型受体，通过 PLC-IP_3/DAG-PKC 通路发挥效应。可以激活磷脂酶 C（PLC）的 G 蛋白 α 亚基，使磷脂酰肌醇-4,5-二磷酸变为 IP_3（肌醇三磷酸）和 DAG（二酰甘油）；IP_3 与内质网膜上的 IP_3 受体结合，引起内质网内 Ca^{2+}释放；Ca^{2+}活化 CaM（钙调蛋白），进而活化 CaM-K（钙调蛋白依赖性蛋白激酶），使其作用于相应的底物，引起血管收缩应答（图 10-16）。

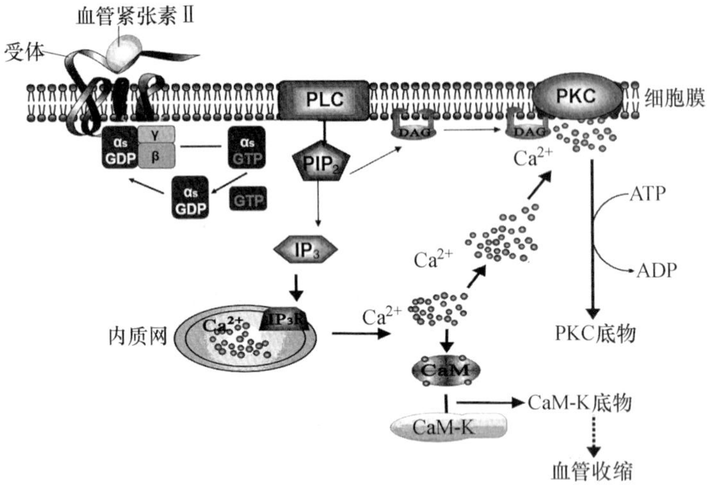

图 10-16 血管紧张素Ⅱ受体通过 PLC-IP_3/DAG-PKC 通路介导信号转导

（三）酶偶联型受体介导的信号转导途径

由于这类受体胞内结构域中都有酶活性，故称为酶偶联型受体。受体-配体结合后，可以激活胞内受体酶活性，因此这类信号转导途径的共同特征是需要直接依赖酶的催化作用作为信号传递的第一步反应。由于其受体仅含有 1 个跨膜区段，故又称为单次跨膜受体，有些受体自身具有酶活性，有些自身没有酶活性，但与酶分子结合存在。单次跨膜受体的代表是生长因子受体和细胞因子受体。酶偶联型受体介导信号转导不仅调节细胞内蛋白质的功能和表达水平，也影响细胞增殖和分化。酶偶联型受体介导信号主要通过蛋白质-蛋白质相互作用而转导，这些蛋白质分子通过促进底物蛋白磷酸化或结合 GTP 而开启信号传递。酶偶联型受体种类繁多，不同种类的单跨膜受体所介导的信号转导通路既有相同，亦有差异，这里仅举几个典型例子。

1. **生长因子介导的信号转导通路** 表皮生长因子（epidermal growth factor，EGF）是一种多肽，具有促进表皮创伤后愈合等作用。EGF 受体（EGFR）是典型的蛋白酪氨酸激酶（PTK）型受体，分子量约为 170 kDa。EGFR 信号转导的主要步骤：① EGFR 被活化。EGF 与 EGFR 结合使受体形成二聚体，改变构象使其 PTK 活性增强，细胞内区数个酪氨酸残基（Y992，Y1045，Y1069，Y1148，Y1173）在 PTK 作用下发生自身磷酸化（autophosphorylation）。② EGFR 与 SH2 结合。EGFR 胞内区发生磷酸化的酪氨酸位点可被 SH2 结构域所识别，含有 1 个 SH2 结构域和 2 个 SH3 结构域的生长因子结合蛋白（growth factor binding protein，Grb2）作为衔接分子结合到这些位点上。③ Ras 被活化。Grb2 通过募集 SOS，SOS 结合 Grb2 后被活化，作用于小分子 G 蛋白 Ras，使 Ras 激活。SOS 是小分子 G 蛋白的正调节因子，促进 Ras 蛋白与 GDP 解离并与 GTP 结合。④ MAPK 级联反应。活化的 Ras 引起有丝分裂原激活的蛋白激酶（mitogen activated-protein kinase，MAPK）级联式活化。具体过程是，活化的 Ras 作用于其下游分子 Raf 使之活化。Raf 是 MAPK 磷酸化级联反应的第一个分子（属于 MAPKKK），作用于 MEK（属于 MAPKK），可使 MEK 发生磷酸化，后者再作用于 ERK1（external signal regulated- kinase，属于 MAPK 家族之一），至此完成了 MAPK 的三级磷酸化及激活过程。⑤活化的 MAPK 核转位。ERK1 被活化后，可转位至细胞核内。某些转录调控因子是 ERK 的底物，可被 ERK 磷酸化。活化的转录因子与靶基因特异性结合，进而影响靶基因表达水平，调节细胞生长和分化状态（图 10-17）。1962 年 Vanderbilt 大学的 Stanley Cohen 博士在一次偶然的实验中发现了表皮生长因子，它是一种广泛存在于人和动物体内的多肽分子，极微量即能强烈刺激细胞生长、延缓表皮细胞衰老，通过与其受体结合发挥作用。Cohen 因发现生长因子而与 Rita Levi-Montalcini 分享了 1986 年诺贝尔生理学或医学奖。

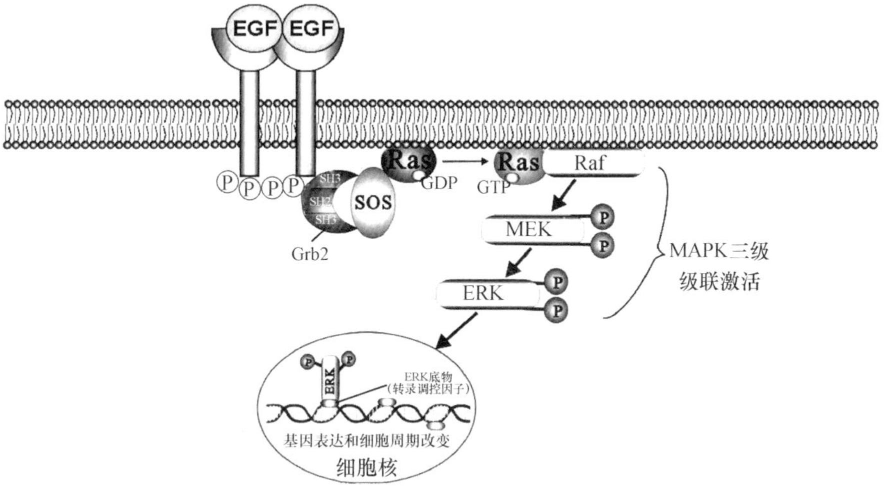

图 10-17　EGFR 介导的信号转导过程

MAPK 级联激活是多种信号通路的中心，其激活的级联反应即 Raf（MAPKKK）→ MEK（MAPK/ERK kinase，即 MAPKK）→ ERK（即 MAPK）。MAPKKK → MAPKK → MAPK 三级均通过逐级磷酸化而激活，表现出高度特异而有序的过程。哺乳动物细胞重要的 MAPK 家族成员有三种：①细胞外信号调节激酶（external signal regulated-kinase，ERK），广泛存在于各种组织，参与细胞增殖与分化；② c-Jun N- 末端激酶 / 应激激活的蛋白激酶（c-Jun N-terminal kinase/stress-activated protein kinase，JNK/SAPK），是细胞对各种应激源诱导的信号转导的关键分子，一些细胞因子如 TGF-β 也通过 JNK 发挥作用；③ p38 MAPK 家族，主要参与炎症细胞因子、凋亡相关受体（Fas）等信号转导。

2. 细胞因子介导的信号转导通路　细胞因子（cytokines）是一类定义广泛的小分子蛋白（5 ～ 20 kDa）信号分子，主要指趋化因子（chemokines）、干扰素（interferon，IFN）、白细胞介素（interleukin，IL）、淋巴因子（lymphokine）和肿瘤坏死因子（tumor necrosis factor，TNF）。鉴于细胞因子可以以内分泌、旁分泌和自分泌等方式作用到靶细胞，因此，细胞因子与激素在定义上迄今一直存在争议。以白细胞介素为例，其受体属于酶偶联型受体，但自身不具备酶活性，通过与蛋白酪氨酸激酶相结合才能活化下游信号分子。干扰素（IFN-γ），白细胞介素 2、3（IL-2、3）等细胞因子与各自受体结合后，通过与之相偶联的蛋白酪氨酸激酶 JAK（Janus kinase）和下游的转录因子 STAT（signal transducer and activator of transcription），即 JAK-STAT 通路转导信号（图 10-18）。JAK 作为细胞内的一种普通激酶，发现者起初并不认为它是一个多么重要的酶，故以 just another kinase 命名。后来，发现 JAK 分子内具有两个等大且非常相似的蛋白激酶结构域，互为镜像，就像罗马神话传说中长有两个背对脸的门神 Janus。JAK 为非受体型蛋白酪氨酸激酶家族，迄今共发现 4 个成员（JAK1 ～ JAK3，TYK2）。JAK 与细胞因子受体结合存在，活化后作用在 STAT 分子使之发生酪氨酸磷酸化。磷酸化的

STAT 分子形成二聚体形式进入胞核，作为转录因子与相关基因启动子区域结合，影响靶表达，进而调节靶细胞的增殖与分化。细胞内存在着多种 JAK 和 STAT 亚型，激活后的受体可与不同的 JAKs 和不同的 STAT 相结合，引发不同的信号转导。

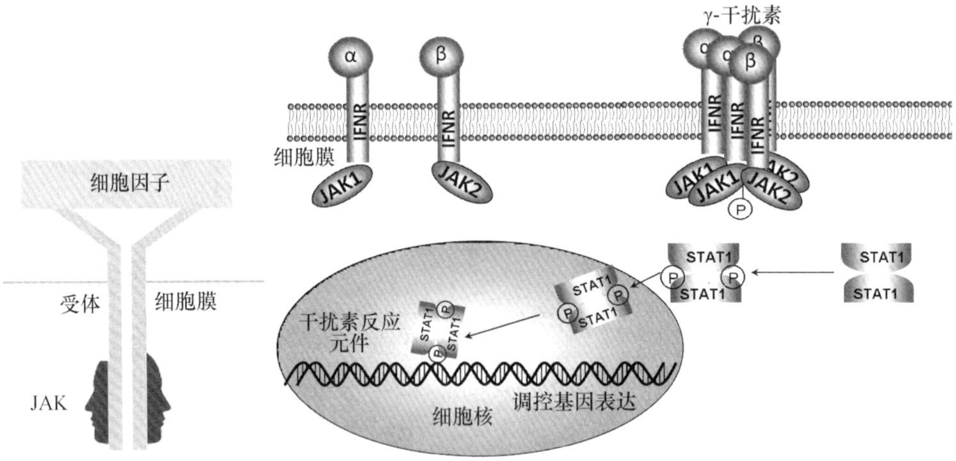

图 10-18　γ 干扰素受体介导的信号转导通路

3.TNF-α **受体介导的信号转导通路**　细胞核因子 NF-κB（nuclear factor-κB）通路是 TNF 受体、IL-1 受体以及多种促炎细胞因子受体所介导的主要信号转导通路（图 10-19）。NF-κB 是一种转录因子，最初发现于 B 淋巴细胞，是免疫球蛋白 κ 轻链基因转录所需转录因子。后来证明，在所有细胞中都发现 NF-κB，因此认为它是一种通用型转录因子，广泛参与炎症反应、免疫调节、生长控制、细胞分化、肿瘤发生以及细胞凋亡等过程。

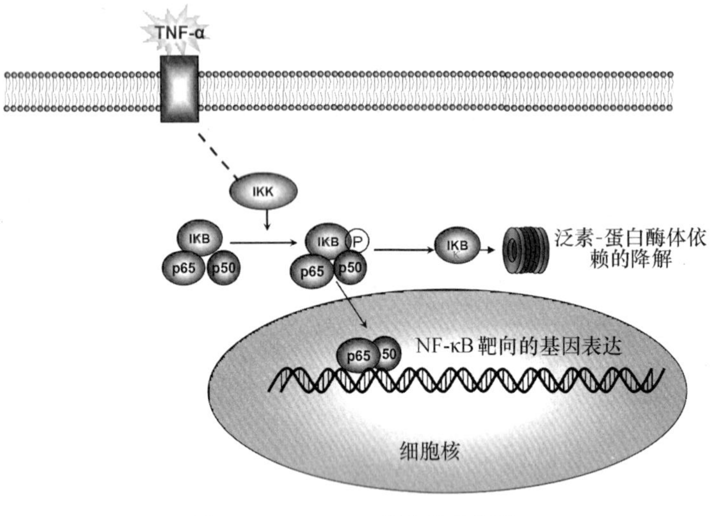

图 10-19　NF-κB 活化信号通路

NF-κB 由几种不同的亚基组成：p65（又称 relA）、p50、relB、C-rel 和 p52。p65 和 p50 两个亚基以不同形式组合形成同源或异源二聚体，在细胞内最常见的是 p65 和 p50 组成的异源二聚体。在没有外界刺激的情况下，NF-κB 与其抑制性 IκB 蛋白的结合在正常细胞中，NF-κB 亚基（通常为异源二聚体）与 IκB（包括 IκBα 和 IκBβ）形成结合物，位于胞浆中。一旦细胞受到刺激（如 TNF/LPS 等），IκB 的激酶（IKK）磷酸化 IκB，经过泛素蛋白酶体途径快速降解，使得 NF-κB 入核，结合到目的基因启动区域的 κB 位点上，启动下游基因的表达，影响多种细胞因子、黏附因子、免疫受体、急性时相蛋白（acute phase protein）和应激反应蛋白基因的转录。

4.TGF-β 受体介导的信号转导通路　转化生长因子 -β（transforming growth factor β，TGF-β）参与调节增殖、分化、迁移和凋亡等多种细胞反应。TGF-β 受体的特征是自身具有蛋白丝氨酸 / 苏氨酸激酶催化结构域。当 TGF-β 与受体结合时，受体得以活化。活化的受体催化一类重要的转录因子 Smad 发生丝氨酸磷酸化，磷酸化的 Smad 分子形成同源寡聚体或异源寡聚体后进入细胞核，调节相应基因的转录速度，最后影响细胞分化。Smad 家族是最早被证实的 TGF-β 受体激酶的底物。Smad 的名称取自于果蝇的 Mad 和线虫的 *Sma* 基因。细胞内至少有 9 种 Smad 分子存在，各自负责 TGF-β 家族不同成员的信号转导（图 10-20）。

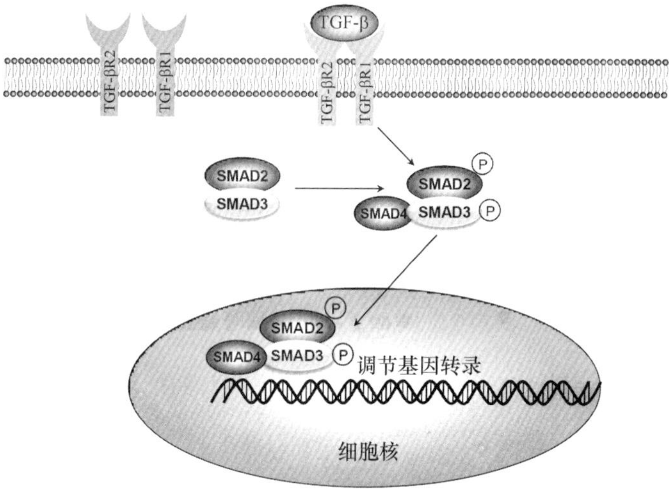

图 10-20　TGF-β 受体介导的信号转导通路

（四）其他信号通路

人类细胞中共有 19 种 *Wnt* 基因。Wnt 得名于 Wg（wingless）与 Int 合名，*wingless* 为果蝇中负责翅膀形成的基因，而 *Int* 被认为在脊椎动物中负责肢体形成。Wnt 信号转导途径包括经典和非经典途径，参与调控发育、细胞分化、癌变、凋亡及机体免疫、应激等病理生理过程。

Wnt 的受体是卷曲蛋白（frizzled，Fzd），为 7 次跨膜蛋白，人类有 10 种 Fzd 成员。Fzd 胞外 N 端具有富含半胱氨酸的结构域，能与 Wnt 结合，同时 Wnt 还会与另外一个 LDL 受体相关蛋白（LDL receptor-related protein，LRP）的共同受体形成复合物。当没有 Wnt 信号时，酪蛋白激酶 1（casein kinase 1，CK1）能将 β 联蛋白（β-catenin，β-Cat）的第 45 位丝氨酸磷酸化，随后，轴蛋白（axin）迫使一种丝氨酸 / 苏氨酸蛋白激酶——糖原合成激酶 3β（glycogen synthase kinase-3β，GSK-3β）靠拢 β 联蛋白，并将 β 联蛋白 N 端的第 33 位丝氨酸（Ser33）/ 第 37 位丝氨酸（Ser37）/ 第 41 位苏氨酸（Thr41）/ 第 45 位苏氨酸（Thr45）磷酸化；最终 GSK3β、CK1、β 联蛋白和多发性结肠腺瘤（adenomatous polyposis coli，APC）蛋白结合在一起构成一种 β 联蛋白降解复合体。β 联蛋白受到泛素化（ubiquitinylation）修饰，被蛋白酶体降解，造成胞内 β 联蛋白的缺乏，使得 Wnt 调控靶基因不能表达。当 Wnt 与 Fzd 和 LRP 结合后会激活下游信号分子蓬乱蛋白（dishevelled，Dvl），Dvl 能破坏 β 联蛋白降解复合物，从而使未磷酸化的 β 联蛋白在胞质中积累。β 联蛋白进入细胞核内，取代转录抑制因子 Groucho，并与具有双向调节作用的 T 细胞转录因子结合，调节靶基因的表达（图 10-21）。

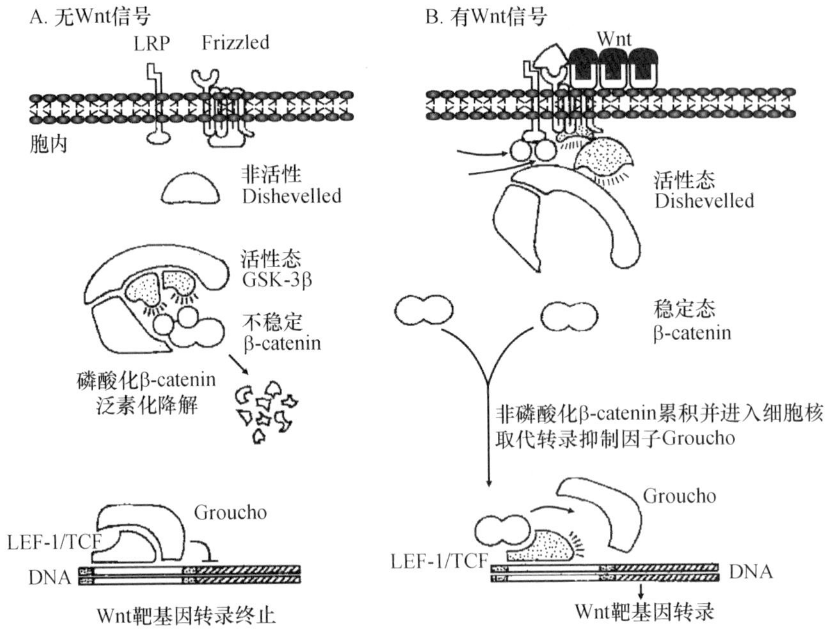

图10-21 Wnt/β-catenin信号通路

二、细胞内受体介导的信号转导途径

细胞内受体有些位于胞质，有些位于细胞核，它们多为转录因子。当与相应配体结合后，这些转录因子能与靶基因的顺式作用元件（*cis*-acting elements）结合，在转录水平调节基因表达。类固醇激素、甲状腺激素、维 A 酸和维生素 D 等物质的细胞受体不在细胞膜上，而是在细胞核内。当它们与核受体结合后，形成激素-受体复合物，有些则先与细胞质内的受体相结合，然后以激素-受体复合物的形式穿过核孔进入核内。在未与激素结合时，受体往往与具有抑制基因转录和蛋白质合成作用的物质，如热休克蛋白（HSP）形成复合物，阻止受体向细胞核的移动及其与 DNA 的结合。当激素与受体结合后，受体构象发生变化，导致热休克蛋白解聚，暴露出受体的核内转移部位及 DNA 结合部位，激素-受体复合物向核内转移，并结合于其靶基因的邻近的激素反应元件（hormone response element，HRE）上，进而改变细胞的基因表达谱（图 10-22）。不同的激素-受体复合物结合于不同的激素反应元件（表 10-3）。结合于

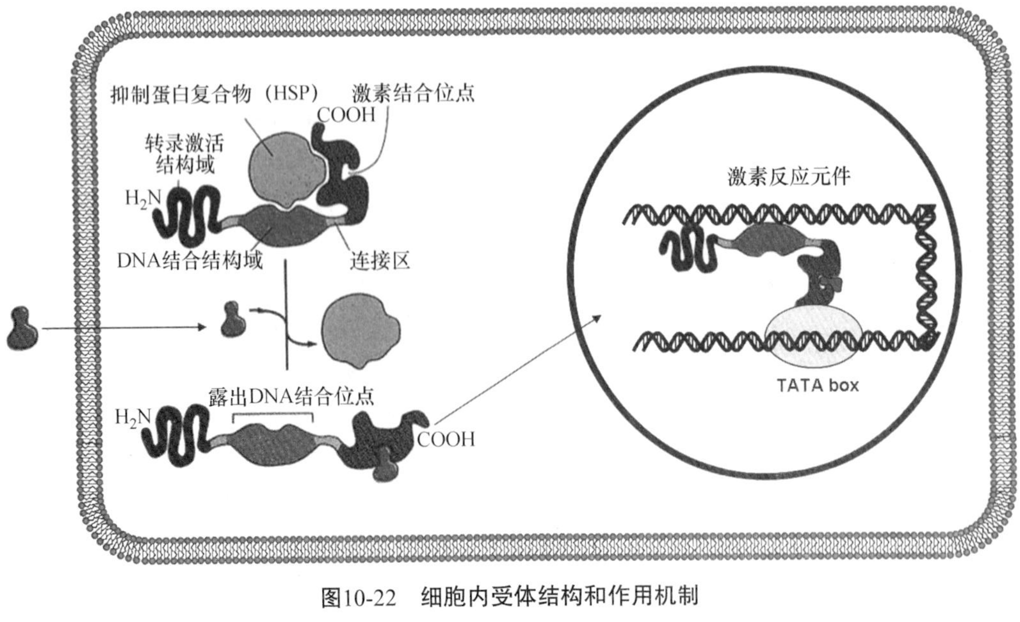

图10-22 细胞内受体结构和作用机制

激素反应元件的激素-受体复合物再与位于启动子区域的基本转录因子及其他的转录调节分子作用，从而开放或关闭其下游基因。

表10-3　激素反应元件举例

激素举例	受体所识别的DNA特征序列
肾上腺皮质激素	5'AGAACAXXXTGTTCT3'
	3'TCTTGTXXXACAACA5'
雌激素	5'AGGTCAXXXTGACCT3'
	3'TCCAGTXXXACTGGA5'
甲状腺激素	5'AGGTCATGACCT3'
	3'TCCAGTACTGGA5'

第四节　细胞信号转导的几个特点

前面介绍了细胞信号转导的一些基本通路，图 10-23 概括了已知的 4 条信号通路。激素通过 G 蛋白偶联型受体将信号最先传至腺苷酸环化酶和磷脂酶 C；而生长因子通过 RTK 受体将信号传到 Ras 和磷脂酶 C。两条通路的路径不同，但所产生的结果却大致相同。由此看来，在转导过程中，信号分子有可能同时汇集到某一点，或在某一环节上催化同一种蛋白激酶，以保证不同信号交流通畅。事实上，信号转导远不止这些，它们之间的相互作用更为复杂。之所以未作详细介绍，是因为人们对某些通路或一知半解，或全然不知，以现有的认识水平去求解细胞内“互联网式”的信号通路，莫过于“盲人摸象”。信号转导的几个主要特点可简单归纳如下。

一、信号转导的一般特征

1. **信号转导的一过性和记忆性**　连续不断的配体可刺激连续多次的信号转导，信号转导链的每一节点，在接收上游一次信号并转导至下游后，该节点的信号会及时终止，并恢复到未接受信号的初始状态，以便接受下一次信号，这一特征称为信号转导的“一过性”。某些情况下，在上游信号已经终止后，某些信号转导蛋白仍保持一定时间的持续活化状态，表现出记忆性，但这种持续活化（记忆）是受到严格调控的。

2. **信号转导的暂时性和可逆性**　①信号转导分子存在的暂时性：许多信号转导分子的半衰期都很短，很快产生，很快灭活，这样才能使细胞得以不断接受新的信号刺激。如编码转录因子的原癌基因的诱导只有几分钟到几十分钟。②信号转导分子活性的可逆性变化：被激活的各种信号分子不会总处在兴奋状态，在完成任务后又回复到静息状态，准备接受下一次的刺激，如底物分子的磷酸化与去磷酸化。③信号转导分子激活机制的同质性：磷酸化和去磷酸化是绝大多数信号分子激活与失活的共同机制。如 Jak 的激活需要其酪氨酸残基磷酸化，在传递信息后又都要通过去磷酸化而失活。

3. **信号转导通路的连贯性**　信号转导通路上的各个反应相互衔接，有序地依次进行，直至完成，形成一个级联反应过程。任何步骤的中断或出错，都将给细胞乃至机体带来灾难性后果。

4. **信号转导的网络化**　细胞内有一张由多个信号转导通路组成的网，在这张网中，各条通

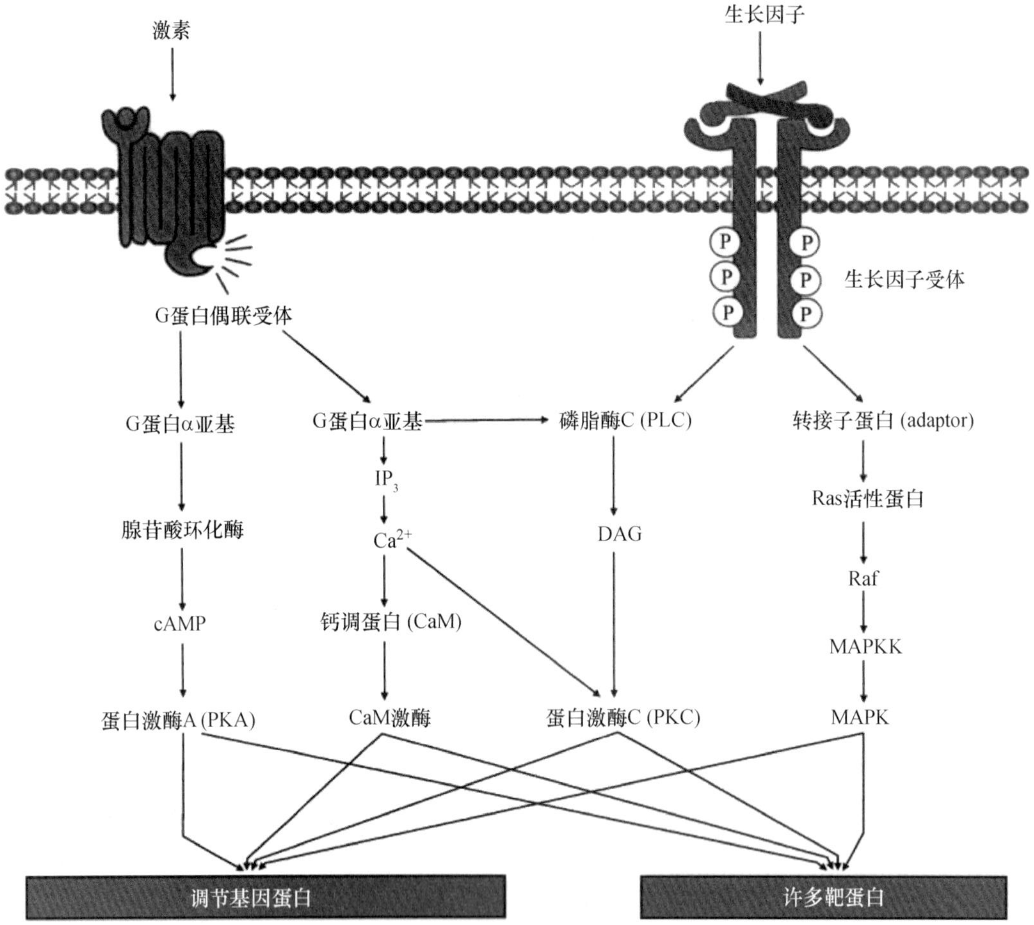

图 10-23　细胞内 4 条信号通路的互相关联

路相互沟通，相互影响，相互制约，相互协调，相互作用，使细胞能对各种刺激做出迅速而准确的反应，顺应环境的变化而变化。

5. **信号转导的专一性**　信号传递的专一性主要受下列几个因素的决定：①配体-受体之间的专一性；②细胞内信号转导的专一性；③基因转录的专一性。

6. **信号转导的放大效应**　细胞在对外源信号进行转换和传递时，大都具有逐级将信号加以放大的作用。如 G 蛋白偶联型受体介导的信号转导过程，一个信号分子可结合多个受体，一个活化受体又可招募多个 G 蛋白，一个（活化）G 蛋白能催化多个效应酶，引发多个第二信使应答，导致多个靶蛋白（酶）磷酸化，产生放大效应可想而知。因此，一个信号转导机构好比一个信号扩大器，将细胞外微（少）量的信号逐级放大，作用于大量胞内效应分子，产生明显的效应。如引起糖原分解的必需肾上腺素浓度为 10^{-10} mol/L，如此微量的 β 肾上腺素可通过信号转导促使细胞产生 10^{-6} mol/L cAMP，信号被放大了 1 万倍，此后经过 3 步酶促反应（PKA →糖原磷酸化酶激酶→糖原磷酸化酶），信号又可放大 1 万倍，使糖原短时间内迅速分解为葡萄糖。

二、信号转导通路之间的相互作用

（一）收敛作用

细胞外的多种刺激信号作用于不同的膜受体，将信号转入细胞内汇聚到同一效应蛋白并使其活化。以 G 蛋白偶联型受体、生长因子受体和整合素为例，虽然它们各自接收不同的细胞外信号刺激，但当信号传至胞内后，都可形成自磷酸化位点供 Grb2/SOS 接头蛋白的 SH2

结构域特异性识别，后者通过激活同一个靶蛋白——Ras 将信号作用到 MAPK（图 10-24）。Ras 蛋白可谓多种信号传导的汇合点，形成多条信号传导通路的汇聚，这一特点称为收敛作用（convergence）。Ras 和 Raf 都是具有收敛作用的信号分子。

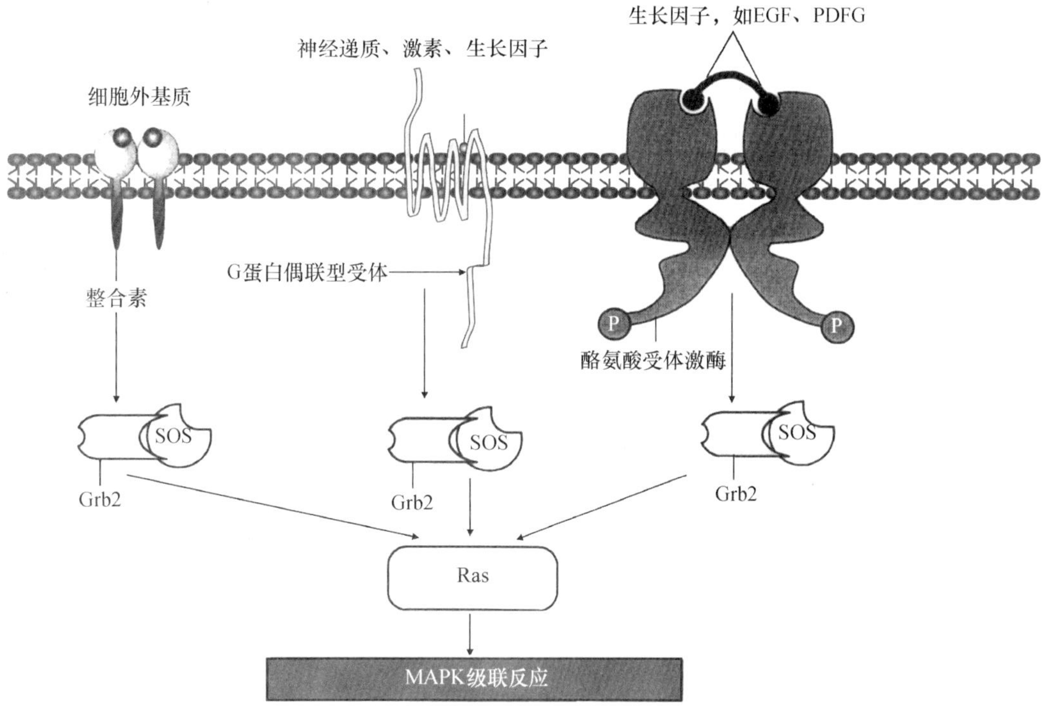

图 10-24　三种细胞受体介导信号的收敛（汇聚）作用

（二）波散作用

与收敛作用相反，同一个刺激信号穿过细胞膜后进入细胞，可以同时作用到几个效应蛋白，例如表皮生长因子（EGF）作用于膜受体产生的信号可沿着 Ras → Raf → MAPK，也可经 PI → PI3K → IP_3，还可经 PLC → DAG → PKC 三条途径向下传递。这种由单一受体活化而引发不同效应分子的信号传递现象称为波散作用（divergence）。由于这三条通路的信号分子进入细胞核后活化不同的基因转录系统，因此造成同一细胞对 EGF 刺激产生不同的反应（图 10-25）。

再比如，细胞因子与受体相结合触发信号传递经 Jak-STAT 信号通路下传，直到磷酸化的 STAT 发生核转位而进入细胞核，以转录因子的身份作用到效应基因，调节其表达。而不可忽视的是，细胞因子-受体结合后还可通过 Ras-MEK-ERK1/2（MAPK）途径参与基因表达调控；更可以经 PI3K-AKT 通路调节基因表达，可谓殊途同归（图 10-26）。

（三）信号通路间的“交互作用”与信号转导网络

1. **信号通路间的“串通”**　很多人都有过这样的经历，在接听电话时会听到对方以外的第三方讲话，在通讯术语中这叫串音（telephone cross-talk）。有人将这一种通讯现象引入细胞信号传递，意在表示信号在细胞间（内）的传递同样存在交互作用（cross-talk）。cross-talk 的结果是使细胞同时接受多种刺激，而每一种刺激可以同时激活多条信号通路，以及一个信号分子可以介导或参与多条信号通路。事实上，任何一条信号通路都不会一成不变地把某一种信号传递到细胞核。相反，信号通路之间有着千丝万缕的联系，它们相互影响，互为补充，又互相依存。这种关系就像互联网络世界的每一位访问者一样，大家只有互相交流才能称得上为“网友”。随着信息交流量的不断增多，cross-talk 的机会和途径也就越多。

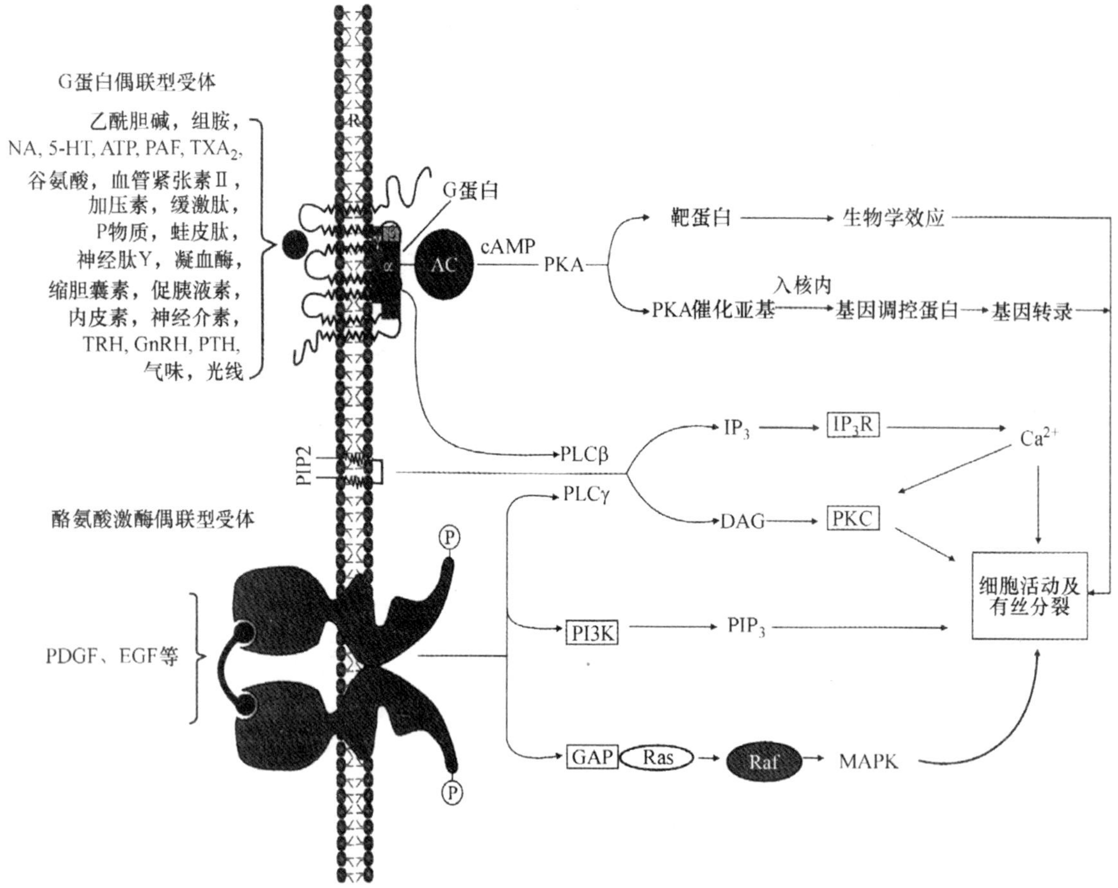

图 10-25　不同信号转导途径的收敛、波散和交互作用

不同信号之间通过“交互作用”这一特殊方式最终作用到细胞核，所引发的结果可能是相互促进，也可能是相互抑制。即使是同一种信号，作用到同一种细胞也可能产生互不关联的结果。如前所述，cAMP 作为一种第二信使，作用到脂肪细胞，通过 PKA 的介导一方面引发糖原分解，使血糖升高，另一方面 PKA 也可抑制脂肪细胞增殖，其机制与 PKA 阻止 Raf 信号向 Ras 传递，从而阻止 MAPK 的活化有关。同样在细胞核水平，作为 PKA 和 MAPK 底物的转录因子 CREB，其第 233 位丝氨酸为这两种蛋白激酶的共同靶点，因此无论通过 PKA 还是 MAPK 途径，信号转导的最终作用结果是影响靶基因转录（图 10-27）。

不同的外界刺激信号作用于细胞，即使沿同一条通路转导，产生的细胞反应也可能截然相反。比如胰岛素和 EGF 均能激活 PI3K，PI3K 作用于肝细胞产生的生物学效应是促进蛋白质合成，而作用于上皮细胞则是刺激细胞增殖。有人认为，对于某些重要信号分子蛋白来讲，细胞都存在着多种异构体（包括 PI3K），相当于收藏着几套“不同版本”，当受到不同信号刺激时，可以相应版本的信号蛋白加以应对。造成细胞同时拥有“不同版本”信号蛋白的原因比较复杂，基因的变位剪切只能说是一种可能性。这种“不同版本”的信号蛋白（如 PI3K、PBK、PLC 等）与不同的上下游底物结合（图 10-26），从而引发效果截然不同的效应。据推测，在哺乳动物细胞基因组中，编码蛋白激酶的基因约占 2%，相当于 1 个细胞有可能转录多达 1000 多种蛋白激酶。单是这 1000 多种信号分子就足以带来难以计数的信号通路，况且这些信号分子还具有“交互作用”，所产生的信号途径可以说无穷无尽。当然这只是一种解释，最终的答案要取决于对信号转导这一复杂网络作出本质上的揭示。

细胞拥有多种功能，如增殖与分化、生长与分裂、变形与运动、生存与死亡等，都需要上述信号系统相互作用。只有通过信号“交互作用”这一方式，细胞才能对两种以上的信号进行

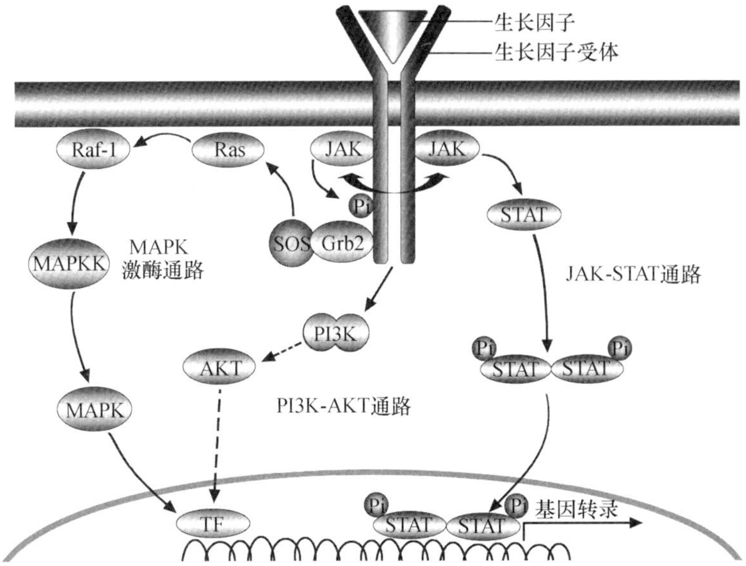

图 10-26　细胞因子转递信号的不同通路

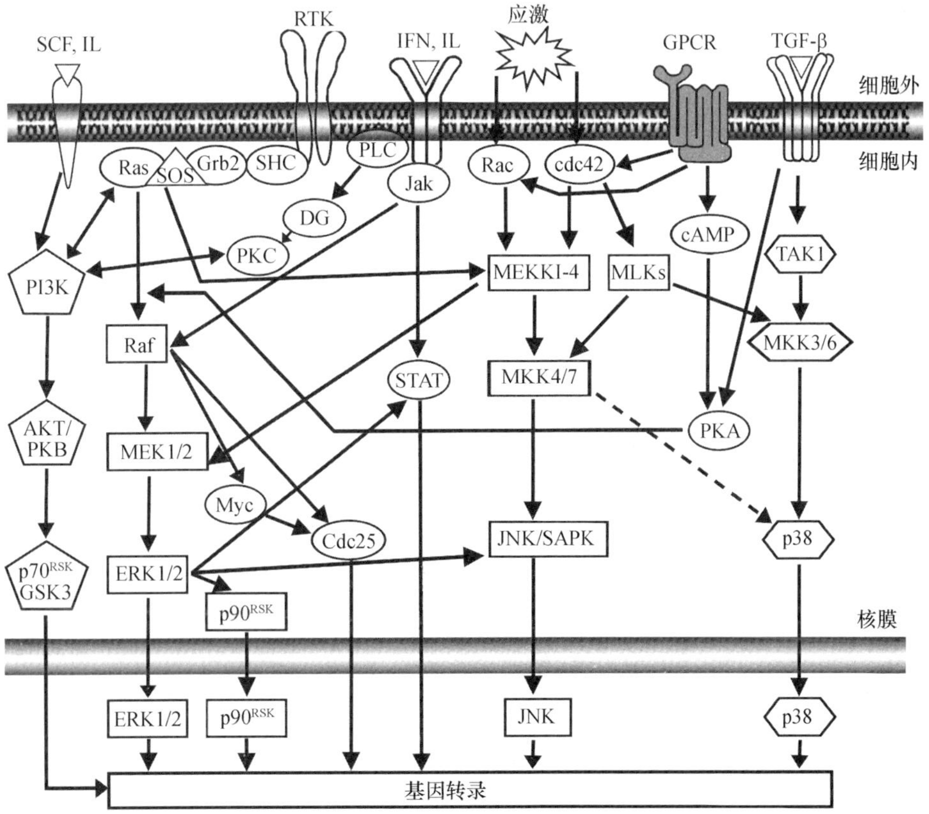

图 10-27　信号通路间的“交互作用”与信号转导网络

整合。有人将胞内承担“交互作用”重任的某些信号蛋白比作整合器（integrating device），这些蛋白分子的结构中存在着几个潜在磷酸化位点，不同类型的刺激信号可汇聚到该整合器，通过激活不同的磷酸化位点将信号下传到相关效应蛋白，这一过程有可能呈汇聚性，也可呈波散状，但最终都会集中到细胞基因转录这一环节，产生各式各样的细胞效应。如是，细胞信号系统非常类似于计算机的微处理器。

2. **信号转导网络**　多条细胞信号转导途径相互作用可形成一个复杂的细胞信号转导网络。

如不同的信号转导通路通过“交互作用”构成的信号转导网络（图 10-26），可对来自多条途径的信号进行整合，最后引发特定的一组基因转录。细胞信号转导网络的形成涉及以下几个层次：①通过不同的膜受体间的相互作用：一条信号转导途径不是只能由一种受体激活，如多种受体都可以激活 PI3K 途径。另一方面，一种受体可以激活几条信号转导途径。②通过不同的信号转导分子间的相互作用：单一信号引起的刺激在传导过程中多样化，同一信号可引起多种不同的下游反应，信号转导分子聚合成复合体是形成信号传递网络的基本机制。③通过不同转录因子与顺式作用元件的相互作用：由于转录因子组分的数量、比例和它们相互作用形成复合体等的差别，可在基因转录水平形成交叉作用的局面，从而形成非常复杂的基因表达调节格局。

第五节　细胞信号转导与医学

细胞信号转导系统是调节细胞生物学效应的分子系统，越来越多的研究表明，该系统任何环节的异常都可能引发细胞功能的改变，进而引起疾病的发生。一些信号（通路）过度激活，另一些信号（通路）过度抑制，或兼而有之，均诱发疾病状态，例如心血管病、糖尿病、肿瘤、遗传病都出现于信号转导调控失常之后。已有的研究成果表明，所有疾病的发生与转归均能够从信号分子与信号通路异常中发现直接与间接原因。信号转导机制研究在医学发展中的意义主要体现在两个方面，一是对发病机制的深入认识，二是为新的诊断和治疗技术提供靶位。

一、细胞信号转导通路异常与疾病

（一）受体相关性疾病

这是一类因受体的数量、结构或功能异常引起的疾病。如非胰岛素依赖型糖尿病（noninsulin-independent diabetes mellitus，DM-Ⅱ），有部分 DM-Ⅱ患者体内胰岛素水平并不低，但由于遗传原因，导致出现胰岛素受体数量减少或功能异常，使细胞对胰岛素的敏感性降低，也称胰岛素抵抗性（insulin resistance）糖尿病。胰岛素受体及受体下细胞内信号转导障碍使得胰岛素不能发挥降低血糖作用，引发体内血糖持续升高，导致糖尿病发生。因此，治疗 DM-Ⅱ的关键是增强胰岛素受体敏感性，降低胰岛素抵抗。又如重症肌无力（myasthenia gravis）是一种神经肌肉疾病，患者的体内产生了抗乙酰胆碱受体的抗体，抗体与乙酰胆碱受体结合，封闭了乙酰胆碱的作用，并促进乙酰胆碱受体的分解，使患者体内受体的数目明显减少，使通过乙酰胆碱受体进行的信号转导过程发生障碍，而导致重症肌无力。某些肿瘤是由于膜受体基因突变引起的，如编码促甲状腺激素受体的基因突变，使该受体呈持续性激活状态，进而活化 cAMP 信号通路，导致细胞异常增殖。

（二）G 蛋白与疾病

G 蛋白 α 亚基上含有细菌毒素糖基化修饰位点。细菌毒素能使这些位点糖基化，导致 α 亚基的 GTP 酶活性丧失，与受体结合的能力降低，引发某些疾病。例如，霍乱弧菌所致的腹泻与 G 蛋白活性异常紧密相关。霍乱弧菌所产生的霍乱毒素由 A、B 两个亚基组成，其中 A 亚基能穿过细胞膜，催化细胞内的 NAD^+中的 ADP 核糖基不可逆地结合在 $G\alpha_s$ 亚基蛋白上，使 α 亚基与 β、γ 亚基分离并同 GTP 结合，但此时 α 亚基丧失了 GTP 酶的活力，因而不能把 GTP 水解为 GDP，所以 G 蛋白处于持续激活状态；同时持续活化的 $G\alpha_s$ 亚基与腺苷酸环化酶结合，使后者极度活化，导致细胞中的 cAMP 大量增加，可达正常值的 100 倍以上。cAMP 作用到肠上皮细胞离子通道，促进大量 Cl^-和 HCO_3^-离子从细胞内进入肠腔，结果使细胞内外渗透压失去平衡，引起大量水分进入肠腔，造成剧烈腹泻。

G 蛋白基因突变可导致色素性视网膜炎、眼白化病、侏儒症、假性甲状旁腺功能减退症、先天性甲状腺功能减退症或甲状腺功能亢进症等遗传性疾病。如在甲状腺瘤和垂体瘤中，G 蛋白的突变体维持其与 GTP 结合的活化型空间构象，持续激活 cAMP 信号途径，刺激细胞增殖。

（三）蛋白激酶功能异常与疾病

某些肿瘤的发生与蛋白激酶活性异常有关。研究发现，从植物中提取的一种化合物佛波酯，因其分子结构与 DAG 类似，可在细胞内取代 DAG 而与 PKC 相结合，激活 PKC。由于佛波酯与 PKC 的结合相当稳定，从而使 PKC 产生长时间、不可逆的活化，导致细胞持续增殖，最终产生肿瘤。

在 B 淋巴细胞和 T 淋巴细胞中有许多种类的酪氨酸蛋白激酶，它们在传递淋巴细胞特异性信号、调节机体免疫反应中起着重要的作用。这些激酶在组成及数量上的变化，使淋巴细胞功能出现异常，导致免疫不全症的发生。临床上常见的 X 染色体连锁免疫不全症的病因即与 B 淋巴细胞酪氨酸蛋白激酶的异常相关。类似的情况也存在于 T 淋巴细胞中。另外，非受体型酪氨酸激酶的变异也可造成另一种免疫不全症。

（四）信号转导途径异常与疾病

绝大多数癌基因或抑癌基因的编码产物都是信号途径中的关键分子，它们可以从多个环节干扰细胞信号转导过程，导致细胞增殖与分化异常，最终导致肿瘤的发生。JAK-STAT 信号转导途径的异常活化与肿瘤、白血病等多种疾病的发生、发展和预后有密切的相关性。尤其在白血病细胞中 JAKs 和 STATs 分子呈现持续表达和磷酸化状态，使用 JAKs 和 STATs 抑制剂可有效抑制细胞增殖，并诱导细胞凋亡。有 10 多种高发性癌变源于 Wnt 信号转导途径的失调。利用基因芯片检测发现，在原发性胆汁性肝硬化、原发性硬化性胆管炎及肝硬化患者肝组织中，*Wnt5a*、*Wnt13*、*β-catenin*、*frizzled* 基因表达水平上升。Wnt 通路活化的基因如 *c-myc*、*c-jun* 和 *c-fos* 相关抗原 1 及细胞周期蛋白 D1 在原发性胆汁性肝硬化患者中的表达水平亦明显上升。牵拉刺激和一些局部信号可导致心肌细胞中生长因子和细胞因子合成分泌增多，并通过激活 PLC-PKC 途径、cAMP-PKA 途径、MAPK 家族的信号转导通路、PI3K-Akt 和 JAK-STAT 通路等，引起心肌细胞增生，导致心肌肥厚。

二、信号转导系统与药物设计

研究各种病理过程的信号转导分子结构与功能的改变为新药的筛选和开发提供了靶位，由此产生了信号转导药物（signal transduction drug）这一概念。近年来，发现新药物的注意力已由单分子药物靶点转向以疾病的细胞信号动态转导网为靶标的多靶点药物设计。

伴随着新药靶点的大量发现，新药研发模式已经从随机筛选向基于发病机制的靶向筛选方式转变。信号转导药物是否可以用于疾病的治疗而又具有较少的副作用，取决于两点：一是药物所干扰的信号转导途径在体内是否是广泛存在的，如果是广泛存在于细胞内的，其副作用则很难控制；二是药物自身的选择性，对信号分子的选择性越高，副作用就越小。目前，在肿瘤治疗领域，已经有多种直接针对信号转导途径的药物用于临床，例如伊马替尼（Imatinib）是一种酪氨酸蛋白激酶抑制剂，可抑制多种肿瘤生长。该药的研制过程就是一个典型的例子。慢性髓细胞白血病（chronic myelogenous leukemia，CML）是一种常见的白血病，主要由于 9 号染色体长臂（9q34）上的原癌基因 *ABL* 和 22 号染色体（22q11）上的染色体易断裂区（breakpoint cluster region，BCR）基因重组成融合基因 *BCR-ABL* 后，使酪氨酸激酶活性持续升高，从而导致了 CML。研发者正是针对 BCR-ABL 激酶的活性结构域开发了特异性抑制剂伊马替尼，特异性阻断底物磷酸化，达到抑制下游 Ras/Raf/MEK、JAK/

STAT 和 PI3K/Akt 三条细胞信号转导途径的目的，从而抑制癌细胞增殖、促进癌细胞凋亡和抑制肿瘤血管生成。此外，伊马替尼还作用于 C-kit（人类 *kit* 基因编码的一种酪氨酸蛋白激酶受体）和血小板源性生长因子受体（platelet-derived growth factor receptor，PDGF-R），具有阻断多种蛋白激酶的作用。我国自主研发的靶向抗癌药——盐酸埃克替尼是以表皮生长因子受体激酶为靶标，适应证是晚期非小细胞肺癌，2011 年获国家药品监督管理局批准文号。该药疗效不逊于国际专利品牌药物吉非替尼，且在安全性上有明显优势。

应用 Rho 激酶抑制剂在治疗多种心血管疾病方面具有潜在价值，如盐酸法舒地尔已经在日本上市，作为蛛网膜下腔出血后脑动脉痉挛的治疗用药。

参与抑郁症和抗抑郁药作用的信号转导途径主要有 cAMP 途径、钙调蛋白激酶（CaMK）途径和 MAPK 途径。如抗抑郁药激活小分子 G 蛋白 Ras →活化 RAF → MEK →活化 ERK1/2 →活化核糖体 S6 激酶（RSK）→ CREB 磷酸化→调节基因转录→生物学效应。信号转导药物保证了患者在治疗中获得最大的疗效和最小的不良反应。

小结

生命与非生命体最显著的区别在于生命体是一个完整的自然的信息处理系统。生命体除了进行物质和能量代谢外，还需要进行信息的交换，即信息流。细胞间的通讯方式主要有细胞间隙连接通讯、细胞膜表面分子接触通讯和化学信号分子介导通讯三大类。根据化学信号分子作用的距离范围和特点，可将它们的传递方式分为内分泌、旁分泌、自分泌和突触分泌四种传递方式。

化学信号分子首先需与细胞膜受体或胞内受体结合，方能启动信号转导。根据受体的细胞定位，可将受体分为细胞膜受体和细胞内受体两大类。与受体特异性结合的分子称为配体。与细胞膜受体结合的配体一般是水溶性（极性）的化学分子。按照受体的结构和作用方式不同，细胞膜受体又可分为三大类，即 G 蛋白偶联型受体、酶偶联型受体和离子通道型受体。细胞信号转导是指配体与受体结合后所引发的，发生在细胞膜、细胞质和细胞核等一系列后续分子间相互作用的事件。参与信号转导的物质称为信号分子，包括蛋白分子、小分子活性物质、离子，甚至气体（如 NO）等。与细胞受体结合的配体（特指激素类）称为第一信使，第一信使与受体结合可引发细胞内释放某些小分子介导物，称为第二信使。第二信使充当信号传递过程中的“二传手”作用。各种参与信号转导的相关分子相互识别、相互作用，进行信号传递，这种有序的分子排列就构成了信号转导通路。各种信号通路之间又发生交叉联系，形成复杂的信号转导网络。

胞内受体接收的是可以直接通过脂质双分子层细胞膜进入细胞的脂溶性化学信号分子。脂溶性化学信号进入细胞后，有些与细胞核内的受体结合成配体-受体活性复合物，有些则先与胞质内的受体结合，再以配体-受体复合物的形式穿过核孔进入核内，并与 DNA 分子上的顺式作用元件结合，在转录水平调节基因表达。

信号转导机制研究在医学发展中的意义主要体现在两个方面，一是对发病机制的深入认识；二是为新的诊断和治疗技术提供靶位。

（都　建）

第11章 细胞增殖与细胞周期

德国科学家R.Virchow明确提出“一切细胞只能来自原来的细胞”（1855），换言之，所有细胞均必须通过增殖（proliferation）才能产生新一代子细胞。细胞增殖（cell proliferation）是细胞通过生长和分裂产生子代细胞，不仅细胞数目得以增加，而且子细胞获得与母细胞相同或几乎相同遗传特性的过程。细胞增殖是生命活动的重要特征之一，在生物体的繁衍、生长发育、修复等多方面扮演重要角色。细胞增殖是以遗传物质DNA的复制和细胞的分裂为基础，通过细胞周期的方式实现的，通常将细胞从一次分裂结束到下一次分裂结束所经历的过程称为一个细胞周期（cell cycle）。细胞周期进程受到严密而精确的自我调控，表现出严格的时空顺序。如果这些调控机制失去平衡或出现紊乱，有机体就会失去平衡，引发相关的疾病。

第一节 细胞增殖

细胞增殖是生物体生长发育的重要基础。有机体的生长主要依靠细胞数目的增多，而不是细胞体积的增大。成年人体大约由2×10^{14}个细胞组成，这些细胞由一个受精卵细胞经细胞增殖而来。个体发育的不同阶段，细胞增殖的特点亦不同，胚胎发育早期的细胞，增殖活动极为活跃，胚胎发育晚期及成体阶段，大多数细胞增殖速度逐渐减慢，有的甚至停滞，而转向执行某些专业功能，如内分泌细胞、免疫细胞、神经细胞等，这类细胞称为终端分化细胞。但仍有一部分细胞处于不断自我更新的状态，如骨髓中的造血干细胞、皮肤的生发层细胞和一些原始的生殖细胞等，这些细胞不断分裂以补充生命活动过程中衰老、损伤和死亡的细胞，维持正常的生理活动和功能，这类细胞称为连续分裂细胞。在正常状态下，体内还有多种细胞，处于增殖不活跃的状态，但当机体受到某些刺激或损伤，导致细胞数量减少后，由静止状态进入到增殖状态，这类细胞也可以被认为是潜在增殖细胞，如消化道上皮细胞、肝细胞、肾细胞等。

细胞分裂（cell division）是细胞增殖的方式，分裂前的细胞称母细胞，分裂后形成的新细胞称子细胞，通常包括核分裂和胞质分裂两个过程。细胞分裂大致分为三种类型：无丝分裂（amitosis）、有丝分裂（mitosis）和减数分裂（meiosis）。不同分裂方式在分裂过程及子细胞遗传特性等方面各具特点。

一、无丝分裂

无丝分裂由R. Remak于1841年在鸡胚血球细胞中发现，是最早发现的细胞分裂方式。无丝分裂由母细胞直接断裂形成子细胞，因此又称为直接分裂（direct division）。无丝分裂过程中核仁、核膜都不消失，没有染色体的出现，在细胞质中也不形成纺锤体，当然也就看不到染色体复制和平均分配到子细胞中的过程。无丝分裂的细胞，不但染色质要进行复制，且细胞也要增大，当细胞核体积增大1倍时，细胞即发生分裂，至于核中的遗传物质DNA是如何分配到子细胞中的，还有待进一步研究。无丝分裂的典型过程是核仁首先伸长，在中间缢缩分开，随后核也随之伸长并在中部从一面或两面向内凹进横缢，使核变成哑铃形。最终，细胞在中部缢断，然后一分为二，细胞在中部缢缩，分成两个子细胞（图11-1）。无丝分裂的特点是分裂

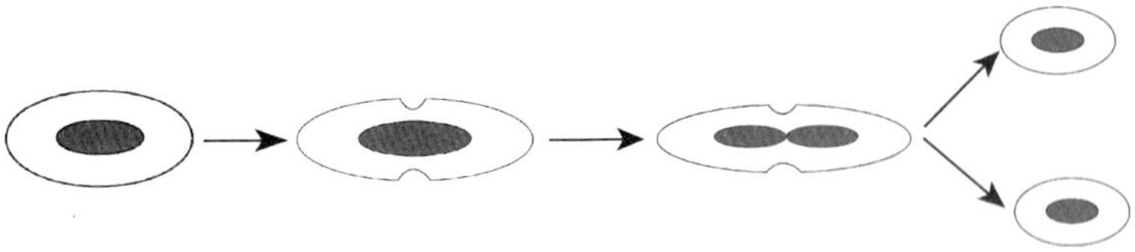

图 11-1 细胞无丝分裂模式图

迅速、能量消耗少，分裂期间细胞仍可继续执行其功能，这些特点使得无丝分裂对于细胞适应外界变化有着特殊的意义。

过去认为，无丝分裂主要存在于低等生物和高等生物体内的衰老或病态细胞中，但后来发现在动物和植物的正常组织中也比较普遍地存在。无丝分裂在高等生物中主要发生在高度分化的细胞，例如动物的上皮组织、疏松结缔组织、肌肉组织和肝组织。

二、有丝分裂

有丝分裂现象为 W. Flemming 于 1882 年首先发现。有丝分裂是体细胞分裂的主要方式。之所以称为有丝分裂，是因为细胞分裂过程中，相继出现染色质凝集、姐妹染色体、纺锤丝、纺锤体、赤道板等（统称有丝分裂器，mitotic apparatus）典型改变；继而，经历姐妹染色体分离、细胞核分裂、细胞质分裂等过程，所以有丝分裂又称间接分裂（indirect division）。有丝分裂经历的时相称为分裂期（mitosis phase），是指从有丝分裂装置形成开始到细胞分裂结束，两个子细胞形成所需的时间。这期间，有丝分裂装置将染色质 DNA（后形成染色体）精确地分配至两个子代细胞中，从而保证了遗传性状的继承和稳定。与分裂期相对应的是分裂间期（interphase），是指从前次细胞分裂结束到下一次分裂开始之间的时间。在分裂间期，细胞的主要任务是合成生物大分子，特别是染色质 DNA，为下次细胞分裂做好物质准备。细胞分裂期与分裂间期的时间总和称为细胞周期（见后）。需要指出的是，对于绝大多数分裂细胞而言，90% 的时间都处在分裂间期。

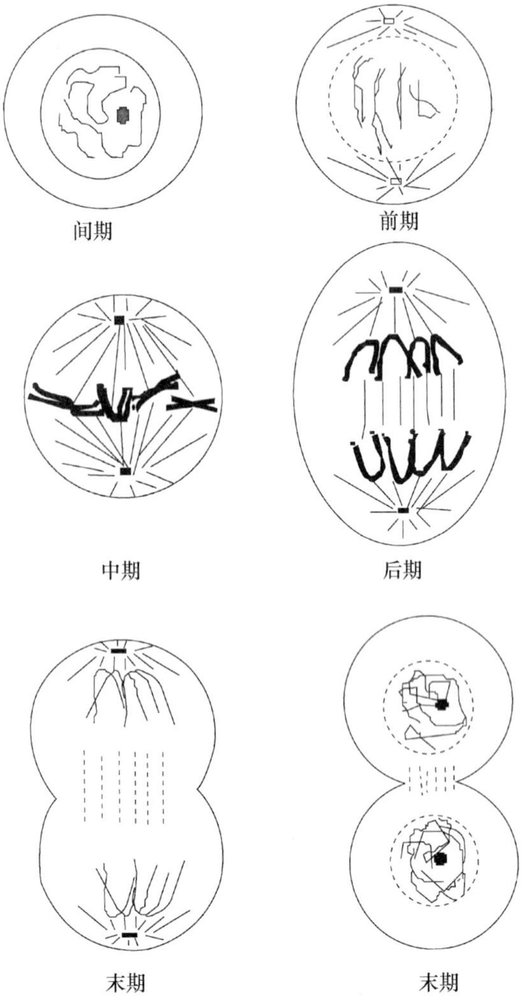

图 11-2 细胞有丝分裂模式图

有丝分裂过程是连续的，但为了便于描述，人为地将其划分为四个时期，即前期（prophase）、中期（metaphase）、后期（anaphase）和末期（telophase）（图 11-2）。在这一过程中发生的主要事件有：核膜崩解与重建；染色质凝集与解凝集；纺锤体（spindle）形成和染色体运动；细胞质分裂。

（一）前期

前期的主要事件有染色质凝缩、分裂极确立与纺锤体开始形成、核仁解体、核膜破裂。

1. 染色质凝集成染色体 染色质凝集是细胞进入有丝分裂前期的标志。每条染色体经过复制，形成完全相同的两条姐妹染色单体（sister chromatid），中间借着丝粒（centromere）相连，着丝粒的两外侧部有动粒（kinetochore），动粒附着在着丝粒两侧，由多种蛋白质组成，在电镜下呈板状或杯状复合结构，是染色体与纺锤丝相连的部位（图 11-3）。染色质凝集过程中，与核小体组装相关的组蛋白发生磷酸化，可进一步促进染色质的凝集。

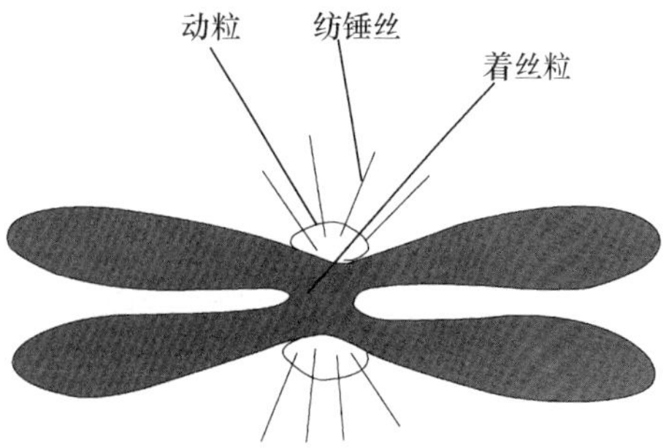

图 11-3　染色体着丝粒和动粒结构

2. 核膜破裂和核仁解体　染色质凝集的同时，核膜开始崩解。核膜崩解是一个复杂、多步骤的过程，首先是组成核孔复合体的某些蛋白质发生磷酸化，致使核孔复合体解聚，并与核膜分离。随后，内核膜及其邻近的核纤层的部分蛋白也被磷酸化，核纤层纤维网状结构由此解体，核膜崩解，形成许多小膜泡，分散于胞质中。

由于染色质的凝集，核仁组织区的 DNA 各自参与到所属的染色体中，而核仁中的 RNA 和蛋白质分散到细胞质中，因此，核仁开始逐渐分解，并最终消失。

3. 分裂极确立与纺锤体形成　随着染色质凝集，原来分布于细胞同一侧并已经完成复制的两个中心体开始沿核膜外围分别向细胞的两极移动，最终到达预定位置，即分裂极。当核膜解体时，两个中心体已到达分裂极，并在分裂极之间形成纺锤体，纺锤体是由两极中心体间发出的微管组成的结构。纺锤体微管包括：①动粒微管（kinetochore microtubule）：由中心体发出，连接在动粒上，动粒上具有马达蛋白，负责染色体运动。②星体微管（astral microtubule）：由中心体发出，末端结合有马达蛋白，负责两极的分离，同时确定纺锤体纵轴的方向。③极间微管（polar microtubule）：由中心体发出，在纺锤体中部重叠，重叠部位结合有马达蛋白，负责将两极推开。

4. 染色体向赤道面运动　细胞进入前期末，染色体凝集程度增高，变得更粗短，当核膜突然崩解时，纺锤体微管向细胞内部侵入，与染色体的动粒结合。同侧纺锤体微管自由端“捕获”染色体该侧的动粒；与此同时，对侧的纺锤体微管自由端“捕获”该染色体对侧的动粒，这种随机过程不断进行，染色体在细胞中分布无规律，随着动粒微管正端不断聚合与解聚的牵引作用，染色体发生剧烈的震荡和摇摆运动，最后逐渐移向细胞中央的赤道板。有人把这一过程称为前中期。

（二）中期

中期时染色体凝集程度达到最大，显示出该物种所特有的数目和形态。此期特别适合于进行染色体数目、结构等细胞遗传学研究，对于临床上肿瘤及遗传性疾病的分析和诊断具有一定的价值。

在中期，所有染色体的着丝粒均位于同一平面，染色体两侧的动粒均面朝纺锤体的两极，每个动粒上可结合数十根微管，两个动粒上的微管长度相等。从细胞的侧面观察可见染色体呈辐射状排列，从极面观察，染色体集中排列成菊花状。两侧的动粒微管作用于染色体上的力量持平。在中期细胞中，由染色体和纺锤体构成有丝分裂器（图 11-4），保证复制和包装后的染色单体能均匀地分配到子代细胞中。

（三）后期

在后期，每条染色体的两条姐妹染色单体分离并移向细胞的两极。姐妹染色单体分离的原因主要与染色体着丝粒分裂有关，动粒微管拉力的影响并不大，因为已证实在使用秋水仙碱抑制微管形成后，两条染色单体仍可分离，分离的染色单体向两极移动需靠纺锤体微管的牵引完成。后期可以分为两个阶段：后期 A 和后期 B（图 11-5）。后期 A：指染色体向两极移动的过程。在此过程中动粒微管在动粒处去组装而缩短，在马达蛋白的作用下牵引染色体向两极移动。在此阶段，染色体两臂的移动常落后于动粒，因此在形态上可呈现 V、J 等形状。后期 B：

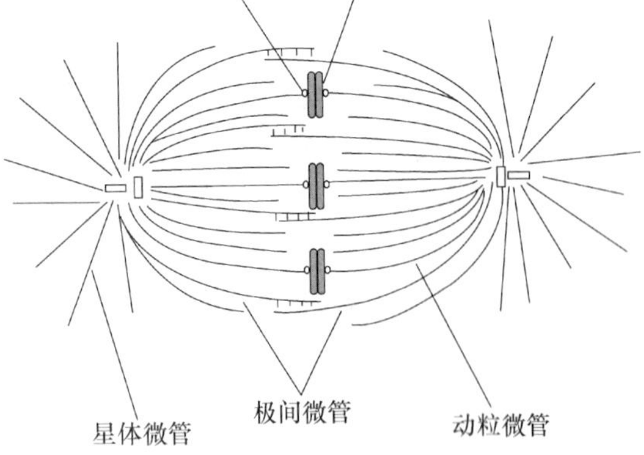

图 11-4　有丝分裂器

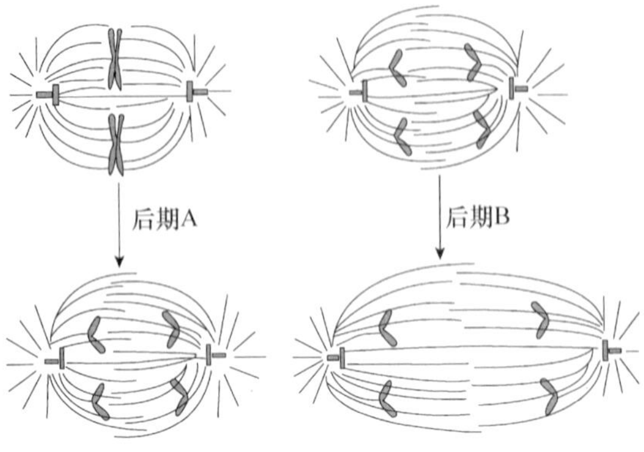

图 11-5　有丝分裂的后期 A 和后期 B

指两极间距离拉大的过程。一方面极间微管延长，结合在极间微管重叠部分的马达蛋白提供动力，推动两极分离。另一方面星体微管去组装而缩短，结合在星体微管正极的马达蛋白牵引星体微管使两极距离加大。可见染色体的分离是在纺锤体微管及马达蛋白的共同作用下实现的。

（四）末期

末期是从染色体到达两极至形成两个新细胞为止的时期。末期涉及子核的形成和胞质分裂两个方面。

1. **子核的形成**　在末期，子核的形成大体经历了与前期相反的过程，即染色体到达两极后开始解聚，与此同时，分布在胞质中的核膜小泡在核纤层蛋白的聚合过程中开始向染色体表面集聚，在每条染色体的周围形成双层膜。随着染色质纤维集聚和相互缠绕，原来每条染色体周围的双层膜和小泡重新分布在染色体团的周围形成核膜。部分内质网膜也参与核膜的形成。同时在核仁组织区（NOR）周围形成新的核仁，几个 NOR 共同组成一个大的核仁，因此核仁的数目通常比 NOR 的数目要少。

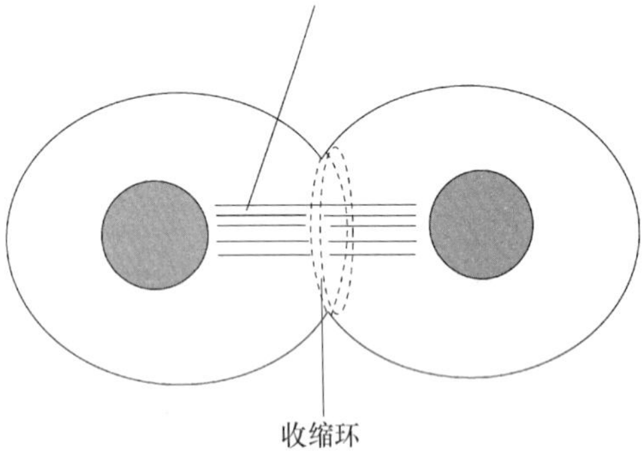

图 11-6　胞质分裂收缩环

2. **胞质分裂**　当细胞分裂进入后期末或末期初，在中部质膜的下方，出现大量由肌动蛋白和与其结合的Ⅱ型肌球蛋白等其他多种结构蛋白、调节蛋白组装形成的环状结构，称为收缩环（contractile ring）（图 11-6），收缩环中的肌动蛋白、肌球蛋白纤维相互滑动，使收缩环不断缢缩，直径减小，与其相连的细胞膜逐渐内陷形成分裂沟（cleavage furrow）。随着末期分裂沟不断加深，向细胞周围扩展，最终把细胞完全分开。此过程需要 ATP 提供能量，用松胞菌素及肌动蛋白和肌球蛋白抗体处理均能抑制收缩环的形成。

分裂沟发生的时间及部位与纺锤体的位置密切相关。纺锤体的位置是决定细胞对称分裂和不对称分裂的因素之一，当纺锤体位于细胞中央时，细胞对称分裂，产生的两个子代细胞大小均等、成分相同。相反，纺锤体若不在细胞中央，将导致细胞不均等分裂，所产生的子代细胞在大小、成分上均有差异，称为不对称分裂（asymmetrical division）。

虽然核分裂与胞质分裂（cytokinesis）是相继发生的，但属于两个分离的过程。例如，对于大多数昆虫卵，核可进行多次分裂而无胞质分裂。果蝇的早期胚胎细胞，细胞核可以连续分裂 13 次而不进行胞质分裂。

有丝分裂过程中，细胞通过核分裂和胞质分裂，借助微管、微丝的作用实现了染色体及胞质在子代细胞中的均等分配。染色质凝集、纺锤体形成是有丝分裂过程的重要特征。蛋白质磷酸化和去磷酸化是分裂过程中染色质凝集与去凝集、核膜解体与重建等变化的分子基础。

有丝分裂过程主要集中在细胞核，尤其是遗传物质 DNA 的平均分配，而在有丝分裂过程中细胞器也需要平均分配到两个子细胞中。线粒体在胞质分裂之前需要先进行增殖以达到数量倍增，才能被平均分配到两个子细胞。内质网在间期时与核膜连在一起，并由微管支撑，细胞进入分裂期后随着微管的重排与核膜的崩解，内质网被释放出来，在大多数细胞中，完整的内质网通过胞质分裂一分为二地进入到子细胞中。高尔基复合体在有丝分裂过程中将发生结构重组及断裂，其断片通过与纺锤体两极相连，被分配到纺锤体不同极，成为每一个子细胞中高尔基复合体重新组装的材料来源。

三、减数分裂

减数分裂是真核细胞中一种特殊类型的细胞分裂，出现在能进行有性生殖生物的原始生殖细胞中，1883 年由 E. von Beneden 最先阐述。减数分裂过程中，染色体只复制一次而细胞分裂两次，减数分裂的结果是成熟生殖细胞中的染色体数目比原始生殖细胞中的减少一半，成为仅具单倍体遗传物质的配子细胞。由于减数分裂发生在生殖细胞成熟过程中，所以又称为成熟分裂（maturation division）。

减数分裂由连续发生的两次细胞分裂构成，分别称为减数分裂 Ⅰ 和减数分裂 Ⅱ（图 11-7）。通常减数分裂 Ⅰ 分离的是同源染色体，所以称为异型分裂（heterotypic division）。减数分裂 Ⅱ 分离的是姐妹染色单体，类似于有丝分裂，所以称为同型分裂（homotypic division）。

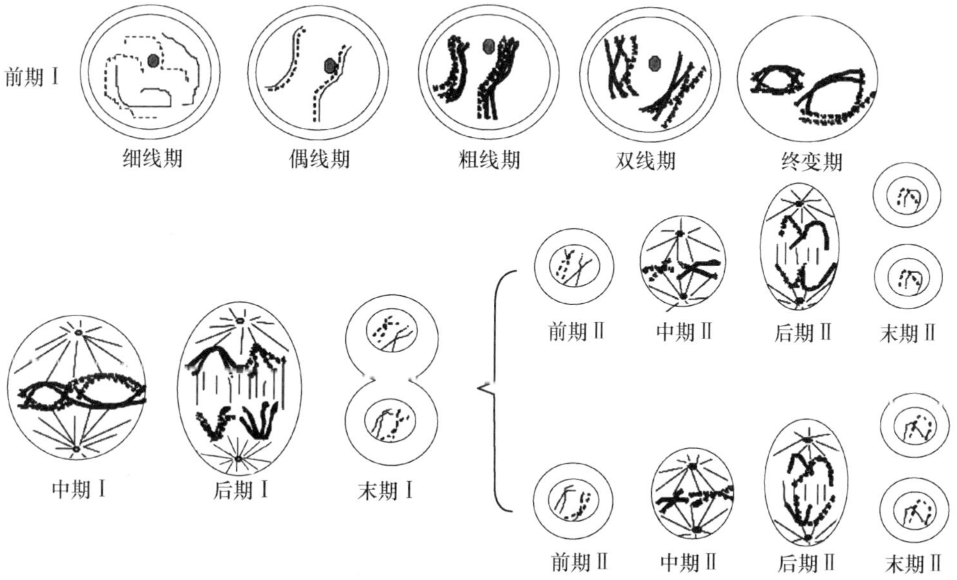

图 11-7　减数分裂模式图

（一）减数分裂 Ⅰ

有丝分裂细胞在进入减数分裂之前要经过一个较长的间期，称前减数分裂间期（premeiotic interphase）。与有丝分裂不同的是，DNA 不仅在间期合成，在减数分裂 Ⅰ 的前期也合成一小部分。减数分裂过程中染色体数目的减半及遗传物质的交换等变化均发生于减数分裂 Ⅰ 。和有丝分裂时期的划分相似，减数分裂 Ⅰ 过程划分为前期 Ⅰ 、中期 Ⅰ 、后期 Ⅰ 和末期 Ⅰ 。

1. 前期 Ⅰ　此期持续时间在物种间差异很大，从数周到数十年不等，同时，细胞变化复杂，包括细胞核显著增大、染色质凝集、染色体配对和片段交换等。根据细胞形态及染色体的行为变化特点划分为 5 个时期：细线期（leptotene）、偶线期（合线期）（zygotene）、粗线期（pachytene）、双线期（diplotene）和终变期（diakinesis）。必须注意的是这 5 个阶段本身是连续的，它们之间并没有截然的界限。

（1）细线期：染色体呈细线状，细线期虽然染色体已经复制，但光镜下分辨不出两条染色单体。由于染色体细线交织在一起，偏向核的一方，所以又称为凝线期（synizesis），在有些物种中表现为染色体端粒在核膜的一侧集中，另一端放射状伸出，形似花束，称为花束期（bouquet stage）。此期细胞核的体积增大，核仁也较大，推测与 RNA、蛋白质合成有关。

（2）偶线期：染色质进一步凝集，分别来自父母双方、形态和大小相同的同源染色体（homologous chromosomes）相互靠近、配对，这个过程称为联会（synapsis）。染色体配对从同源染色体上的若干不同部位的接触点开始，沿其长轴迅速扩展到整个染色体。偶线期在光镜下可以看到两条结合在一起的一对染色体，称为二价体（bivalent）。每一对同源染色体都经过了复制，含 4 个染色单体，所以又称为四分体（tetrad）。同源染色体的相互识别是配对的前提，但机制还不清楚。

在联会的同源染色体之间，沿纵轴方向，存在一种特殊的结构，即联会复合体（synaptonemal complex，SC）（图 11-8）。在电镜下观察，联会复合体两侧是约 40 nm 的侧生组分（lateral element），电子密度很高，两侧之间为宽约 100 nm 的中间区（intermediate space），在电镜下是明亮区，在中间区的中央为中央组分（central element），宽约 30 nm。侧生组分与中央组分之间有横向排列的粗 7 ～ 10 nm 的 SC 纤维，SC 外观呈梯状。在磷钨酸染色的 SC 中央，还可以看到呈圆形或椭圆形的重组节（recombination nodules，RNs），RNs 是同源染色体发生交叉的部位，RNs 上有基因交换所需要的酶。重组节为含有多种酶的“重组机器”，它将来自父本和母本的同源非姐妹染色单体 DNA 的局部区域结合在一起，发生活跃的基因重组。从形态学来看，SC 在细线期开始装配，形成于偶线期，成熟于粗线期，存在数天，消失于双线期。联会复合体的形成与偶线期 DNA（Zyg-DNA）合成有关，在细线期或偶线期加入 DNA 合成抑制剂，可抑制 SC 的形成。联会复合体与染色体的配对、交换和分离密切相关。

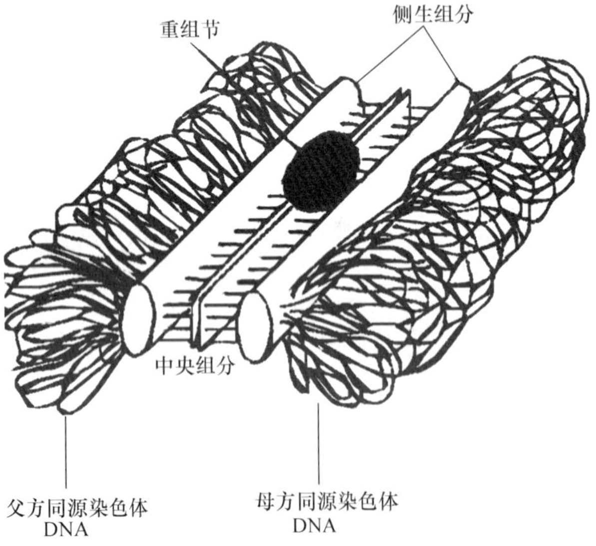

图 11-8　联会复合体结构

（3）粗线期：染色体进一步浓集，DNA 重组活跃，SC 在偶线期组装后，到粗线期开始执行活跃的 DNA 重组和交换功能，此期又称为重组期。此期持续时间长达几天、几个月甚至更长，此时染色体变短，结合紧密，在光镜下只在局部可以区分同源染色体。在粗线期不仅能合成减数分裂特有的组蛋白，同时也可进行少量的 DNA 的合成，该期所合成的 DNA 称为 P-DNA，可在交换过程中 DNA 链的修复、连接等方面发挥作用。

（4）双线期：联会的同源染色体相互排斥、开始分离，但在交叉（chiasma）点上还保持着联系。双线期染色体进一步缩短，在电镜下已看不到联会复合体。交叉的数目和位置在每个二价体上并非是固定的，一般每个四分体上至少有一个交叉，在人类平均每一对同源染色体有 2 ～ 3 个交叉。随着时间推移，交叉点向染色体端部移动，这种移动现象称为端化（terminalization），端化过程一直持续到中期。

双线期的另一个显著变化是 RNA 合成活跃。在两栖类、爬行类和鸟类卵母细胞中，常可见到“灯刷染色体”的形成，即在电镜下可见染色质袢环从染色体核心中规律地伸出，mRNA 和 rRNA 在袢内形成，核仁明显变大、增多。RNA 的大量合成为卵细胞受精后的卵裂提供物质储备。

许多动物在双线期停留的时间非常长，人的卵母细胞在 5 个月胎儿中已达双线期，而一直到排卵都停在双线期，排卵年龄在 12 ～ 50 岁。每个月一般仅有一个卵泡成熟并排放，其中的次级卵母细胞停留在减数分裂Ⅱ的中期，直到受精后，才迅速完成减数第二次分裂，形成单倍体的卵核。如未受精，次级卵母细胞则不能完成减数第二次分裂。

（5）终变期：染色质继续浓集，二价体显著变短，并向核周边移动，在核内均匀散开。所以终变期是观察染色体的良好时期。由于交叉端化过程的进一步发展，故交叉数目减少，通常只有 1 ～ 2 个交叉。终变期二价体的形状表现出多样性，如 V 形、O 形等。核仁此时开始消失，核膜解体，纺锤体形成。

2. 中期Ⅰ　核仁消失，核膜解体，标志进入中期Ⅰ，与有丝分裂相似，中期Ⅰ的主要特点是染色体排列在赤道面上。不同的是减数分裂中期Ⅰ的染色体为二价体，二价体中的每条同源染色体的姐妹染色单体的动粒融合在一起，这样每个二价体的两个动粒分别位于赤道面的两侧，各自面对相对的两极，由此决定二价体中的每条同源染色体的去向。此时位于同源染色体端部的交叉仍然结合在一起。

3. 后期Ⅰ　二价体中的两条同源染色体分开，分别向两极移动。由于相互分离的是同源染色体，所以染色体数目减半。但每个子细胞的 DNA 含量仍为二倍体（简称 2C）。同源染色体随机分向两极，使母本和父本染色体重新组合，产生基因组的变异。如人类染色体是 23 对，染色体组合的方式有 2^{23} 种（不包括交换），因此除同卵孪生外，几乎不可能得到遗传上完全一致的后代。由于同源染色体的交叉互换和重组，此时的染色单体上有不同程度的父母双方的互混成分。

4. 末期Ⅰ　染色体到达两极后，染色体去凝集，逐渐成为细丝状的染色质纤维，核仁、核膜重新出现，胞质分裂后两个子细胞形成。某些生物在此期染色体仍保持凝集状态，直至胞质分裂后形成两个子细胞。

（二）减数分裂Ⅱ

在减数分裂Ⅱ之前有一个短暂的间期，不进行 DNA 的合成，有些生物没有该期，而是由末期Ⅰ直接转为减数分裂Ⅱ。但也有少数种类的细胞，当染色体到达两极后即去凝集，在完全逆转到间期核的状态时，才开始减数分裂Ⅱ。减数分裂Ⅱ可分为前期Ⅱ、中期Ⅱ、后期Ⅱ和末期Ⅱ。

1. 前期Ⅱ　去凝集的染色体发生再次聚集，呈棒状或杆状形态，每条染色体由两条姐妹染色单体组成，纺锤体逐渐形成，不同极的动粒微管分别与每一染色体上的两个动粒相连，并使其逐渐向细胞中央的赤道面移动。核膜、核仁再次消失。

2. **中期Ⅱ** 染色体的动粒排列到细胞中央赤道板上。此时已经不存在同源染色体。

3. **后期Ⅱ** 每条染色体的动粒分离，两条姐妹染色单体也随之分开，成为两条染色体，在纺锤丝的牵引下移向细胞的两极。

4. **末期Ⅱ** 到达两极的染色体，分别进入两个子细胞，重现核膜、核仁，胞质分裂完成后，减数第二次分裂结束，形成了 4 个子细胞，各子细胞中染色体数目与分裂前相比均减少了一半，子细胞间在染色体组成及组合上也存在着差异。通过减数分裂，一个精母细胞形成 4 个精子，而一个卵母细胞则形成 1 个卵子及 2 ～ 3 个极体。

通过减数分裂和受精使亲代与子代之间的染色体数目保持恒定，保证了物种的相对稳定性。另外在减数分裂过程中，发生非同源染色体的重新组合，以及同源染色体间的部分交换，从而使配子的遗传基础多样化，为生物的变异及其对环境条件的适应性提供了重要的物质基础。因此，减数分裂是生物有性生殖的基础，是生物遗传、进化和生物多样性的重要保证。

第二节 细胞周期及其调控

一、细胞周期的概念及时期的划分

细胞周期（cell cycle），又称为细胞生命周期或细胞增殖周期，指连续分裂的细胞，由上一次细胞分裂结束到下一次细胞分裂结束所经历过程的时间。1953 年，加拿大科学家 Alma Howard 和 Steve Pelc 在研究细胞分有丝分裂（mitosis）和遗传物质 DNA 合成之关系时，首次提出细胞周期这一概念。他们采用同位素（^{32}P）标记核酸，发现蚕豆根尖细胞分裂中，DNA 复制都会发生于有丝分裂后的一个静止时期，这一时期与有丝分裂期在时间上存在前后两个间隙（gap），因此推测两个间隙期（gap phase）与分裂期（mitotic phase）之间一定需要转换（transition）。随后，他们又发现，细胞进入分裂期（现在称为 M 期）的时间在很大程度上依赖于细胞中 DNA 能否被同位素所标记（即 DNA 合成），这意味着细胞能否进入分裂期（或者上述两个时期的转换）是被调控的。直到后来才将这些调控点称为检测点（check point）。这些实验结果后来得到验证，并将细胞周期划分为 G_1、S、G_2 和 M 四个时期，其中的 S 期即是 DNA 合成的时期。细胞在细胞周期中依次经过 $G_1 \rightarrow S \rightarrow G_2 \rightarrow M$ 而完成增殖。1957 年，^{3}H-TdR 放射自显影技术引入细胞周期的研究后，证明在动植物细胞中细胞周期存在普遍性，从而使对细胞增殖的研究进入一个全新的时期，因此，细胞周期的发现可谓 20 世纪细胞生物学领域的最伟大成就之一。

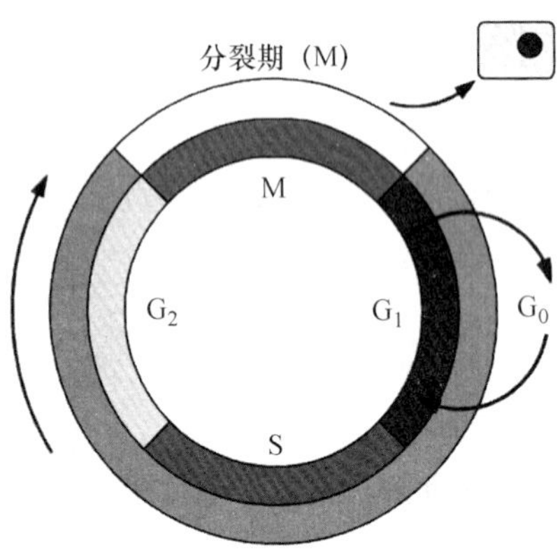

图 11-9 细胞周期示意图

细胞周期可分为四个阶段：G_1 期（gap 1），指从有丝分裂完成到 DNA 复制之前的间隙。S 期（synthesis phase），指 DNA 复制的时期。实验证明，只有在这一时期 ^{3}H-TdR 才能掺入新合成的 DNA 中。G_2 期（gap 2），指 DNA 复制完成到有丝分裂开始之前的间隙。M 期又称 D 期（mitosis or division），指从细胞分裂开始到结束的过程（图 11-9）。相对 G_1 期而言，那些不在细胞周期之内或暂时没有进入细胞周期的细胞称为 G_0 期细胞，人体内绝大多数细胞都处于 G_0 期。

二、细胞周期时间的测定

细胞周期时间的长短与物种细胞类型有关，如小鼠十二指肠上皮细胞的周期为 10 h，人类胃上皮细胞 24 h，骨髓细胞 18 h，培养的人成纤维细胞 18 h，CHO 细胞 14 h，HeLa 细胞 21 h。不同类型细胞的 G_1 期长短不同，是造成细胞周期时间差异的主要原因。

细胞周期时间测定方法

测定细胞周期时间常用标记有丝分裂百分率（percentage of labeled mitosis，PLM）的方法（图 11-10）。

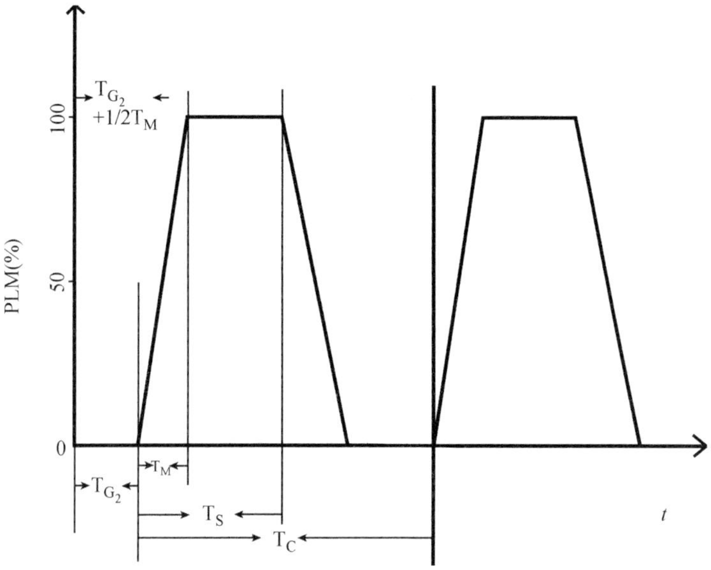

图 11-10　细胞周期时间测定原理

细胞周期同步化的原理及方法

三、细胞同步化

细胞同步化（cell synchronization）指在自然过程中发生或经人为处理，使细胞群体处于细胞周期的同一时相。位于细胞周期同一时相的细胞群体为同步化细胞。同步化的目的是便于观察同一时间状态下细胞形态变化和调控机制。

四、细胞周期各时相的特点

细胞周期的中心事件简单来说就是间期遗传物质复制，分裂期遗传物质平均分配到两个子细胞中。为实现这一过程，细胞会进行一系列结构和功能上复杂的变化。因而细胞周期各时相都有其各自的特点。

（一）G_1 期

G_1 期（G 代表 gap），又称为 DNA 合成前期，是指分裂期结束到 S 期 DNA 合成开始前的细胞生长发育时期，是为进入 S 期准备必要的物质基础的时期。

G_1 期进行活跃的 RNA 及蛋白质合成，细胞体积迅速增大，RNA 聚合酶活性升高，结果 mRNA、tRNA 和 rRNA 不断产生，蛋白质含量增加。G_1 期中合成的 RNA 和蛋白质是进入 S 期的必要条件之一。应用 RNA 和蛋白质合成抑制剂，如低剂量的放线菌素 D 和嘌呤霉素等均可抑制细胞由 G_1 期向 S 期转化。G_1 期中合成的蛋白质中有些为 S 期 DNA 复制起始和延伸所需的酶，如 DNA 聚合酶；另一些则是可在 G_1 期向 S 期转变过程中起重要作用的调控蛋白，如触发蛋白（trigger protein）、钙调蛋白、G_1 期周期蛋白、周期蛋白依赖激酶及 S 期活化因子（S-phase promoting factor，SPF）等。触发蛋白是一种 G_1 期转向 S 期进程中所必需的专一性蛋白，是一种不稳定的蛋白，只有当其含量达到临界值时，细胞周期才能朝 DNA 合成方向进行。钙调蛋白从 G_1 期开始积累，至 G_1/S 交界处达到峰值，用抗钙调蛋白药物处理细胞，可延缓细胞从 G_1 期到 S 期的进程。G_1 期的另一个特点是多种蛋白发生磷酸化，如组蛋白、非组蛋白及某些蛋白激酶的磷酸化。此外，在 G_1 期，细胞膜对物质转运作用加强，以保证 G_1 期生化合成过程中对大量原料的需求。在 G_1 期末，中心粒开始复制。

（二）S 期

S 期（synthetic phase），又称为 DNA 合成期，是指从 DNA 合成开始到 DNA 合成结束的整个时期。S 期是 DNA 在细胞周期中功能最活跃的时期。DNA 复制有一定的顺序。一般常染色质和富含 CG 的碱基片段先复制，异染色质和富含 AT 的碱基片段后复制。在这段时间内，DNA 既要完成自己的复制，又要进行转录和合成蛋白质的活动。

DNA 复制需有 SPF 分子才能启动，而且染色质 DNA 必须处于感受状态（competent）时才能开始复制。用细胞融合的方法，将 G_1 期的细胞与 S 期细胞融合形成杂合时相细胞，可见 G_1 期细胞核提前进入 S 期，说明 S 期细胞质中含有一种特殊启动因子，能促进 G_1 期细胞快速进入 S 期，即 DNA 合成期。在 G_1 期晚期合成的 DNA 复制所需的酶和蛋白进入 S 期后，活性提高并参与 DNA 的合成。大量新合成的蛋白质，特别是 DNA 聚合酶，迅速通过核孔复合体进入细胞核，参与 DNA 的合成。新的 DNA 一旦合成，可与组蛋白和非组蛋白一道组装成新的核小体。

中心粒的复制完成于 S 期。首先是相互垂直的一对中心粒彼此发生分离，然后各自在其垂直方向形成一个子中心粒，所形成的两对中心粒将作为微管组织中心，在纺锤体的形成中发挥作用。

（三）G_2 期

G_2 期又称为 DNA 合成后期，指从 DNA 合成结束到分裂期开始前的细胞生长发育时期，是为 M 期进行物质准备的阶段。

G_2 期继续大量合成 RNA 和蛋白质，特别是微管蛋白、有丝分裂因子、成熟促进因子（maturation promoting factor，MPF）的合成达到高峰。MPF 是一种蛋白激酶，周期蛋白及周期蛋白激酶复合物，能促进 M 期的启动，该激酶活性在分裂中期达到高峰。

在 G_2 期，S 期已复制的中心粒体积逐渐增大，开始分离并向细胞两极移动。

（四）M 期

M 期（mitotic phase），又称为分裂期，是将复制 1 倍的遗传物质平均分配到两个子细胞中去，完成细胞分裂的时期。此期在细胞周期中所占时间最短。

M 期细胞形态、结构发生显著改变，染色体凝集及分离，核膜、核仁解体及重建，纺锤体、收缩环在胞质形成，细胞核分裂形成两个子核，细胞质一分为二。除非组蛋白外，细胞中蛋白质合成显著降低。在此期细胞膜也发生变化，因此体外贴壁培养的细胞变圆，脱离培养瓶底，可用摇落法进行细胞周期 M 期同步化筛选。

五、细胞周期的调控

细胞周期的准确调控对生物的生存、繁殖、发育和遗传等过程十分重要。对简单生物而言，细胞周期调控主要是为了适应自然环境，以便根据环境状况调节繁殖速度。复杂生物的细胞则需面对来自自然环境和其他细胞、组织的信号，并做出正确的应答，以保证组织、器官和个体的正常发育，保证生长与代谢活动正常进行，此外，创面愈合、骨折愈合及组织器官再生等活动都与细胞周期调控密不可分。因而需要更为精细的细胞周期调控机制。

（一）细胞周期相关蛋白的发现

2001 年，美国西雅图 F. Hutchinson 癌症研究中心的 L. Hartwell、英国伦敦皇家癌症研究基金会的 P. Nurse 和 T. Hunt，因为发现了细胞周期蛋白依赖激酶（cyclin-dependent kinase，Cdk）和细胞周期蛋白（cyclin），共享该年度诺贝尔生理学或医学奖。其实，为认识细胞周期调控的分子机制，很多科学家进行了长期研究，选用了各种实验材料，包括微生物、软体动物、昆虫、两栖动物和哺乳类等。

细胞周期相关蛋白的研究历史和过程

（二）细胞周期蛋白与细胞周期蛋白依赖激酶

1. 细胞周期蛋白　上述提到，周期蛋白的含量随着细胞周期的变化而改变，由于变化也呈周期性，故称为细胞周期蛋白（cyclin），也称周期素（图 11-11）。细胞周期蛋白是英国学者 T. Hunt 于 1982 年首次发现的，谈到这类蛋白的命名，还有一个小插曲。T. Hunt 本人的业余爱好是骑车（cycling），由于 cycling 与 cyclin 发音接近，故他将周期蛋白如此命名。在一次采访中，Hunt 坦承："初次命名 cyclin 时可谓一种赌博，因为没人知道细胞中到底有没有它"。但到目前，从芽殖酵母、裂殖酵母和各类动物中分离出的细胞周期蛋白有 30 余种，根据分类，分别用字母 A ～ L 以及 O、T、Y 共 15 个字母代替。脊椎动物的周期蛋白包括 A_{1-2}、B_{1-3}、C、D_{1-3}、E_{1-2}、F、G、H 等。按细胞周期进程又分为 G_1 型、G_1/S 型、S 型和 M 型 4 类。细胞周期蛋白的一大特点是能与细胞周期蛋白依赖激酶（Cdk）特异性结合，使 Cdk 活化。各类细胞周期蛋白均含有一段约 100 个氨基酸的保守序列，称为周期蛋白框，介导周期蛋白与 Cdk 的结合。Cdk 和细胞周期蛋白两组成员间有着高度特异性的对应关系，但目前发现的 cyclin 的数量远多于 Cdk，有人将多余的细胞周期蛋白称为孤儿周期蛋白（orphan cyclin）。有报告称，细胞周期蛋白 F 对于细胞周期 G_2/M 转换至关重要，然而与 cyclin F"搭档"的 Cdk 却始终未被发现，因此，细胞周期蛋白 F 被归于孤儿周期蛋白。已知的 cyclin 与 Cdk 的对应关系见表 11-1。细胞周期蛋白不仅起激活 Cdk 的作用，还决定了 Cdk 何时、何处、将何种底物磷酸化。细胞周期之所以有条不紊地依次运行，正是因为存在着两组关键蛋白组分，即 cyclin 和 Cdk。它们相互间精细配合，调节着细胞周期有序进行。

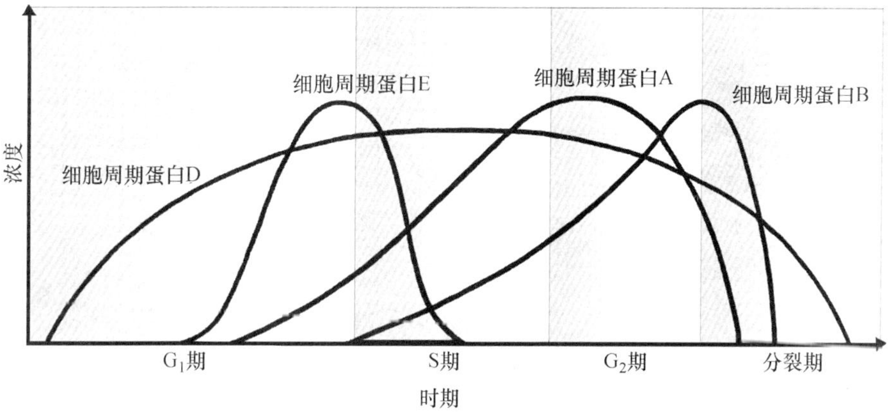

图 11-11　细胞周期蛋白在细胞周期中的含量变化

2. 细胞周期蛋白依赖激酶（cyclin-dependent kinase，Cdk）　这类激酶常以磷酸化的形式被活化，直接参与细胞周期调节。由于 Cdk 活化的前提是与细胞周期蛋白结合，故称为细胞周期蛋白依赖激酶。Cdk 的作用为催化靶蛋白的丝 / 苏氨酸位点磷酸化，如 Cdk 催化核纤层蛋白磷酸化导致核纤层解体、核膜消失，催化组蛋白 H_1 磷酸化导致染色体的凝缩等，这些效应的最终结果是有利于细胞周期有条不紊地运行。因此，Cdk-cyclin 又被称作细胞周期引擎。目前已发现的 Cdk 有 11 种。除 Cdk9 外，其余均与细胞周期调控有关。处于细胞周期不同时相的细胞由相应的 Cdk 负责调控，如发生在 G_1 期和 S 期，分别称为 G_1、G_1/S 和 S 期 Cdk；作用于细胞分裂诸事件的 Cdk 称为 M 期 Cdk（表 11-1）。

表11-1 脊椎动物和酵母中主要的cyclin与Cdk

细胞周期	脊椎动物		芽殖酵母	
	cyclin	Cdk	cyclin	Cdk
G_1	cyclin D*	Cdk4、6	Cln 3	Cdk1（CDC28）
G_1/S	cyclin E	Cdk2	Cln 1、2	Cdk1（CDC28）
S	cyclin A	Cdk2	Clb 5、6	Cdk1（CDC28）
M	cyclin B	Cdk1（cdc2）	Clb 1-4	Cdk1（CDC28）

* 包括 $D_{1\text{-}3}$，各亚型 cyclin D 在不同细胞中的表达量不同，但具有相同的功效

细胞周期蛋白水平的周期性变化导致 Cdk-cyclin 复合体周期性的结合和激活，并以此触发细胞周期事件（图 11-12）。例如，细胞在生长因子的刺激下，G_1 期细胞周期蛋白 D 表达，并与 Cdk4 或 Cdk6 结合，使下游的蛋白质如视网膜母细胞瘤（retinoblastoma，Rb）蛋白磷酸化，磷酸化的 Rb 使 E_2F 得以释放，后者作为转录因子可促进许多基因（*cyclin E*、*cyclin A* 和 *Cdk1* 基因）的转录。

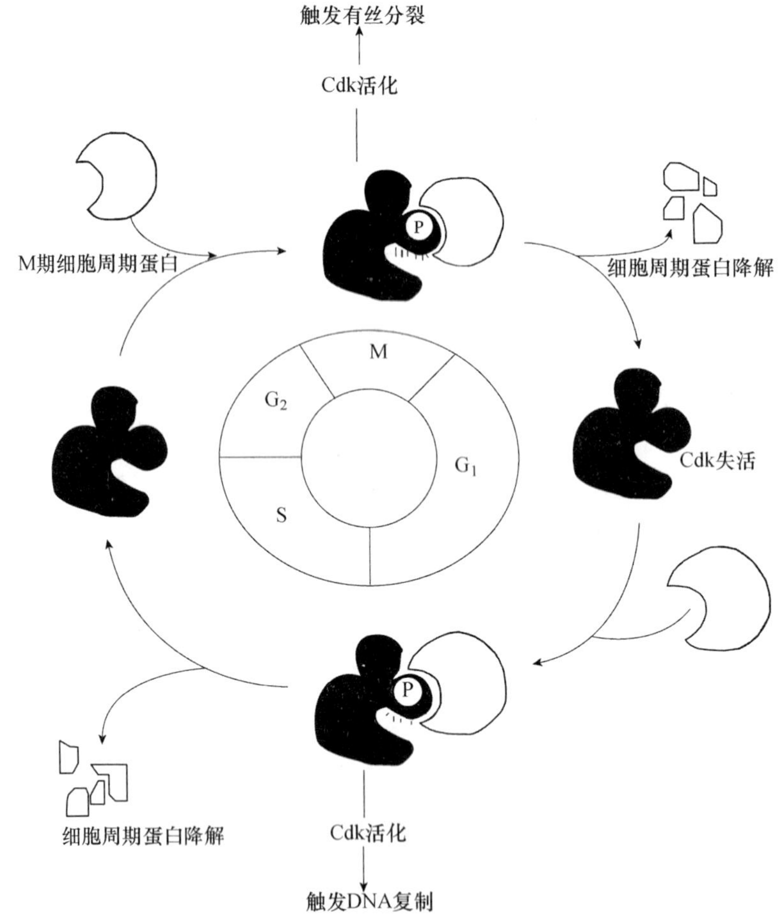

图 11-12 细胞周期调控系统核心成分作用机制示意图

在 G_1/S 期，细胞周期蛋白 E 与 Cdk2 结合，促进细胞通过 G_1/S 限制点进入 S 期。向细胞内注射细胞周期蛋白 E 的抗体能使细胞停滞于 G_1 期，说明细胞进入 S 期需要细胞周期蛋白 E 的参与。同样将细胞周期蛋白 A 的抗体注射到细胞内，发现能抑制细胞的 DNA 合成，推测细胞周期蛋白 A 是 DNA 复制所必需的。

在 G_2/M 期，细胞周期蛋白 A、细胞周期蛋白 B 与 Cdk1 结合，Cdk1 使底物蛋白磷酸化，

如将组蛋白 H_1 磷酸化导致染色体凝缩、核纤层蛋白磷酸化使核膜解体等下游细胞周期事件。

在细胞周期进程中，细胞周期蛋白需要快速降解，周期蛋白 A/B 的 N 端有一段序列与其降解有关，称降解盒（destruction box）（图 11-13）。当 MPF 活性达到最高时，通过泛素连接酶催化泛素（ubiquitin）与细胞周期蛋白结合，细胞周期蛋白随之被 26S 蛋白酶体水解。G_1 期细胞周期蛋白也通过类似的途径降解，但其 N 端没有降解盒，取而代之的是 C 端有一段与其降解有关的 PEST 序列。

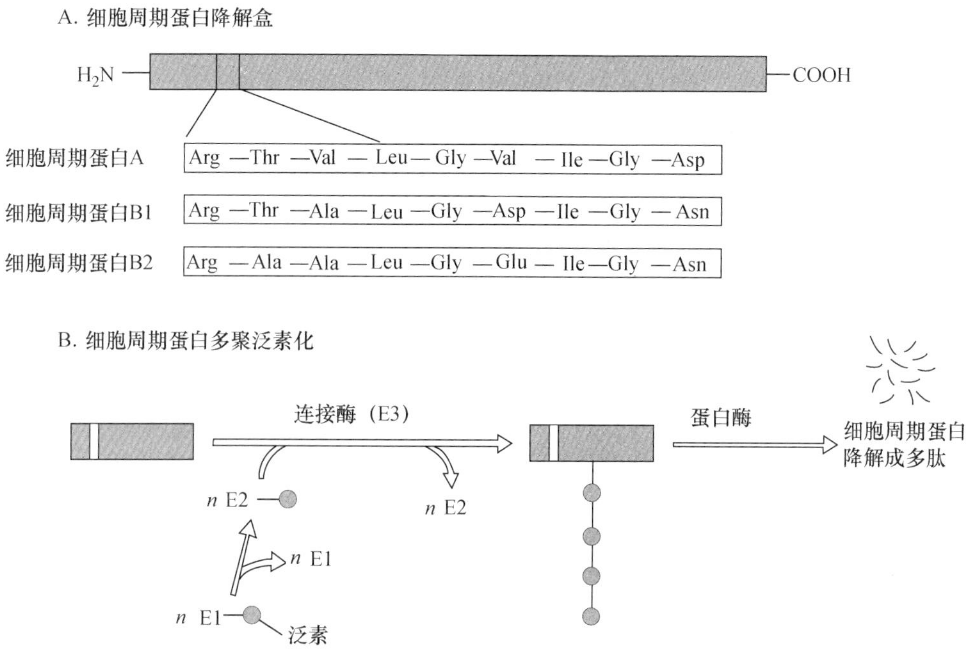

图 11-13　细胞周期蛋白的分子结构和降解机制示意图

泛素由 76 个氨基酸组成，高度保守，普遍存在于真核细胞，故名泛素。共价结合泛素的蛋白质能被蛋白酶体识别和降解。泛素降解是细胞内短寿命蛋白和一些异常折叠蛋白降解的普遍途径。蛋白质一旦与泛素结合，就相当于被标注上“销毁”的标签。26S 蛋白酶体是一个大型的蛋白酶，可将泛素化的蛋白质分解成短肽。

3. **细胞周期蛋白依赖激酶抑制因子**　除了上述促进细胞周期运行的 cyclin 和 Cdk 外，细胞中还存在着细胞周期蛋白依赖激酶抑制因子（Cdk inhibitor，CKI），后者通过直接与 Cdk 或与 Cdk-cyclin 复合物结合，抑制 Cdk 的激酶活性，阻断或延迟细胞周期的进行，对细胞周期起负调控作用。目前发现的 CKI 分为两大家族：① Ink4（inhibitor of Cdk4），如 $P16^{ink4a}$、$P15^{ink4b}$、$P18^{ink4c}$、$P19^{ink4d}$ 等，特异性抑制 Cdk4-cyclinD1 和 Cdk6-cyclinD1 复合物。② Kip（kinase inhibition protein），包括 $P21^{cip1}$（cyclin inhibition protein 1）、$P27^{kip}$ 和 $P57^{kip2}$ 等，能抑制大多数 Cdk 的激酶活性，$P21^{cip1}$ 还能与 DNA 聚合酶 δ 的辅助因子增殖细胞核抗原（proliferating cell nuclear antigen，PCNA）结合，直接抑制 DNA 的合成。细胞周期的调控蛋白组成了一套完整的细胞周期调控系统，为细胞周期中各种事件的发生提供了严格有序的时间表，当细胞内外环境发生改变时，这些蛋白为细胞周期提供了相应的调节机制，以适应环境的变化，保证遗传物质准确传递。

（三）细胞周期蛋白 / 细胞周期蛋白依赖激酶对细胞周期的调控

细胞周期蛋白与细胞周期蛋白依赖激酶复合物周期性的形成与降解，引发细胞周期进程中诸事件的出现与停止，使细胞周期有条不紊地进行。

1. **G_1 期中 cyclin-Cdk 复合物的作用**　处于 M 期末的细胞，所有类型的 Cdk 活性均急剧下降，甚至降到零点。细胞分裂后形成两个子细胞，进入下一个周期，即 G_1 期。因为 G_1 期是细胞的生长时期，也是细胞执行本身功能的时期，因此在此期间，Cdk 继续保持失活状态，主要原因是 CKI 与 Cdk 或 Cdk-cyclin 复合物结合，抑制 Cdk 的活性；另一个原因是细胞周期蛋白转录活性下降，引起 Cdk 活性降低。Cdk 活性降低可防止细胞在 G_1 期启动 DNA 的复制和细胞分裂等事件，保证细胞有足够时间完成 G_1 期。细胞在 G_1 期晚期受到细胞外增殖信号如生长因子和激素的作用，G_1 期的细胞周期蛋白 D、E 转录活性增高，G_1 期的细胞周期蛋白依赖激酶如 Cdk4、Cdk6 活性升高，进而引起 G_1/S 和 S 期 Cdk 蛋白复合体活性升高，启动 DNA 复制。

2. **S 期中 cyclin-Cdk 复合物的作用** S 期内 DNA 的复制不仅要在特定的时间被启动，而且还需要保持高度的准确性，即保证每个基因组中的核苷酸都被复制一次，而且只有一次，以避免子代细胞发生基因突变。这些过程由 S 期 cyclin-Cdk 复合物控制。当细胞进入 S 期后，cyclin-Cdk 复合物发生的主要变化包括：cyclinD/E 复合物中的 cyclin 发生降解，cyclinA-Cdk 复合物形成，因 cyclinD/E 复合物的降解是不可逆的，使得已进入 S 期的细胞无法向 G_1 期逆转，cyclinA-Cdk 复合物是 S 期中主要的 cyclin-Cdk 复合物，能启动 DNA 复制，并阻止已经复制的 DNA 再次发生复制。

DNA 的复制是由复制起始点（origin of replication）开始的，复制起始点散布在染色体上。在整个细胞周期中，复制起始点上结合有起始识别复合体（origin recognition complex，ORC），其作用就像一个停泊点，供其他调节因子停靠。Cdc6 是其中的一个调节因子，在 G_1 期 Cdc6 含量瞬间提高，Cdc6 结合在 ORC 上，在 ATP 供能前提下，由微小染色体维持蛋白（mini-chromosome maintenance protein，Mcm）6 个亚单位构成的复合体和其他一些蛋白也结合到 ORC 上，形成前复制复合体（pre-replicative complex，pre-RC），cyclin A-Cdk 复合物利用其激酶活性可使 ORC 发生磷酸化，由此激活复制起始点，DNA 合成启动。此外，cyclin A-Cdk 复合物还可激活 Mcm 蛋白，活化的 Mcm 蛋白具有 DNA 解旋酶（helicase）功能，在 DNA 复制点处将 DNA 双链打开，当其他与 DNA 合成相关酶（如 DNA 聚合酶等）在此汇集后，DNA 的复制随之发生。

S-Cdk 触发 pre-RC 的启动，同时阻止了 DNA 再次进行复制，因为 S-Cdk 将 Cdc6 磷酸化，使其脱离 ORC，磷酸化的 Cdc6 随后被泛素化途径降解；S-Cdk 还可以将某些 Mcm 磷酸化，使其被输出细胞核。其他一些 Cdk 也参与阻止 pre-RC 的再次形成，从而保证了 DNA 的复制且仅复制一次（图 11-14）。

3. **G_2/M 期转换中 cyclin-Cdk 复合物的作用** G_2 期晚期形成的 cyclin B-Cdk 复合物在促进 G_2 期向 M 期转换的过程中起着关键作用，该复合物就是之前提到的成熟促进因子（MPF）。M 期 Cdk 的激活起始于分裂期 cyclin 的积累，在胚胎细胞周期中 cyclin 一直在合成，其浓度决定于降解的速度。但在大多数细胞的有丝分裂周期中，cyclin 的积累是因为在 G_2/M 期 M-cyclin 基因转录的增强。

随着 M-cyclin 的积累，结合周期蛋白的 M-Cdk 增加，但是没有活性，这是因为蛋白激酶 Wee1 将 Cdk1 的 Thr14 和 Tyr15 磷酸化的缘故，这种机制在保证了 Cdk 含量能够不断积累的同时，不被过早活化。Weel 是一种负责调控细胞周期的激酶，通过促进 Cdk1 酶分子 Tyr14 和 Tyr15 位点的磷酸化，而抑制 Cdk1 活性。

随着 M 期临近，一方面 Wee1 的活性下降，另一方面 Cdc25 使 Cdk 去磷酸化，排除了 Cdk 活化的障碍。上调 Cdk 活化的 Cdc25 分子可被 polo 激酶和 M-Cdk 本身两种激酶激活，而且激活的 M-Cdk 还可以反过来压制其抑制因子 Wee1 的活性，形成一个反馈环。因此不难想象，只要有少量的 Cdk 被 Cdc25 激活，通过 Cdk 与 Cdc25 之间的相互刺激，立即就会有大量的 Cdk 随之被活化。Cdk 的激活还需要其分子内第 161 位的 Thr 发生磷酸化，这一位点磷酸化需要 Cdk 活化激酶（Cdk activating kinase，CAK）的作用（图 11-15）。

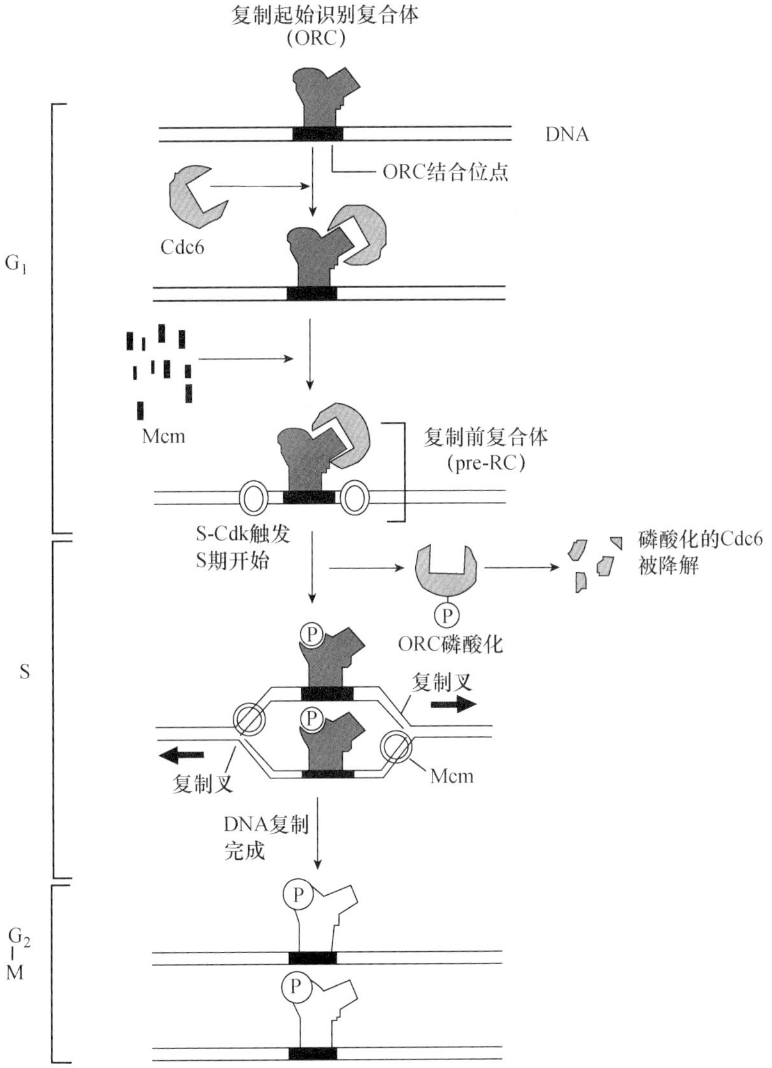

图 11-14　DNA 复制起始机制示意图

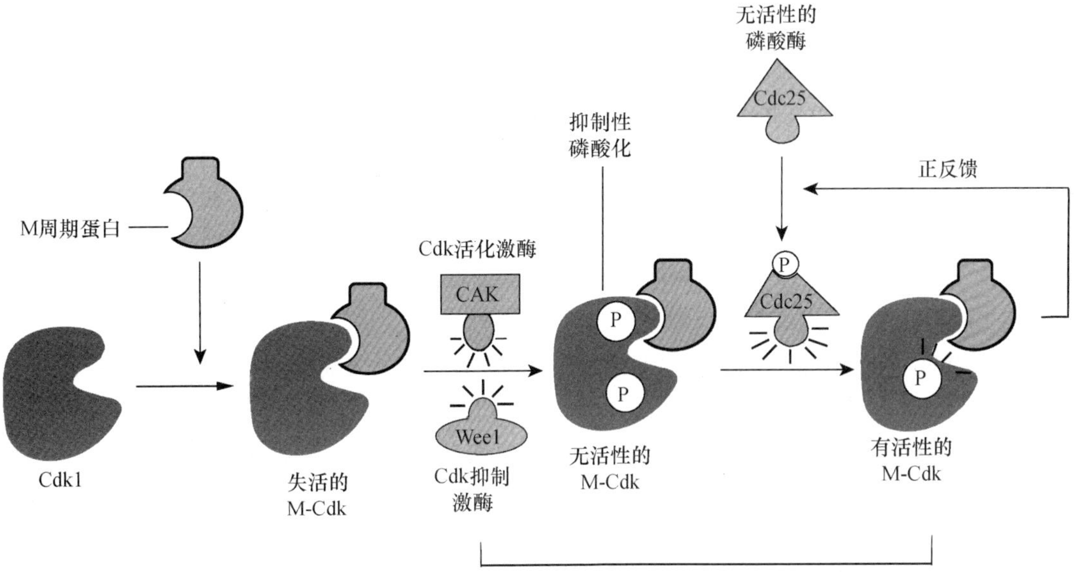

图 11-15　M-Cdk 的活化机制

4. M 期中 cyclin-Cdk 复合物的作用 有丝分裂早期 MPF 产生的效应复杂且多样，如纺锤体的组装、染色体的凝集、核膜的崩解、肌动蛋白骨架的重排、高尔基复合体和内质网等细胞器的再组装等。这些效应都是由 M-Cdk 直接磷酸化和与该事件有关的结构蛋白和调节蛋白引起的。

M-Cdk 的激酶活性在进入 M 期后迅速上升，到 M 期中期达到高峰，启动了下一个开关，即促后期蛋白复合体（anaphase-promoting complex，APC）。在有丝分裂后期，随着负责姐妹染色单体相连的黏合素复合体（cohesin complex）的解聚，两个姐妹染色单体间开始分离，彼此向两极移动，该过程是从 APC 的活化开始的。APC 是一种分离酶抑制蛋白，在分裂相到来之前，APC 始终与染色体分离酶结合并抑制其活性。在分裂相中期末，APC 被破坏（APC 介导的泛素化降解），使分离酶释放出来，然后切割黏合素复合体，导致姐妹染色单体分离，在纺锤体微管的牵引下，分别移向两极（图 11-16）。

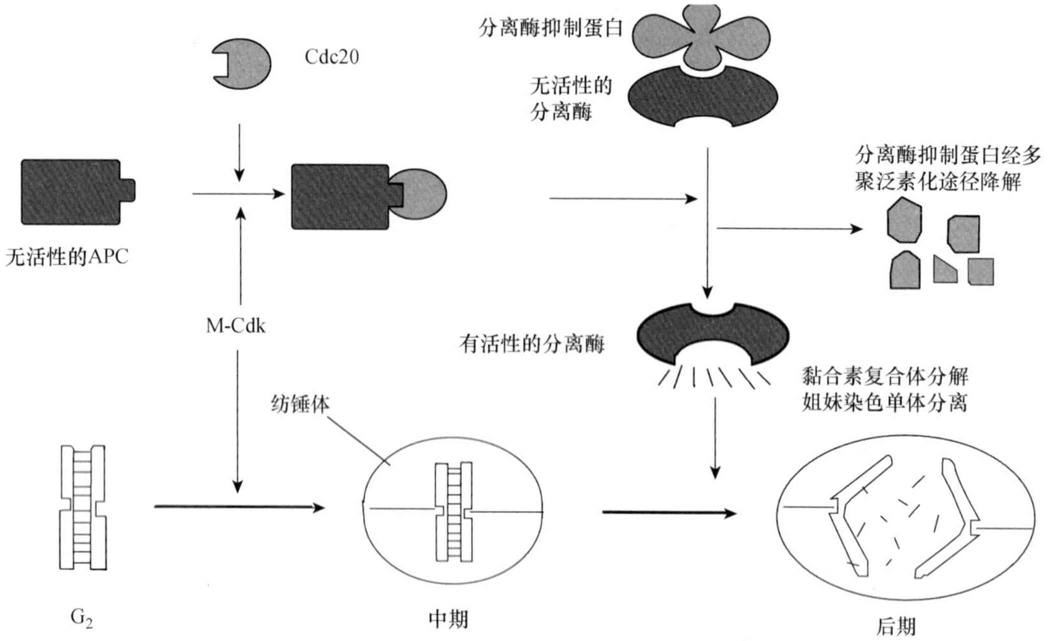

图 11-16 APC 介导的姐妹染色单体的分离机制

5. M 期的退出 细胞进入 M 期后，M-Cdk 活性下降，到 M 期末达到最低点，M-Cdk 失活主要通过泛素依赖性 M 期周期蛋白的水解。M-Cdk 活性下降使之前磷酸化的结构蛋白和调节蛋白失去了 M-Cdk 激酶的作用而发生去磷酸化，细胞发生与 M 期相反的事件，即纺锤体去组装而解体，染色体去凝集而恢复成染色质，磷酸化的可溶性核纤层蛋白去磷酸化，重新聚合成核纤维，并将分散于胞质中的核膜小泡重聚于染色体周围形成核膜和核纤层，在细胞的两端形成新的子细胞核。胞质中肌球蛋白链的去磷酸化启动了收缩机制，形成分裂沟，胞质分裂完成。

（四）检测点在细胞周期调控中的作用

Hartwell 通过研究酵母细胞对放射线的反应性发现，每当细胞周期进入下一个时相前，都要经过一个节点，类似一个“关卡”，负责检查本时相内所执行“任务”情况，只有所有的“任务”都完成后，才能被“放行”进入到下一个时相，这样才能保证细胞精确无误地分裂（图 11-17）。Hartwell 将这些“关卡”称为细胞周期检测点（checkpoint），如果由于某些环境因素（如物理、化学、生物等因子）的作用出现故障和差错，前一个时相应该完成的“任务”未被完成，这些故障可作为反馈信号使细胞周期暂时停止在其某个检测点上，以留出必要的时间排除故障或进行修复。一旦修复完成，细胞周期即进入下一个时相，这是细胞增殖在长期进化过程中形成的一种保护机制。大量的实验证明，在细胞周期的 G_1、S、G_2 和 M 期中均有这样的检测点。

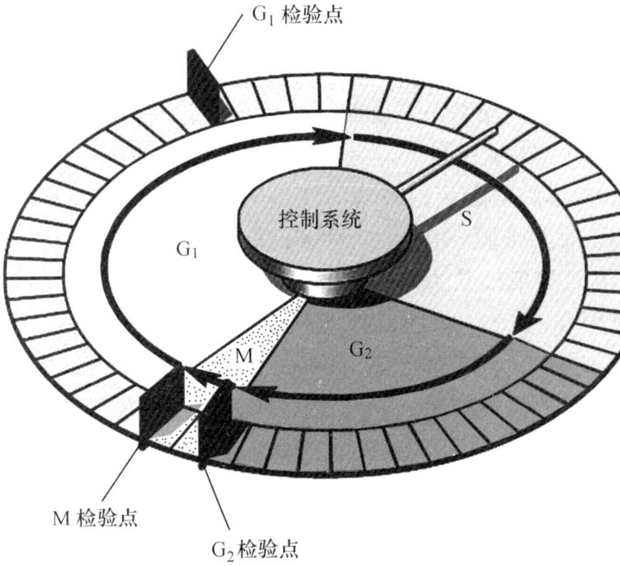

图 11-17　细胞周期检测点示意图

1. G_1/S **检测点**　在酵母中称 Start 点，在哺乳动物中称 R 点（restriction point）。R 点是 G_1 期特有的检测点，越过该点的细胞将进入 S 期，开始 DNA 合成，继而进入到细胞增殖期。因此，R 点是控制细胞由静止状态的 G_1 期进入 DNA 合成期的关键点，需要检测的内容包括：DNA 是否受损？细胞外环境是否适宜？细胞体积是否足够大？若在 G_1/S 交界处检查发现 DNA 受损，则细胞被阻滞在 G_1 期。在哺乳动物细胞中，P53 和 pRb 是 G_1 期主要的调控蛋白，可以通过 ATM（ATR）-/CHKI（CHK2）-P53/MDM2-P21 通路诱导持续的、有时甚至是永久性的 G_1 期阻滞。

2. S **检测点**　在 S/G_2 交界处，负责检查 DNA 复制完成情况。如果细胞在未完成 DNA 复制或 DNA 损伤的情况下提前进入 M 期，将对细胞本身及其后代细胞遗传物质的稳定性产生严重后果。S 检测点的作用就是保证在细胞基因组 DNA 全部复制后方可进入到 M 期。

3. G_2/M **检测点**　DNA 复制结束，细胞周期由 S 期进入 G_2 期，并准备进行细胞分裂。当 DNA 复制尚未完成时，M 期激酶的活性不能表现出来。G_2 检测点的功能是阻止带有 DNA 损伤的细胞进入 M 期，确保细胞基因组的完整性和稳定性。这些被检测的内容一旦不符合细胞周期的进展要求，则细胞周期将被阻滞在该期，直至相关事件完整无损地执行完毕。

这是一个复杂的信号转导网络，涉及多种分子的相互作用，ATM/ATR-CHK2/CHK2-Cdc25C-Cdc2 是主要的转导途径。

4. **中–后期检测点（纺锤体组装检测点）**　在细胞分裂中，染色体的正确分离需要细胞内的监控机制来保证，其中纺锤体组装检测点（spindle assembly checkpoint，SAC）是保证染色体正确分离的重要机制之一。它监控纺锤体微管与染色体动粒之间的连接，并且促使有丝分裂中姐妹染色单体或减数分裂中同源染色体间张力的形成。任何一个动粒如果没有正确连接到纺锤体上，都会抑制 APC 的活性，引起细胞周期中断。其作用机制是：Mad2 结合到错误的动粒→ Cdc20 失活→ APC 活化及分离酶抑制蛋白的多聚泛素化受阻→染色单体着丝粒不能分离→细胞周期受阻。一旦动粒均被动粒微管附着，纺锤体组装完成，Mad2 与动粒的结合即停止。

（五）癌基因和抑癌基因对细胞周期的调控

1. **癌基因对细胞周期的调控作用**　癌基因（oncogene）常常被误认为是诱导肿瘤发生的基因，实际上癌基因广泛存在于正常细胞内，是一类调控细胞生长、增殖和分化所必需的基因。癌基因突变或过度表达将导致细胞增殖异常，引起癌变。在逆转录病毒基因组中，有些基因能促进细胞无限增殖进而发生癌变，这些基因称为病毒癌基因（viral oncogene，v-onc）。存在于脊椎动物中的与 v-onc 相似的基因则称为细胞癌基因（cellular oncogene，c-onc）或原癌基因（proto-oncogene）。目前已发现多种原癌基因及其产物，可分为 *src*、*erb*、*ras*、*myc*、*fos* 等基因家族。

大多数原癌基因编码的蛋白质都是复杂的细胞信号转导网络中的成分，在信号转导途径中有着重要的作用。主要包括：①生长因子类蛋白，如 *sis*（PDGF-β）、*fgf* 家族（*int-2*、*csf-1* 等）；②生长因子受体（质膜），具酪氨酸蛋白激酶活性，如 *neu*、*ht*、*met*、*erbB*、*trk*、*fms*、*ros-1* 等；③非受体酪氨酸蛋白激酶（质膜 / 胞质），如 *src* 家族的 *src*、*syn*、*fyn*、*abl*、*lck*、*ros*、*yes*、*es*、*ret* 等；④丝氨酸 / 苏氨酸蛋白激酶（胞质），如 *raf*、*raf-1*、*mos*、*pim-1*；⑤ G 蛋白（质膜内侧），具 GTP 结合作用和 GTP 酶活性，如 *ras* 家族中的 *H-ras*、*K-ras*、*N-ras*，以及 *mel* 和 *ral* 等；⑥核内 DNA 结合蛋白（转录因子），如 *myc* 家族、*fos* 家族、*Jun* 家族、*ets* 家族等。

2. 抑癌基因对细胞周期的调控作用 存在于正常细胞中、能抑制细胞恶性增殖的基因，称为抑癌基因（antioncogene）或称肿瘤抑制基因（tumor suppressor gene）。这些基因编码的产物从多个检测点阻滞细胞周期的进程，抑癌基因失活或缺失将引起细胞癌变。*p53* 基因是抑癌基因的代表之一，它的主要功能是阻止 DNA 突变的细胞通过 G_1 期的限制点。*p53* 基因的突变常可引发肿瘤。

迄今已有十几种抑癌基因被分离和鉴定，其中对 *p53* 和 *Rb* 的作用机制研究得较为深入。

（1）*p53* 基因：因其编码的蛋白质分子量为 53 000 而得名。P53 蛋白分布于细胞核，是一种转录因子，以四聚体形式与特异的 DNA 序列结合后，对靶基因的表达进行调控。P53 蛋白是一种细胞生长抑制性蛋白。该蛋白因半衰期短，在细胞中的稳定性较差。因此，一般情况下，细胞中很少有 P53 蛋白。DNA 损伤会引起 P53 蛋白浓度和活性的提高。P53 蛋白同 *p21* 基因调节区结合，激活 *p21* 基因转录。使细胞停滞在 G_1 期的调控点处不能进入 S 期。这样即可有足够的时间修复 DNA。

P53 蛋白可促进 *GADD45* 基因（growth arrest and DNA damage inducible gene）表达生成 GADD45 蛋白，后者与 Cdk 及 PCNA 形成的复合物参与 DNA 损伤的修复。当 DNA 损伤不能修复时，*p53* 基因的过量表达导致 $P34^{cdc2}$ 的过早激活，结果使核膜破裂，引起细胞凋亡。若 *p53* 突变，丧失了对细胞周期的调控作用，可使细胞发生转化或恶性变。

（2）视网膜母细胞瘤（retinoblastoma，*Rb*）基因：*Rb* 基因编码一个分子量为 105 000 的蛋白质，由 928 个氨基酸残基构成，定位于细胞核内，是多种 cyclin-Cdk 的底物，具有多个被磷酸化的位点。在细胞周期中，Rb 可通过改变其磷酸化状态，控制与其结合的转录因子的活性，进而影响细胞周期相关蛋白基因的表达。在 Rb 蛋白去磷酸化时，与其结合的转录因子不能与靶基因结合，活性被抑制，不能促进基因的表达。当 Rb 蛋白发生磷酸化后，转录因子与其分离、活性恢复，与靶基因结合后，可刺激其表达。

Rb 与转录因子 E2F 间的相互作用对 G_1 期向 S 期的转换有重要调节作用。在 G_1 期早期，去磷酸化的 Rb 蛋白可与 E2F 结合，抑制 E2F 的活性，S 期所需的基因转录受阻。到 G_1 期末 cyclin-Cdk 将 Rb 蛋白磷酸化，E2F 被逐渐释放、活化，解除了 S 期所需基因的转录阻断，细胞由 G_1 期向 S 期转换。

（六）生长因子和激素对细胞周期的调节

生长因子是一大类与细胞增殖有关的信号物质，目前发现的生长因子多达几十种，多数有促进细胞增殖的功能，如表皮生长因子（epidermal growth factor，EGF）、神经生长因子（nerve growth factor，NGF）等；少数生长因子抑制细胞周期，如抑素（chalone）、肿瘤坏死因子（tumor necrosis factor，TNF）；个别如转化生长因子 β（transforming growth factor beta，TGF-β）具有双重调节作用，能促进某一类细胞的增殖，也能抑制另一类细胞的增殖。

生长因子的信号通路主要有 Ras 途径、cAMP 途径和磷脂酰肌醇途径。倘若通过 Ras 途径激活 MAPK，活化的 MAPK 进入细胞核内，促进细胞增殖相关基因的表达。关于生长因子作用于细胞的详细机制见细胞信号转导一章内容。

激素也是一类调节细胞增殖的信号分子。哺乳动物细胞分泌的激素可分为两种，即蛋白类激素和类固醇类激素。它们在细胞内有相应的受体，蛋白类激素受体位于靶细胞膜上，类固醇类激素受体则位于靶细胞内。生长因子、激素作为细胞增殖的信号分子，首先和靶细胞的相应受体结合，生长因子和蛋白类激素与靶细胞膜上的相应受体结合，产生第二信使物质，沿细胞内信号传递系统，引起一系列的级联反应，最终引起细胞周期调控蛋白表达的改变。类固醇类激素透过靶细胞的细胞膜，与靶细胞质内的相应受体结合，转移到细胞核内，直接作为转录因子对细胞周期调控蛋白的表达产生影响。在细胞核也发现激素受体的存在，它们的功能非常复杂，引发许多细胞生物学效应。细胞信号转导系统中受体、G 蛋白、胞内第二信使及蛋白激酶等活性的改变均可影响细胞周期的进行。

第三节　细胞增殖紊乱与疾病

细胞增殖是人体的基本生命活动之一，人体内任何一种细胞出现增殖异常，都会引起该细胞功能障碍，进而给人体健康带来影响，所以细胞增殖与医学有着极为密切的关系。

一、细胞周期紊乱与肿瘤

众所周知，肿瘤是细胞增殖、分化和凋亡异常引起的以细胞失控性增殖为主要特征的疾病。大量研究表明，细胞周期调控异常是肿瘤发生的主要机制，所以细胞增殖的理论对肿瘤的预防、诊断及治疗具有重要的指导意义。

（一）细胞周期紊乱与肿瘤的发生

肿瘤细胞具有永生化（immortalization）的特性。染色体末端存在一种结构，称为端粒（telomere），由 DNA 重复序列组成，其长度随细胞的每一次分裂逐渐缩短。细胞分裂一定次数后，端粒缩短到一定程度，细胞死亡。端粒酶保护端粒不被缩短。研究发现，许多恶性肿瘤细胞端粒酶活性升高，使其端粒不会缩短，这与肿瘤细胞的永生化有关。肿瘤细胞永生化的结局是细胞周期发生紊乱，肿瘤细胞的增殖不再受细胞周期的控制。

R 点被认为是 G_1 期末的一个基本事件。细胞只有在内外因素的共同作用下才能完成这一基本事件，任何影响这一基本事件完成的因素都将严重影响细胞从 G_1 期向 S 期的转换。R 点容易受到内在或外在因素的影响，使得细胞周期时相发生改变，肿瘤细胞的发生往往与 R 点的改变有关。已知肿瘤的致癌因素有三个方面：物理因素、化学因素和生物因素。物理因素中的射线、化学因素中的烷化剂和酰化剂都有可能影响 R 点的功能，使细胞发生癌变。正常细胞进入 G_1 期之后有三个去向：分化、持续增殖、暂时休眠。癌变后的细胞将持续增殖。

细胞周期调控系统在调节机体组织细胞的数目方面起重要作用，细胞周期调控系统的每一个环节都有可能是导致细胞癌变的主要因素。

（二）细胞周期紊乱与肿瘤的治疗

针对肿瘤治疗，目前除手术切除外，还有许多其他方法，主要是基于肿瘤细胞周期的特点而设计的。例如，放射疗法就是根据细胞周期各阶段细胞对放射线敏感程度不同而实施的，一般选择处于 G_2 期的肿瘤细胞进行放疗。化学疗法常与手术疗法合用，但也可单独使用治疗肿瘤。化疗选用的药物可作用于细胞周期的不同时期。例如，羟基脲、阿糖胞苷和甲氨蝶呤等抗代谢药物主要杀伤 S 期细胞；紫杉醇主要用于 M 和 G_2 期细胞；长春新碱主要杀伤 M 期细胞；放线菌素 D 则作用于 G_1 期细胞等。对于 G_0 期细胞所占比例较大的肿瘤，由于其代谢水平低，对药物的刺激不敏感，很难被杀死，而这些细胞一旦重新增殖，即导致肿瘤的复发。为杀灭 G_0 期细胞，可先用血小板生长因子等诱导 G_0 期细胞进入细胞周期，然后再应用细胞周期特异性敏感药物。

二、细胞周期与组织再生

人体内的一些组织和细胞（如血液中的血细胞、皮肤表皮细胞、消化道黏膜等）始终处于不断更新和代谢中，由于细胞分裂而形成的新生细胞不断地产生，以补充那些因分化而衰老和死亡的细胞，这一过程称为生理性再生。某些原因造成的器官损伤，如肝损伤后，原本处于 G_0 期的细胞重新进入细胞周期，不断分裂增殖，以修复损伤的肝组织，称为补偿性再生。因细胞短时间内大量死亡，导致纤维组织增生，充填到坏死的组织结构中，形成了临床常见的纤维化（如肝纤维化、肺纤维化等），称为病理性再生。因此，阐明细胞周期调控机制，对某些疾病和创伤所致的组织修复等具有一定的指导意义。一些细胞周期调控因子的生物试剂（如红细胞生成素、表皮生长因子等）已在组织修复中得到广泛的应用。

三、细胞周期与衰老

细胞在衰老时，其细胞增殖周期也表现出某些异常的特征，包括细胞分裂速度明显降低，cyclin A 和 cyclin B 表达下降，cyclin E 不稳定性增加、容易降解，Rb 蛋白不能被磷酸化，与 Rb 结合的转录因子失活等。与正常的细胞相比，衰老细胞的 G_1 期可持续更长时间。关于细胞衰老相关知识，请参见后续细胞衰老相关章节。

小结

细胞增殖是生物体的重要生命特征，单细胞生物以细胞分裂的方式产生新的个体。多细胞生物可以由一个受精卵，经过细胞增殖、分裂和分化，最终发育成一个新的多细胞个体。同时多细胞生物体内某些细胞以分裂的方式产生新的细胞，用来补充体内衰老和死亡的细胞。通过细胞分裂，可以将复制的遗传物质平均地分配到两个子细胞中去。细胞增殖是生物体生长、发育、繁殖和遗传的基础。真核细胞的分裂方式有三种，即有丝分裂、无丝分裂和减数分裂。

细胞无丝分裂的过程比较简单，一般是细胞核先延长，从核的中部向内凹进，缢裂为两个细胞核，接着整个细胞从中部缢裂成两部分，形成两个子细胞。有丝分裂是真核生物体进行细胞分裂的主要方式。多细胞生物体以有丝分裂的方式增加体细胞的数量。有丝分裂过程中，亲代细胞的染色体 DNA 经过复制，借助有丝分裂器将复制后的染色体精确地平均分配到两个子细胞中去。由于遗传物质存在于染色体上，因而有丝分裂过程中亲代细胞和子代细胞之间保持遗传性状的一致性。减数分裂是一种特殊方式的有丝分裂，它与有性生殖细胞的形成有关。进行有性生殖的生物，在原始的生殖细胞发展为成熟的生殖细胞的过程中，要经过减数分裂。在整个减数分裂过程中，染色体只复制一次，而细胞连续分裂两次。减数分裂的结果是，新产生的生殖细胞中的染色体数目比原始的生殖细胞减少一半。

细胞增殖周期指连续分裂的细胞从上一次有丝分裂结束到下一次有丝分裂结束所经历的过程。细胞周期分为四个时期，即 DNA 合成前期（G_1 期）、DNA 合成期（S 期）、DNA 合成后期（G_2 期）和有丝分裂期（M 期）。其运行顺序为：G_1 期→S 期→G_2 期→M 期。并且各期不可逆转。在细胞周期过程中所需要的时间称为细胞周期时间。各种不同的细胞完成一个周期所需要的时间是不同的，同种细胞的周期时间相对稳定。G_1 期占用的时间最长，细胞的形态结构变化不大，M 期占用的时间最短，但细胞的形态结构变化最大。

细胞周期的调控保证组织、器官和个体的形成、生长以及创伤愈合等过程能正常进行。细胞周期调控蛋白包括细胞周期蛋白依赖激酶、细胞周期蛋白和细胞周期蛋白依赖激酶抑制因子。Cdk 常以磷酸化的形式直接作用于细胞周期事件。细胞周期蛋白是一类能与 Cdk 相结合，使 Cdk 磷酸化和活化的蛋白，这类蛋白的含量随着细胞周期运行而周期性地变化。CKI 通过直接与 Cdk 或与 cyclin-Cdk 复合体结合，抑制 Cdk 的激酶活性，阻断或延迟细胞周期的进行，对细胞周期起负调控作用。细胞周期调控蛋白的周期性激活和相互作用保证细胞周期的运行。细胞周期的运行是在一系列检测点的严格监控下进行的，当 DNA 发生损伤，复制不完全或纺锤体形成不正常时，周期将被阻断。生长因子和激素是与细胞增殖有关的信号物质。癌基因和抑癌基因对细胞周期的调控作用同样不可或缺。

细胞周期与医学的关系主要体现在三个方面：首先，细胞周期的异常是导致肿瘤发生的主要因素，在临床上根据肿瘤细胞所处的时期不同，选用不同的药物和措施对肿瘤进行治疗。其次，细胞周期不断运行保证组织的再生。最后，细胞衰老过程与细胞周期紊乱相关。

（赵俊霞）

第12章 细胞分化

多细胞生物是由多种组织和器官构成的复杂有机体，每种组织和器官又是由多种形态、功能各异的细胞构成的，而这些细胞又均来自共同的祖先——受精卵。来自同一个细胞的后代为什么会在形态和功能上千差万别呢？产生这些差异的根本原因是细胞分化。细胞分化不仅贯穿于哺乳动物的胚胎发育，还存在于个体出生至生命终结的整个过程，是多细胞生物维持正常组织器官功能、进行创伤修复、调控炎症反应等多种生理活动的基础。正因如此，细胞分化也与许多病理过程，如出生缺陷、各种退行性病变和肿瘤密切相关。因此，对细胞分化机制的理解无疑有助于人类对健康和疾病的认识，进而找到有效预防及治疗相关疾病的方法。

第一节 概 述

一、细胞分化的概念

多细胞生物是由形态不同、功能迥异的各种细胞和组织构成的有机统一体，例如，传导神经冲动的神经细胞、行使运动功能的肌细胞、执行吞噬功能的免疫细胞等，而这些功能不同的细胞，都来源于受精卵。从受精卵发育为正常的成体，是以细胞增殖和细胞分化为基础的。由同一受精卵产生的细胞，在形态结构、生化组成和功能等方面均产生明显的差异，这种在个体发育中形成稳定差异的过程称为细胞分化（cell differentiation）。这些差异的产生是与分化相关的基因在特定因素作用下选择性开放与关闭的结果，或者说是基因差异表达的结果。从根本上讲，细胞分化是多细胞生物个体发育的必然结果。

二、细胞分化的特点

（一）细胞分化原则上高度稳定

细胞分化具有高度稳定性（stability），即在正常生理条件下，已经分化为某种特定类型的细胞不会逆转回未分化状态或再分化成为其他类型的细胞。例如，神经元、骨骼肌细胞在整个生命过程中都保持特定的分化状态。在多细胞生物个体中，终末分化细胞占大多数，这些细胞保持其形态结构与功能的稳定是个体生命活动的基础。细胞分化的稳定性还表现在其离体培养的后代仍能保持该细胞的分化特征。如一个离体培养的皮肤上皮细胞仍保持为上皮细胞，而不转变为其他类型的细胞；黑色素细胞在体外培养 30 代后仍能合成黑色素。细胞分化的稳定性也正是利用离体培养细胞进行科学研究的基础。

（二）细胞分化也会不稳定

1. **去分化** 原则上，细胞分化具有稳定性。但在某些特殊条件下，具有高度稳定特定结构与功能的细胞可能失去现有特征，重新回到原先的未分化状态，表现出分化前的结构或功能特点，这一变化过程称为去分化（dedifferentiation）。如高度分化的植物细胞在实验室培养条件下可失去分化特性，重新进入未分化状态，成为全能性细胞，重新进行分裂、分化，发育成完整植株。其他生物包括蝾螈、扁形虫和斑马鱼可将已经“分化”的成熟细胞逆转形成干细胞（stem cell）。此外，有研究发现，体外培养的取自人体皮肤组织的表皮细胞，在特定条件下可发生去分化，进行分裂增殖。

过去认为，去分化常见于植物及某些低等动物细胞，但近来发现，在哺乳类动物体内，也可见去分化事件。有研究发现，糖尿病模型小鼠的胰岛 β 细胞可能发生了去分化，因为这些细胞失去了 β 细胞的标志，不产生胰岛素，但却表达高水平的胚胎细胞标志蛋白如 Ngn3、L-Myc、Nanog 和 Oct4。

肿瘤细胞则在不同程度上缺乏分化成熟细胞的形态和功能，丧失了终末分化细胞的某些行为特征，并对正常的分化调节机制缺乏反应。然而，肿瘤细胞的异常表现又不仅仅与去分化有关，还与转分化有关。

2. **转分化**　已分化成熟的动物细胞可以从一种分化状态转变为另一种分化状态，这种现象称为转分化（transdifferentiation）。如体外培养的人皮肤基底细胞在缺乏维生素 A 的环境下可转变为角化细胞，而此时若改换为富含维生素 A 培养基，角化细胞又有可能重新分化为黏膜上皮细胞。转分化还见于正常胚胎发育过程中的器官发生，通常发生在上皮细胞，表现为细胞连接与极性的丧失及获得间质细胞的表型（phenotype）特征。这种转分化称为上皮-间质细胞转化（epithelial to mesenchymal transition，EMT）。虽然 EMT 是发育过程中细胞的生理性重编程（reprogramming）现象，但近年研究表明 EMT 与肿瘤的发生、发展密切相关。由于 EMT 的发生，细胞表现为极性丧失、黏附性降低、迁移能力增强，而这些正是肿瘤细胞的特征。

然而，必须指出的是，无论是动物还是植物，细胞分化的稳定性是普遍存在的，去分化与转分化是有条件的。

（三）细胞分化具有时空性

在多细胞生物的个体发育过程中，早在细胞做出分化的决定之前（有关细胞决定的概念见后），细胞就已经拥有并能保持体现其在机体中位置的特征。也就是说，细胞在生物体中所处的位置以及特定的环境影响细胞的分化命运。同时，多细胞生物的细胞分化还表现在时间上。在个体发育的不同阶段，一个细胞可以有不同的形态和功能。这种现象称为分化的时空性。用鸡胚移植实验来说明细胞在胚胎中所处的位置对其分化命运的影响（图 12-1）。在发育过程中，腿芽和翅芽几乎同时出现在胚胎两侧，此时，两个肢芽中的细胞在表型上没有任何区别。然而，如果将一小块未分化的组织从腿芽的基部（应该发育成肢体组织）移植到翅芽的顶部，则会产生这样的结果：这一小块移植物既没有发育成翅尖，也没有发育成错位的肢体组织，而是发育成了翅趾。这个实验表明，早期的肢体芽细胞已经做出了发育成肢体的决定，但并没有决定发育成肢体的哪一特定部位。因此，这些细胞仍然能对翅芽所在位置的分化信号产生反

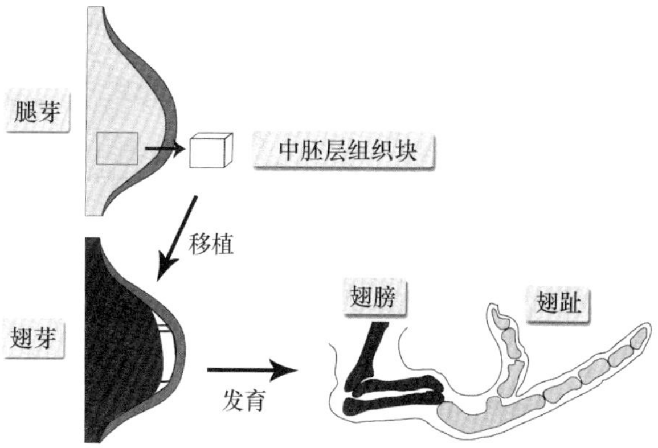

图 12-1　空间位置对细胞分化的影响

应，之所以发育成趾（而不是肢体的基部），与它们所处翅芽顶端的位置有关。

细胞分化的时空性体现了多细胞生物个体发育的复杂性。在发育过程中，随着细胞数目的不断增加，细胞分化程度更加复杂，同一个体的细胞由于所处的空间位置不同，决定了细胞的分化命运，出现头、尾、背与腹等不同部位，这些时空差异为形成功能各异的多种组织和器官提供了基础。

三、细胞的分化潜能

（一）细胞分化潜能在个体发育中的变化

细胞分化贯穿于多细胞生物的整个生命过程中，尤其在胚胎期最为显著。细胞的分化潜能指的是一个细胞分化成多少种成熟细胞的能力。受精卵及哺乳动物桑葚胚的 8 个细胞之前，每个细胞均有潜能分化成个体生物的所有类型细胞，并能发育成完整个体。细胞的这种分化潜能称为全能性（totipotency），拥有全能性的细胞称为全能细胞（totipotent cell）。

随着个体发育进程，细胞的分化潜能逐渐受限。从受精卵开始，动物的早期胚胎发育经过卵裂、囊胚后进入原肠胚期。在原肠胚期，形成了外胚层（ectoderm）、中胚层（mesoderm）、内胚层（endoderm）三个胚层。此时，每个胚层中的细胞分化潜能大为降低，原则上只能向本胚层组织和器官分化发育，例如外胚层细胞只能分化成表皮和神经组织；而内胚层细胞最终会分化成消化道内皮、胰腺和肝组织，因此，这一时期的细胞为多能细胞（pluripotent cell）。随着分化的进展与器官发生，各种组织中细胞的命运最终确定，此时的细胞只能向某一特定的方向分化，发育成一种特定的细胞，这时的细胞为单能细胞（unipotent cell）（图 12-2）。

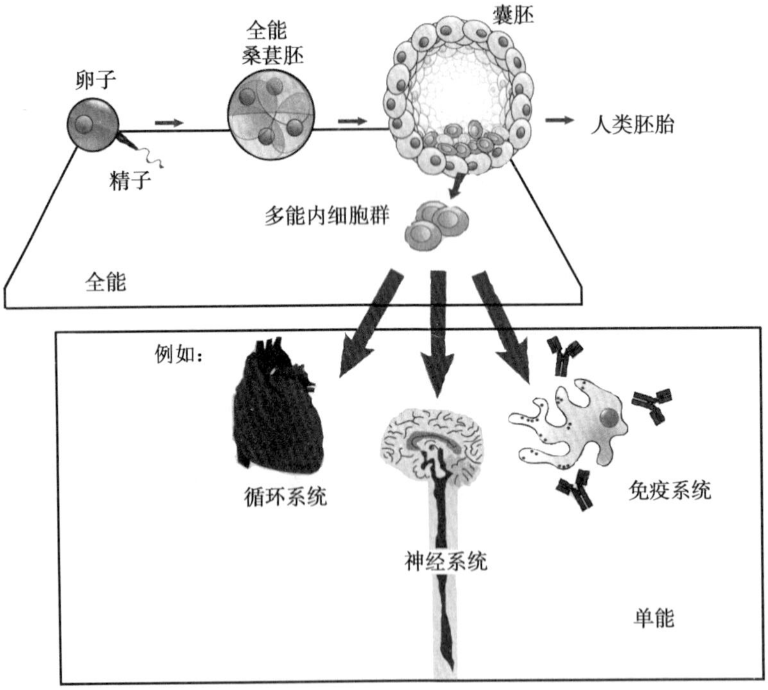

图 12-2 动物细胞的分类（全能、多能、单能细胞）

在个体发育过程中，细胞分化潜能逐渐“缩窄”是细胞分化的一般规律。对于高等动物和人类而言，在出生后个体的组织器官中，绝大多数细胞为失去分化能力的终末分化细胞，只有极少数有分化潜能的干细胞“隐藏”下来，由于这些干细胞来源于某一特定组织，因此属于单能干细胞。近来证明，它们在特定组织再生和修复中发挥重要作用，但也有可能演变为肿瘤细胞。

（二）细胞核的全能性及体细胞重编程

随着胚胎发育，动物细胞的分化潜能逐渐受限，即由全能细胞（受精卵及早期胚胎细胞）转化为多能细胞、单能细胞，最终成为终末分化细胞。然而，即使是终末分化细胞，其细胞核仍然具有全能性。

细胞核全能性概念的提出是具有革命性意义的，不仅对于发育生物学，而且对整个细胞生物学界都可谓一场革命。对于细胞核全能性最有力的证据来自 20 世纪后期开始的体细胞核移植（somatic cell nuclear transfer）实验。英国爱丁堡大学罗斯林研究所威尔穆特（Ian Wilmut）博士领导的科研小组，利用体细胞核移植技术成功地将羊乳腺细胞核植入到预先去核的卵细胞，制备成杂交细胞（hybrid cell），经体外培养形成囊胚（blastula）后植入假孕的山羊子宫内。通过这一技术，1996 年 7 月 5 日克隆羊多莉（Dolly）诞生。这位“三位母亲化身”（体细胞供者、卵细胞供者、代孕者）的克隆羊，不仅昭示了哺乳动物以有性繁殖作为繁衍后代的唯一途径的结束，也诠释了分化成熟的体细胞仍然保留发育成个体的能力（图 12-3）。因此，整个生物学界都重新认识到，所有的细胞均为潜在的全能细胞，因为它们都具备全能细胞核（totipotent nucleus），都拥有正常个体的全套基因，都具有发育成为完整个体的潜能。

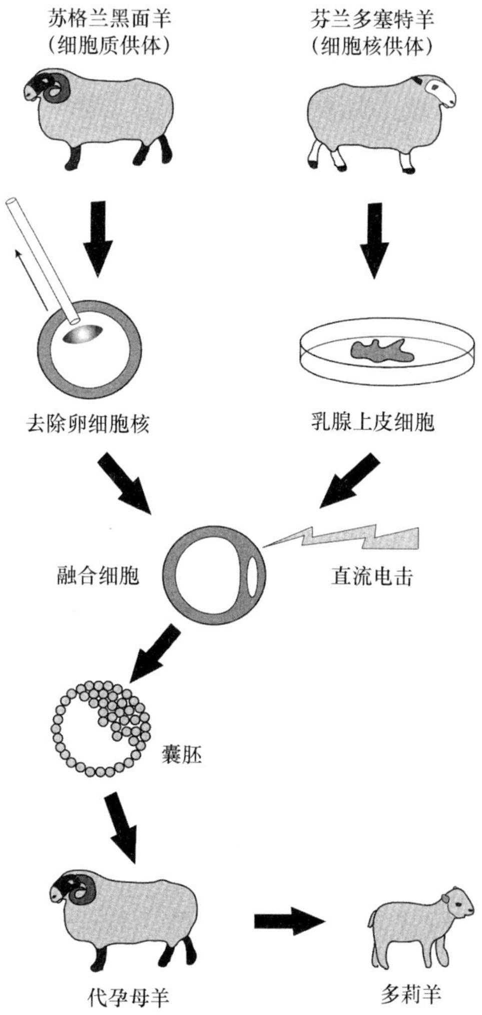

图 12-3　克隆羊多莉实验证明细胞核的全能性

然而，对一个分化成熟的细胞来说，其细胞核全能性的实现是建立在与卵细胞质融合基础上的。或者说，卵细胞质含有使终末分化的体细胞转变为全能细胞所需的条件。这种由体细胞向全能细胞的转变称为体细胞重编程（somatic cell reprogramming）。要实现这一目的，体细胞核移植并不是唯一手段，还需通过向体细胞内人工导入特定的转录因子帮助细胞重编程来实现，日本学者山中伸弥（Shinya Yamanaka）博士正是因为这一开创性工作获得了 2012 年诺贝尔生理学或医学奖。该技术不仅避免了核移植带来的伦理学争论，更使人们对细胞治疗及再生医学充满期待。

四、细胞决定与分化

个体发育过程中，细胞在发生可识别的分化特征之前就已确定了自己未来的发育命运，并向特定方向分化。细胞预先做出的发育选择，称之为细胞决定（cell determination）。在胚胎发育过程中，一个外胚层细胞的发育命运可能是分化为神经元或成为皮肤细胞。而实际上，早在细胞呈现出神经或皮肤形态或生化特征之前，决定细胞分化命运的程序实际上就已经编制完成，从这种意义上讲，细胞决定仿佛是预先植入到分化细胞中的一套精细的计算机程序。原则上，细胞决定不会受环境干扰。例如，在内、中、外三胚层形成时，虽然在形态学上看不出有什么差异，但此时形成各器官的区域已经预定，每个预定区决定了其中的细胞只能按一定的规律发育分化成特定的组织、器官和系统。因此，细胞决定先于细胞分化并制约着分化的方向。

细胞决定可通过胚胎移植实验（grafting experiments）予以证明（图 12-4）。例如，在两栖类胚胎发育的某一时间，如果将原肠胚预定发育为表皮的细胞（供体），移植到另一个胚胎（受体）预定发育为脑组织的区域，供体表皮细胞在受体胚胎中仍将发育成表皮。这表明，在移植之前供体细胞的分化命运就已经确定了，虽然从表面上看不出有任何改变，但细胞已经决定了其未来的命运。一旦做出决定，即使外界因素不复存在，细胞仍然按照已经决定的命运进行分化。至于细胞决定出现的时间，应该是介于早期原肠胚到晚期原肠胚之间的某个时期。如果在细胞决定做出之前进行移植，则供体细胞的分化命运会随着环境因素而发生改变。

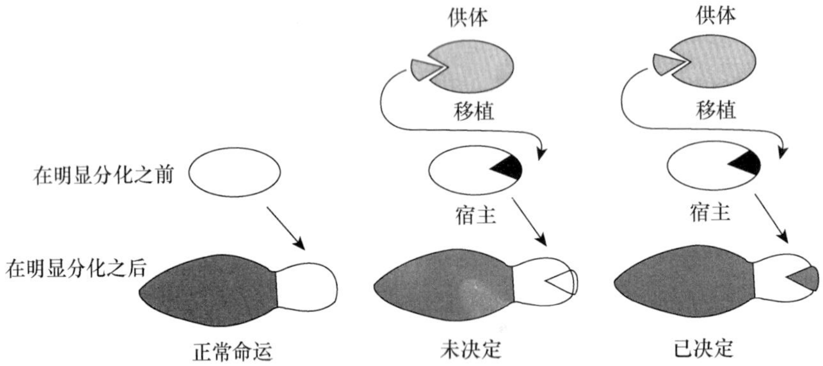

图 12-4 细胞决定实验

细胞决定先于细胞分化，并制约着分化的方向，决定之后，分化的方向一般不会中途改变，而细胞分化是细胞决定稳定发展的结果。细胞决定是细胞预先做出的发育选择，而细胞分化是执行选择的过程，是细胞在形态、结构、功能方面出现稳定差异的过程，也是细胞决定的结果。细胞决定和细胞分化两者都是生命运行的过程，都经历起始、发展、稳定的阶段，是个体发育的综合反映。

目前，细胞决定的机制尚未完全阐明。一般认为，胚胎发育过程中，细胞的不对称分裂及细胞间的相互作用可能是细胞决定的分子基础。从更深层次上讲，细胞决定的实质是细胞中一些分化相关基因的永久性关闭、另一些基因开放的平衡过程。

第二节　影响细胞分化的因素

一、影响细胞分化的内在机制

（一）卵细胞胞质中细胞分化决定因子及传递方式

在早期胚胎发育过程中，影响细胞分化的决定因素是母体效应基因产物的极性分布与胚胎细胞分裂时胞质的不均等分配。动物卵细胞大多为圆球形，但细胞内部物质的分布很不均匀。其中原生质比较集中，卵裂进行得也较快，这一区域称为动物极（animal pole）。相对动物极而言，那些含有较多卵黄，但分裂较慢、活动性较弱的区域称为植物极（vegetal pole）。

如果把海胆卵细胞沿纵轴切分为两半，受精后均可发育成两个完整个体；若沿横轴切分，两者都不能发育成完整胚胎。这是为什么呢？研究表明，卵细胞决定细胞分化的物质——mRNA 在成熟的卵细胞中不均等地分布到动物极和植物极。随着受精后的卵裂，这些 mRNA 又被继续不均等地分配到子代细胞，并在子代细胞中翻译成蛋白质（图 12-5）。这些在卵细胞质中呈极性分布的 mRNA 对早期胚胎发育及细胞分化起决定作用，因为这些 mRNA 的产物多数是转录因子和蛋白质合成的调节蛋白。

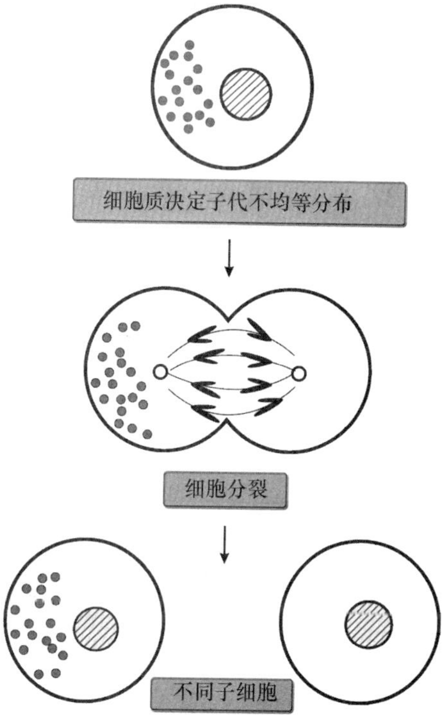

图 12-5　胞质决定因子的不均等分布及分配

（二）细胞分化过程中基因的表达及调控

1. **基因的选择性表达是细胞分化的普遍规律**　细胞分化的本质是细胞的特化过程，分化细胞表达的特定蛋白质赋予细胞特定的结构与功能。在多细胞生物个体发育过程中，基因组 DNA 并非全部表达，而是按一定的时空顺序，在不同细胞或同一细胞的不同发育阶段发生差异性（化）表达（differential expression）。基因的差异表达使分化的细胞产生细胞特有的蛋白质，也称奢侈蛋白（luxury protein），如红细胞的血红蛋白、皮肤细胞的角蛋白、肌细胞的肌动蛋白和肌球蛋白。编码奢侈蛋白的基因称为奢侈基因（luxury gene）。分化的细胞不仅表达奢侈蛋白，同时也表达数量众多、维持细胞生命活动所必需的蛋白质，如细胞骨架蛋白、组蛋白、核糖体蛋白及参与糖酵解的酶类等。这些为生物体所有细胞所必需、在各类细胞中均表达的蛋白质称为管家蛋白（house-keeping protein），由管家基因（house-keeping gene）编码。核移植实验（图 12-3）证明了细胞核的全能性，即细胞核（包括终末分化细胞的核）拥有完整的基因组。可见细胞分化的本质是选择性地表达一部分基因，而另一些基因的表达则被抑制。

细胞分化一般不伴随基因组的改变，基因选择性地表达决定了分化细胞的特征，这是细胞分化的基本规律。但是，在某些生物的发育过程中，基因组的确发生了量的改变。例如，脊椎动物分泌抗体的 B 淋巴细胞分化的本质是编码抗体的基因发生了重排；而果蝇的卵巢滋养细胞和唾液腺细胞则表现为基因组的扩增，即染色体多次复制，形成多倍体（polyploid）；此外，在马蛔虫的发育过程中，只有生殖细胞得到了完整的染色体，而体细胞只拥有部分染色体。尽管如此，基因组的改变也只是细胞分化的特例，而不是普遍规律。

2. 细胞分化的基因表达调控主要发生在转录水平

（1）基因的时序性表达：在多细胞生物的个体发育过程中，特定基因的表达严格按照一定的时间顺序发生，称为基因表达的时序特异性（temporal specificity），指从受精卵到组织、器官形成的各个不同发育阶段，不同基因的表达严格按特定的时间顺序开启或关闭。有关基因表达时序性的机制还未完全阐明，目前了解较多的是发育过程中血红蛋白的表达过程。

红细胞分化的主要特征是产生能携带氧气的血红蛋白。脊椎动物的血红蛋白由 4 条肽链构成：2 条 α 珠蛋白链和 2 条 β 珠蛋白链。α 珠蛋白和 β 珠蛋白基因属于同一个基因簇（或称基因家族），但位于不同染色体上。哺乳动物在发育的不同阶段表达不同的珠蛋白家族成员，因此，在胚胎、胎儿及成体中分别生成不同的血红蛋白。人 β 珠蛋白基因簇包括 5 个基因，即 ε、$^{G}\gamma$、$^{A}\gamma$、δ 和 β，这些基因在发育的不同时期表达：ε 在早期胚胎的卵黄囊中表达；$^{G}\gamma$ 和 $^{A}\gamma$ 在胎儿肝中表达；δ 和 β 基因在成人骨髓红细胞前体细胞中表达。所有这些基因产物均与 α 珠蛋白基因编码的 α 珠蛋白结合，从而在发育的不同时期形成有不同生理特征的血红蛋白（图 12-6）。

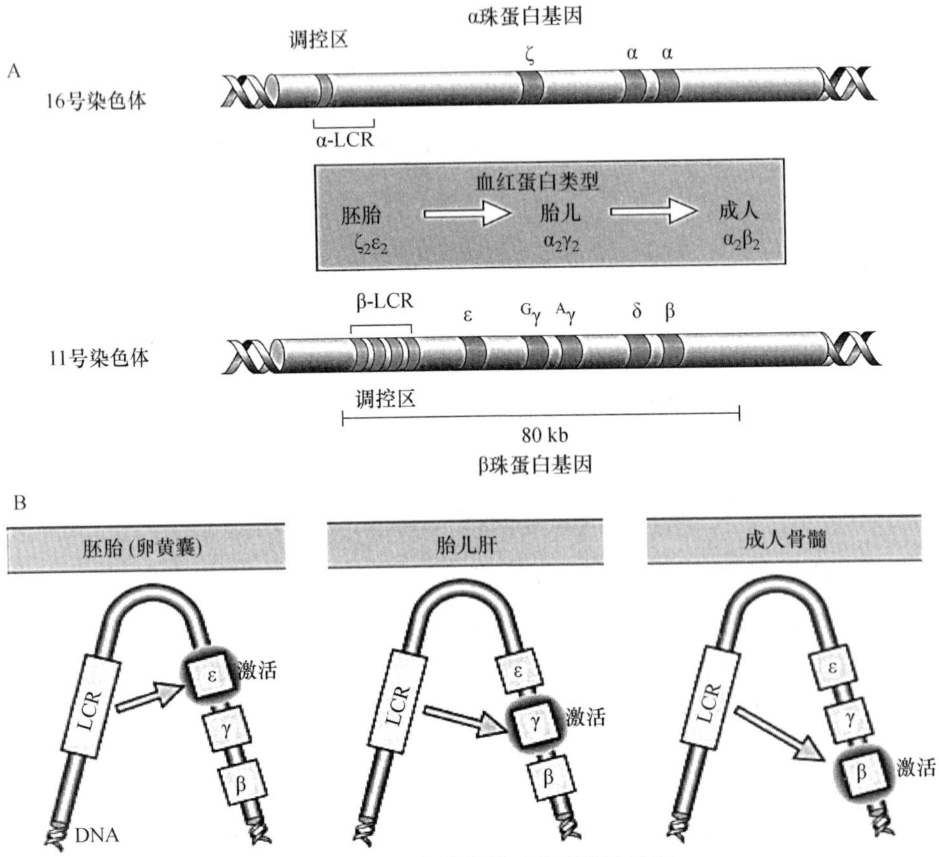

图 12-6 珠蛋白基因的时序列表达机制

A. 人珠蛋白基因结构；B. LCR 控制的珠蛋白基因的活化：在发育的不同阶段，LCR 激活不同珠蛋白基因的启动子，从而控制珠蛋白基因的时序性表达在个体发育过程中，β 珠蛋白基因的时序性表达与基因簇上游的基因座控制区（locus control region，LCR）有关。LCR 位于 β 珠蛋白基因上游，能结合特定的转录因子，如转录因子 NF-E2 和 GATA-1，后者在红细胞中的表达水平高。LCR 与珠蛋白基因启动子之间的 DNA 呈袢环状，使得结合 LCR 的转录因子与结合在启动子上的蛋白质间可以相互作用，调控相应的珠蛋白基因转录。

（2）基因的组织特异性表达：在个体发育过程中，同一基因产物在不同的组织或器官中是否表达、表达高低，差异较大。习惯上，将这种同一基因在不同组织的差异性表达，称为组织特异性表达（tissue-specific expression），也可以认为是一种基因表达的空间特异性（spatial specificity）。不同组织的细胞不仅表现为基因表达强度的不同，还体现在基因表达种类的不同。个体发育中，基因的转录需要激活因子与基因的调控区结合。转录因子（transcriptional factor）是一类核蛋白，经核孔复合体进入细胞核后，与 DNA 转录调控区顺式作用元件（*cis*-acting element）特异性结合而调节目的基因表达。转录因子可分为通用转录因子和组织特异性转录因子（tissue-specific transcriptional factor）。通用转录因子存在于多种类型细胞中，为多种基因表达所需；组织特异性转录因子则为特定基因或一系列组织特异性基因的表达所需要，只存在于一种或少数几种类型细胞中。

可以用实验证明组织特异性转录因子的存在。小鼠弹性蛋白酶仅在胰腺中表达，而生长激素只在垂体中形成，但利用现代技术完全可使转基因小鼠的胰腺表达人生长激素。用 DNA 重组技术，将人生长激素基因编码区连接于小鼠弹性蛋白酶基因的调控区下游，构建重组。将此重组的 DNA 注射到小鼠受精卵中，使其整合到基因组中，并发育成转基因小鼠。分析此转基因鼠的胰腺，可检测到人的生长激素，表明基因的调控区决定了基因表达的组织特异性，更确切地说，是由于胰腺组织中特异性转录因子作用于弹性蛋白酶基因调控区，启动了人生长激素基因在胰腺细胞的表达（图 12-7）。

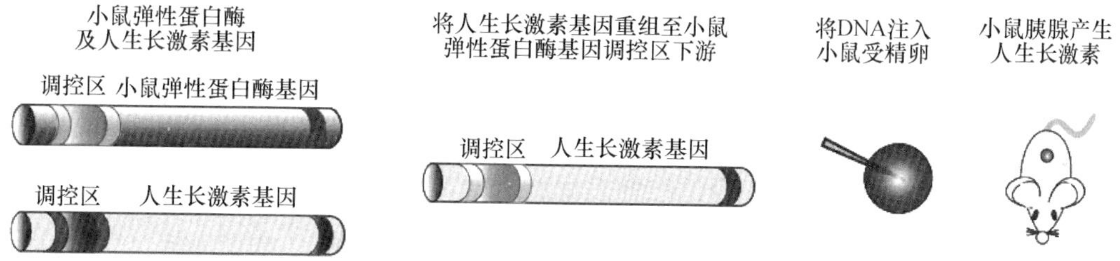

图 12-7 基因的组织特异性表达：组织特异性转录因子的作用

迄今为止已经鉴定出一系列组织特异性转录因子，如红细胞中表达血红蛋白的 EFI 因子、胰岛细胞表达的胰岛素增强子结合蛋白 1（insulin enhancer binding protein-1，Is1-1）、骨骼肌中表达肌球蛋白的 MyoD 1 因子等。组织特异性转录因子与基因调控区的相互作用决定了组织特异性基因的表达。

（3）细胞分化过程中基因表达调控的复杂性：个体发育就是在细胞不断分裂的同时，细胞逐渐特化并形成组织和器官。每个分化细胞均来源于未分化的前体细胞，这一前体细胞则来源于更早的祖细胞。这样，祖细胞与分化细胞之间就存在宗系关系，这种关系被称为细胞谱系（cell lineage）。细胞为什么能向特定的方向分化，形成某一谱系并最终形成特定的组织、器官，而不形成其他谱系？这与转录因子的作用有关。换言之，在个体发育过程中，影响细胞分化并形成组织、器官的重要环节是，来自同一谱系或相关谱系的细胞受到特定转录因子的作用。

1）关键基因调节蛋白的作用：在个体发育过程中，特定谱系细胞的分化及组织器官的形成通常需要一个关键基因调节蛋白，这一基因调节蛋白的表达能引发一整串下游基因的表达，从而形成向特定方向分化的细胞谱系，并最终发育成组织和器官。通常称这一关键基因调节蛋白的编码基因为细胞分化主导基因（master control gene）。关键基因调节蛋白本身作为转录因子，其调控基因表达的方式是使一些基因永久性关闭，而使另一些基因持续性激活。同时，关键基因调节蛋白可以通过正反馈作用促进自身的表达，即该基因一旦活化，则可以持续保持活化状态。这样，细胞分化的基因活动只需要激活基因表达的起始事件，即关键基因调节蛋白的表达，之后，这一主导分化的关键因子就可能通过对其下游基因的影响，充分诱导细胞向特定方向分化。

例如，在哺乳动物的肌原细胞向肌细胞分化的过程中，*myoD* 基因起关键作用，可以称为肌细胞的分化主导基因。*myoD* 在肌原细胞和肌细胞中均表达，处于持续活化状态；*myoD* 的表达引起与肌细胞分化相关的级联反应，包括转录因子 *MRF4* 和 *myogenin* 基因的顺序活化，使肌原细胞最终分化为肌细胞（图 12-8）。如果使成纤维细胞（或其类型的细胞）表达 *myoD*（用表达 *myoD* 的载体转染成纤维细胞），成纤维细胞则可以分化为肌细胞，由此可见 *myoD* 基因在肌细胞分化过程中的关键作用。

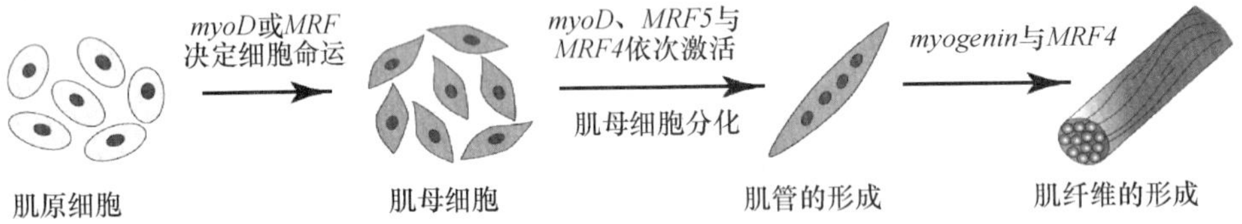

图 12-8　关键基因调节蛋白在骨骼肌细胞分化过程中的作用

中胚层形成后，在外部信号（如旁分泌因子 Wnt）的作用下，体节（somite）中的前体细胞表达 *myoD* 和 *MYF5*，由此决定了细胞的分化方向；*myoD* 和 *MYF5* 基因的编码产物（均为转录因子）进一步激活 *myogenin* 和 *MRF4* 基因，并最终使细胞分化为成熟的肌纤维。

关键基因调节蛋白不仅可以引导特定谱系细胞的分化，还能触发整个器官的发育。例如，在眼的发育过程中，有一种关键基因调节蛋白（在果蝇中称为 Ey，在脊椎动物中称为 Pax-6）。Ey 的表达能触发细胞形成不只是一种类型的细胞，而是由不同类型细胞组成的、具有三维空间结构的整个器官，即整只眼。

2）基因调节蛋白的组合：组合调控的表现形式为，一个基因可以接受多个基因调节蛋白的调控，从而影响其转录效率。另外，单个基因调节蛋白参与对多个基因表达的调控，这是多数基因调节蛋白的作用特点。这些基因调节蛋白存在于多种类型的细胞，在身体的多个部位、不同的发育阶段多次活化（图 12-9）。

3）染色质成分的化学修饰：真核细胞 DNA 是染色质的重要组成成分。当基因表达时，首先要将致密的染色质解聚，以便于转录调节因子与 DNA 结合，启动基因转录；而在转录完成后，染色质则恢复到原来的致密状态。由于染色质的结构及其动态变化可以影响转录因子与 DNA 的结合，因此，影响染色质结构的因素也影响基因表达，这些因素主要包括染色质组分（DNA 和组蛋白）的化学修饰，如 DNA 甲基化、组蛋白的乙酰化等。细胞分裂时，子代细胞能继承亲代细胞中染色质组分的修饰性标记。由于这种影响基因表达的方式并不涉及 DNA 序列的变化，同时又是可遗传的，因此称这类研究为表观遗传学（epigenetics）。

DNA 甲基化（methylation）是指在甲基转移酶的作用下，DNA 分子中的胞嘧啶转变为 5-甲基胞嘧啶。甲基化常见于富含 CG 核苷酸的 CpG 岛。哺乳动物基因组中约 80% 的 CpG 位点是甲基化的，主要集中在异染色质区，其余则分散在基因组中。甲基化是哺乳动物基因组的重要特征之一，甲基化位点在细胞分裂时通过 DNA 复制直接遗传给子代细胞。

基因启动子区域的甲基化可影响该基因的转录与表达。甲基化程度越高，DNA 转录活性越低，持续表达的管家基因均无甲基化修饰（即非甲基化）。例如，在人类红细胞的发育中，

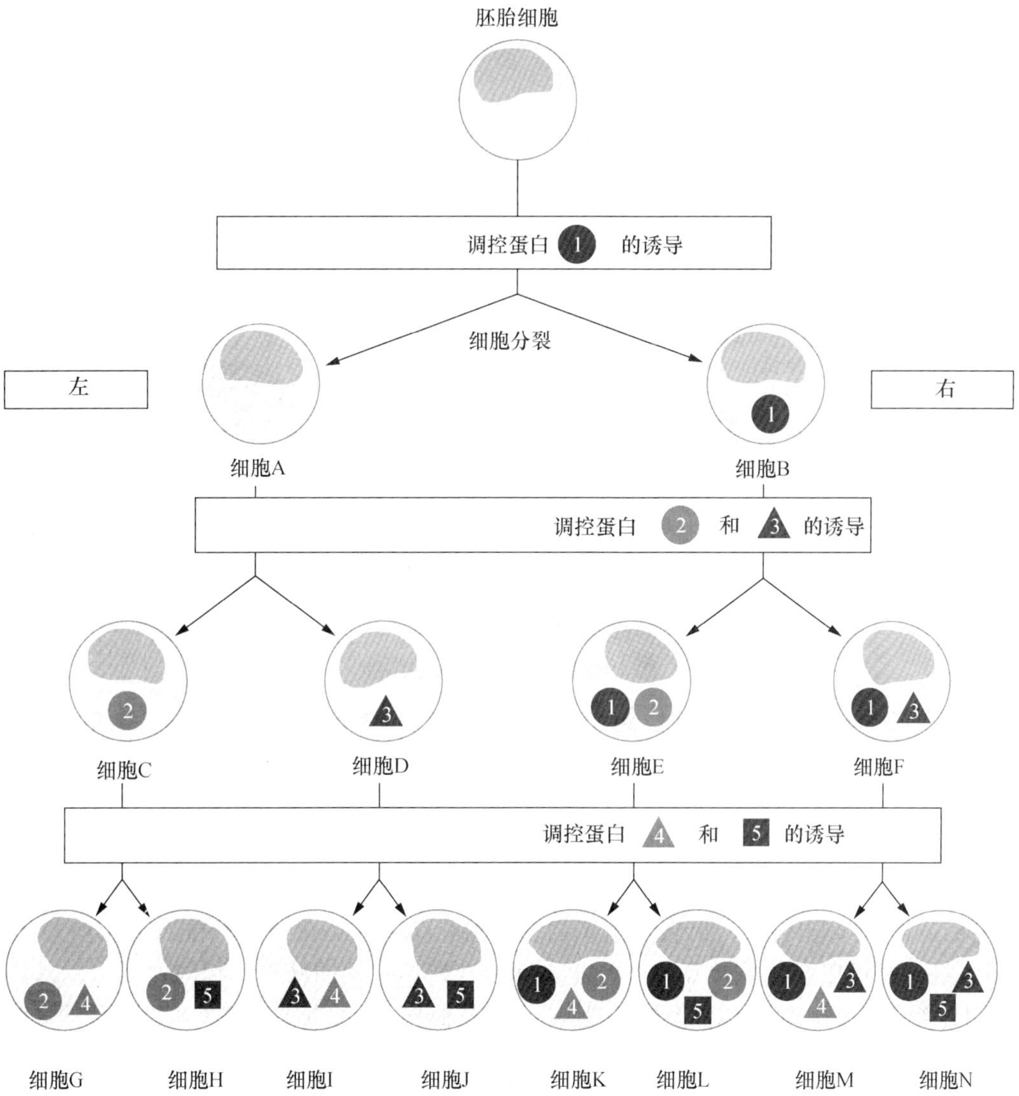

图 12-9　基因调节蛋白的组合对细胞分化的影响

与珠蛋白合成有关的 DNA 几乎无甲基化，而在无珠蛋白合成的细胞中，相应的 DNA 部位则高度甲基化。雌性哺乳动物和人类女性含 2 条 X 染色体，在每个细胞（受精后的早期胚胎细胞除外）中，总是有 1 条 X 染色体被随机钝化（失去转录活性）成巴氏小体（Barr body）。X 染色体的失活与 DNA 甲基化有关，去甲基化可使钝化的 X 染色体重新活化。

关于甲基化导致基因失活（或沉默）的机制，有以下观点：①甲基化的 DNA 直接干扰转录因子与启动子的结合；②甲基化的 DNA 与转录抑制因子结合；③ DNA 的甲基化有利于染色质形成致密结构，从而抑制基因转录。

染色质的另一个主要成分是组蛋白，组蛋白的化学修饰也在转录水平上调节基因表达。组蛋白的结构是动态的，而这种动态变化会导致染色质结构的变化，从而调节基因表达。组蛋白结构的变化在很大程度上取决于组蛋白中被修饰的氨基酸位点。

核小体是染色质的基本单位，由 146 bp 的 DNA 包绕组蛋白八聚体核心组成。八聚体核心的组蛋白均为球状结构，而组蛋白 N 端的“尾部”则从核小体表面伸出；化学修饰也主要发生在组蛋白尾部的氨基酸上，这些修饰包括甲基化、乙酰化、磷酸化、泛素化、SUMO 化（small ubiquitin-like modifier，小分子类泛素化修饰，SUMOylation）、ADP 核糖基化等，其中甲基化和乙酰化是组蛋白的常见修饰形式（图 12-10）。组蛋白中被修饰的氨基酸种类、位置和修饰类型的总和被称为组蛋白密码（histone code），它决定了染色质所处的转录活跃或沉默状态。

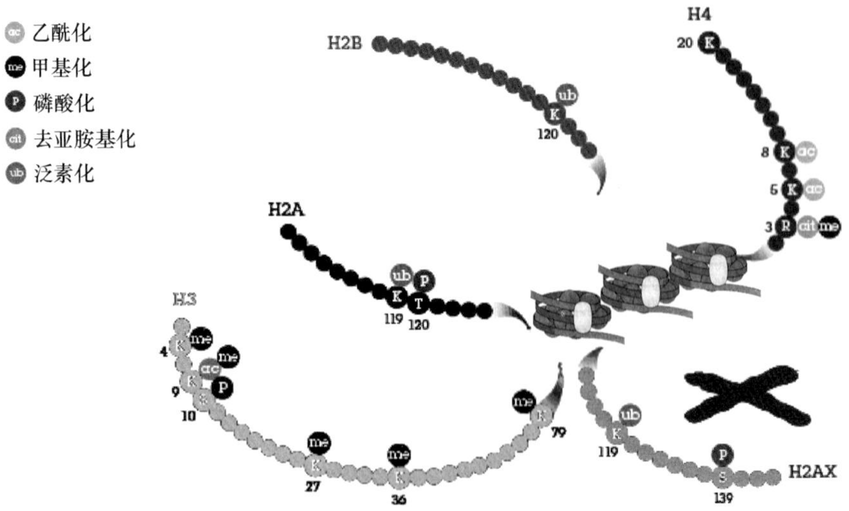

图 12-10　组蛋白的化学修饰

组蛋白修饰调节基因转录的机制与其对染色质结构的影响关系密切。例如，乙酰化是组蛋白常见的修饰形式，多发生在 H3 和 H4 的赖氨酸残基。在组蛋白乙酰转移酶（histone acetyl transferase，HAT）作用下，乙酰基被连接到组蛋白 N 端的赖氨酸上。乙酰化的组蛋白失去了正电荷（NH_3^+被乙酰基取代），与 DNA 的亲和力降低，因此，RNA 聚合酶和转录因子更容易进入启动子区。多数情况下，组蛋白乙酰化有利于基因转录，而组蛋白的去乙酰化（deacetylation）则抑制转录，后者由组蛋白去乙酰化酶（histone deacetylase，HDAC）催化完成。一些组蛋白可以在乙酰化和去乙酰化之间快速转换，从而精确调控与之结合的基因的表达。此外，组蛋白的修饰可以招募一些能与这些修饰结合的蛋白质到染色质上，从而影响基因转录。

染色质成分的共价修饰在细胞分化及发育中起什么作用？这是目前研究的前沿领域，对涉及的现象和机制的认识也刚刚开始。在哺乳动物发育的不同阶段或不同的组织细胞中，会伴随 DNA 及组蛋白的甲基化或去甲基化，换言之，在发育过程中，染色质成分的修饰是有时间和空间变化的。

除了甲基化和组蛋白修饰外，影响染色质结构的因素还包括组蛋白组分的改变、染色质重建子（remodeler）和非编码 RNA（non-coding RNA）。由于这些改变通过影响与其相互作用的基因表达，进而引起细胞表型的改变，并且这种改变是可遗传的（可被子代细胞继承），因此称这种现象为表观遗传。从分子机制的角度，可以将表观遗传定义为“在同一基因组建立的、能将不同基因转录和基因沉默模式传递下去的染色质模板变化的总和”。多细胞个体的发育，从单个受精卵开始到成为拥有 200 多种不同类型细胞的个体，每个类型的细胞都有其特定的“表观基因组”。在细胞分化过程中，这种“表观遗传密码”使得蕴藏在经典密码子的遗传信息得以充分扩展。分化与去分化的转变也需要表观遗传密码的重编程。可以说，表观遗传使生物的个体发育变得如此复杂又如此完美。

二、影响细胞分化的外在因素

在多细胞生物发育过程中，这些事件会同时发生：①细胞增殖：产生更多细胞；②细胞分化：产生结构和功能上特化的细胞；③细胞间相互作用：细胞间的相互影响及行为的协调；

④细胞迁移：形成胚层及构成组织和器官。这意味着，每个发育中的细胞，其行为在受到自身遗传信息支配的同时，也受到周围环境信息的影响。在发育的特定时期，细胞所处的环境对细胞命运的影响甚至是决定性的。

（一）细胞间相互作用

1. **胚胎诱导**　多细胞生物的细胞分化是在细胞间彼此影响下进行的。胚胎细胞间的相互作用主要表现为胚胎诱导（embryonic induction），即一部分细胞对邻近的另一部分细胞产生影响，并决定其分化方向。产生诱导作用的细胞或组织称为诱导者（inducer），接受诱导而分化的细胞或组织称为应答者（responder）。

胚胎诱导普遍存在于脊椎动物的胚胎组织分化和器官形成过程中。在 3 个胚层中，中胚层首先独立分化，并促进内、外胚层向相应的组织器官分化。因此，胚胎诱导通常发生在中胚层与内胚层或中胚层与外胚层之间。例如，中胚层脊索诱导覆盖其表面的外胚层形成神经板；神经板形成神经管后，其前端膨大发育成原脑，原脑两侧长出视杯，而视杯则诱导其表面的外胚层分化成晶状体；晶状体又诱导覆盖其表面的外胚层形成角膜（图 12-11）。由此可见，胚胎发育是一系列多级诱导的结果。人体的许多器官如肾、皮肤、甲状腺、胸腺等的形成都需要相应的中胚层间质细胞的诱导作用。

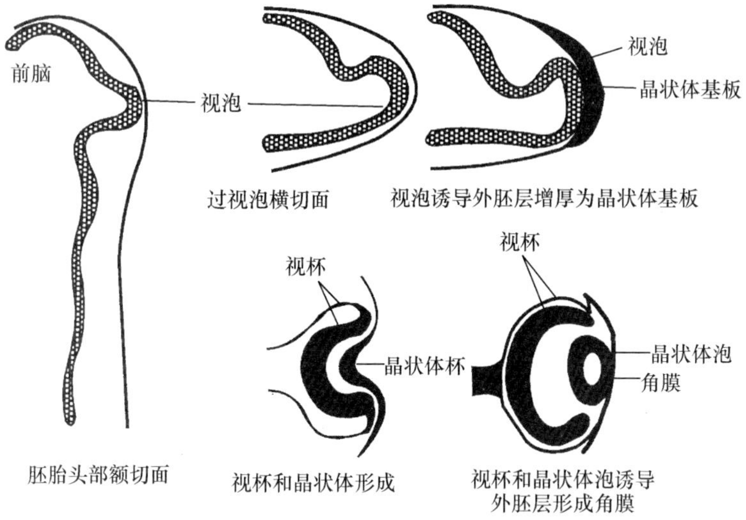

图 12-11　眼球发育过程的多级诱导作用

两栖动物背唇移植实验直接证明了脊索中胚层对外胚层分化为神经组织的诱导作用（图 12-12）。从一种灰色蝾螈胚体（供体胚胎）取下一小块尚未迁移到内部的背唇细胞（来源于脊索中胚层），移植到另一种黑色蝾螈正处于原肠胚（受体胚胎）时期的胚胎腹部，这块移植物以后发育成为第二条脊索，于是在移植物腹部脊索上方，受体的外胚层又发育成为第二条神经板。受体胚胎最终发育成具有两个神经系统的个体，形成具有双头的畸胎，有的甚至可发育成由两个完整个体组成的联体（图 12-12）。

（1）旁分泌因子与胚胎诱导：细胞间的相互诱导作用并不是单纯由接触引起的，因为将诱导者去除，诱导现象并不消失，而使用诱导者提取物同样可产生诱导效果。胚胎诱导是通过信号分子介导的细胞间的信息传递实现的，即诱导者产生并释放信号分子，这些信号分子被称为旁分泌因子（paracrine factor）或生长及分化因子（growth and/or differentiation factor）。旁分泌因子被分泌到细胞外，以产生这些因子的诱导细胞（或组织）为中心，由近至远形成浓度梯度。旁分泌因子与被诱导的细胞表面受体结合，将信号传递到细胞内，影响后者的基因表达，从而诱导其分化。

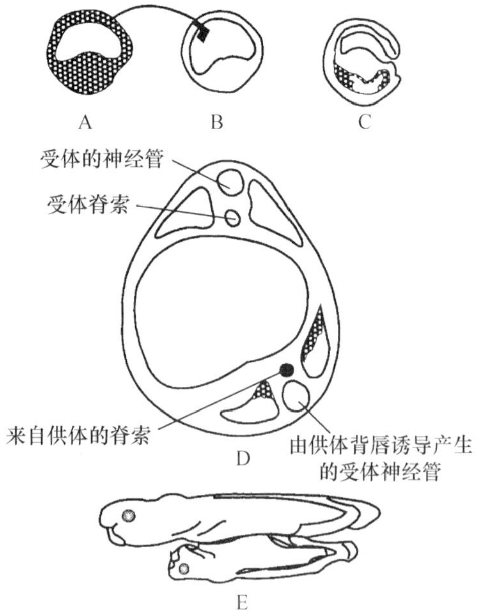

图 12-12 **背唇移植实验**

A、B、C. 移植背唇到另外的原肠胚；D. 移植背唇的自体分化与诱导；E. 形成联体的两个蝾螈

在胚胎发育过程中，诱导者产生的旁分泌因子又是如何影响应答者的基因表达的呢？参与动物胚胎发育的旁分泌因子包括四个主要蛋白或蛋白家族，即成纤维细胞生长因子（fibroblast growth factor，FGF）、Hedgehog 家族、Wnt（*Wingless*-related integration site）蛋白家族和转化生长因子 β（transforming growth factor-β，TGF-β）超家族。这些旁分泌因子介导的信号转导在从昆虫到脊椎动物的组织器官发育过程中起重要作用。例如，FGF 成员之一的 FGF2 调控血管的发生，而 FGF8 则对于中脑和肢体的发育至关重要。此外还应认识到，组织器官的发育通常是多种信号转导途径共同作用的结果。例如，神经嵴（neural crest）的诱导涉及 FGF、Wnt 蛋白家族、骨形态生成蛋白（bone morphogenetic protein，BMP）和 Notch 参与的信号转导。神经嵴细胞来源于神经板和非神经外胚层，其诱导经历两个阶段，即原肠胚阶段和神经管形成阶段。在原肠胚期，旁轴中胚层（paraxial mesoderm）细胞产生的 Wnt 信号诱导神经板的边缘产生神经嵴祖细胞，并诱导周围的细胞表达其他旁分泌因子。在神经管形成阶段，BMP、Wnt 和 Notch 共同维持神经嵴祖细胞的分化命运，同时使其表达神经嵴细胞标志性的转录因子如 FoxD3（forkhead box D3）、slug（snail 家族成员，含有锌指的转录因子）及 SOX（Sry HMG-box）9 等。

（2）位置信息与胚胎诱导：在胚胎发育过程中，细胞需要“知道”自己所处的位置，并将这些环境信息与细胞自身的情况加以整合，从而启动分化过程。细胞所处的位置对细胞分化的命运有决定性影响。在发育的特定阶段，改变细胞所处的位置可以改变细胞的分化方向，这是由于位置信息（positional information）对细胞分化产生的诱导作用。在胚胎发育过程中，位置信息通常是特定的蛋白质形成的浓度梯度，例如果蝇的 *gap* 基因产物。位置信息在胚胎诱导中发挥作用，鸡胚肢体的形态发生研究可以证明这一点（图 12-1）。

位置信息同样影响哺乳动物发育。例如，小鼠胚胎前后轴的确定主要受前脏内胚层（anterior visceral endoderm）和原节（node）调控。原节合成身体后部结构所需的 Nodal、Wnt、BMP 信号分子；前脏内胚层则合成这些蛋白质的抑制因子，以阻止身体后部结构的形成。Nodal、Wnt、BMP 在胚胎后部呈高浓度分布，协同调节 *Cdx* 和 *Hox* 基因的表达，从而控制前后轴发育。

2. **胚胎抑制**　在胚胎发育过程中，除了存在诱导作用外，还有细胞间的抑制（inhibition）作用，即已完成分化的细胞产生化学信号，可以抑制邻近细胞进行同样的分化。例如，将成体蟾蜍心脏匀浆提取液加入到处于发育状态的蟾蜍胚胎体系中，则蟾蜍的心脏不再能够正常发育。同样，将成体蟾蜍脑匀浆提取液加入到正在发育的蟾蜍胚胎培养体系中，也同样不能发育出正常大脑。这表明已分化的组织细胞可以产生一种物质，能抑制邻近细胞向相同的方向分化，以避免器官的重复发生。此外，在个体发育时，当器官发育到一定大小时细胞就停止增殖；这种对组织与器官大小的控制也可能与细胞间的抑制作用密切相关。1965 年 Bullough 首先发现这些抑制细胞分化的内源性因子，称之为抑素（chalone）。由于抑素一直没有被分离纯化，其是否存在长期受到质疑。近年研究发现，TGF-β 超家族成员中的 GDF8（又称为 myostatin）在骨骼肌的发育中起抑素作用。GDF8 由正在分化的肌母细胞（myoblast）分泌，作用到邻近的肌母细胞前体，抑制其增殖；而另一个 TGF-β 超家族成员 GDF11 在神经系统的发育中也有类似抑素的作用。另一个可能的抑素分子为 BMP3，此分子是在成骨过程中由骨膜细胞及分化的成骨细胞产生的；*Bmp*3 的缺失则会导致出生后骨量增加。目前，抑素的作用机制还未阐明。

（二）激素对细胞分化的调节作用

在个体发育过程中，细胞分化不仅表现为邻近细胞间的诱导或抑制作用，相距较远的细胞之间也发生相互作用。在胚胎发育晚期，随胚胎体积的增大，远距离调控成为影响细胞分化的主要方式。这种调控方式是由经血液循环运输的激素完成的。在脊椎动物中存在两大类激素——脂溶性的甾体类激素和蛋白质类的多肽激素，前者可直接穿过细胞膜进入细胞内起作用，后者一般首先与细胞膜受体结合，通过第二信使发挥作用。

激素影响细胞分化的典型例子是动物发育过程中的变态（metamorphosis）或蜕变。变态效应普遍存在于昆虫和两栖类，是这些动物从幼体向成熟个体的转变。研究表明，昆虫的变态受蜕皮激素的影响，而两栖动物的变态则与甲状腺激素有关。哺乳动物乳腺于胚胎期已经开始发育，但直到进入青春期受到雌激素的作用才开始迅速发育。

（三）环境因素影响细胞分化

环境因素可以影响细胞分化与个体发育。这些环境因素包括物理、化学和生物性因素，对个体发育可能至关重要，也可能干扰正常发育，导致出生缺陷或先天性疾病。对于某些爬行动物而言，环境温度可以决定孵化出的动物性别。例如，某种蜥蜴在较低温度（24℃）下孵化时产生雌性后代，而在 32℃孵化时则发育为雄性。环境因素同样影响哺乳动物发育过程中的细胞分化。例如，碘缺乏会引起甲状腺肿、生长发育迟缓；妊娠早期感染风疹病毒易引起发育畸形。研究环境因素调控细胞分化与发育的机制，将有望为出生缺陷及发育畸形的干预提供新的思路。

第三节　细胞分化与肿瘤

细胞分化是多细胞生物个体发育的核心事件。如果细胞分化出现障碍或异常，将引起多种出生缺陷；多种疾病如肿瘤也与细胞分化密切相关。肿瘤细胞是从正常细胞转化来的，具有无限增殖和广泛侵袭转移能力。与正常细胞相比，肿瘤细胞在形态、功能、生物学行为方面都发生了本质的变化。可以认为，肿瘤是细胞异常分化的结果。研究肿瘤细胞的分化特征不仅有助于为治疗肿瘤提供合理的对策，也将有助于认识正常细胞的分化机制。

一、细胞分化异常与肿瘤发生

肿瘤细胞来源于生物体内的正常细胞。从正常细胞向肿瘤细胞的转变称为细胞的癌变或恶性变。正常细胞一旦恶性变，其形态结构、化学组成和生物学性状等都会发生显著变化。因此，肿瘤细胞虽然保持其来源的组织细胞的一些分化特点，但更多的是缺乏相应的分化特征，主要表现为低分化和高增殖。例如，恶性程度高的肿瘤细胞的共同特点是细胞增核大、核仁数目多、核膜和核仁轮廓清楚、增殖迅速。电镜下超微结构呈现胞质低分化状态，含有大量游离核糖体和部分多聚核糖体，内膜系统尤其是高尔基复合体不发达，微丝排列不规律，细胞表面微绒毛增多变细，细胞间连接减少。

通常情况下，正常细胞在体外培养需要黏附于固定的表面进行生长，细胞增殖达到一定密度，汇合成单层以后即停止分裂，此过程称为接触抑制（contact inhibition）或密度依赖抑制（density-dependent inhibition）。肿瘤细胞在体外培养时则表现为失去接触抑制而变成永生化（immortalization）。肿瘤细胞失去接触抑制能力，不需要依附于固定表面，不受密度限制，可持续分裂增殖，形成多层堆积。体外培养的人正常二倍体细胞传代一般不会超过 50 代，但体外培养的肿瘤细胞则可以无限传代，成为永生细胞系（immortalized cell line），即在体外培养条件下可以无限传代生长而不死亡。需要强调的是，并非所有永生化细胞都是肿瘤细胞。

在体内，肿瘤细胞不但增殖失控，而且浸润其他组织，进入血管和淋巴管中，转移到身体其他部位滋生继发性肿瘤，最终导致患者死亡。可见，恶性肿瘤细胞一般表现为低分化、具有无限增殖和广泛转移能力。而对于某些早期胚胎细胞而言，它们除了分化程度低、增殖能力强以外，也具有很强的迁移能力。例如，原始生殖细胞从卵黄囊迁移至胚胎生殖腺形成的位置，而神经嵴（neural crest）细胞则由神经板（neural plate）迁移至胚胎的多个部位，并在这些部位进一步分化成为皮肤的色素细胞、交感神经节细胞、肾上腺髓质细胞、胚胎颅骨中的软骨细胞等。因此，在一定程度上，肿瘤细胞与胚胎细胞具有许多相似的生物学特征。

从细胞分化的角度分析肿瘤，可以认为分化障碍或异常是肿瘤细胞的重要生物学特性。肿瘤细胞虽然来源于正常细胞，但缺乏分化成熟细胞的形态和功能，如胰岛细胞瘤不能合成胰岛素，结肠肿瘤细胞不合成黏蛋白，肝癌细胞不合成血浆白蛋白等。但也并非所有的肿瘤细胞均不生产相应的成熟细胞所表达的蛋白质，例如嗜铬细胞瘤（多数为良性）可分泌过量的儿茶酚胺，造成高血压危象。肿瘤细胞分化特征的消失并不表示其分化能力的永久丧失，更不是去分化现象，而是分化异常。因此，有人提出肿瘤本身是一种分化疾病，是由于正常基因功能受控于错误的表达程序所致。

在肿瘤组织中，肿瘤细胞的增殖能力并不均一，对化学药物或放射线的反应也有很大差别，而且总有少量肿瘤细胞能对抗化学药物或放射治疗，因而常常是导致肿瘤复发的原因。这些现象使人们自然联想到肿瘤组织的异质性问题，因此提出瘤体内可能存在肿瘤干细胞（cancer stem cell），而随后的研究也证明了这一推测，并分离鉴定了白血病肿瘤干细胞、乳腺癌干细胞、脑瘤干细胞和黑色素瘤干细胞。虽然肿瘤干细胞拥有干细胞的特征，但正常干细胞的增殖是受严格调控的，其迁移是以构建正常组织器官为结局的。正常干细胞具有分化成多种功能特异的终末分化细胞的潜能。而肿瘤干细胞则增殖失控，失去正常分化的能力，浸润与转移的结果是破坏正常组织与器官。目前认为，正是肿瘤干细胞的存在，使得肿瘤的抗药性问题在肿瘤的治疗中变得日趋严峻。然而，到目前为止还不明确的是，肿瘤干细胞是否来源于正常干细胞的恶性转化。有研究表明，有些肿瘤并非来源于干细胞的恶变，而是来源于干细胞分化产生的子代细胞的恶性转化。总之，研究肿瘤干细胞存在的普遍性及探索其发生机制，是目前肿瘤生物学的重要课题，因为这不仅有助于揭示肿瘤发生的机制，也将为肿瘤的预防与治疗提供新的思路与方法。

二、诱导分化与肿瘤的治疗

癌细胞是否可以逆转为正常细胞是备受关注的医学问题。研究表明，在特定的环境下，有的肿瘤细胞增殖减慢，分化加强，最终走向正常的终末分化。关于这方面研究的有力证据来自畸胎瘤实验。将畸胎瘤细胞移植到适宜环境可诱导其进行正常分化，甚至可以在接受移植的小鼠子宫中发育成“正常的小鼠”。一些药物（如维甲酸、二甲基亚砜等）可以诱导某些肿瘤的分化，使其失去恶性表型特征。20 世纪 80 年代，发现维生素 A 衍生物维甲酸（retinoic acid）对肿瘤细胞有诱导分化作用，使人早幼粒细胞白血病细胞进行成熟分化。随后的研究及临床观察也证明了维甲酸的这一独特作用，并使诱导分化成为某些白血病的临床治疗方案之一。目前，诱导分化治疗的研究与观察已涉及多种人类肿瘤，如结肠癌、胃癌、肝癌、膀胱癌等，其效果明显优于放疗和化疗，同时避免了放疗和化疗杀伤正常分裂细胞的副作用。而治疗疾病的同时不干扰正常细胞也正是治疗的终极目的。

进行性肌营养不良案例

小结

在个体发育中，来自同一受精卵的细胞，在不同发育阶段、不同环境下逐渐成为在形态结构、化学组成和功能等方面都具有稳定性差异的细胞，这一过程称为细胞分化。细胞分化是基因在特定因素的作用下差异表达的结果。

细胞分化具有稳定性，但是在某些特殊条件下，已分化的细胞可发生去分化或转分化。细胞全能性是指细胞在一定条件下所表现出的分化为各种类型细胞及发育成完整个体的能力。

在个体发育过程中，细胞在发生可识别的分化特征之前就已确定了未来的发育命运，并向特定方向分化。细胞预先做出的发育选择，称之为细胞决定。细胞决定先于分化，并制约着分化的方向。决定之后，分化的方向一般不会中途改变，而细胞分化是细胞决定稳定发展的结果。

细胞分化的本质是基因的选择性表达，即分化细胞表达特异的蛋白质。在个体发育中，基因按着一定程序、有选择地相继活化表达的现象，又称为基因的差异表达。分化细胞基因组中所表达的基因可分为两种基本类型：一类是管家基因，另一类是组织特异性基因，或称奢侈基因。

在多细胞生物个体发育过程中，特定基因按一定的时间和空间顺序表达，称为基因的时序性表达。在细胞分化过程中，基因表达的调控主要发生在转录水平；细胞分化主导基因的表达对发育过程中组织器官的构建至关重要；染色质成分的化学修饰组成的表观遗传信息也在转录水平上调控基因表达。

细胞分化的内在机制取决于细胞核与细胞质的共同作用，细胞质中存在着决定细胞分化的物质，正是这些物质调节着基因的差异表达。影响细胞分化的外在因素主要包括细胞间直接相互作用和远距离作用。细胞分化受到邻近细胞的作用和影响，包括诱导和抑制两个方面。在胚胎发育过程中，一部分细胞对邻近的另一部分细胞的形态发育和分化方向起决定性影响，称为胚胎诱导。随着胚胎发育的复杂化及其体积的增大，细胞分化开始受到远距离的调控，激素是实现远距离调控的重要物质基础。温度、光线等周围环境因素对胚胎的发育和细胞分化也产生作用。

肿瘤细胞是细胞异常分化的结果，是由正常细胞转化而形成的恶性增殖细胞，它们在形态、功能、代谢和增殖等方面都发生了可遗传的变化。

（赵文然）

第13章 干细胞

干细胞是一类具有自我更新、高度增殖和多向分化潜能的细胞群体，它们可以通过细胞分裂维持自身细胞群的数量，同时又可以进一步分化成为各种不同的组织细胞，从而参与构成机体各种复杂的组织和器官。

案例导入

干细胞的研究几乎涵盖了基础与临床医学的各个领域，一方面，对于干细胞的研究有助于认识细胞生长、分化和器官形成等基本生命规律，阐明诸多疾病的发病机制，并且可以作为药物和功能基因筛选的理想研究平台；另一方面，干细胞研究的兴起为各种难治性疾病的治愈带来了新的希望，它标志着医学将走出组织 / 器官匮乏的困境和以牺牲健康组织为代价的“以伤治伤”的组织修复模式，步入“再生医学”的新时代。

第一节　干细胞概述

一、干细胞的定义及其基本特性

1896 年，美国科学家 Edmund Beecher Wilson 在其关于蠕虫发育的研究论文中首次提出了“干细胞”一词。干细胞（stem cell）是指一类具有自我更新和多向分化潜能的细胞，它们拥有自我增殖能力，并且在一定条件下能分化成多种特定功能的体细胞（somatic cell）。

自我更新（self-renewal）指细胞在分裂之后维持其原有特性的能力。具有自我更新能力的细胞经过细胞分裂之后，所产生的子细胞中应至少有一个与母细胞是完全一样的。例如，体外培养的全能干细胞（totipotent stem cell）经过完全对称的自我更新的分裂，可以产生两个完全一样的保持全能性的子细胞；或者，该全能干细胞通过不对称分裂的方式产生一个保持全能性的子细胞和另一个分化细胞或干 / 祖细胞（progenitor cell）。对干细胞来说，自我更新也意味着永生化（immortalization），即理论上能够在体外无限传代而仍然保持其基本特性。干细胞自我更新的能力使之能够在短时间内产生大量的干细胞，具有广阔的临床应用前景。

多向分化潜能（pluripotent/multipotent differentiation potential）是指能够分化形成不同类型组织细胞的能力。同时，这一概念从狭义上讲，也包括单能干细胞（unipotent stem cells），指具有分化成机体特定某种细胞的能力的细胞。

干细胞的这两种特性，使它们成为基础研究中一个很独特的细胞模型，尤其是在胚胎早期发育过程、动物个体发育和细胞分化、维持全能性的基因调控网络等研究领域。同时，干细胞在再生医学和临床应用中也有很好的前景，可用于细胞替代疗法、胚胎干细胞治疗性克隆、新药研发和研究细胞癌变机制，乃至再生组织器官用于移植治疗等。

二、干细胞的分类

干细胞通常可以根据其分化潜能或原代细胞的来源这两种方式来分类。

（一）按分化潜能分类

1. 全能干细胞　全能干细胞（totipotent stem cells）是指具有发育成为各种组织器官或完整个体潜能的细胞。全能干细胞主要指受精卵［或称合子（zygote）］，受精卵不仅可以生成胚胎本身所有的细胞，还可以形成胚外组织，如滋养外胚层（trophectoderm），这部分能进一步形成胎盘、脐带等。目前较明确的是，全能干细胞还包括受精卵发育至 4 细胞期的细胞，此时产生的每一个细胞仍具有全能性，即每个单独的细胞均具有发育为一个完整个体的可能性。全能干细胞在发育阶段早于多能干细胞，是胚胎和胚外组织的祖细胞。全能干细胞虽然具有比多能干细胞更高的分化潜能，却不能像多能干细胞那样持续自我更新，只能够在体内短暂存在；受精卵的自我更新通常发生在受精之后，立刻进行有限次数的细胞分裂，随即形成胚胎本身和胚外组织。全能干细胞这种有限自我更新的特性，限制了其应用。

近期，科学家在如何提高全能干细胞自我更新能力方面取得了不少突破，如利用小分子培养获得扩展潜能多能干细胞（extended pluripotent stem cells，EPSs）及从 8 细胞期卵裂球培养获得扩展潜能干细胞（expanded potential stem cells，EPSCs），这些细胞均显示了全能干细胞的分化能力，不仅能形成胚胎本身，也可形成胚外组织，同时还具有无限自我更新能力。此类技术的产生无疑拓展了人们对干细胞的认识及应用。

2. 多能干细胞　多能干细胞（pluripotent stem cells）指能够分化产生胚胎本身内、中、外 3 个胚层细胞包括生殖细胞的一类干细胞，主要包括胚胎干细胞（embryonic stem cells，ESCs）、生殖干细胞（germinal germ cells，EGCs）及诱导性多能干细胞（induced pluripotent stem cells，iPSCs）。鉴定多能性一般有以下几个标准：体外无限增殖和自我更新的能力；表达多能性细胞特有的分子标志物；在体外能够发生三胚层分化（如形成拟胚体，不包含胚外组织）；在体内能够形成畸胎瘤（teratoma）和嵌合体（chimera）；具有正常的核型；端粒酶活性较高等。

3. 专能干细胞　专能干细胞主要包括成体干细胞，同时也包括一部分功能鉴定明确的胎儿干细胞，它们都具有多向分化潜能。虽然专能干细胞的分化潜能远低于多能干细胞（通常专能干细胞易于分化成同一种胚层来源的特定类型的组织细胞），并且专能干细胞亦不能在体外无限增殖，但是在临床应用上却有着多能干细胞所不具备的优势，例如，更易于分化成为成熟的功能细胞；易于取自患者自身，可以避免免疫排斥和伦理问题等。

4. 单能干细胞　有些细胞虽具有自我更新的能力，但只能朝单一种细胞分化，这种细胞称为单能干细胞（unipotent stem cells）。如肌肉中的成肌干细胞只能分化为成熟的肌细胞，而不能分化为其他类型的细胞。此外，如皮肤中也存在一些专一形成鳞状上皮细胞的单能干细胞。

（二）按来源分类

1. 胚胎干细胞　胚胎干细胞（embryonic stem cells，ESCs）来源于早期胚胎囊胚的内细胞团（inner cell mass，ICM），从囊胚中分离出来之后，ESCs 可以在体外特定的培养条件中长期维持稳定的生长状态。小鼠的 ESCs 系是 1981 年首次分离得到的，现已成为研究得最清楚的多能干细胞类型。人类 ESCs 系则是在 1998 年由美国科学家 James Thomson 首先分离获得的。目前已建系的其他物种的 ESCs 系包括鸡、恒河猴、食蟹猴、大鼠等。

ESCs 能够分化成胚胎本身内、中、外 3 个胚层的细胞，是生物体内多种组织的祖细胞。ESCs 拥有的自我更新和三胚层细胞分化的独特性质，使之尤其适用于再生医学、组织修复和基因治疗。研究表明，体外培养的 ESCs 系能够有效地分化成为造血细胞、神经细胞、胰腺细胞和肝细胞等多种类型的功能细胞。这为将来使用 ESCs 分化得到的功能细胞在体内进行细胞疗法提供了可行性基础，有望帮助修复受损的或者是先天缺陷的组织。

2. 胎儿干细胞　胎儿干细胞（fetal stem cells）是一种介于 ESCs 和成体干细胞之间的细胞类型。胎儿干细胞来源于胚胎本身或者胚外的支持性组织，可以从多种组织中分离得到，如羊水、脐血、羊膜和胎盘等。这是一种很有希望应用于再生医学的干细胞，因为它们容易获得，增殖速度快，不会形成畸胎瘤，也不存在 ESCs 那样伦理学上的争议。胎儿干细胞又进一步分为羊水干细胞（amniotic fluid stem cells）、脐带血干细胞（umbilical cord blood stem cells）、脐带干细胞（umbilical cord stem cells）、羊膜干细胞（amniotic membrane stem cells）、胎盘干细胞（placenta stem cells）。它们具有分化成为造血细胞、心肌细胞、神经细胞和肝细胞等的潜能。

3. **成体干细胞** 这类细胞来源于成体的各种组织器官，在发育过程中能够分化产生机体各种各样的成熟的功能性组织，同时也生成了组织特异性的前体细胞，称为成体干细胞（somatic stem cells）。成体干细胞具有自我更新能力和多向分化潜能，能够分化为成体特定组织类型的细胞，分化方向比较明确，但是其分化潜能远低于 ESCs，也不具有全能性。成体干细胞已经在多种组织中被鉴定，如造血干细胞、神经干细胞和表皮干细胞等。成体干细胞主要依赖不对称分裂（asymmetrical division）方式来维持干细胞池的数量稳定，同时保证有足够的功能细胞产生。在体内，成体干细胞长期处于静止状态或缓慢分裂，只是在组织损伤或疾病等情况下才被激活，进一步取代失去生理功能的细胞或通过修复损伤来维持组织内环境的稳定，维持生理条件下的组织更新，以及病理条件下的组织再生 / 修复。目前对成体干细胞的研究还有很多没有解决的问题，例如，一些由多种细胞类型组成的复杂器官，如肺和肾，可能是通过多种干细胞共同维持的，这些干细胞类型尚待进一步鉴定。另外，对大多数组织而言，目前仍未找到特异性表型标志物用于纯化组织特异性干细胞，因而若制备某种成体干细胞，可能会包含多种表面标志物，换言之，其中包含不同亚型的细胞，它们之间甚至存在较大的差异乃至分属不同类型的细胞。近年来借助先进单细胞测序技术以及大数据分析技术等，有望更好地鉴别这些成体干细胞；同时也需要发展更多合适的手段对各种成体干细胞加以纯化。

第二节　胚胎干细胞与诱导性多能干细胞

一、胚胎干细胞

1981 年英国科学家 Martin John Evans 首次从小鼠囊胚的内细胞团成功获得 ESCs。ESCs 是一种具有多向分化潜能的干细胞，其体积小，核质比高，呈克隆性生长，在体外长期培养时能保持核型稳定，为正常的二倍体核型，并且特异性表达多能干细胞标志物。悬浮培养时易形成类似早期胚胎组织的拟胚体（embryoid bodies，EBs），在适当的条件下，可被诱导分化为机体不同种类的成熟终末细胞，也可以与宿主胚胎进行嵌合。到目前为止，国内外已经建立多种哺乳类动物的胚胎干细胞 / 胚胎干细胞样的细胞株，包括小鼠、大鼠、仓鼠、兔、牛、羊、猪、马、水貂、猕猴、食蟹猴、狨猴和人等。ESCs 自诞生之日起，一直是干细胞研究的热点之一，在细胞生物学、发育生物学、遗传学、药物开发研究和临床治疗等领域中发挥着日益重要的作用。

（一）胚胎干细胞的获得

ESCs 最早从 129 品系小鼠囊胚的内细胞团分离。ESCs 建系的方法通常包括两大类：一是将发育到囊胚期的受精卵细胞取出，直接接种在饲养层细胞之上；二是通过物理切割或免疫学方法去除滋养层细胞，分离出内细胞团进行体外培养（图 13-1）。除了从囊胚内细胞团分离 ESCs 的方法外，还有以下几种方法：①将桑椹胚期的受精卵直接接种到饲养层细胞上，可成功分离培养 ESCs。②将 8 细胞阶段的卵裂球消化成单个细胞，接种在饲养层细胞后可见 ESCs

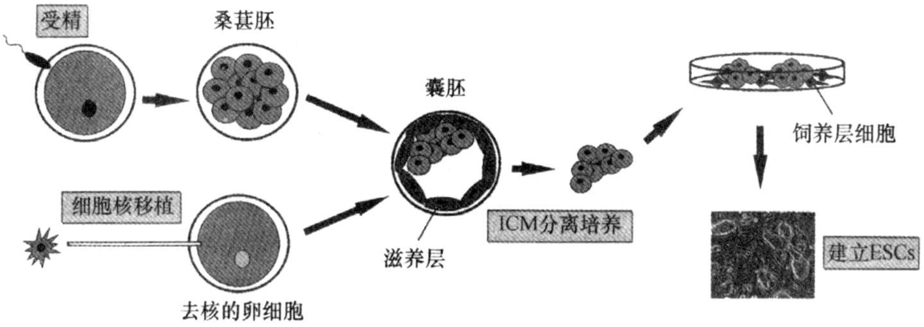

图 13-1　胚胎干细胞的建系

克隆的形成。在临床上，经过伦理审批后，利用显微活检的方法从 8 ～ 10 细胞阶段的人受精卵分离出单个卵裂球细胞，不仅可建立人的 ESCs 系，而且原胚胎的发育不受影响。③在体外通过物理或化学因素等刺激，卵母细胞被激活并发生分裂，可以形成囊胚（即孤雌生殖），利用这些囊胚进行常规 ESCs 建系即可以获得孤雌 ESCs 系。④将精子的头部（含细胞核）注入到去核的卵母细胞内，或者将受精卵的雌性原核去除，体外激活培养后，可以建立孤雄 ESCs 系。孤雌或孤雄 ESCs 系存在二倍体（23 对，46 条染色体）和单倍体（23 条染色体）两种核型，孤雌或孤雄单倍体 ESCs 的建立为获取遗传操作的动物模型提供了一种新的手段，有望应用于大规模的遗传筛选研究。⑤利用核转移的方法建立 ESCs 系。将个体的体细胞核转移至去核的卵母细胞中，体外激活培养后，可以得到成熟的囊胚用于 ESCs 的建系。这种技术可以帮助获得患者特异的 ESCs 系，以避免移植免疫排斥反应的发生。

（二）胚胎干细胞的生物学特性

胚胎干细胞通常需要依赖成纤维饲养层细胞（fibroblast feeder layer）或细胞因子维持其未分化的状态，体外培养时，可见 ESCs 呈克隆样生长（图 13-2）。人和小鼠的 ESCs 均来自内细胞团，然而，两种细胞的形态以及自我更新的信号通路、表观遗传学和多向分化能力等方面存在差异。小鼠 ESCs 在培养体系中通常表现为小、圆形、隆起的三维克隆，而人 ESCs 则表现为大、扁平的二维克隆；小鼠 ESCs 可以用胰蛋白酶消化成单细胞传代，而人 ESCs 只能用胶原酶或机械方法等进行小团块状的传代培养，若消化成单细胞则会大量凋亡；小鼠雌性的 ESCs 两条 X 染色体均为活化状态，而人雌性的 ESCs 两条 X 染色体只有一条为活化状态，另一条为失活状态。目前的研究认为，小鼠 ESCs 是处于基态（ground state，naïve stage）的多能干细胞，而人 ESCs 则为胚胎着床后来源于上胚层（epiblast）的始发态（primed stage）多能干细胞。从小鼠和大鼠胚胎着床期间分离培养来自上胚层的干细胞系，其细胞和克隆形态、多能基因的表达模式、维持自我更新的信号通路等与人 ESCs 一致。利用小分子化合物处理等方式，目前科学家也获得了人的基态 ESCs，并具有与小鼠 ESCs 非常类似的生物学特性。

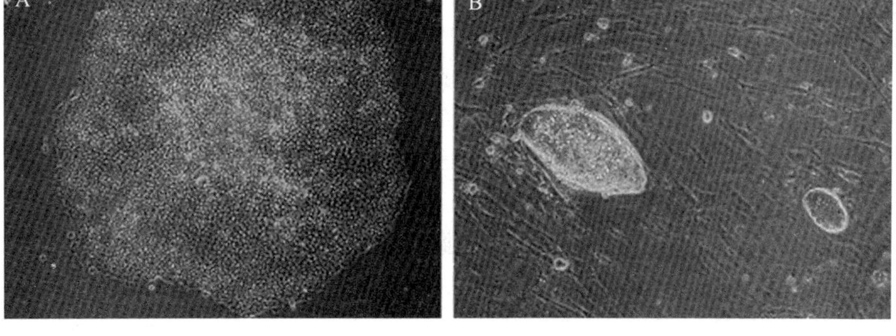

图 13-2　胚胎干细胞

A. 人胚胎干细胞；B. 小鼠胚胎干细胞

总体而言，ESCs 的基本生物学特性通常包括以下几个方面（图 13-3）：①碱性磷酸酶（alkaline phosphatase，AP）染色强阳性。②高表达多能性相关基因，包括 *Oct4*、*Nanog*、*Sox2* 和 *Rex1* 等转录因子，小鼠 ESCs 还表达细胞表面分子 SSEA，人 ESCs 则表达 SSEA3 和 SSEA4，但不表达 SSEA1。③体外多向分化能力。ESCs 在体外培养的过程中，去掉维持自我更新的细胞因子且在悬浮培养的条件下，ESCs 形成球状的拟胚体三维结构，最终可以分化为体内不同胚层来源的细胞类型。④畸胎瘤形成能力。将一定量的 ESCs 注入到免疫缺陷小鼠的皮下、肌肉或睾丸组织时，能够形成包膜完整的畸胎瘤组织，组织内含有 ESCs 分化形成的三胚层细胞类型，常见的包括神经管（外胚层）、软骨和肌肉组织（中胚层）和呼吸道或肠道腺体组织（内胚层）等。⑤嵌合体形成能力。嵌合体是指一个个体内含有两种以上基因型组织的机体。通过显微注射或聚合（aggregation）的方式将 ESCs 注射到同一或不同品系的胚胎（囊胚或桑椹胚）内，再将胚胎移植回代孕母鼠内，可以得到生殖系嵌合体，而利用 ESCs 的这种特性结合基因打靶（gene targeting）技术，将基因敲除的 ESCs 嵌合到正常胚胎中，便可制备基因敲除的小鼠。⑥四倍体补偿（tetraploid complementation) 能力。正常小鼠的胚胎均为二倍体细胞，在胚胎发育到 2 细胞阶段时，用电或化学融合的方法使两个细胞融合为一个细胞，所得到的细胞为四倍体胚胎，四倍体胚胎不能发育出正常的个体，仅能形成胎盘；此时如果将一种多能干细胞注入四倍体囊胚，则可以获得一个完整的动物个体，因为这个个体仅来源于多能干细胞，因此能证明移植进去的干细胞是具有三胚层分化能力的干细胞。小鼠 ESCs 已证实具有四倍体补偿能力。

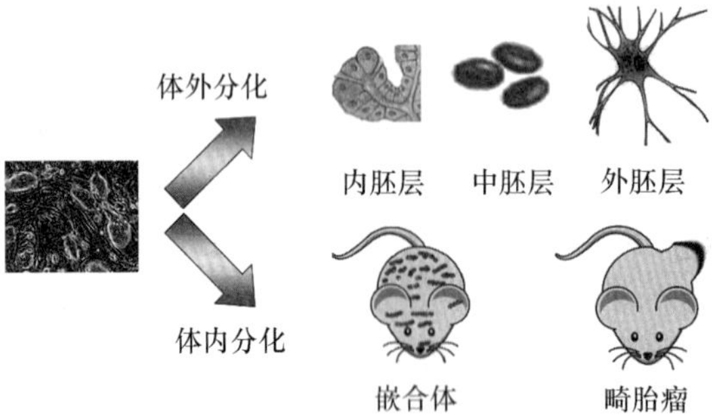

图 13-3　胚胎干细胞的分化

（三）胚胎干细胞的体外分化

ESCs 具有多向分化能力，在特定的条件下可以分化为神经细胞、心肌细胞、胰腺细胞、肝细胞、造血细胞、皮肤细胞、骨细胞和肌肉细胞等全身各种组织细胞类型。目前常用的诱导分化体系如下。

1. **拟胚体法**　该方法是诱导 ESCs 向神经分化最成熟高效的体系。撤除培养体系中维持 ESCs 自我更新的因子，将 ESCs 进行悬浮培养，细胞可以自发聚集形成三维球状结构，即拟胚体。在这种分化体系中，绝大多数拟胚体中会形成数量众多的神经管样结构（rosette structure），检测这些结构中的绝大多数细胞表达神经干细胞的特异标记基因 *Sox1*、*Sox2*、*Nestin* 和 *Pax6*。这种方法可获得稳定扩增的神经干细胞。对这些细胞进一步诱导分化，可以获得各种成熟神经元（如运动神经元、多巴胺能神经元等）、星形胶质细胞和少突胶质细胞。

2. **共培养法**　ESCs 向造血干细胞分化时多用共培养方法。最常用的基质细胞为 OP9 细胞株，它是一种成纤维细胞，来源于缺乏巨噬细胞克隆刺激因子（macrophage colony stimulating factors，M-CSF）的小鼠，能特异性支持 ESCs 向造血干细胞分化。将 OP9 与 ESCs 共培养一段时间后，即可通过磁珠或流式细胞分选的方法分离 $CD34^+$ 造血干细胞。这些细胞高表达造血干细胞的标志基因，包括 *GATA-1*、*GATA-2*、*SCL* 和 *Flk-1* 等，在特定条件下能进一步分化为成熟红细胞、淋巴细胞、巨核细胞等各种类型的血细胞。

3. **单层诱导法**　ESCs 的内胚层分化 / 肝分化多采用这种方法。应用化学成分限定的培养基，在不同的时间点加入不同的生长因子或小分子信号通路抑制剂，可诱导 ESCs 高效分化为肝细胞。应用活化素 A（activin A）可以高效定向诱导 ESCs 限定性内胚层分化，再将其分化为肝干 / 祖细胞，最后加入含地塞米松、肝细胞生长因子（hepatocyte growth factor，HGF）、致瘤素（oncostatin M，OSM）的肝细胞培养液，促进肝细胞的成熟，可以高效诱导人 ESCs 分化为成熟肝细胞，这些肝细胞在体外培养状态下具有糖原储存和低密度脂蛋白（low-density lipoprotein，LDL）摄入等功能，在小鼠体内可以长期增殖和存活。

随着体外分化技术的成熟，干细胞体外分化不仅能获得单一种类型的分化细胞，结合材料科学的三维培养方式，还可以使干细胞在体外分化成多种细胞类型并形成具有一定组织器官形态的类器官（organoids），如通过将多种干细胞接种到三维培养体系中，在体外形成类似肝芽的组织，随后将该组织移植给肝损伤的免疫缺陷小鼠，可以观察到对肝的修复。这些突破性的技术对干细胞的分化研究及临床转化都起到了推动作用。

二、诱导性多能干细胞

（一）诱导性多能干细胞的来源

2006 年，日本科学家山中伸弥（Shinya Yamanaka）首先在 *Cell* 期刊报道，利用病毒载体将 4 个转录因子（*Oct4*、*Sox2*、*Klf4* 和 *c-Myc*）的组合转入终末分化的体细胞中，可使其重编程而得到类似胚胎干细胞的一种细胞类型，并将这种细胞命名为诱导性多能干细胞（induced pluripotent stem cells，iPSCs），这一过程也称为细胞重编程（cell reprogramming）。与其他科学发现类似，iPSCs 技术的产生也建立在以往相关领域研究发现的基础上。一是细胞核移植的重编程研究。细胞重编程这一概念可以追溯到 1962 年，是年，英国人约翰 · 戈登（John Gordon）报道将成年蛙的小肠细胞核注入到未受精的卵子可以发育成蝌蚪。30 多年后，Ian Wilmut 等人通过哺乳类上皮细胞的体细胞克隆获得首个哺乳类动物——“多莉”。这些体细胞克隆的成功证明：即使已经分化的细胞也含有整个生物体发育所需要的遗传信息，卵母细胞含有可以重编程体细胞核的因子。2001 年，Takashi Tada 研究小组发现，ESCs 也含有重编程体细胞的因子。二是“主控的”转录因子的发现。1987 年，科学家证明，如果将果蝇体内一种控制触角发育的 *Antp* 基因（antennapedia，触角基因）之调控序列进行突变，使该基因丧失功能（loss-of-function），将会导致果蝇在头部触角（antenna）地方生长出两条腿（图 13-4）。同年，科学家又证明，将肌细胞发育相关基因 *MyoD* 的调节序列导入 C3HlOT1/2 小鼠胚胎成纤维细胞（embryonic fibroblast）内，可使其转变为肌细胞。这些结果使得许多研究人员相信，细胞中存在某些转录因子能决定并诱导细胞谱系分化的命运。三是一系列维持 ESCs 全能性的培养体系的确立。体外培养条件下，小鼠及人 ESCs 全能性的维持可依赖于白血病抑制因子（leukemia inhibitory factor，LIF）及碱性成纤维细胞生长因子（basic fibroblast growth factor，bFGF），对相关细胞因子及其信号通路的进一步研究也提升了多能干细胞培养技术。为此，科学家们假设：卵母细胞或 ESCs 中可能存在一种多个因子的组合，这种组合可以将体细胞重编程回到胚胎状态。2006 年，山中伸弥等人的实验确定了 4 种转录因子 *Oct4*、*Sox2*、*c-Myc* 和 *Klf4* 可将小鼠皮肤成纤维细胞重编程为胚胎干细胞表型的细胞，该细胞系在细胞形态、生长特性及表面标志物等方面与小鼠胚胎干细胞系相似，因此定义为诱导性多能干

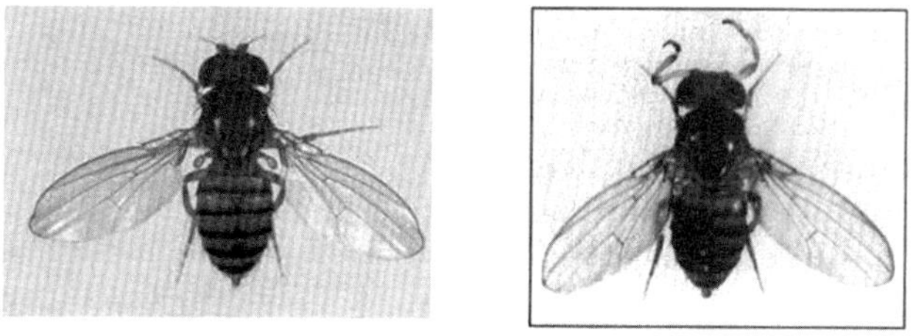

图 13-4　*Antennapedia* 基因突变导致果蝇头部生长出腿的结构

细胞系，即上述的 iPSCs。2007 年，山中伸弥等人建立了人 iPSCs，美国 James Thomson 实验室同时报道通过慢病毒转导 *Oct4*、*Sox2*、*Nanog* 及 *Lin28* 四个转录因子基因也能将体细胞成功重编程为 iPSCs（图 13-5）。随后，多个物种及不同来源的体细胞均可被重编程为 iPSCs。鉴于他们在体细胞重编程领域中的杰出贡献，约翰 · 戈登及山中伸弥由此获得了 2012 年诺贝尔生理学或医学奖。

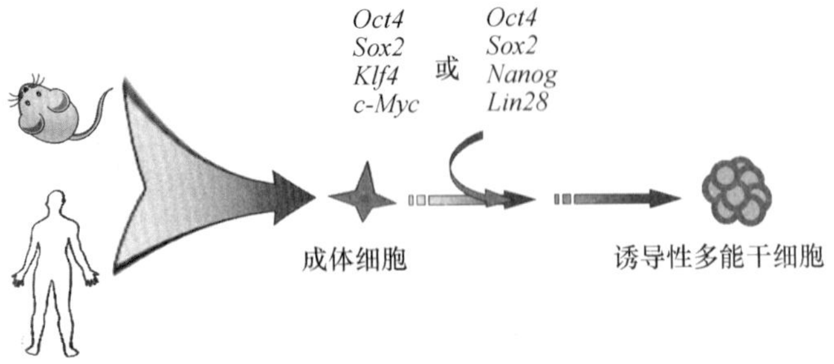

图 13-5 诱导性多能干细胞的形成

（二）诱导性多能干细胞的生物学特性及分化潜能

诱导性多能干细胞（iPSCs）一经问世，科学家首先就以胚胎干细胞作为标杆来衡量及评价其多能性和分化能力，并证实 iPSCs 具有与 ESCs 类似的生物学特性：例如，iPSCs 呈克隆样生长，碱性磷酸酶染色强阳性，并表达与 ESCs 相同的表面标志物（图 13-6）；在体外培养时，撤除维持自我更新的细胞因子也可形成拟胚体，贴壁后可分化为三胚层的细胞类型；将 iPSCs 注入到裸鼠（免疫缺陷鼠）皮下可形成畸胎瘤；同样具有三胚层分化的能力（图 13-7）；当注射入小鼠囊胚时可以形成嵌合体小鼠胚胎，并参与嵌合体小鼠的生殖系遗传；通过二倍体

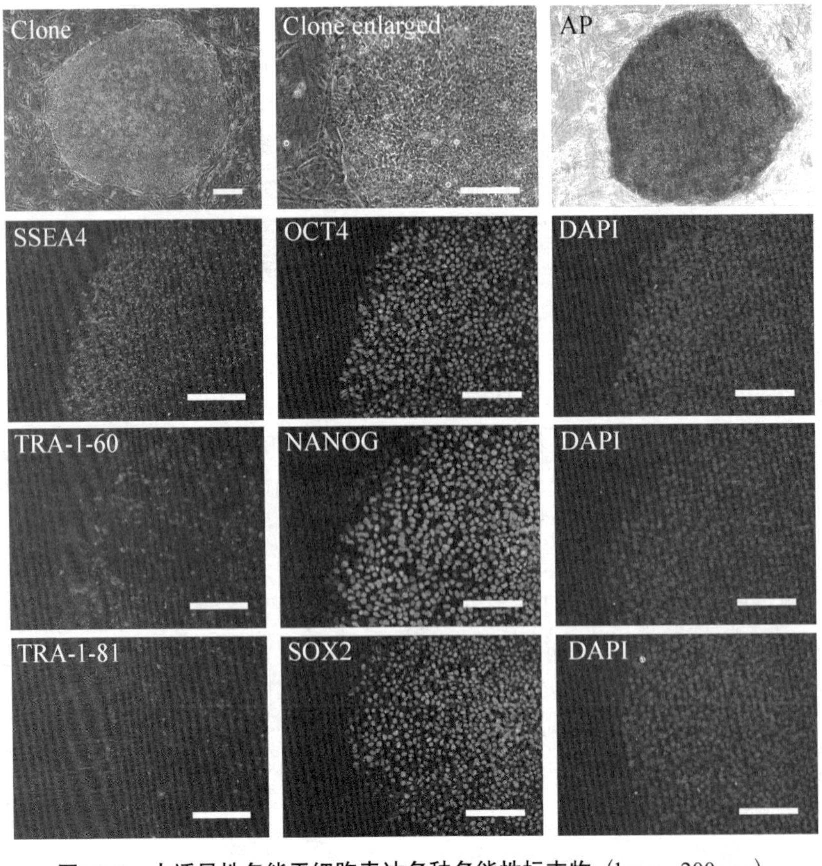

图 13-6 人诱导性多能干细胞表达多种多能性标志物（bar = 200 μm）

AP，碱性磷酸酶染色；人诱导性多能干细胞表达 Ssea4、Oct4、Tra-1-60、Nanog、Tra-1-81、Sox2；DAPI，细胞核染色

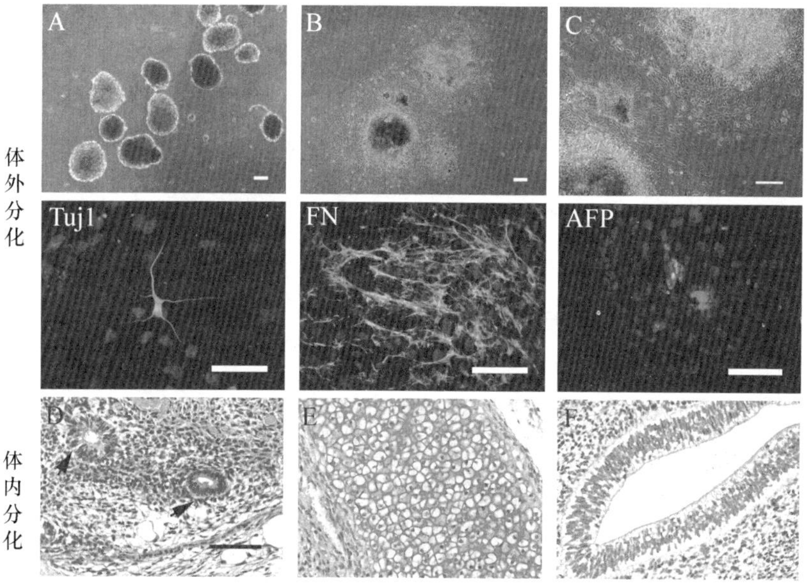

图 13-7 人诱导性多能干细胞的分化（bar = 100 μm）

A. 拟胚体；B、C. 拟胚体贴壁后多向分化。拟胚体贴壁后进行免疫荧光染色：Tuj1，外胚层标志物（β-tubulin）；FN，中胚层标志物（fibronectin）；AFP，内胚层标志物（alpha-1-fetoprotein）。D ~ F. 分别为畸胎瘤中观察到外胚层来源神经管（箭头所示）、中胚层来源软骨、内胚层来源腺体（HE 染色）

囊胚注射小鼠 iPSCs 得到存活并具有繁殖能力的小鼠。这些特性进一步证明 iPSCs 具有全能分化潜能。

虽然 iPSCs 具有与 ESCs 类似的生物学特性，随后科学家也通过基因测序、表观遗传学及分化能力等方面的比较，找到某些 iPSCs 与 ESCs 细胞系之间的差异。例如，通过表达式微阵列芯片比较 ESCs 和 iPSCs，发现有数百个基因的表达存在着较明显的差异；在另一项针对 DNA 甲基化程度进行比对的研究中，发现这两种类型的多能干细胞 DNA 甲基化程度存在差异。此外，这两种类型细胞的差异还体现在它们定向分化为某种细胞的能力有所不同。研究者对人 ESCs 和 iPSCs 进行了体外神经定向分化试验，发现这两类细胞分化为神经前体细胞的能力存在差异。由于获得 iPSCs 的操作过程中存在对细胞基因水平的随机改变，因此，iPSCs 细胞系之间也可能存在较大的差异。随着对这些细胞、基因乃至表观遗传学水平的深入研究，将为科学家更好地评价 iPSCs 的生物学特性与功能奠定基础，并进而推动其临床转化应用。

第三节 成体干细胞

一、造血干细胞

造血干细胞（hematopoietic stem cells，HSCs）是来源于血液或骨髓的具有自我更新和多向分化潜能的细胞。HSCs 是一群异质性的细胞，很难通过细胞大小及形态特征来区分造血干细胞与白细胞，而主要利用一些细胞表面标记物来评判，小鼠 HSCs 通常表达 $CD34^{low/-}$、$SCA\text{-}1^{+}$、$Thy1^{+/low}$、$CD38^{+}$、$C\text{-}kit^{+}$、lin^{-}，而人 HSCs 则表达 $CD34^{+}$、$CD59^{+}$、$Thy1^{+}$、$CD38^{low/-}$、$C\text{-}kit^{-/low}$、lin^{-}。尽管如此，还是很难完全区分 HSCs 本身，对于小鼠 HSCs 而言，最经典的方式就是将 HSCs 输注到经过射线处理清髓的受体小鼠中，观察这群细胞是否具有重建整个造血系统的能力。

HSCs 在体内数量极少，最早从骨髓中分离获得，在外周血、脐带血和胚胎期造血系统也可以获得 HSCs。在骨髓中每 10 000 ～ 15 000 细胞中仅有 1 个，而在外周血中，其含量更低至 1/10 万。随着研究的深入，发现利用一些细胞因子如粒细胞集落刺激因子（granulocyte-colony stimulating factor，G-CSF）可以将干细胞由骨髓动员至外周血中，因而通过外周血中分离到更多的 HSCs。如今在临床应用中，可以在外周血中分离具有 CD34 阳性的这群细胞，而将多余的血细胞回输到供者本身，减少不必要的损耗。

关于 HSCs 的起源，对小鼠胚胎发育的研究表明，最早具有造血活性的细胞定居在小鼠胚胎期第 7 天卵黄囊的血岛处。目前普遍认为，HSCs 可能起源于主动脉-性腺-中肾（aorta-gonads-mesonephros，AGM），在小鼠胚胎第 10 ～ 11 天（人 4 ～ 6 周胎龄），这些细胞进行分裂迁移到肝，肝中的 HSCs 继续分裂，迁移到脾、胸腺，并在出生前到达骨髓，其后骨髓成为 HSCs 的主要来源。

HSCs 在体内通常采用不对称分裂的方式，获得一个与自身类似的子代干细胞用于维持群体数目的恒定，而另一个相对成熟的子代细胞作为血液系统中各种细胞的前体细胞，可最终形成包括红细胞、淋巴细胞、粒细胞、单核细胞、巨噬细胞和血小板在内的细胞群体，维持造血及免疫系统的功能。HSCs 已能在体外实现扩增，通过一些刺激因子的作用还能实现向各系血细胞的定向分化，如红细胞生成素（EPO）促使 HSCs 向红系分化；粒细胞集落刺激因子（G-CSF）、巨噬细胞集落刺激因子（M-CSF）、粒细胞-巨噬细胞集落刺激因子（GM-CSF）可促使 HSCs 向粒系分化；血小板生成素（TPO）能促使其向巨核系分化等。

20 世纪 50—70 年代，人自体及异体骨髓移植手术相继获得成功，美国科学家 E. Donnall Thomas 也因其在骨髓移植治疗血液疾病方面的杰出贡献而获得了 1990 年的诺贝尔生理学或医学奖。目前，HSCs 已成为唯一一种在临床常规应用的干细胞类型，骨髓、外周血及脐带血来源的 HSCs 被广泛应用于白血病、再生障碍性贫血及血液免疫系统失调等疾病的治疗。但另一方面，供体的匮乏、HSCs 体外扩增效率有限以及免疫排斥等因素也制约着该细胞的临床应用；近年来，研究者从改善 HSCs 增殖微环境的角度入手提出了一些利于细胞增殖的新培养体系；利用多能干细胞分化获得 HSCs 以增加 HSCs 的来源；在临床上联合应用间充质干细胞共同移植以减少免疫排斥等方面均进行了开拓性的研究，以期能进一步推动其临床治疗的应用发展。

二、间充质干细胞

间充质干细胞（mesenchymal stem cells，MSCs），也称基质干细胞（marrow stromal cells，MSCs），是来源于中胚层的具有高度自我更新能力和多向分化潜能的一类多能干细胞，最早由 Friedenstein 等人在骨髓中发现及分离，是骨髓中的非造血类干细胞，参与构成骨髓造血微环境，对造血干细胞的增殖与分化具有明显的支持作用。自发现骨髓 MSCs 至今，在包括脂肪组织、脐带、脐带血、胎盘、羊水、肌肉以及牙龈等组织中，也分离获得了 MSCs。关于 MSCs 的起源，目前主要认为 MSCs 是由中胚层发育而来，并认为大多数组织器官的 MSCs 可能来源于血管周细胞（pericytes）；有研究者认为骨髓 MSCs 的发生伴随着造血干细胞发育，因此可能来源于骨髓中巢蛋白（nidogen）阳性的干细胞或间质前体干细胞；也存在 MSCs 来源于神经外胚层中的 Sox1 阳性神经上皮细胞和神经嵴干细胞的说法。

MSCs 是一群异质性的干细胞，通过密度梯度离心法、全骨髓培养或表型分离法等均可获得。该细胞体外培养时可黏附于塑料培养板上生长，未分化状态下外形呈纺锤形，类似于成纤维细胞，容易扩增且性质稳定，能保持稳定的表型和多向分化潜能。MSCs 在体内或体外特定的诱导条件下，可诱导分化为成骨细胞、脂肪细胞、软骨细胞等；连续传代培养和冷冻保存后仍具有多向分化潜能。MSCs 缺乏特异的表面标志物，可表达 CD73、CD90、CD105，但不表达造血干细胞标志物 CD11b、CD14、CD19、CD34、CD45 等。近年来的研究发现骨髓 MSCs

除了具有较低的免疫原性（低表达 HLA- Ⅰ类分子，不表达 HLA- Ⅱ类分子）外，还具有良好的营养支持与免疫调节功能。MSCs 通过旁分泌营养介质（trophic mediators）抑制缺血导致的凋亡、抑制瘢痕形成、刺激血管新生和维持血管稳定性、刺激组织内源性干细胞分裂。在免疫调节方面，MSCs 能通过细胞-细胞间接触和（或）分泌可溶性因子（如 IDO、PGE2、NO、IL6、IL10、TSG-6 等）影响免疫细胞，MSCs 能抑制 T 细胞增殖、活化及炎症因子分泌，诱导调节性 T 细胞的形成；抑制 B 细胞增殖、活化及 IgG 的分泌，影响调节性 B 细胞；显著抑制 IL-2 诱导的静止 NK 细胞的增殖，部分影响活化的 NK 细胞；对 DC 细胞的诱导、发育、成熟及其分泌的细胞因子和呈递功能等都有抑制作用。由于 MSCs 易于分离扩增，不易诱发免疫排斥，同时还具有旁分泌和免疫调节功能，在细胞治疗和组织工程等方面具有广阔的应用前景。

三、神经干细胞

1992 年 Reynolds 和 Richards 最先从成年鼠的纹状体和海马中分离得到能自我更新的多潜能细胞群落，并由此提出了神经干细胞的概念。神经干细胞（neural stem cells，NSCs）是一类具有分化为神经元、星形胶质细胞及少突胶质细胞能力，可以自我更新并足以提供大量脑组织细胞的干细胞。巢蛋白作为早期原始神经细胞的标志物已被广泛地应用于神经干细胞的鉴定。

如同其他类型成体干细胞，神经干细胞也具有以下几个方面的生物学特性：①自我更新。神经干细胞具有高度增殖和自我更新的能力来维持其自身数目的恒定。神经干细胞可互相聚集成神经球，在体外可持续传代达 3 年以上，根据成球大小和培养时间，神经球可含有神经干细胞、正在分化的神经前体细胞、凋亡细胞，甚至已分化的神经元和胶质细胞等。②高度未分化状态及多向分化潜能。神经干细胞增殖能力处于较原始的未分化状态，无成熟细胞相应的特异性标志；其分化后可形成神经元、星形胶质细胞和少突胶质细胞，其分化与其局部的微环境密切相关。神经干细胞的诱导分化可通过生长因子诱导、基因调控及信号转导通路调节等途径进行调控。③低免疫原性。神经干细胞缺乏已分化细胞的抗原标志，不表达成熟细胞的抗原，具有低免疫原性，在移植后较少发生异体排斥反应，利于其存活。④具有迁移功能和良好的组织融合性。在人类和哺乳动物神经系统发育过程中，神经干细胞会沿着发育索的方向迁移。移植后的神经干细胞在病变部位的神经源性信号的影响下同样具有迁移的能力，并分化成特异性细胞参与组织器官修复。

成年个体中枢神经系统中存在着内源性神经干细胞（endogenous neural stem cells），它们主要分布于侧脑室下区（subventricular zone，SVZ）、海马齿状回颗粒下层（subgranular zone，SGZ）、室管膜下区（subependymal zone，SEZ）、大脑皮质、第四脑室和脊髓中央管等部位，是神经干细胞的主要来源区域。随着人们对于神经发生的深入理解，已揭示在个体出现疾病时，这些内源性的神经干细胞可以少量增殖、迁移、分化成相应组织细胞以修复病变组织及改善机体功能。

四、神经嵴干细胞

神经嵴干细胞（neural crest stem cells，NCSCs）是一种具有多能性和迁移性的干细胞，最终发育成为外周神经系统、肠道神经系统、交感 / 副交感神经系统、黑色素细胞及头面部骨骼等，因其在发育中的重要作用，又被称为身体的“第四胚层”。神经嵴的形成是由一系列信号通路调控的多步骤复杂过程。在脊椎动物胚胎发育过程中的原肠胚形成晚期，外胚层主要分为三个区域：非神经外胚层、神经板，以及这两个区域的交界处，称作神经板侧缘（neural plate border，NPB）。通过非神经外胚层和轴旁中胚层之间的 BMP、Wnt 和 FGF 信号通路的共同作用，一系列的神经板侧缘特化因子（NPB specifiers，属于转录因子）被激活，包括 *Pax3/7*、

Mxs1/2、*Tfap2α* 等。继而，这些转录因子激活了下游的神经嵴干细胞特异基因，其中包括 *Snail*、*Sox* 和 *Fox* 家族转录因子，它们进一步参与调控神经嵴干细胞迁移和分化基因的表达。

神经嵴干细胞会发生上皮-间质细胞转化（epithelial to mesenchymal transition，EMT）。细胞之间的连接从成片状的紧密黏附变得松散，并具有间质细胞的特性。EMT 会伴随上皮细胞表型到间质细胞表型的分子改变，上皮类的标志物表达下调而间质类的标志物表达上升。神经嵴干细胞发生 EMT 后，即从神经管往外迁移，可沿着神经轴从头侧到尾侧分为 5 个类群，即颅、心脏、迷走、躯干和骶骨神经嵴。每个类群的神经嵴细胞会发育成特定的细胞和组织类型。颅神经嵴产生头部结缔组织和骨骼结构、12 对脑神经及色素细胞。心脏神经嵴细胞形成主动脉-肺动脉隔和主动脉弓的内皮，从而促进心脏发育。躯干神经嵴细胞沿两个途径迁移：沿着背外侧迁移的细胞发育成黑色素细胞；沿腹外侧迁移的细胞产生感觉神经元、交感神经节和肾上腺嗜铬细胞等。肠道神经系统和副交感神经系统主要由迷走和骶骨神经嵴产生。人神经嵴在胚胎的 1 ～ 2 个月内完成体内的迁移，而在出生后早期阶段，大多数神经嵴干细胞已分化为各种组织。在成年生物体中，只有一些神经嵴干细胞会持续发挥功能并补充相关组织结构。

神经系统在发育过程（特化、迁移、增殖、存活、分化）中，由于神经嵴发育异常将导致很多疾病的发生，这些疾病统称为神经嵴病（neurocristopathies）。如唇腭裂是口腔颌面部最常见的先天性畸形，平均每出生 700 个婴儿就有 1 个患唇腭裂。先天性巨结肠是小儿外科最常见的消化道畸形之一，以便秘为特点，病变肠段神经节细胞缺失，发生率较高（1∶5000）。而神经母细胞瘤是儿童最常见的颅外肿瘤，是婴幼儿最常见的肿瘤。统计表明，约有 30% 的先天畸形都由神经嵴发育障碍引起，因此研究神经嵴发育的机制对了解这些神经嵴病的发生及治疗至关重要。

目前科学家可以在体外分离培养神经嵴干细胞：通过显微解剖技术获得鸡或小鼠胚胎神经管，体外培养，可见神经嵴干细胞从神经管组织块中分离迁移出来，在合适的条件下这些细胞可持续培养 3 周，仍保持神经嵴干细胞的特性。这些神经嵴干细胞可在体外进行单细胞诱导培养，至 8 ～ 10 天时可以诱导分化为神经元、神经胶质细胞、成肌纤维细胞、软骨细胞、成骨细胞和色素细胞，并参与牙髓、牙周韧带的形成。利用与人 ESCs 或诱导性多能干细胞相类似的方法，科学家们研究神经嵴干细胞诱导分化，模拟体内发育过程，探索神经嵴干细胞生理或病理机制，且避免人胚胎实验遇到的风险与伦理问题。体外获得的神经嵴干细胞，可以分化成外周神经元、神经胶质细胞、骨髓间充质干细胞或者色素细胞。随着研究的深入和完善，人类有望利用神经嵴干细胞治疗多种外周神经疾病。

此外，在成体中还主要有来源于皮肤表皮、真皮及附属器官（如毛囊、皮脂腺以及汗腺）等处的皮肤干细胞（skin stem cells），以及具有分化为肝细胞和肝内胆管上皮细胞潜能的肝干细胞（hepatic stem cells）等。

第四节　干细胞在医学领域的应用

一、多能干细胞的应用

体细胞来源的 iPSCs 克服了 ESCs 面临的伦理、免疫排斥及资源不足等难题，为干细胞生物学的基础研究和临床应用开拓了广阔的前景。以往，在利用人体细胞对神经系统疾病及其他疾病发病机制的研究中，主要是用患者死后取得的大脑组织进行病理学或分子生物学的研究。一方面，这些样本保存不够完善；另一方面，限于取材时间，这些样本只能代表疾病发展的最后阶段，不能真正全面地反映疾病过程中的分子、细胞水平的变化。这就限制了直接对疾病发生过程的神经病理与分子生物学分析。以啮齿类为代表的转基因动物（transgenic animals）或基因敲除动物（knockout animals）模型一直是这类研究的一个有力的补充。然而，啮齿类动物与人类还存在着种属差异，特别是神经退行性疾病相关的小鼠及大鼠的转基因或基因敲除模型，不能很好地重现疾病的所有临床表现，且鼠类模型常用于单基因遗传病的研究。这就意味着对人体疾病的深入研究需要更接近于人体发育过程的模型，除了开发与人类更为接近的非人灵长类动物模型以外，多能干细胞特别是 iPSCs 的研究应用便是另一个重要的模型。人多能干细胞模型的产生为研究胚胎发育的内在机制、人体疾病的发病机制、筛选临床药物和自体细胞移植为基础的遗传病治疗提供了重要的模型（图 13-8）。下面就其在疾病研究、药物筛选及细胞治疗方面的进展进行阐述。

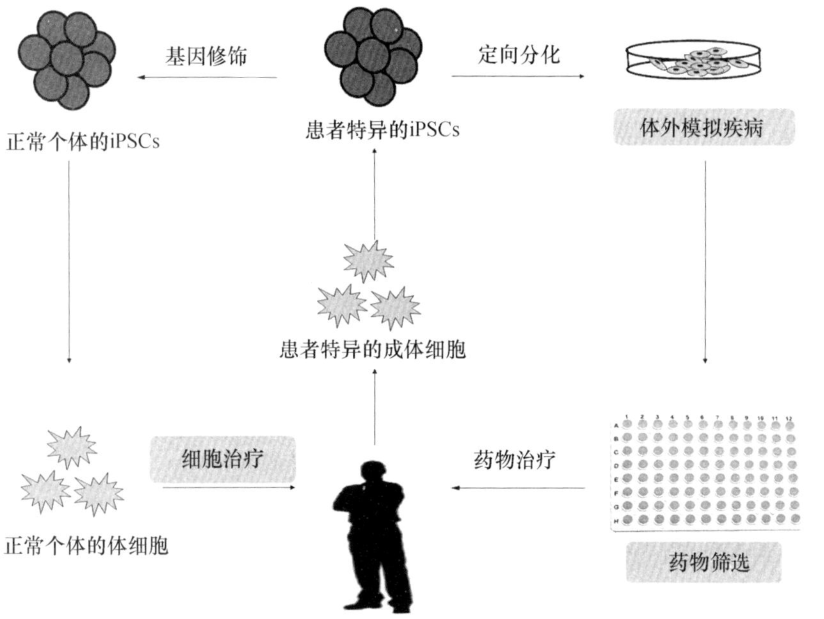

图 13-8 诱导性多能干细胞的应用

（一）探索疾病发病的机制

由于 iPSCs 可以来源于患者皮肤细胞，因此在遗传疾病的研究中体现了重要的优势，利用 iPSCs 可以进行如下三大类疾病的发病机制研究：一是遗传相关的疾病，包括神经系统疾病，如帕金森病（Parkinson disease, PD）、肌萎缩侧索硬化（amyotrophic lateral sclerosis, ALS）等，造血系统疾病如范科尼综合征（Fanconi syndrome，FS）、β 地中海贫血（β-thalassemia）等，心血管疾病如 QT 延长综合征（long QT syndrome）、豹斑综合征（leopard syndrome）等，代谢性疾病如家族性高胆固醇血症（familial hypercholesterolemia，FAH）、α_1- 抗胰蛋白酶缺乏症（alpha-1 antitrypsin deficiency，A1ATD）等，上述疾病目前报道较多。二是无法利用啮齿类动物模型模拟疾病病理和表型的疾病，包括神经行为学和神经生理学等相关疾病，如自闭症（autism）、小脑症（microcephaly）等。三是感染类的疾病，利用人 iPSCs 建立人源化小鼠模型（humanized mouse model，是指带有功能性的人类基因、细胞或组织的小鼠模型），可以研究人类细胞对感染性疾病的易感或抵抗的相关机制。

以帕金森病为例，该病在临床上表现为静止性震颤、肌强直、运动缓慢及步态不稳，另外伴有其他精神症状，目前认为其根本原因是中脑多巴胺（dopamine，DA）神经元凋亡，由此引起纹状体多巴胺含量显著性减少而致病。本病以散发为主，家族性病例占 10% ~ 20%。分子遗传学研究已经鉴定出多个与 PD 发病相关的易感基因和遗传位点，如 *α-Synuclein*、*Parkin*、*PINK1*、*LRRK-2*、*UCH-L1* 等。目前，通过建立具有 *α-Synuclein*、*Parkin* 和 *PINK1* 基因突变

PD 患者 iPSCs 细胞系的研究发现，*PINK1* 基因突变的 iPSCs 向 DA 神经元的分化效率以及所得 DA 神经元可以正常存活。然而，在线粒体膜电位去极化剂的作用下，*PINK1* 突变使 Parkin 蛋白（泛素连接酶，介导体内异常蛋白或细胞器的降解和清除）向受损或异常线粒体募集的能力明显下降，从而导致异常线粒体无法及时清除。用正常 *PINK1* 基因转染具有 *PINK1* 突变的神经元则可以明显改善这一现象。另外，利用 *LRRK2* 与 *SCNA* 基因突变的 iPSCs 研究发现，多巴胺能神经元的轴突数量和分支减少，易于受到氧化损伤等环境因素影响而凋亡。这些研究结果均为帕金森病的发病机制研究及疾病诊治提供了新的线索和思路。

而随着全球老龄化的日趋严重，利用多能干细胞模型来研究衰老的机制，以便找到抗衰老的方法和途径，受到了人们的极大关注。研究者利用成年早衰症（Werner syndrome）患者的细胞获得多能干细胞并进一步分化为 MSCs，首次揭示了异染色质的高级结构失序是人类干细胞衰老的驱动力之一，为衰老的研究和寻找延缓衰老的潜在靶点提供了新的思路。

多能干细胞体外分化技术的进步，使得利用多能干细胞研究神经行为学和神经生理学等相关疾病也取得了突破性的进展。如 Juergen A. Knoblich 领导的研究小组利用 *CDK5RAP2* 基因突变造成小脑症患者的皮肤细胞，获得了相应的 iPSCs 并在体外进行三维的培养分化，最终获得一个类大脑样的组织结构。利用该模型首次在体外细胞水平模拟了 *CDK5RAP2* 基因突变患者大脑皮质的发育情况，观察到神经前体细胞数量的减少及皮质变薄的现象，不仅阐明该疾病的发病机制，同时也为类似的研究提供了更接近于在体研究的技术体系，为发展体外再生组织器官的技术提供了可能。

（二）用于靶向药物筛选

药物研发是一个漫长和花费巨大的过程，而先导化合物的毒理学评价是创新药物研究的关键步骤。在新药的研发过程中，由于毒性和副作用而被淘汰的原因占所有被淘汰原因的 30%。传统的动物体内急性与长期毒性实验价格昂贵、周期长、相关性不确定、难以实现高通量，而体外原代细胞、永生化细胞或遗传修饰细胞的毒理学分析方法也存在着相关性、稳定性、可重复性、来源等问题，因此急需寻找一种更加适合于药物毒理学评价的细胞模型。多能干细胞在药物筛选方面主要有以下优势。

1. **为高通量药物筛选提供充足的人体组织细胞** 有研究显示，利用人体胚胎干细胞筛选能够促进人体胚胎干细胞进行自身增殖、存活或分化的小分子化合物，在筛选了 1040 种小分子化合物库后，发现 17 种化合物能促进人 ESCs 细胞分化，5 种能促使人 ESCs 细胞存活。

2. **利用疾病特异性 iPS 细胞系进行靶向药物筛选的研究** 家族性自主神经功能不全症（familial dysautonomia，FD）是 *IKBKAP 8* 基因点突变引起剪接缺陷而导致的神经遗传性疾病。*IKBKAP 8* 负责编码 IKAP，后者是 IκB 激酶蛋白复合体的组成成员，主要负责转录延长（transcription elongation）。研究发现，FD 患者特异的 iPS 细胞向外周神经元的分化能力和细胞的迁移能力均明显降低。利用三种治疗 FD 的候选药物进行研究，研究人员发现其中一种药物——激动素可几乎完全扭转 *IKBKAP 8* 基因的剪接缺陷；而且从分化早期应用这种药物可以明显提高外周神经元的分化效率。这一研究首次证实激动素能改善 FD 神经细胞的病理表型，为使用激动素进行 FD 潜在治疗奠定了坚实的基础。

（三）细胞替代治疗和遗传性疾病的基因修复治疗

多能干细胞可以在体外长期稳定扩增，而且可以分化为包括神经元、造血细胞、心肌细胞、肌肉细胞、胰腺细胞等几乎所有的组织细胞类型，可以为细胞的替代治疗提供充足的细胞来源，而部分细胞替代治疗的研究成果也逐步在临床前试验中得到验证。2017 年，美国一家生物技术公司宣布其开发的新型干细胞疗法不仅能够修复脊髓损伤的动物模型脊髓受损部位，并能有效改善四肢的运动功能。将这些人 ESCs 分化而来的少突胶质前体细胞注射至因脊髓损伤而瘫痪的患者脊髓内，在细胞移植 1 年后，6 名患者中有 4 人表现出了显著的改善，包括手臂的移动能力和基本行为能力出现了很大的改善。

iPSCs 具有与 ESCs 类似的生物学特性及分化能力，其最终目标就是应用 iPSCs 技术进行疾病的治疗。一方面，iPSCs 来自成体细胞，克服了胚胎干细胞的伦理学及资源不足的缺点；另一方面，也克服了异体移植的免疫排斥作用，实现个性化治疗，使 iPSCs 具有广阔的临床应用前景。

目前研究的思路主要是对于来自患者的带有基因突变的 iPSCs，首先用分子生物学方法去除已有的基因突变，使其恢复到正常野生型基因状态，一旦对 iPSCs 的基因突变进行纠正，即可以进行 iPSCs 的分化和移植，最终达到修复、治疗的目的。最常用的基因打靶去除突变的方法包括同源重组（homologous recombination）、锌指核酸酶（zinc finger nucleases，ZFNs）、转录激活因子样效应物核酸酶（transcription activator-like effector nuclease，TALEN）和成簇的规律间隔的短回文重复序列及其相关蛋白系统（clustered regularly interspaced short palindromic repeats/ CRISPR-associated systems，CRISPR/Cas）等技术。

已有研究报道通过同源重组法用正常 β 球蛋白基因代替小鼠镰状细胞贫血模型中缺陷的基因，结果发现，基因突变纠正后的镰状细胞贫血 iPSCs 分化为造血前体干细胞后能够有效地减轻甚至消除疾病动物的贫血症状。在另一个研究中，科学家在获得具有 *α-Synuclein* 基因突变的 PD 患者的 iPSCs 后，利用 ZFNs 纠正突变的 *α-Synuclein* 基因。体外实验发现 *α-Synuclein* 基因突变的修复并不影响 iPSCs 分化为多巴胺能神经元的能力，且多巴胺能神经元的生物学特性恢复正常。利用 ZFNs 和 TALEN 改造 T 细胞输注到体内已在艾滋病患者和白血病患者的临床前研究或个案中得到了治疗的验证，而作为基因编辑技术的后起之秀，CRISPR/Cas 技术以其便捷、经济、高效的基因编辑能力在这几年迅速发展。该技术在细胞、胚胎及成体的基因编辑及修复中都得到了验证，美国食品和药品管理局（FDA）近来也接受了两家公司共同研发应用 CRISPR/Cas9 技术治疗镰状细胞贫血的申请。这些研究工作的进展都有助于疾病发病机制的研究和干细胞移植治疗的开展，推动干细胞的临床转化。

二、成体干细胞的应用

（一）成体干细胞治疗

近年来，成体干细胞因其可塑性而成为研究的热点，人们发现成体干细胞具有比人们以前想象的更大的分化潜能，一些成体干细胞经转分化还可形成其他胚层来源的细胞类型。成体干细胞来源广泛，取材相对容易，可取自患者自体而避免免疫排斥的问题，实现个体化治疗，同时避开伦理方面的问题，具有更广阔的应用前景。其中间充质干细胞及神经干细胞都是备受研究者青睐的细胞类型。

1. **间充质干细胞**　随着间充质干细胞及其相关技术的日益成熟，其临床研究已经在许多国家开展。美国国立卫生研究院的临床试验数据库（http：//clinical trials.gov）的数据显示，目前已超过 1000 项应用 MSCs 进行的临床研究，其中大部分为Ⅰ期临床安全性研究阶段、Ⅱ期临床有效性证明阶段，或是两者混合的研究阶段。MSCs 在治疗机体无法自然修复的组织细胞和器官损伤的多种难治性疾病、免疫排斥和自身免疫性疾病方面显示了优越的治疗效果：在骨组织损伤修复方面，将 MSCs 与支架材料结合后移植于受损部位，可以修复骨骼缺损；在血液病方面，作为最早开展的临床试验，MSCs 治疗儿童急性移植物抗宿主病（acute graft-versus-host disease，aGVHD）以及难治性慢性移植物抗宿主病（chronic graft-versus-host disease，cGVHD）的疗效显著，MSCs 与造血干细胞联合移植还可预防 GVHD 的发生；在实体器官移植排斥方面，在肾移植中和肾移植后给予 MSCs 治疗，可以减低急性排斥的发生率，减少感染；同时，也能改善肾移植后抗体介导的排斥反应（antibody mediated rejection，AMR）。在自身免疫疾病方面，MSCs 对强直性脊柱炎（ankylosing spondylitis，AS）、系统性红斑狼疮

（systemic lupus erythematosus，SLE）、类风湿关节炎（rheumatoid arthritis，RA）、系统性硬化症（systemic sclerosis，SS）等也具有较好的治疗效果。此外，近年研究也证实 MSCs 在治疗肝衰竭方面是安全、有效的（图 13-9）。

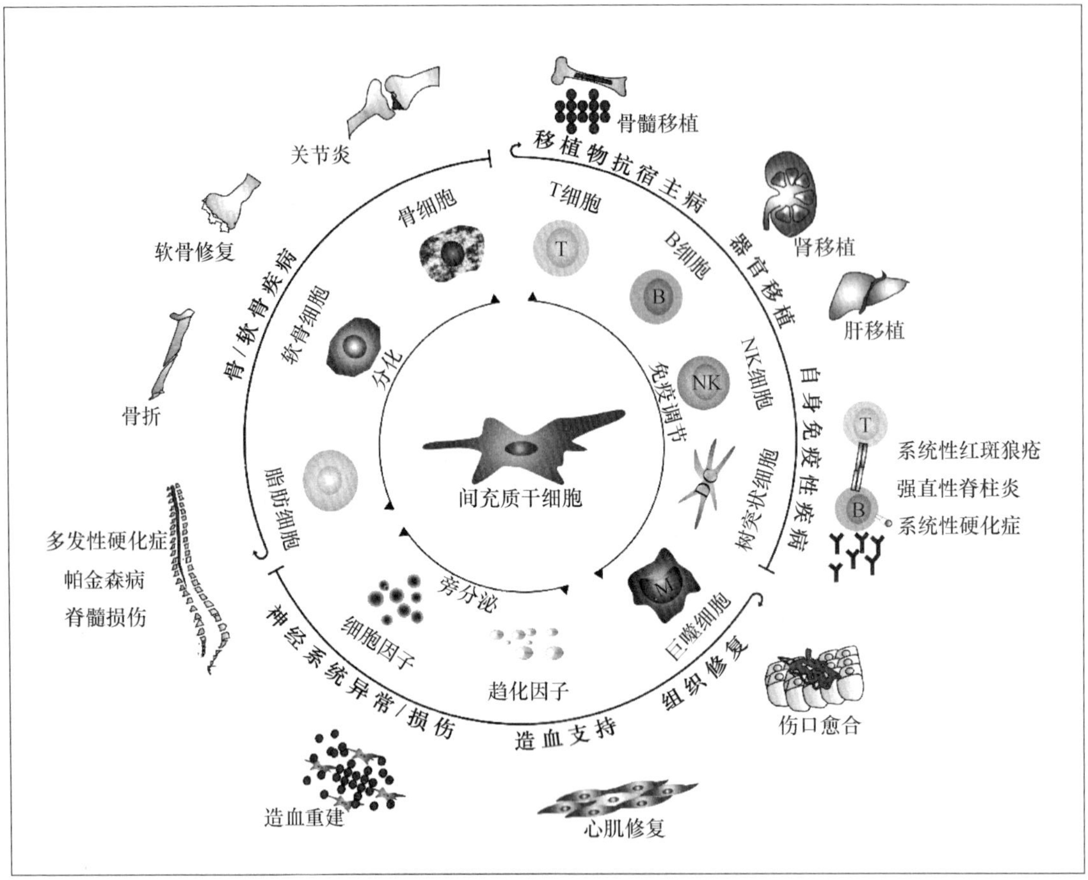

图 13-9 间充质干细胞的作用方式及其应用

干细胞治疗临床转化方兴未艾，目前在加拿大、美国、澳大利亚、韩国及日本等国家相继批准了各种自体或异体来源的 MSCs 产品或细胞治疗方式，用于治疗儿童急性移植物抗宿主病、急性心肌梗死、软骨损伤和骨关节炎等疾病。我国目前暂未批准任何干细胞产品；但是干细胞相关政策正在不断更新和完善，有望进一步规范国内干细胞行业发展、促进干细胞转化研究。截至目前，已通过原国家卫计委备案的干细胞临床研究机构共计 114 家医院，备案的干细胞临床研究项目共计 13 个。

2. **神经干细胞** 随着人们对于神经发生的深入理解，已揭示在个体出现疾病时，内源性的神经干细胞可以少量增殖、迁移、分化成相应组织细胞以修复病变组织及改善机体功能，从而为帕金森病、亨廷顿病、脑卒中、阿尔茨海默病、多发性硬化症、脊髓损伤和肿瘤等疾病提供了新的潜在治疗手段。目前应用神经干细胞进行的临床研究涉及的范围十分广泛，几乎包含所有的神经系统疾病：①神经退行性变性疾病：帕金森病的主要发病部位是中脑-黑质致密区，患者在该区域会出现多巴胺能神经元的大量丢失。因此，利用神经干细胞的多向分化潜能进行治疗是一大热门思路。早在 2002 年 4 月，国外首次报道了 1 例帕金森病患者接受神经干细胞分化的多巴胺能神经元自体移植治疗的病例，术后 1 年，发现患者的神经干细胞数量明显扩增，临床症状得到显著改善；2017 年 11 月，美国一家公司正式公布了应用干细胞移植疗法治疗帕金森病的 I 期临床试验中期研究结果，测试结果显示，入组患者在情绪、认知能力、移动能力等方面均出现了好转，同时也没有出现与治疗相关的不良反应；与此同时，研究发现，神经干细胞能提供分子或神经保护支持并具有交叉校正免疫调节、营养因子分泌和酶活性缺失的能力，在挽救功能障碍性神经元方面有着重要的作用。在 2012 年发表的一项针对 12 名肌萎缩侧索硬化症患者的Ⅰ期临床试验结果表明，向脊髓注射神经干细胞的疗法具有安全性；而在 2017 年 4 月，另一项利用神经干细胞移植治疗肌萎缩侧索硬化症的Ⅰ期临床试验也获批在招募的志愿者中进行，该项目在神经干细胞中导入了生长因子基因，期望获得更好的治疗效果。②中枢神经系统创伤性疾病：在神经系统的创伤性疾病中，脑细胞的大面积死亡和功能丧失是造成相关症状的主要原因，而研究发现，神经干细胞在损伤修复中发挥着重要的作用。早在 21 世纪初，神经干细胞便首次投入了治疗创伤性脑外伤的临床应用，该项目通过体外培养的方式将多例脑外伤患者的损伤组织经体外培养获得了神经干细胞后，重新移植至受损区域，连续 2 年的随访结果显示神经干细胞移植后，受损脑部的代谢有明显改善；在 2013 年 1 月，FDA 也通过了一项利用脊髓神经干细胞治疗慢性脊髓损伤的为期 5 年的Ⅰ期临床试验项目，以期获得干细胞治疗这类疾病在安全性方面的数据；而在 2016 年发表的一项针对 11 例慢性缺血性脑卒中患者的Ⅰ期临床试验结果显示，在通过立体定位向病变同侧豆状核单次注射异体神经干细胞后，随访过程中未发现免疫或细胞相关的不良事件，且 2 年后的效果评价结果显示，神经功能得到了显著改善。③神经系统肿瘤：由于神经干细胞具有内在的肿瘤趋向性，以及能够穿过血脑屏障并优先与肿瘤细胞接触，近年来，利用神经干细胞作为载体携带药物、病毒、酶以及自杀基因（suicide gene，一类表达催化无毒化合物转变为有毒代谢产物导致细胞死亡的酶基因）来靶向治疗胶质瘤的研究已成为一大热点。2014 年，一项利用神经干细胞靶向治疗复发性恶性胶质瘤患者的项目已经进入了Ⅰ期临床试验，该项目计划将大肠埃希菌胞嘧啶脱氨酶（cytosine deaminase gene，CD）自杀基因转染神经干细胞，利用后者定向杀伤肿瘤细胞，从而达到治疗复发性恶性胶质瘤的目的。

（二）干细胞治疗亟待解决的问题

目前，干细胞治疗已成为干细胞研究领域的一大热点，并逐步向临床转化，尽管干细胞的体外诱导分化研究已取得很大的进展，但是目前仍然存在很多亟待解决的问题。①不可控性。如何进一步优化诱导分化条件，使干细胞能定向分化？由于体外分化条件不能完全模拟体内微环境，因此产生诸多问题，例如诱导分化的细胞种类有限、细胞分化方向不可控、细胞数量偏少等，这些瓶颈问题制约着诱导干细胞的未来发展。进一步寻找高效的诱导分化方法，发挥其最大效益仍是干细胞应用的关键环节。②安全性。体外分化条件得到的细胞中可能还残存了未分化的多能干细胞，如果将残留的多能干细胞与分化的细胞一起移植到动物体内，就有可能形成畸胎瘤。③纯化问题。目前的诱导分化方案得到的分化细胞往往是混合的细胞群，同时体内来源的所谓成体干细胞实际上可能混杂着不同组织间或同组织的其他细胞，即细胞来源的异质性。毋庸置疑，这些细胞有可能也会经历诱导分化，产生各自的成熟子代细胞，如何对它们加以纯化或富集，是后续研究亟待解决的关键科学问题。④功能评价。评估验证分化细胞的功能，即体外分化的细胞在功能上能否与体内的对应细胞一致。⑤免疫排斥问题。虽然 ES 来源的分化细胞表达较低水平的 MHC 抗原，但是仍可能诱导免疫排斥反应而导致细胞移植的失败。对此，一个理想的解决方法是建立 ESCs 库，以便为患者提供 HLA 匹配的可移植细胞。随着基因编辑技术的出现及发展应用，对干细胞治疗又提出了新的机遇和挑战，如何提高基因修饰的有效性 / 特异性和降低 / 消除脱靶效应是这一技术改造临床种子细胞并最终应用到临床的重要障碍。而随着国家对干细胞治疗应用的日益重视，近几年，在规范化的管理、相关法律法规的建立方面也取得了一些进展，并需要在下一步的实践中发现及解决新的问题。

小结

干细胞是一类具有自我更新、高度增殖和多向分化潜能的细胞群体，其研究几乎涵盖了目前基础与临床医学的各个领域，不仅能帮助我们更好地认识生命体的基本规律，还有助于阐明疾病的发病机制，为疾病的治疗提供新的修复手段，引领我们进入“再生医学”的新时代。

自我更新及多向分化潜能是干细胞的两个基本特性，根据分化潜能不同可分为全能干细胞、多能干细胞、专能干细胞和单能干细胞，根据来源不同又可分为胚胎干细胞、胎儿干细胞和成体干细胞。胚胎干细胞来源于早期胚胎囊胚的内细胞团，可以在体外特定的培养条件中长期维持稳定的生长状态，且具有分化成胚胎本身内、中、外三个胚层的细胞的能力。利用细胞重编程技术，终末分化的细胞也能被重新诱导到类似胚胎干细胞的一种细胞状态，称为诱导性多能干细胞。诱导性多能干细胞具有与胚胎干细胞类似的生物学特性，同时它可来源于自体，避免了免疫排斥及伦理问题，因此可能具有更广阔的应用前景。成体干细胞包括造血干细胞、间充质干细胞、神经干细胞及神经嵴干细胞等细胞类型。造血干细胞是来源于血液或骨髓的具有自我更新和多向分化潜能的细胞，是目前唯一一种在临床常规应用的干细胞类型；间充质干细胞最早来源于骨髓，随后在多种组织中也分离获得类似的细胞，其易于分离扩增，不易诱发免疫排斥，在细胞治疗和组织工程等方面被广泛研究应用；神经干细胞最早在成年鼠的纹状体和海马中分离获得，具有分化成为神经元、星形胶质细胞和少突胶质细胞的能力，具有神经中枢损伤修复的能力；神经嵴干细胞来源于胚胎早期神经管组织，最终发育成为外周神经系统、肠道神经系统、交感 / 副交感神经系统、黑色素细胞及头面部骨骼等，因其在发育中的重要作用又被称为身体的“第四胚层”，体外分离的神经嵴干细胞有望应用于外周神经疾病的损伤治疗。

干细胞在临床医学中具有广阔的应用前景，胚胎干细胞及诱导性多能干细胞在探究疾病发病机制、靶向药物筛选、细胞替代治疗等方面具有巨大的潜能，而各种成体干细胞的应用研究主要集中在细胞移植治疗的应用中，并有部分已经进入了临床前的研究中。干细胞在疾病治疗中的应用已经取得了重要的进展，但仍然存在许多亟待解决的问题及争议，其诱导的不可控性、安全性、均一性、功能评价及免疫排斥等问题都等待我们进一步去研究和解决，同时也非常需要国家层面对干细胞治疗应用的规范化管理及相关法律法规的进一步完善。

（项　鹏）

第14章

细胞衰老与死亡

人体是由细胞构成的，生命活动中细胞会不断受到内、外环境的影响而发生损伤和破坏，致使机体内某些细胞不断地衰老与死亡。生长、发育、衰老与死亡是每一个生物体生命过程的必然规律，也是细胞生命过程的必然规律。细胞的死亡是细胞生命活动的终结，也是生命的重要表现形式。因此，细胞的衰老与死亡已经成为近年来生命科学研究的热点。

案例导入

第一节　细胞的衰老

人类自出生总要经过发育、生长、成熟、衰老直至死亡的几个阶段，这是生命发展的必然规律。与衰老相关的因素很多，不仅包括生理与病理过程，还有社会、环境、心理和精神因素的影响。通常将机体的形态、结构和生理功能衰退的现象总称为衰老（aging，senescence）。细胞衰老（cell senescence）是指细胞在正常环境条件下发生的细胞生理功能减退或消失、增殖能力减弱以及细胞形态变化，并趋向死亡的现象。细胞总体的衰老反映了机体的衰老，而机体衰老并不等于所有细胞的衰老，但机体衰老是以全体细胞的衰老为基础的。

一、哺乳类动物的细胞寿命

细胞像生物体一样，有一定的寿命。机体内绝大部分细胞的寿命并不与机体的寿命一样长，在这些细胞受到损耗时，往往能自行修复或更新。具有持续分裂能力的细胞通常不容易衰老；分化程度高又不分裂的细胞的寿命是有限的，最终导致衰老与消亡。按照细胞的增殖能力可将细胞分为三类：第一类细胞在机体出生后不再分裂增殖，并不可逆地脱离细胞周期但仍保持生理功能活动。当机体衰老时，细胞体积逐步缩小，甚至死亡。这类细胞数量随年龄增长而逐渐减少。如神经细胞、肌细胞、多形核白细胞等。第二类细胞具有缓慢更新的特点，此类细胞暂时脱离细胞周期不进行增殖，但在适当的刺激下，可重新进入细胞周期，如淋巴细胞、肝细胞、肾细胞、甲状腺细胞等。第三类细胞更新速度快，在细胞周期中呈连续运转，可经过细胞分裂、分化、成熟、衰老、死亡、新生细胞补充更新等阶段，如小肠绒毛上皮细胞、表皮基底层细胞、新生骨髓细胞等。在体内，三类细胞寿命不同但分工合作，组成统一的整体。各类细胞的寿命差异很大，表 14-1 为成年小鼠不同类型细胞的寿命。

表14-1　成年小鼠各类细胞的寿命

细胞寿命	细胞类型
接近或等于动物自身寿命的细胞	神经元、胃酶原细胞、脂肪细胞、肌细胞、骨细胞、肾上腺髓质细胞、肾髓质细胞
缓慢更新的细胞（长于30天，短于动物平均寿命）	肾上腺皮质细胞、肾皮质细胞、呼吸道上皮细胞、肝细胞、胰腺泡细胞及胰岛细胞、胃壁细胞、皮肤结缔组织细胞
快速更新的细胞（短于30天）	皮肤表皮细胞、角膜上皮细胞、口腔和小肠上皮细胞、白细胞、子宫内膜细胞

二、Hayflick 界限

1961 年，L. Hayflick 首次报道了体外培养的人成纤维细胞（human fibroblasts）具有增殖分裂的极限。他利用来自胚胎和成体的成纤维细胞进行体外培养，发现胚胎的成纤维细胞分裂传代 50 次后开始衰退和死亡。相反，来自成年组织的成纤维细胞只培养 15 ～ 30 代就开始死亡。结果提示细胞的分裂能力与个体年龄有关，体外培养细胞的寿命是有一定界限的，这就是 Hayflick 界限（Hayflick limitation）。Hayflick 界限是对 Carrel 等有关细胞“不死性”学说的彻底否定。Hayflick 及后续研究者的工作有力地说明，体外培养的二倍体细胞增殖能力反映了它们在体内的衰老状况。Hayflick 还比较了多种动物成纤维细胞在体外培养条件下的传代次数和寿命的关系，发现物种的寿命与体内细胞的寿命之间呈正相关，即物种寿命越长，细胞传代的次数越多。Galapagos 龟寿命最长，平均 175 岁，其培养细胞的传代次数亦最多，达 90 ～ 125 次；小鼠平均寿命约 3 年，其培养细胞的传代次数少，仅 14 ～ 28 次。

对衰老细胞的研究

为确定人二倍体细胞的衰老是细胞自身因素所致，还是受外界培养环境变化的影响（如培养基中营养物质缺乏、细菌污染、有毒物质积累等），Hayflick 以间期有无巴氏小体作为供体细胞的标记，将取自老年男性个体的细胞（间期无巴氏小体）和取自年轻女性个体的细胞（间期可见巴氏小体）进行单独或混合培养，并统计其体外倍增次数。结果发现，混合培养中两类细胞的倍增次数与各自单独培养时相同，即在同一培养基中，当年轻细胞旺盛增殖的同时，年老细胞就停止生长了。这一结果有力地说明，决定细胞衰老的因素在于细胞内部，而不在于外部环境。Wright 和 Hayflick 进一步用细胞松弛素 B（微丝聚合抑制剂）处理细胞，离心去除细胞核，获得细胞质，再用胞质与完整的细胞进行融合，观察融合细胞衰老进程。结果发现，年轻细胞质与年老细胞融合时，得到的融合细胞不能分裂；而年老细胞质与年轻细胞融合时，融合细胞展示出年轻特性，其分裂能力与年轻细胞几乎相同。该实验进一步说明，决定细胞衰老的根本原因是细胞核，而非细胞质。

三、衰老细胞的变化

衰老的细胞长期处于细胞周期停滞状态，但它们不同于静止期细胞和终末分化细胞。细胞衰老主要表现为细胞对环境变化的适应能力和维持细胞内环境恒定能力的降低。这些表现是以形态结构与生化改变作为基础的。

（一）细胞衰老的形态改变

1. 细胞体积的变化 细胞内水分减少致使细胞收缩，体积变小，失去正常形态。体外培养的人成纤维细胞衰老时，从胞壁的形状看似乎变大，但胞体变薄，体积变小（图 14-1）。有学者认为这是由于构成蛋白质亲水胶体系统的胶粒逐渐失去电荷而互相合并，胶体失水，胶粒分散度降低，不溶性蛋白质增多所致，同时细胞硬度亦增加。

2. 致密体形成 致密体（dense bodies），又称为脂褐质（lipofuscin）或老年色素（senile pigment）、血褐脂（hemofuscin）、脂色素（lipochrome）、黄色素（yellow pigment）、透明蜡体（hyaloceroid）及残体（residual body）等。致密体是衰老细胞中最常见的一种结构，绝大多数动物细胞在衰老时都有致密体的累积。致密体由溶酶体或线粒体转化而来，多数致密体是单层膜，且有阳性的碱性磷酸酶反应，少数致密体有双层膜，有时嵴的结构也依稀可见。脂褐质通常可产生自发荧光，它是自由基诱发脂质过氧化反应的产物，有研究表明脂褐质是在次级溶酶体内由一些长寿命的蛋白质和 DNA、脂质共价缩合形成的巨交联物，由于其结构致密，不能被彻底水解，又不能排出细胞，结果在细胞内沉积增多，阻碍细胞的物质交流和信号传递，最后导致细胞衰老。脂褐素常沉积在分裂能力低或不分裂的细胞内。有人对不同鼠龄的小鼠脑细胞进行分析，发现初生小鼠的脑细胞中无脂褐素存在，3 ～ 5 月龄小鼠的脑细胞中可见散在的

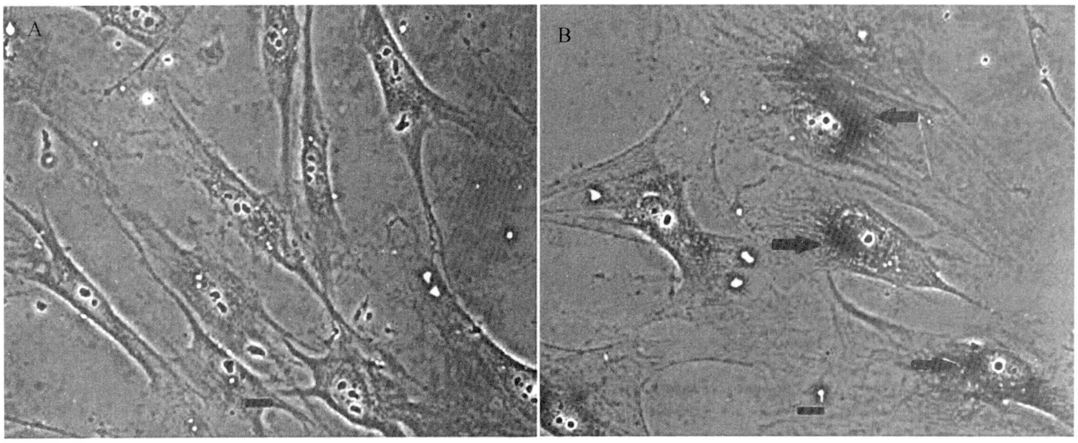

图 14-1 正常人成纤维细胞（A）和衰老的成纤维细胞（B）

箭头所指细胞核周围深染区是由于 SA-β-Gal 活性增强

脂褐素颗粒，而老年小鼠的脑细胞中脂褐素成簇分布在核的周围和轴突、树突处。研究还发现阿尔茨海默病（Alzheimer disease，AD）动物脑内有较多的脂褐质，脑血管沉积物中有 β-淀粉样蛋白（amyloid protein β，Aβ），因此 Aβ 可作为 AD 的鉴定指标。

3. **细胞核改变** 核的变化是衰老细胞最明显的特征，表现为核膜内褶（invagination），且细胞衰老程度越高，内褶越明显。观察体外培养的二倍体细胞发现，细胞核体积是倍增次数的函数，随着细胞分裂次数增多，细胞核体积不断增大。同时，细胞核出现染色质固缩、核结构不清、常染色质减少、核破碎，甚至出现异常多倍体等现象。此外，端粒缩短、核小体 DNA 变短也是核衰老的变化特征，核小体 DNA 一般约 200 bp，而老年鼠大脑皮质神经元核小体的 DNA 只有 160 bp。

4. **细胞膜改变** 年轻、功能健全细胞的膜相呈典型的液晶样，膜脂双层比较柔韧，脂肪酸链能自由移动，每个脂质分子与其相邻分子之间的位置交换极其频繁，埋藏于其中的蛋白质分子表现出最大的生物活性。在细胞老化过程中，由于膜蛋白质、脂质和糖类的组成及功能发生变化，造成膜结构改变。衰老细胞的细胞膜由于磷脂含量降低、脂质过氧化等原因，使膜流动性减弱，磷脂的脂肪酸链被“冻结”，不能完全自由移动，膜变为刚性，膜镶嵌蛋白也不能再进行运动。在机械性刺激或压迫等条件下，膜出现裂隙，造成细胞膜选择通透性降低，细胞信号转导、物质转运及膜的修复能力均发生障碍。

5. **细胞器改变** Hasan 和 Glees 观察大鼠海马细胞内质网发现，年轻细胞的粗面内质网发育良好，排列有序；而衰老细胞的这种有序排列结构消失，内质网弥散性地分散于核周胞质中。同时，内质网的数量减少，细胞蛋白质合成能力下降。多数研究表明，细胞中线粒体的数量随年龄增大而减少，而线粒体体积则随年龄增大而增大，线粒体 DNA 含量急剧减少。膨大的线粒体结构也发生变化，如线粒体嵴排列紊乱。高尔基复合体囊泡肿胀并出现扁平囊泡断裂崩解，导致高尔基复合体分泌功能及囊泡运输功能减退。

6. **细胞连接改变** 离体培养细胞的代数多，细胞连接明显减少，细胞通讯减少，细胞间代谢协作也明显减少。如内皮细胞衰老可观察到缝隙连接蛋白 43（connexin 43）减少。

（二）细胞衰老的生物化学改变

细胞衰老过程中，细胞内的大分子的生物学功能均会发生一系列变化。

1. **核酸的改变** 细胞衰老的过程中，DNA 复制、转录和修复能力逐渐降低并停止，染色体端粒 DNA 逐渐丢失，DNA 甲基化程度逐渐降低。自由基和其他有害物质的作用可导致 DNA 链断裂、染色体缺失等；mRNA 合成能力下降，mRNA 与核糖体的结合能力降低。

2. **蛋白质的变化** 细胞衰老时蛋白质合成速率下降，有实验表明衰老细胞蛋白质摄取 ^{35}S-甲硫氨酸的能力下降，而摄取半胱氨酸的能力增加；蛋白质的某些氨基酸可发生糖基化、脱氨基反应等，导致蛋白质的稳定性降低、抗原特异性变差；由于自由基对蛋白质的损伤，形成多肽链交联或断裂，导致蛋白质的变性、功能降低或丧失。衰老细胞内酶的活性与含量也有改变，比如大鼠肝中依赖辅酶 NAD 的异柠檬酸脱氢酶（isocitrate dehydrogenase，ICDH）含量在 5 ～ 13 周龄时较高，33 ～ 85 周龄期间呈进行性下降。切去大鼠卵巢，造成 NAD/ICDH 的比活性下降，用雌二醇诱导可暂时性恢复酶活性，但随着年龄的增长，诱导作用减弱。对衰老的神经细胞研究表明，细胞中硫胺素焦磷酸酶（thiamine pyrophosphatase）活性减弱，使高尔基复合体分泌功能与囊泡运输功能下降。有人认为头发变白可能与头发基部黑色素细胞中酪氨酸酶活性的下降有关。体外培养的人成纤维细胞衰老时，在细胞核周围发现衰老相关半乳糖苷酶（senescence-associated β-galactosidose，SA-β-Gal）活性增强（图 14-1）。

3. **糖类和脂质的改变** 用大鼠小肠做糖吸收实验证明，年轻大鼠与老年大鼠相比，前者肠细胞吸收葡萄糖的能力及胞内糖含量都比后者高，随增龄，其肠细胞的糖含量也会减少。细胞衰老还会导致不饱和脂肪酸被氧化，引起膜脂之间或膜脂与脂蛋白之间交联增加，膜的流动性降低。

四、细胞衰老的机制

随着生物技术、细胞生物学与分子生物学的飞速发展，揭示衰老的机制、探索抗衰老方法已成为衰老生物学和老年医学研究的重要领域。人们开始从更深的分子层次探讨衰老的原因和本质，使得细胞衰老机制研究有了突破性进展。目前，对衰老机制的认识各不相同，有人统计已有 200 种，各执己见，但归纳起来，影响较为深远的学说有以下几种。

（一）细胞内程序衰老学说

通常，发育生物学家认为，衰老本身就是一个遗传过程，衰老的程序在生命诞生那一刻就已经编制完成。衰老同发育、生长、分化等生命过程相类似，都是由某种遗传程序规定，并按时表达出来的生命现象，好像有个“生物钟”支配着生命现象循序展开。实验证明，这个所谓的“生物钟”存在于细胞核内，由核内 DNA 控制着个体的衰老程序。控制生长发育的基因在发育的各个时期有序地开启与关闭。而衰老是由于某些控制机体衰老的基因在生命后期过早开启导致，这些基因被称为“衰老基因”（senile gene）。

在此基础上，有学者提出了衰老新机制，认为即使是年轻细胞也含有衰老基因，只是它们不表达或者表达甚低，才未致细胞衰老；还有观点认为，年轻细胞内存在一种能阻止衰老基因活性的基因——阻遏基因（repressor gene），阻遏基因功能的衰退可直接影响细胞的衰老。编码阻遏物的基因有许多拷贝，细胞每分裂一次，阻遏基因就丧失一份或几份拷贝。随着细胞分裂次数的增加，阻遏基因的拷贝数越来越少，产生的阻遏物浓度递减，阻遏效率下降，最后，当阻遏物的浓度不足以阻遏衰老基因表达时，后者表达瞬间升高，最终导致细胞分裂停止，走向衰老、死亡。

人们在芽殖酵母中发现一种 *sgs1* 基因，它与人类 Werner 综合征（Werner syndrome，WS，一种早老症）*WRN* 基因具有同源序列。在野生型 *sgs1* 酵母中，年轻 *sgs1* 细胞无性繁殖代数高于老年 *sgs1* 细胞繁殖代数。当 *sgs1* 基因突变时，酵母的无性繁殖期由正常的 25 代下降为 9 代，细胞出现早衰现象。应用免疫荧光技术进行 SGS1 蛋白的细胞定位，发现绝大多数 SGS1 蛋白集中在核仁，由于 *sgs1* 基因突变使细胞缺少 SGS1 蛋白，核仁就会发生裂解。另一方面，Werner 综合征患者在儿童期一般发育正常，10 ～ 20 岁时发育速度超常，当进入 20 岁之后即开始出现老年人的衰老症状，如白发、脱发、视力减退、白内障等。到了 30 岁，体内一些重要器官出现病变，常见为动脉粥样硬化、糖尿病和骨质疏松。将 WS 患者细胞进行体外培养，发现患者细胞分裂次数明显少于与正常细胞，其原因与病变细胞发生染色体重排、缺失突变（deletion mutation）等有关。正常人成纤维细胞中，WRN 蛋白位于核仁，而在 WS 患者的成纤维细胞中则未检测到典型的 WRN 蛋白。这些研究表明，编码 DNA 解旋酶的人 *WRN* 基因和酵母 *sgs1* 基因是保证正常生命周期所必需的，如果发生突变，就会引起衰老的提前发生和寿命的缩短，故 WRN 与维持细胞寿命有关。婴幼儿早衰症（Hutchinson-Gilford syndrome）是一种罕见致命的遗传性疾病，患者童年就开始迅速老化，身体衰老速度比正常衰老过程快 5～10 倍，貌如老人（图 14-2），是由于编码核膜的基因突变，为常染色体隐性遗传病。

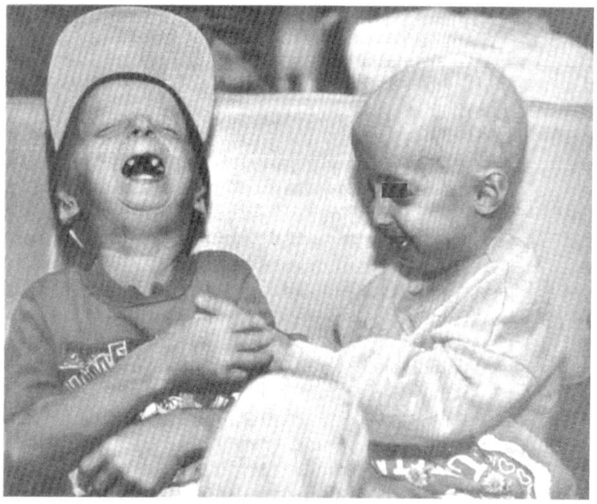

图14-2　早衰儿童（不足8岁就表现出衰老特征）

（二）自由基与生物膜学说

早在 1956 年，由英国学者 Harman 在美国原子能委员会上首次提出了自由基理论，并逐渐成为衰老理论中的核心理论之一。自由基（free radicals）是指在外层轨道上有不成对电子的分子或原子的总称。该理论认为，机体在正常代谢中会产生自由基，它参与机体的正常生理运行，体内的抗氧化系统维持着体内自由基的动态平衡。随着年龄的增长，体内抗氧化系统功能逐渐衰退，抗氧化酶的活性不断降低，自由基过量积聚，发生清除障碍，引发体内氧化性不可逆损伤的积累，最终导致一系列细胞与分子损伤。自由基理论认为，代谢产生的一类不稳定分子簇（也称活性氧物种，reactive oxygen species，ROS）能引发细胞质膜、细胞器膜和核膜等的氧化损伤，最终导致细胞衰老。细胞从外界吸收的氧分子中有 2%～3% 变成了 ROS，它们高度活跃，极易造成脂质、蛋白质和核酸等分子的氧化性损伤，从而导致细胞结构乃至功能的破坏。生物膜含有多种类脂质，脂质中含有各种不饱和脂肪酸，后者在自由基攻击下会发生脂质过氧化作用，导致膜内酶活性遭到破坏，膜蛋白变性，膜脆性增加，膜结构发生改变，最终使膜的运输功能紊乱以至丧失。当活性氧分子浓度升高时，细胞的膜性结构，尤其是线粒体、内质网、高尔基复合体、溶酶体等内膜系统受损更为明显。因此，根据衰老的自由基理论，清除过多的 ROS 可延缓衰老。

（三）端粒与端粒酶学说

端粒（telomere）是染色体末端的一种特殊结构，由简单的串联重复 DNA 序列组成，依靠端粒酶（telomerase）催化合成。端粒酶是一种核糖核蛋白复合体，由年轻细胞端粒中的端粒酶基因所产生，它有别于一般的 DNA 聚合酶，是一种专一的逆转录酶，能以自身的 RNA 组分为模板从头合成端粒，以补偿细胞分裂时染色体末端的缩短，从而有效地维持细胞分裂，细胞因此受到保护。端粒的长度取决于端粒酶的活性。大多数体细胞内由于端粒酶活性被抑制，端粒在细胞分裂过程中不能完全复制，因而随着细胞分裂的不断进行，端粒逐渐缩短。1990 年 Harley 等用人工合成的（TTAGGG）$_3$ 作为探针，对胎儿、新生儿、青年人及老年人成纤维细胞的端粒长度进行测量。结果发现，端粒的长度随着年龄的增长而变短，故提出细胞衰老的“有丝分裂钟”学说或端粒缩短学说，即随着细胞的每次分裂都会造成端粒相应缩短，当端粒缩短达到一个阈值时，可能触发某种信号，使细胞不再分裂并进入衰老状态。1996 年，苏格兰学者 Wilmut 博士利用克隆技术，将一只 6 岁母羊的乳腺细胞核，通过核移植技术成功注射到羊的卵细胞，植回到代孕的母羊子宫，成功培育出人类历史上第一只非有性繁殖动物克隆羊，取名“多莉”。后来，多莉提前出现了早衰现象，经证实是由于多莉体细胞中端粒长度比同龄的非克隆羊短了近 20%，提示端粒缩短是导致细胞衰老的重要机制。有研究证实，若在衰老的细胞导入端粒酶基因，使其持续稳定表达，细胞就可获得永生（immortalization），好比将衰老的时钟再一次归零。1998 年发表的一份实验报告指出，将端粒酶基因导入人类细胞使其发挥活性，则端粒可因此获得延长，而带有延长端粒的细胞分裂活跃，分裂出的新细胞其端粒寿命甚至超过原有细胞端粒正常生命周期的 20 倍。这些复活的细胞皆能表现出年轻健康的细胞所拥有的特性。上述研究不仅证明端粒掌控细胞衰老的生理时钟，决定细胞的寿命，同时提示，端粒酶有可能是拨动“衰老时钟”的“扳手”。不仅如此，端粒酶活性还决定着细胞的再生能力，因此深入研究其功能，对解析细胞衰老的相关机制有着非常重要的意义。

（四）rDNA 与衰老

在对酿酒酵母（*S. cerevisiae*）进行研究中发现，这种酵母呈不对称分裂，每次分裂产生一大一小两个细胞，大细胞可作为母细胞，分裂若干次后则衰老。大量研究证实，细胞衰老的进程是由核糖体 DNA（ribosomal DNA，rDNA）的变化决定的。rDNA 具有极不稳定性，当酵母细胞经历多次分裂后，会将多余的 rDNA 序列以环状 DNA 的形式突出于染色体上，称为染色体外 rDNA 环（extrachromosomal rDNA circle，ERC）。虽然这些 ERC 在细胞分裂前与母细胞染色体一起复制，但在分裂后却一直存在于母细胞内，这样一来，随着细胞分裂不断进行，ERC 复制增加，并在母细胞内不断积累，当积累到 500 ～ 1000 份拷贝时，细胞进入衰老。已发现衰老的酵母细胞中含有丰富的 ERC，而年轻酵母细胞中则以线性的基因组 DNA 为主，只含有极少量环状 rDNA。ERC 累积引起细胞衰老常伴有核仁裂解。

（五）线粒体 DNA 突变与衰老

近年来，线粒体 DNA（mitochondrial DNA，mtDNA）突变与衰老的关系日益引起人们的关注。线粒体是一种半自主细胞器，含有自身的 DNA，研究表明 mtDNA 突变在组织细胞衰老过程中发挥重要作用。mtDNA 突变有 3 种：①缺失突变：主要发生在 D 环（D-loop）区，可造成氧化磷酸化障碍、ATP 生成减少、线粒体功能下降。②点突变：主要发生在编码蛋白质的 tRNA 区，可阻碍 mtDNA 编码蛋白质的合成，并导致 rRNA 转录提前终止。③串联重复：是指碱基序列的重复，其意义目前仍不甚明了，有可能是重复突变后，表达的蛋白质种类过多，造成了线粒体呼吸链组装障碍而导致疾病发生。mtDNA 的三种突变都可引起衰老，其中 mtDNA 点突变和缺失突变发生频率最高，研究也最多。

研究发现，大多数伴有 mtDNA 缺失的疾病往往在成年期开始表现出来，症状随年龄增长而加重，缺失的 mtDNA 随年龄的增加而渐进性增多，提示随年龄增长可能伴有特异的 mtDNA 缺失。这种突变累积的结果，使线粒体氧化磷酸化的能力逐渐降低，细胞产生 ATP 的量越来越少，表现出来的症状越来越明显。Roberto 等在年老的骨骼肌中发现，D 环中存在两个点突变。对来源于 91 个不同年龄、不同个体的活体组织中这两个突变的存在度和异质水平进行了评价，发现突变随着年龄增加而显著积累。这在一定程度上说明 mtDNA 的缺失突变与衰老的相关性。但目前关于 mtDNA 突变与衰老的关系仍存在着许多疑问，还有待于进一步深入探讨。

（六）差错灾难学说

随着年龄的增长，机体细胞内不但 DNA 复制率下降，而且常会发生核酸、蛋白质、酶等大分子的合成差错。如蛋白质在合成过程中的 DNA 复制、转录都可能产生差错。它不同于变异，只是多参入或少参入一个核苷酸，或者以另一种核苷酸替代了该位点原有的核苷酸。正常情况下，这些差错可由修复机制（外切酶）来修复，但这种差错也可能发生在参与这种修复机制的酶类，而使该修复机制、修复能力降低或丧失，这种差错在体内与日俱增，可导致细胞功能降低，逐渐衰老、死亡。

（七）神经内分泌-免疫调节学说

免疫系统和内分泌系统与衰老有着密切的关系。下丘脑是人体的“衰老生物钟”，下丘脑衰老是导致神经内分泌器官衰老的中心环节。由于下丘脑-垂体-内分泌腺轴系的功能衰退，使机体表现出一系列内分泌功能的下降，随着年龄的增加，机体靶组织对某些激素或活性物质的反应性发生改变或明显降低（如受体表达的降低）。内分泌系统合成功能以及分泌、调节功能等都发生某些衰老性改变，这些因素促使机体整个内分泌系统功能的紊乱和减退、下丘脑的衰老，进而导致免疫功能下降，从而加速了机体衰老过程。有研究证实，儿童的平均 T 细胞数为 1890/mm^3，老年人只有 780/mm^3。

（八）干细胞调控衰老最新学说

2007 年，美国密歇根大学 Y. Yamashita 等以果蝇作为实验对象，研究发现，果蝇成体干细胞内有一种分子信使，就像城堡的岗哨一样，对细胞分裂行为的正确与否进行监控。细胞分裂部分由中心体控制，它提供了有助于引导染色体分散到子细胞中的框架。而当中心体定位出现错误时，就会破坏有丝分裂器，使干细胞朝向过度增殖和肿瘤方向发展。为了阻止后一种情况发生，干细胞发展出了这种自我检查系统，一旦收到中心体的偏离信息，就会拉响警报，终止细胞分裂，防止其向肿瘤细胞分化。

Yamashita 认为“衰老是分裂细胞过少，而癌症是细胞分裂过多”。长期以来人们一直推测，干细胞内或许存在某一程序，控制着分裂的平衡。干细胞内的自检机制的提出可能为解析癌细胞的过度增殖与正常细胞的衰老之间的相互关系提供了一个潜在的研究方向。

第二节　细胞程序性死亡

案例导入

细胞死亡（cell death）是生物界普遍存在的现象，是细胞生命现象不可逆的停止及细胞生命的结束。细胞死亡不同于机体死亡，个别细胞的死亡，甚至机体局部多细胞的死亡并不影响机体的寿命。在正常人体组织中，每天都有众多细胞死亡。细胞死亡的原因很多，根据死亡的特点，细胞死亡可分为两种：非程序性细胞死亡和程序性细胞死亡。非程序性死亡即坏死（necrosis），是细胞遇到意外损伤而发生的一种消亡方式，是指细胞在受到环境中的物理或化学刺激时所发生的细胞被动死亡，不能被细胞信号转导抑制剂阻断。坏死也即临床上常见的病理性死亡。本章重点讲另一种死亡方式——程序性细胞死亡（programmed cell death，PCD），即在一定时间内，细胞按特定的程序发生死亡，这种死亡具有严格的基因时空性和选择性，也称为凋亡（apoptosis）。PCD 是细胞主动结束生命活动的过程，往往受细胞内遗传基因编码的“死亡程序”的控制。PCD 的最终结果是细胞凋亡，但细胞凋亡并非都是程序化的，如抗癌药所致的癌细胞死亡。最新认为，PCD 包括凋亡、自噬（autophagy）、焦亡（pyroptosis）和裂亡（mitotic cell death，MCD，多见于肿瘤细胞）。病理性死亡称为坏死，是细胞遇到意外损伤而发生的一种消亡方式。坏死作为病理学的重要内容，将在相应课程中介绍，本书重点讨论细胞凋亡。

一、细胞凋亡与坏死的区别

细胞凋亡是多细胞生物在发生、发展过程中，为调控机体发育、维护内环境稳定而出现的主动死亡过程。为了保持正常的生理功能，一部分细胞发生自发性死亡，这种细胞死亡实际上由细胞内一系列相关的分子所调控，并伴随典型的形态学改变，称为细胞凋亡。业已明确，细胞凋亡为细胞特定基因所编排、受基因调控的一种细胞死亡方式。细胞凋亡是生物体在漫长进化过程中逐步建立起来的“自杀”（suicide）机制，即细胞在一定的生理或病理条件下，为适应生存环境，遵循特定的程序，主动采取结束自身生命的过程。

而细胞坏死是细胞死亡的另一种方式，是细胞对外来伤害的一种被动反应，是受某些外界因素如局部缺血、缺氧、高热、物理、化学损伤和生物因子的作用而产生的急性损伤所致。由于细胞膜的直接破坏而引起大量细胞外水、电解质进入细胞内，致使细胞稳态失衡，造成细胞器特别是线粒体肿胀，进而细胞破裂、死亡，引起周围组织的炎症反应，是细胞突发性的病理性死亡。细胞坏死可能在细胞免疫中发挥重要作用，如细胞感染病毒等病原体后，可能通过“自杀”方式消灭病原体，但如果这种方式失灵，细胞将可能发生坏死，胞内病原体信号分子如病毒核酸等被释放出来，能够被免疫细胞识别，促发固有免疫反应。凋亡的结局虽然也是细胞死亡，但与坏死截然不同（图 14-3，表 14-2）。

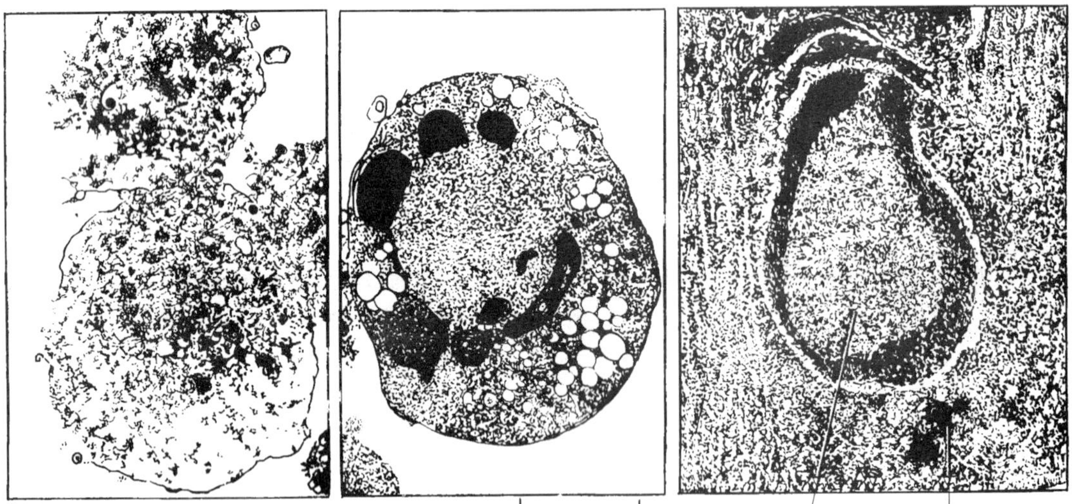

图 14-3 细胞凋亡与细胞坏死

表14-2 细胞凋亡与细胞坏死的区别

	细胞凋亡	细胞坏死
诱导因素	体内生理信号	强烈刺激
死亡数量	多呈单细胞丢失	成群细胞死亡
膜完整性	完整	破碎
细胞质	由质膜包围形成凋亡小体	溢出，细胞破裂成碎片
细胞核	固缩	断裂，核被膜破裂
染色质	沿核膜凝缩成半月形团块	稀疏，呈网状
基因组 DNA	有规律降解，呈梯形电泳带	随机降解，呈弥散电泳带
基因活动	由基因调控	非基因调控
信号分子介导	需要	不需要
代谢反应	有蛋白酶参与的级联反应	无序的代谢反应
结局	不引起炎症反应，个体存活需要	引起炎症反应，有破坏作用
意义	生理死亡方式	病理死亡方式

虽然人们常习惯将细胞凋亡和程序性细胞死亡互用，但严格来说，细胞凋亡和程序性细胞死亡还是有区别的，前者强调形态学变化（如染色质边集及凋亡小体等）；后者则重视细胞功能改变，是功能方面的概念，强调这种细胞死亡是一个有序的过程，过程一旦启动，便会按既定的程序自动进行下去。目前一般认为细胞凋亡是程序性细胞死亡的一种表现形态，但并不是所有程序性细胞死亡都有凋亡的形态学表现。细胞凋亡与程序性细胞死亡的关系可概括为：①程序性细胞死亡是功能性概念，是说明基因调控细胞死亡这一功能。②而细胞凋亡为形态学概念，是多种途径引发的一系列特征性形态、生化变化的综合。③程序性细胞死亡主要由细胞凋亡引发。细胞凋亡既有程序性的，也有非程序性部分存在。如细胞毒 T 细胞（cytotoxic T lymphocyte，CTL）快速杀伤过程中，靶细胞内迅速诱发显著的核酸内切酶活化，不需要明显地启动基因及合成物质，只是靶细胞对周围环境变化所发生的反应。④程序性细胞死亡仅存在于发育过程中的某些细胞，而细胞凋亡既可存在于发育过程中的细胞，也可存在于成体细胞。

二、细胞凋亡的生物学意义

（一）参与发育过程的调节

在哺乳动物的胚胎发生、发育以及成熟过程中，细胞实际上呈现生存与死亡交替存在，细胞凋亡是保证个体发育成熟所必需的。细胞凋亡可及时清除无用、多余的细胞。一般无用的细胞大多在发育早期阶段即发生凋亡。如果发育过程中某些细胞产生过多，也会发生凋亡。例如，人胚胎肢芽发育过程中的指（趾）间组织，通过细胞凋亡机制被清除而形成指（趾）间隙。一些发育不正常的细胞也可通过凋亡来清除，如大脑中没有形成正确连接的神经元可通过凋亡被清除。在成年机体中，通过细胞凋亡可清除衰老细胞，从而维持器官中细胞数量的稳定。

（二）参与免疫细胞活化过程的调节

人类免疫系统是细胞凋亡最有代表性的例子，在淋巴细胞发育分化成熟过程中，例如正 / 负筛选（positive/negative selection），始终伴随着细胞凋亡。在淋巴细胞的发育成熟过程中，约 95% 的细胞发生凋亡。胸腺细胞在发育过程中涉及一系列的正 / 负筛选过程，以形成 $CD4^+$的辅助 T 淋巴细胞亚群和 $CD8^+$抑制性 T 淋巴细胞亚群；同时，对识别自身抗原的 T 淋巴细胞克隆进行选择性地消除，其细胞克隆死亡的机制主要是通过细胞凋亡。正常的 T 淋巴细胞在受入侵的抗原刺激后被激活，并诱导出一系列免疫应答反应。机体为了防止出现过高的免疫应答，或防止这种应答无限制地发展，便以激活诱导的细胞死亡（activation-induced cell death，AICD）来控制被激活的 T 细胞的寿命。

（三）参与衰老、受损细胞的清除

清除受损或衰老的细胞对维持多细胞生物的生命至关重要。通常，细胞凋亡通过三条途径参与清除衰老细胞，一是清除受损或功能丧失的细胞，如成纤维细胞、肝细胞等，被清除的细胞由新生细胞取代，以维持组织内环境的稳定；二是清除分裂后期排列与分布异常的细胞如神经元、心肌细胞，以预防疾病的发生；三是清除受损突变的细胞、受损后不能修复的细胞。受病毒感染的细胞通过凋亡使 DNA 发生降解，整合于其中的病毒 DNA 也随之破坏，阻止了病毒复制；突变的细胞发生凋亡，有利于防止癌症发生。所以细胞凋亡是机体维持细胞群体数量和内环境稳定的重要手段。

三、细胞凋亡的特征性改变

（一）凋亡细胞的形态改变

在细胞凋亡发展过程中最明显的实验证据是在光学显微镜和电子显微镜下观察到的一系列细胞形态学变化。与细胞坏死时染色质破碎溶解、细胞器肿胀、胞膜破裂和胞质溶酶体释放等引起炎症反应的表现不同，凋亡的形态学特征是细胞体积收缩，以细胞核的形态改变最为突出（图 14-4）。凋亡的细胞碎片或凋亡小体散在分布于组织中，但不引起炎症。

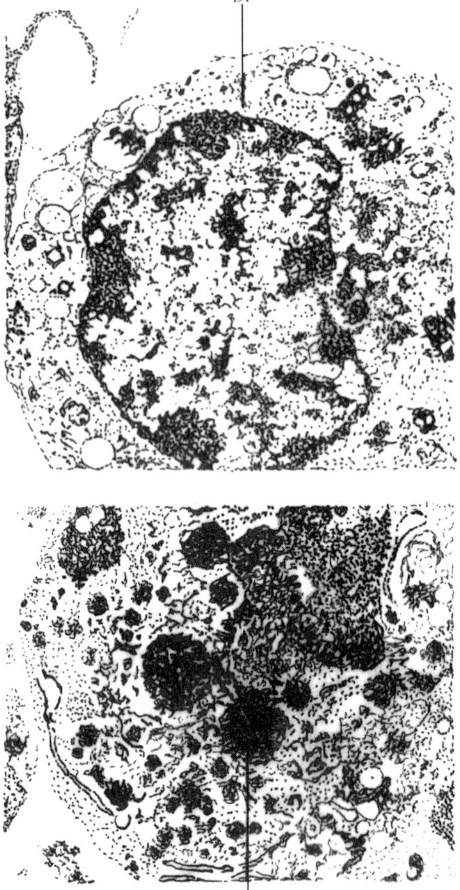

图 14-4 凋亡小体的电镜图

1. **细胞核变化** 核 DNA 在核小体连接处断裂成核小体片段，并向核膜下或中央部异染色质区聚集形成浓缩的染色质块，在电镜下呈高电子密度。凋亡细胞中，聚集在核膜下的染色质呈新月形、马蹄形、“八”字形、花瓣形、镰刀状、柳叶刀状或舟状等多种形态，称为染色质边集（chromatin margination）。聚集在中央的异染色质则常呈眼球状。凋亡细胞的核中异染色质丰富，常染色质少。在凋亡早期，染色质呈高度浓缩的致密核（称为黑洞样核）。随后染色质在核周边聚集，形成低电子密度透亮区，随着核孔变大，通透性也增加，细胞质中水分不断渗入细胞核。此后，透明区不断扩大，染色质进一步聚集，核纤层纤维断裂消失。最终核膜在核孔处断裂，断裂向内包裹将聚集的染色质切块分割，形成若干个核碎片（核碎裂，karyorrhexis）的透明区。而个别“黑洞样核”更致密，仍保持原状，不被分割。

2. **细胞器变化** 在凋亡早期细胞出现浓缩现象，但大多数细胞器结构保持完整。随着凋亡不断加重，线粒体首先发生改变，如线粒体体积增大、嵴增多，形同增殖，接着出现线粒体空泡化，线粒体内的细胞色素 c 漏出，有人认为线粒体内细胞色素 c 的漏出是启动线粒体凋亡途径的关键步骤。内质网腔膨胀，不断扩张，可与胞膜融合，形成膜表面的芽状突起，称为出芽（budding）。细胞骨架发生改变，原来疏松、有序排列的结构变得致密而紊乱。骨架的主要成分表达受到显著的抑制，含量明显减少。细胞骨架的改变不仅是细胞凋亡的结果，还影响细胞凋亡的过程。溶酶体则相对完整。

3. **细胞膜变化**　凋亡细胞失去原有的特定形状，由于细胞脱水，导致胞质浓缩，细胞体积缩小（约为原细胞体积的 70%）。细胞膜表面微绒毛、细胞突起及皱褶消失，胞膜皱缩内陷，分割包裹胞质。细胞膜上出现某些生物大分子沉积，如磷脂酰丝氨酸（phosphatidylserine，PS）和凝血酶敏感蛋白（thrombospondin）等，提示细胞的清除功能发生障碍。用激光共聚焦显微镜观察，发现细胞膜电位下降，膜流动性降低。细胞凋亡早期，位于细胞膜内侧的 PS 翻转至细胞膜外侧，此时，可以用荧光标记的 PS 特异探针——膜联蛋白 V（annexin V）对凋亡细胞加以染色并对凋亡进行定量分析，这种方法比 TUNEL 法（见后述）更敏感。

4. **凋亡小体的形成与清除**　凋亡小体的出现是细胞凋亡最明显的特征。凋亡小体通过下列方式形成：①芽胞脱落。凋亡细胞内聚集的染色质块，经核碎裂形成大小不等的染色质块（核碎片），然后整个细胞通过芽生、起泡（zeiosis）等方式形成球状突起，并在其根部绞缢而脱落形成一些大小不等，内含胞质、细胞器以及核碎片的膜性小泡，即凋亡小体（apoptotic body)。②胞质分隔。内质网将凋亡细胞的细胞质重新分隔成大小不等的腔室，靠近细胞膜端的腔室与细胞膜融合、脱落，形成凋亡小体。③自噬体形成。凋亡细胞的线粒体、内质网等细胞器和其他胞质成分一起被内质网膜包裹形成自噬体，并与凋亡细胞膜融合后排出细胞外，成为凋亡小体。有些细胞在凋亡过程中并不通过上述方式形成若干个凋亡小体，而仅发生核固缩和胞质浓缩，由内折的细胞膜包裹形成单个致密结构，也称为凋亡小体（图 14-5）。

凋亡小体可被单核巨噬细胞吞噬，亦可被邻近的同类细胞吞噬及消化，例如被邻近的肿瘤细胞等所谓的“非职业性”或“业余性”吞噬细胞清除。由于凋亡小体具有完整膜结构，其内容物也无外漏，故凋亡过程不发生局部炎症反应。

（二）凋亡细胞的生化改变

细胞凋亡时生化方面的变化比较复杂，其中染色质 DNA 的特征性片段化断裂和 Caspase 蛋白酶降解尤为重要。

1. **染色质 DNA 的特征性片段化断裂**（DNA ladder）　典型的细胞凋亡以细胞核固缩、染色质 DNA 的特征性片段化断裂为主要特征。1980 年 Wyllie 等建立了细胞凋亡的体外实验模型，用糖皮质激素诱导新生大鼠胸腺细胞凋亡。研究发现细胞凋亡过程中普遍存在着染色质 DNA 的降解，而且这种降解特征非常明显，产生长短不一的 DNA 片段。经电泳证实，这些 DNA 片段长度均为 180 ～ 200 bp 的整倍数，而 180 ～ 200 bp 正好是缠绕核小体中组蛋白八聚体的 DNA 长度，提示染色质 DNA 恰好是在核小体的连接部位被切断，使染色体 DNA 产生 180 ～ 200 bp 的整倍数的片段，称为 DNA 片段化（fragmentation）。此后，Cohen 等研究证实，凋亡过程中 DNA 被降解实际上是内源性核酸内切酶（endonuclease）作用的结果。核酸内切酶催化的染色质 DNA 的裂解是细胞凋亡过程中关键性的一步。在正常情况下，内源性核酸内切酶以无活性的形式存在于细胞核内，在细胞内外凋亡诱导因素（如 Ca^{2+}、Mg^{2+}和糖皮质激素等）刺激下，核酸内切酶经过一系列胞内信号转导途径被激活，而核小体连接部位易受内源性核酸内切酶的攻击，最终引发 DNA 链非随机性的降解、断裂，导致细胞凋亡。内源性核酸内切酶有多种，常见的有核酸内切酶Ⅰ（DNase Ⅰ）、核酸内切酶 E（DNase Ⅱ）、Nuc-18 等。

细胞发生凋亡时，DNA 的降解可通过琼脂糖凝胶电泳加以观察，因此 DNA 电泳图像呈梯状（ladder）条带，习惯上称为 DNA ladder，是鉴别细胞凋亡与否的重要标志之一。细胞坏死时 DNA 也可降解，但它是一种 DNA 随机断裂，生成的片段大小不等，琼脂糖凝胶电泳

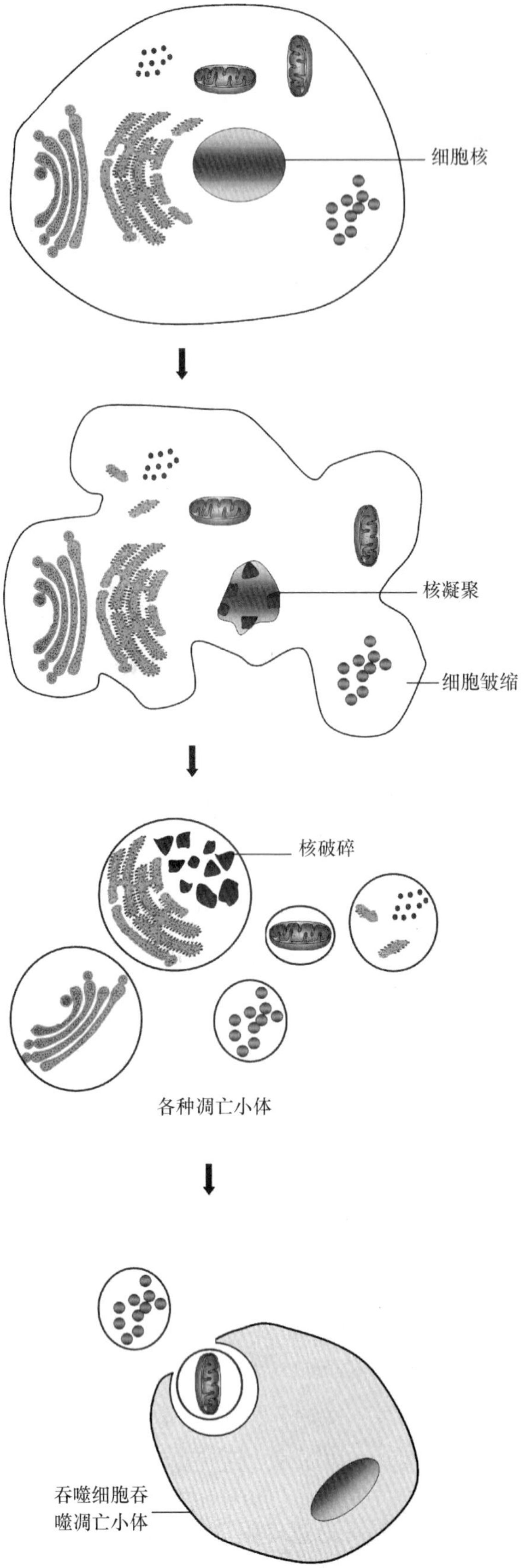

图 14-5　凋亡小体的形成与清除

表现为弥散的（smear）连续图谱，与凋亡细胞呈现的 ladder 明显不同。图 14-6 是地塞米松诱导小鼠胸腺细胞凋亡电泳结果，图中所示 DNA 梯状条带是判定细胞凋亡最客观的生化指标。

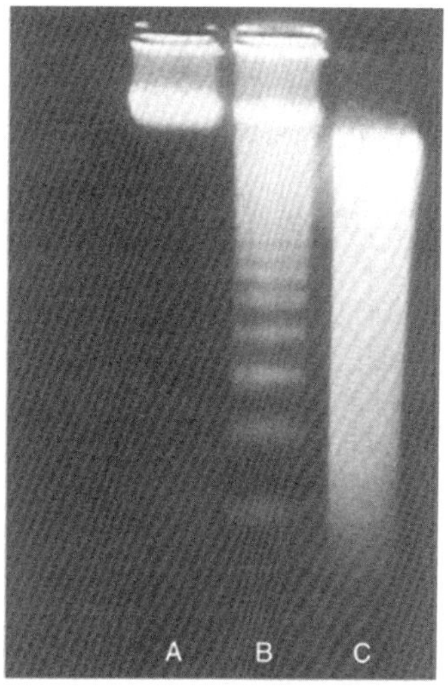

图 14-6　凋亡和坏死

核小体间 DNA 链断裂是细胞凋亡时最常见的一种断裂方式。除此之外还有大分子 DNA 片段形成和 DNA 的单链断裂。大分子 DNA 片段是指 50 ～ 300 bp 的 DNA 片段，它可单独出现于凋亡细胞，也可与上述 DNA ladder 同时出现。Oberhammer 等认为，这种大分子 DNA 片段可能是核小体间 DNA 链断裂的早期事件，因为在检测到大分子 DNA 片段后 4 小时才出现 DNA ladder。有趣的是，这种大分子片段与核支架染色质环区的分子大小相一致。因此，这两种方式的 DNA 链断裂，可能仅仅是核酸内切酶对 DNA 链的切割部位不同所导致的产物。如果凋亡细胞只有大分子片段，则反映出 DNA 的切割只发生在核支架部位。

DNA 拓扑异构酶（topoisomerase）是一种在生物体中广泛存在、能够调节核酸空间结构动态变化、控制核酸生理功能的关键酶。近来的研究表明，DNA 拓扑异构酶也可能在 DNA ladder 的形成过程中起着极为重要的作用。以拓扑异构酶 I 抑制剂喜树碱作用于 HL-60 细胞，可引起凋亡，此时 DNA 发生单链断裂，如立即去除药物，断裂点可很快对接，但 4 小时后却出现核小体间 DNA 断裂，提示 DNA 单链断裂可能是细胞凋亡过程中 DNA 片段化形成的早期信号。

2. Caspase **蛋白酶降解**　细胞凋亡过程受到不同蛋白酶的控制，因此细胞凋亡可被看成是蛋白酶级联反应的连续过程，抑制蛋白酶活性在某种程度上意味着阻止细胞凋亡的发生。调控细胞凋亡的蛋白酶有多种，如 Caspase 酶、颗粒酶（granzyme）、分裂素等。半胱氨酸-天冬氨酸特异性蛋白酶（cysteine-aspartic specific proteases，Caspase）家族，也称为 ICE/CED3 蛋白家族，是一组存在于胞质溶胶中的半胱氨酸蛋白酶，其活性位点均包含半胱氨酸残基，能特异性识别并切割靶蛋白肽链中天冬氨酸残基之后的羧基端，故得名。

Caspase 酶的发现源于科学家对线虫的研究。线虫为一种食菌类线性动物，体长仅约 1 mm，平均寿命约为 10 天，因此线虫是研究细胞凋亡良好的模式生物。在线虫中，人们发现一系列与凋亡相关的基因，命名为 *Ced*（取 cell 的 ce 和 death 的 d）。1993 年，Miura 等首先发现哺乳动物的白细胞介素 1β 转化酶（interleukin-1β converting enzyme，ICE）与 *Ced* 同源，并证实 ICE 在哺乳动物的凋亡中发挥作用。之后，在动物体内有十几种 *Ced* 同源基因被发现，它们都与凋亡的发生密切相关。1996 年，在凋亡国际会议上，决定将哺乳动物体内与 *Ced* 同源的家族蛋白命名为半胱氨酸-天冬氨酸酶（Caspase）。Caspase 酶选择性地切割某些蛋白质中的天冬氨酸相关位点。该酶对靶蛋白位点识别之精确，为生物界所有酶之罕见。哺乳动物中已发现的 Caspase 酶家族成员至少有 15 种。所有的 Caspase 都是以无活性的前体（pro-caspase）存在（即酶原形式）。Pro-caspase 都含有一个酶原结构域（pro-domain）和大亚基（P20）、小亚基（P10）两个亚基（图 14-7）。原结构域序列长短不一，其存在对 Caspase 酶活性有抑制作用。Pro-caspase 经系列水解后，分开大小亚基并去除原结构域。大小亚基结合形成异二聚体（P20/P10），两个异二聚体再进一步聚合形成具有催化活性的四聚体。Caspase 酶区别于其他蛋白酶的最大特点是其对底物的切割位点严格地定位在天冬氨酸之后。不同的 Caspase 酶对天冬氨酸之前的 3 个氨基酸有不同的选择性，构成 Caspase 酶对底物切割的特异性。Caspase 酶可依其激活方式以及作用方式分为起始酶和效应酶。起始酶的原结构域较长，而且具有介导蛋白质相互作用的两个结构域，即死亡效应结构域（death effector domain，DED，例如 Caspase-8 和 Caspase-10）和 Caspase 激活 / 募集结构域（Caspase activation and recruitment domain，CARD，例如 Caspase-1、2、4、5、9、11、12）。Caspase 酶家族成员在细胞凋亡中的作用见表 14-3。起始酶可以通过 DED 或 CARD 与其他蛋白质作用后被激活。而效应酶需要起始酶的活化，才能切割细胞内的蛋白质底物。Caspase-3 就是典型的效应酶之一，形象地被比喻为细胞凋亡的刽子手（executioner）。凋亡可以通过不同的因素介导而起始，但大多通过 Caspase 级联反应进行信号转导，使凋亡最终得以实施。

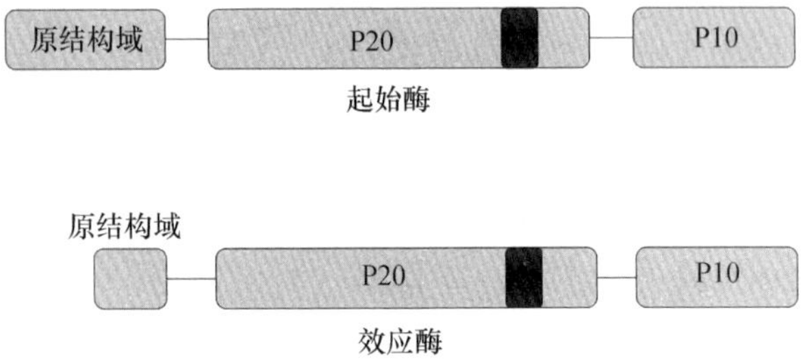

图 14-7　Caspase 家族结构模式图

颗粒酶（granzyme，也称粒酶）是另一类参与细胞凋亡的酶。颗粒酶为丝氨酸蛋白家族成员，常见于免疫细胞，如细胞毒性 T 淋巴细胞和自然杀伤细胞介导的细胞凋亡，这些细胞释放颗粒酶和穿孔素（perforin），引发靶细胞凋亡。钙蛋白酶（calpain）是一种 Ca^{2+} 依赖性中性蛋白酶，细胞凋亡时与细胞膜和细胞骨架的变化相关。研究表明，地塞米松诱导胸腺细胞凋亡时，细胞内的钙蛋白酶活性升高出现在形态学改变和 DNA 梯形条带之前。使用钙蛋白酶抑制剂可阻止电离辐射和地塞米松诱导细胞凋亡。又如 P35 蛋白可通过抑制效应性 Caspase 蛋白酶的活性而抑制凋亡过程，它不但参与死亡受体介导的细胞凋亡，也参与离子照射、糖皮质激素引起的凋亡。

表14-3　Caspase家族成员及其在细胞凋亡过程中的作用

名称（别名）	在细胞凋亡中的作用
Caspase-1（ICE）	白介素前体的切割；参与死亡受体介导的凋亡
Caspase-2（Nedd-2/ICH1）	Caspase 起始酶或 Caspase 效应酶
Caspase-3（apopain/CPP32/Yama）	Caspase 效应酶
Caspase-4（Tx/ICH2/ICE_{rel}－Ⅱ）	白介素前体的切割
Caspase-5（ICE_{rel}－Ⅲ /TY）	白介素前体的切割
Caspase-6（Mch2）	Caspase 效应酶
Caspase-7（ICE-LAP3/Mch3/CMH1）	Caspase 效应酶
Caspase-8（FLICE//MACH/Mch5）	死亡受体途径的起始 Caspase
Caspase-9（ICE-LAP6/Mch6）	Caspase 起始酶
Caspase-10（Mch4/FLICE2）	死亡受体途径的起始 Caspase
Caspase-11（ICH3/JCEB）	白介素前体的切割；死亡受体途径的起始 Caspase
Caspase-12	内质网凋亡途径的起始 Caspase
Caspase-14	Caspase 效应酶
Caspase-16（CASP14L/Gm5146）	Caspase 效应酶
Caspase-18	未知

3. **以胞质 Ca^{2+} 为代表的离子改变** 胞质 Ca^{2+} 与细胞凋亡有密切关系。有研究认为 Ca^{2+} 能通过两条途径诱导细胞凋亡。① Ca^{2+} 升高作为凋亡信号启动凋亡。胞质内质网 Ca^{2+} 库释放、胞外 Ca^{2+} 内流增加及其他因素，可使胞质内 Ca^{2+} 持续升高，诱发细胞凋亡。②破坏细胞内 Ca^{2+} 的稳态引发细胞凋亡。Ca^{2+} 的释放打破了细胞内结构的稳定，使细胞凋亡系统的关键成分与正常时不能接触到的基质发生反应，从而启动凋亡。胞质 Ca^{2+} 浓度升高或重新分布（redistribution）诱发细胞凋亡变化的作用方式主要有如下几种：刺激信号转导通路，活化蛋白酶、核酸内切酶和转谷氨酰胺酶（transglutaminase）等。在多种细胞凋亡转导信号中，可能存在一种中心信号，既是凋亡的传递分子，又是凋亡的效应分子。

（三）凋亡细胞的线粒体改变

线粒体是细胞的能量工厂，是真核细胞生存的基础。近 20 年，有关线粒体研究的历程事件证明了它不仅作为细胞的能量工厂，而且也是控制细胞死亡的枢纽（control center for cell death）。越来越多的实验证据表明，线粒体在介导细胞凋亡方面发挥重要作用。目前证实，细胞凋亡激活途径有细胞膜死亡受体通路、线粒体通路（后述）和内质网应激通路等。当诱导凋亡的信号分子与细胞膜受体结合时，通过特异的信号通路将死亡信号传递到胞内。而线粒体也可作为凋亡的另一个“始作俑者”，通过线粒体信号途径引发细胞凋亡，此外其他通路产生的效应蛋白也与线粒体通路蛋白发生联系，说明线粒体在细胞死亡过程中起着重要作用，它参与细胞凋亡的进程，是一种调节细胞凋亡的细胞器。

细胞凋亡中线粒体变化的主要表现：①线粒体跨膜电位（$\Delta\psi_m$）的降低。在凋亡发生过程中，多种促进细胞凋亡蛋白转移至线粒体，从而使线粒体膜通透性和完整性受到破坏。由于内膜对氢离子通透性增加，引起线粒体膜电位降低甚至消失，导致细胞凋亡。实验发现，大多数诱导剂引起各种细胞凋亡时，都伴有 $\Delta\psi_m$ 降低。如在剔除神经生长因子诱导的交感神经元凋亡、糖皮质激素诱导淋巴细胞凋亡、TNF 诱导的单核细胞凋亡时，均出现了 $\Delta\psi_m$ 的降低，而这种线粒体跨膜电位的降低往往发生在凋亡细胞的形态学和生物化学改变之前。②线粒体膜通透性转换孔（mitochondrial permeability transition pore，MPTP）开放。抗凋亡基因家族蛋白（Bcl-2，Bcl-X_L）主要通过调节 MPTP 开放来调控细胞的凋亡。Bcl-2 多位于膜孔道处，具有抑制 MPTP 开放、降低线粒体通透性的作用，由此抑制细胞凋亡。相反，线粒体内膜上也有一类基因蛋白，具有促进 MPTP 开放的作用，如 Bax。Bcl-2 与 Bax 形同把守 MPTP 的一对“门神”，它们之间稳态失衡，将导致细胞凋亡发生。③线粒体内某些凋亡诱导物释放。线粒体膜电位消失导致 MPTP 开放，使线粒体内某些凋亡诱导物得以释放，启动细胞凋亡过程。如凋亡诱导因子细胞色素 c，在细胞凋亡过程中从线粒体膜间隙被释放到细胞质，激活 Caspase 酶级联反应，启动细胞凋亡。凋亡发生的初始阶段，也可见细胞内钙稳态改变，钙离子通道的闸门功能丧失，造成线粒体膜两侧的离子化学梯度（electronic-chemical gradient）丧失，线粒体跨膜电位迅速下降和电子传递与呼吸链解偶联，进一步造成细胞凋亡。④线粒体产生活性氧增多。ROS 是细胞凋亡的信使分子和效应分子，凋亡刺激使线粒体产生的 ROS 增多，促进了细胞凋亡。

四、细胞凋亡的调控

（一）细胞凋亡的基因调控

细胞凋亡是基因调控下的自我消亡过程。正常细胞接受凋亡信号的刺激，经过一系列的信号传递，作为凋亡相关基因，通过影响细胞内外离子和蛋白酶等化学物质及结构的改变，最终导致细胞凋亡。根据功能不同，调控细胞凋亡的基因可分为两大类：一类是能促进细胞凋亡的基因，如动物细胞中的 *p53*、*Bax* 和线虫中的 *ced-3*、*ced-4* 等；另一类是能抑制细胞凋亡的基因，如动物细胞的 *bcl-2* 和线虫的 *ced-9* 等。实验证实，来源于线虫（*C. elegans*）的促凋亡基因与来源于人类细胞的促凋亡基因高度同源。抑制凋亡基因亦是如此。这提示细胞凋亡过程具有高度保守性。

1. 促进凋亡的基因

（1）*ced-3/ced-4*：*ced-3/ced-4* 基因最早是在线虫中发现的，是促进细胞凋亡的基因，它们的活化是启动凋亡乃至维持细胞凋亡所必需的。利用基因工程方法突变这对基因，则突变体细胞不再发生凋亡，而且可以分化存活。后来发现人白细胞介素 1β 转化酶（interleukin-1β-converting enzyme，ICE）与之结构相似，有约 30% 同源性，是一种半胱氨酸–天冬氨酸特异性蛋白酶，现统称为 Caspase 家族。

（2）*p53*：野生型 *p53*（wild-type *p53*）作为一种重要的抑癌基因，其生物学功能是在 G_1 期监视细胞基因组 DNA 的完整性。如果 DNA 受损伤，P53 蛋白就会“命令”细胞停留在 G_1 期，待修复后再进入 S 期。如损伤不能修复，则诱导其凋亡，从而避免细胞癌变。研究发现丧失 *p53* 功能的小鼠胸腺细胞对糖皮质激素诱导的凋亡和正常细胞相同，而对辐射诱导的凋亡不敏感。

（3）*fas*：又称作 *APO-1/CD95*，属 TNF 受体家族。*Fas* 基因编码产物为分子量 45 kDa 的跨膜蛋白，分布于胸腺细胞、活化的 T 淋巴细胞和 B 淋巴细胞、巨噬细胞、肝、脾、肺、心、脑、肠、睾丸和卵巢细胞等。Fas 蛋白与 Fas 配体结合后，会激活 Caspase 酶，导致靶细胞走向凋亡。

2. 抑制凋亡的基因

（1）*Bcl-2*：现已发现至少 19 个同源物，它们在线粒体参与的凋亡途径中起调控作用，能控制线粒体中细胞色素 c 等凋亡因子的释放。Bcl-2 家族成员都含有 1 ～ 4 个 Bcl-2 同源结构域（BH1 ～ 4），并且通常有一个羧基端跨膜结构域（C-terminal transmembrane region，CTM）。根据结构和功能可将 *Bcl-2* 基因家族分为两类（图 14-8），一类抑制凋亡（anti-apoptosis），如 *Bcl-2*、*Bcl-xl*、*Bcl-w*、*Mcl-1*；另一类促进凋亡（pro-apoptosis），如 *Bax*、*Bak*、*Bim*，在促凋亡蛋白中还有一类仅含 BH3 结构，如 *Bid*、*Bad*。

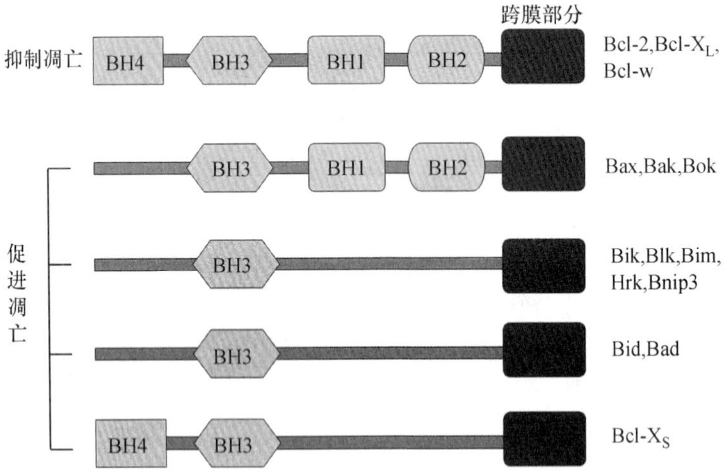

图 14-8 *Bcl-2* 家族

虽然 Bcl-2 蛋白存在于线粒体膜、内质网膜以及外核膜上，但主要定位于线粒体外膜，它拮抗促凋亡蛋白的功能。而大多数促凋亡蛋白则主要定位于细胞质，一旦细胞受到凋亡因子的诱导，它们可以向线粒体转位，通过寡聚化在线粒体外膜形成跨膜通道，或者开启 MPTP，从而导致线粒体中的凋亡因子释放，激活 Caspase，导致细胞凋亡。

（2）存活素：存活素（*Survivin*）属于抑制凋亡蛋白（inhibitor of apoptosis proteins，IAP）

家族中的新成员，由定位于第 10 号染色体的 *Survivin* 基因所编码，含有 8 个外显子，142 个氨基酸，分子量 16.3 kDa。存活素在胚胎及胎儿期表达非常丰富，而在成人正常细胞中，除了胎盘和胸腺微弱表达外，其他组织基本很难检测到存活素的表达。转基因技术证实，存活素与 Caspase 特异性结合，抑制 Caspase-3、Caspase-7 的活性，从而阻断各种刺激诱导的细胞凋亡过程。存活素结构具有以下特点：① N 端只有一个较为保守的杆状病毒属抑制细胞凋亡重复序列（baculovirus IAP repeat，BIR），该结构域是发挥凋亡抑制作用的主要元件；② BIR 分子被 Cys^{46}-Pro^{47}-Thr^{483} 氨基酸构成的插入序列分成两半；③ C 端缺乏锌指结构，而含有 1 个由 42 个氨基酸构成的 α 螺旋结构，其晶体结构呈广泛二聚体化排列，体外实验显示这种结构特征可显著增强其凋亡抑制功能（图 14-9）。

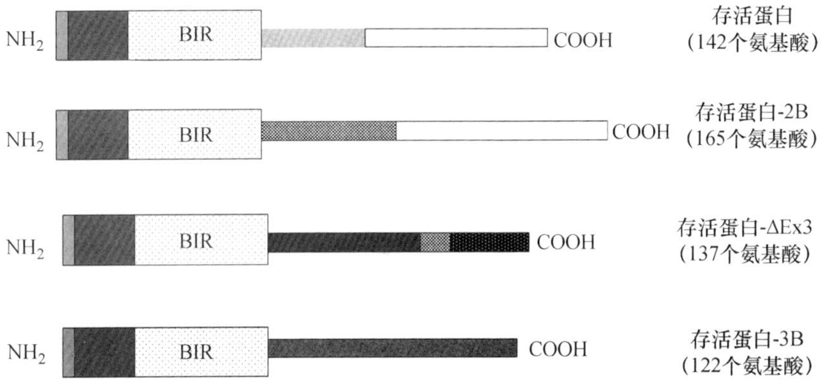

图 14-9　Survivin 蛋白及其家族成员结构示意图

（3）生存素：生存素（*livin*）类似于存活素，由 *livin* 基因所编码，也是抑制凋亡蛋白家族的新成员。Livin 蛋白在 N 端含有一个 BIR 结构域，C 端含有一个 RING 结构域，BIR 功能区是其发挥抗凋亡活性的必需结构，根据该基因转录产物剪切方式不同，分别编码蛋白生存素 α 与生存素 β，其在大多数正常组织不表达，仅发现在妊娠的胎盘滋养细胞和间质细胞中有表达，而在大多肿瘤细胞中高表达。Livin 对细胞凋亡的抑制主要依靠 BIR 结构域，其可以与 Caspase 家族结合，尤其是 Caspase-3，抑制其活性，从而阻断凋亡受体和线粒体相关的凋亡途径，抑制细胞凋亡。

（4）其他基因：实际上细胞内很多基因也控制细胞凋亡，如 *myc* 基因。*Myc* 家族与人类多种恶性疾病的发生有关，是一个多功能的原癌基因，可促进细胞分裂、参与细胞分化及细胞凋亡。细胞在 C-myc 作用下是出现增殖还是出现凋亡，完全取决于细胞接受的外来信号，如果接受的外来信号是存活刺激信号，激活了其功能结构域，细胞便增殖，否则细胞出现凋亡。*Myc* 家族基本作用参见表 14-4。

表14-4　*Myc*家族基本作用

成员	功能
C-myc	细胞转化；凋亡；延续细胞周期进程
L-myc	细胞转化；延续细胞周期进程
N-myc	同 *L-myc*
S-myc	生长抑制；凋亡
B-myc	抑制肿瘤转化

转化生长因子 β1（TGF-β1）是与细胞凋亡密切相关的细胞内源性因子，属于表皮生长因子抑制因子，是参与各种器官的分化和退化的蛋白家族成员之一。TGF-β1 对细胞的生长具

有双重作用，取决于细胞的类型，依赖于其他生长因子的存在。它对不同的细胞有不同的效应。例如对于成纤维细胞等类型的细胞，它的作用主要是刺激细胞分裂，而对大多数上皮细胞，却抑制其生长。上述基因表达可促进或抑制细胞凋亡的发生。但是，单一基因表达往往不足以引发凋亡，常需要几种基因协调一致，共同调节凋亡过程。

（二）细胞凋亡信号转导及调控机制

细胞凋亡是由基因调控的细胞程序化死亡过程，在正常情况下并不随意启动，除少数情况下细胞凋亡可自发产生外，多数情况下是由于细胞受到凋亡诱导因素作用才能启动细胞凋亡。参与细胞凋亡调节的因素很多，概括起来分为诱导性因素和抑制性因素两大类。诱导性因素包括：①理化因素：电离辐射、高温、强酸、强碱、乙醇、细胞毒性抗癌药物等均可导致细胞凋亡。②激素和生长因子失衡：激素和生长因子是细胞生长不可缺少的因素，激素和生长因子过多或缺乏均可导致细胞凋亡。③病原体：细菌、病毒等病原微生物及其毒素可诱导细胞凋亡。抑制因素主要有：①部分细胞生长因子：有些细胞生长因子（如 IL-2、神经生长因子等）具有抑制凋亡的作用，当从细胞培养液中去除这些因子后，依赖它们的细胞就会凋亡；反之，在培养液中加入相应生长因子，促进细胞内存活基因表达，细胞凋亡则受抑制。②部分激素：某些激素（如促肾上腺皮质激素、睾酮、雌激素等）可抑制靶细胞凋亡。③其他：某些二价金属阳离子（如 Zn^{2+}）、药物（如苯巴比妥、半胱氨酸蛋白酶抑制剂）、病毒（如 EB 病毒、牛痘病毒等）和中性氨基酸也具有抑制细胞凋亡的作用。

不同的凋亡信号在细胞中引发不同的凋亡信号转导通路。根据信号的来源可以将细胞凋亡信号转导通路分成两条：外源性凋亡途径和内源性凋亡途径。这两条通路最后都可汇聚到一点，即 Caspase 酶的激活。

1. **外源性凋亡途径** 又称为死亡受体（death receptor）通路，是由胞外肿瘤坏死因子（TNF）超家族成员（如 TNF α 、FasL/CD95L、TRAIL 等）与死亡配体结合引发的。目前比较清楚的是 Fas/FasL 介导的细胞凋亡途径。Livin 而后衔接蛋白募集 Caspase-8 酶原形成死亡诱导信号复合物，Caspase-8 酶原通过自身剪切激活，启动 Caspase 的级联反应，一方面使 Caspase-3、Caspase-6、Caspase-7 等效应酶激活，降解胞内结构蛋白和功能蛋白，导致细胞凋亡（图 14-10A）；另一方面活化后的 Caspase-8 能切割 Bid 的 C 端，脱去 C 端的 Bid 很快被转位到线粒体，诱导细胞色素 c 从线粒体释放进入胞质，细胞色素 c 通过与凋亡蛋白酶活化因子（apoptosis protease activating factor，Apaf-1）相互作用，将 Caspase-9 酶原激活，Caspase-9 可直接激活 Caspase-3，产生核膜崩解及核 DNA 断裂等结果（图 14-10B）。Apaf-1 为一种凋亡蛋白酶活化因子，其两侧区域有与 Caspase-9 酶原结合的位点。因此，Apaf-1 实际上是 Caspase-9 的上游活化物，它的激活表明凋亡已进入结局阶段，即如果将 Caspase-3 比作细胞凋亡的“刽子手”，Caspase-9 则为凋亡的“发起人”（initiator）。从上可知，死亡受体通路和线粒体通路在凋亡发生时不是绝对孤立的，线粒体通路有效地扩大了凋亡信号，使细胞凋亡效应反应迅速。

2. **内源性凋亡途径** 又称为线粒体途径，为线粒体释放细胞色素 c 后所介导的凋亡通路。线粒体是细胞生命活动的控制中心，它不仅是细胞呼吸链和氧化磷酸化的中心，而且是细胞凋亡的调控中心。细胞色素 c 从线粒体释放是细胞凋亡的关键步骤。释放到胞质的细胞色素 c 在脱氧腺苷三磷酸（dATP）存在的条件下能与 Apaf-1 结合，使其形成多聚体，并促使 Caspase-9 酶原与其结合形成凋亡体（apoptosome），引发 Caspase 酶级联效应，使细胞凋亡（图 14-10B）。Caspase 效应酶在细胞中能够切割 400 多种底物，如 Lamins、蛋白激酶、骨架蛋白、DNA 修复酶以及包括调控 mRNA 剪切、DNA 复制在内的功能蛋白质等。细胞凋亡的内源性途径中，细胞色素 c 的释放是关键，源于线粒体外膜通透性的改变。线粒体外膜的通透性主要受到 Bcl-2 家族的调控。

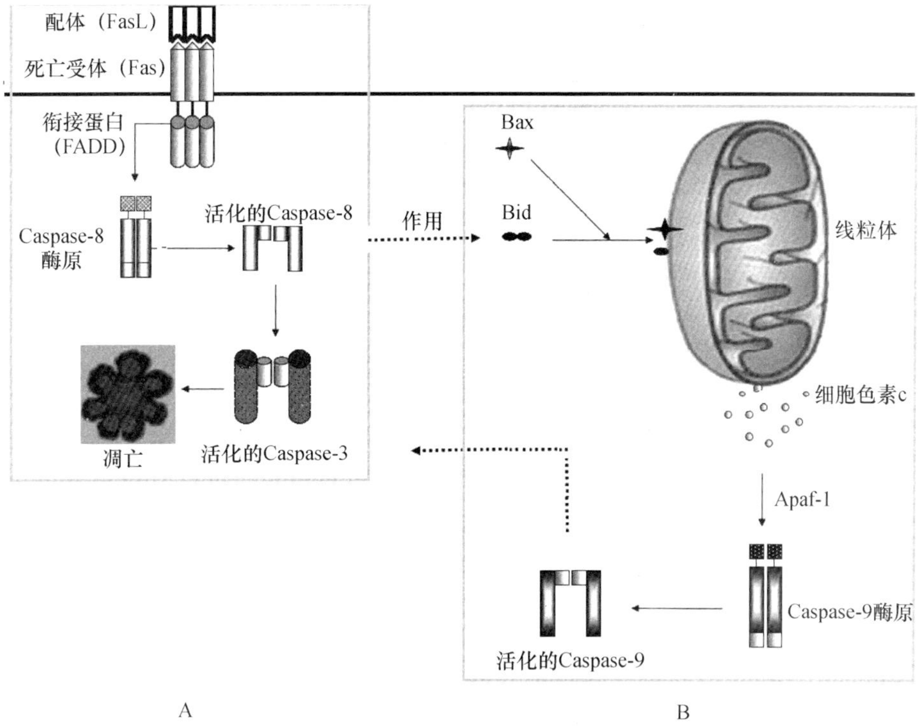

图 14-10　FasL 死亡受体信号通路

受体介导的信号并不一定都导致细胞凋亡，相反有可能抑制细胞凋亡。在研究神经生长因子保护脑细胞的实验中，科学家们发现，阿尔茨海默病的病因可能与细胞凋亡有关。利用神经生长因子（nerve growth factor，NGF）可以缓解实验动物阿尔茨海默病的发生，提示缺乏生长因子的信号刺激同样可以造成细胞凋亡。图 14-11 显示神经生长因子在细胞凋亡中的作用。在这条途径中涉及一种凋亡蛋白 Bad，它是胞质中的一种可溶性凋亡前体蛋白，以磷酸化（活化）和非磷酸化（失活）两种形式存在。非磷酸化的 Bad 与线粒体膜的 Bcl-2/Bcl-xl 结合，阻止 Bcl-2 作为抗凋亡蛋白发挥作用，因而细胞朝凋亡方向发展。但当有 NGF 等生长因子作用时，NGF 信号经 PI-3 和 Akt 激活 Bad 并使其磷酸化，磷酸化的 Bad 由于与 14-3-4 蛋白（一种参与 Raf 活化的中间体）具有高度的亲和性，而被紧紧“拷”住，不再具有与 Bcl-2/Bcl-xl 结合的能力，此时 Bcl-2/Bcl-xl 的抗凋亡作用得以显现。Bcl-2/Bcl-xl 的抗凋亡作用还与抑制 Bax 有关。Bax 是跨线粒体膜的蛋白二聚体，常聚集在一起（寡聚体），形成类似于离子通道样的蛋白孔道。Bcl-2/Bcl-xl 阻止 Bax 孔道开放，限制胞质离子向线粒体内流和线粒体内细胞色素 c 的“外漏”（leak out）。如果细胞得不到 NGF 等生长因子的刺激，Bad 就会紧紧地结合在 Bcl-2/Bcl-xl 上，限制了它们的抗凋亡作用。

细胞凋亡的信号转导可以归纳如图 14-12。在细胞凋亡通路中共有 3 组蛋白质，分别发挥调节、衔接和效应三种功能。作为调节因子，线虫体内的 Ced-9 和哺乳动物细胞中的 Bcl-2 在线粒体内源性凋亡途径中发挥作用；衔接因子 Ced-4 和 Apaf-1 的作用则具有双重性，一方面它们受控于 Ced-9 和 Bcl-2 承担凋亡抑制信号的下传作用，阻止凋亡发生；另一方面它们又可以促进细胞凋亡，这一点在非生长因子刺激的凋亡中尤为突出；Caspase 家族蛋白作为效应分子，激活 Caspase 直接导致细胞内各种物质降解，细胞最终死亡。

3. 内质网介导的凋亡通路　这一信号通路是近年来发现的促进细胞凋亡的信号途径。内质网（endoplasmic reticulum，ER）是真核细胞中重要的细胞器，它是由封闭的膜系统和膜围成的腔形成互相沟通的三维网状结构。内质网是细胞内蛋白质合成的主要场所，同时也是胞内钙离子的主要储存库。当钙离子稳态改变和未折叠或错误折叠蛋白质在内质网内蓄积时，可

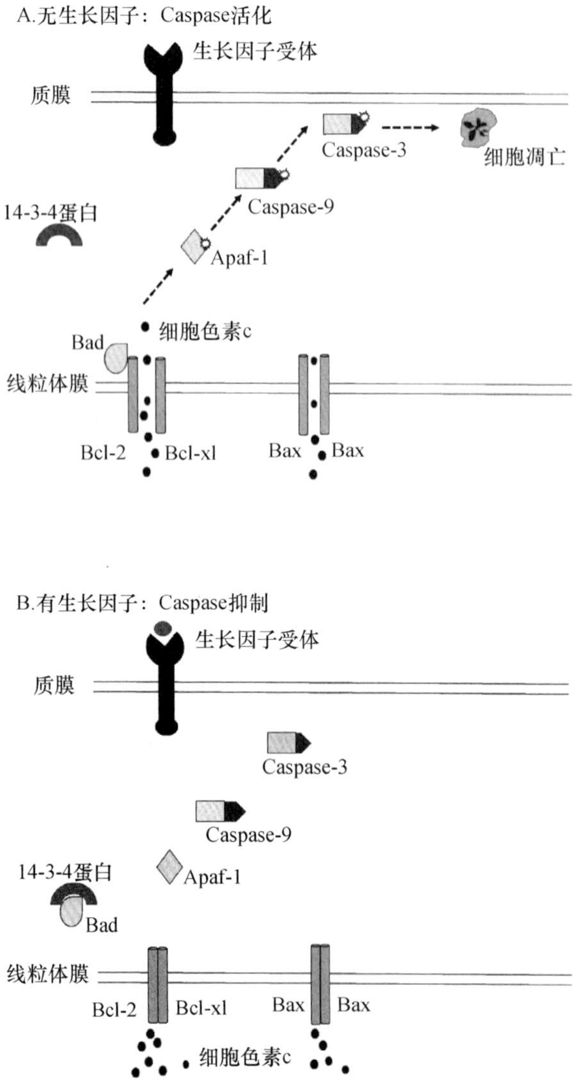

图 14-11　NGF 受体介导的凋亡信号通路

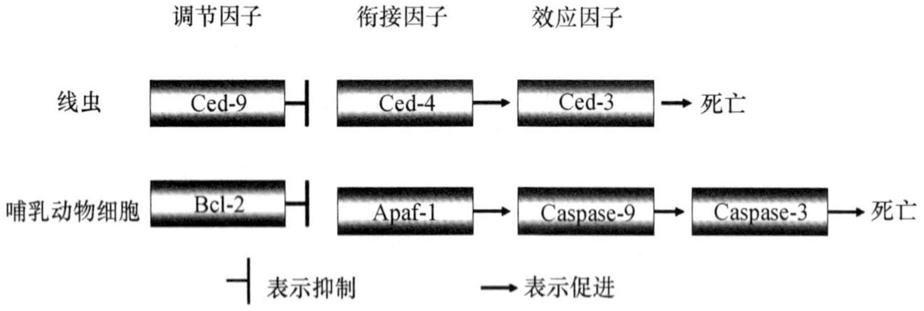

图 14-12　线虫和哺乳动物细胞凋亡的信号转导

以引发内质网应激（endoplasmic reticulum stress，ERS），介导细胞凋亡。内质网应激引起凋亡也是通过激活 Caspase 来实现的。Caspase-12 的前体位于内质网，可以被钙离子所激活。同时，钙离子依赖的蛋白酶 Calpain 以及胞质中的 Caspase-7 也能够激活内质网上的 Caspase-12 前体，活化的 Caspase-12 被转运到胞质中与 Caspase-9 介导的凋亡途径相结合，完成细胞凋亡。如内质网一章所述，内质网应激发生后，可激活 IRE1、PERK 和 ATF6 三条通路。而目前证明，CHOP（C/EBP homologous protein）是后两条通路中的汇聚分子，具有抑制生长（growth arrest）和诱导 DNA 损伤（DNA damage-inducible）作用，因此称所编码基因为 *GADD153*。从许多疾病的组织中，都发现 *GADD153* 基因表达上调。内质网介导的凋亡是细胞的一种自我保护机制，以维持生存为目的。

第三节　其他类型的程序性细胞死亡

一、细胞自噬

细胞自噬（autophagy）是一类在进化过程中高度保守的物质降解过程，溶酶体与生物大分子、受损的细胞器甚至细胞本身相融合，均可通过自噬加以降解。目前发现自噬参与了蛋白质、脂质、受损细胞器和蛋白聚集体的降解。大量研究表明，细胞自噬在细胞存活、细胞死亡、抗原呈递、病原体感染过程中发挥着重要作用。细胞自噬功能的异常与许多疾病的发生也有直接关系，如癌症、神经退行性疾病、免疫病、肥胖症、糖尿病等。细胞自噬是当前生命科学中最热门的研究领域之一。

正常动物细胞为了维持细胞内环境的动态平衡，需要不断降解功能失常或不需要的细胞结构，如各种蛋白质、细胞器以及各种胞质组分。通常，寿命较短的蛋白质如调控蛋白等通过泛素-蛋白酶体系统（ubiquitin-protease system，UPS）进行降解；而寿命较长的蛋白质及细胞结构则通过细胞自噬途径，由溶酶体进行降解。电镜下观察到的细胞自噬的形态特征是细胞内出现大的双层膜包裹的泡状结构，其中常见包裹着整个细胞器，如线粒体、过氧化物酶体等。细胞内的这种结构称为自噬体（autophagosome），其双层膜来自内质网或细胞质中的膜泡。细胞自噬的过程包括膜泡形成、扩展、自噬体形成三个阶段，自噬体与溶酶体融合后形成自噬溶酶体（autophagolysosome），继而其内含物被溶酶体中的水解酶消化（图 14-13）。

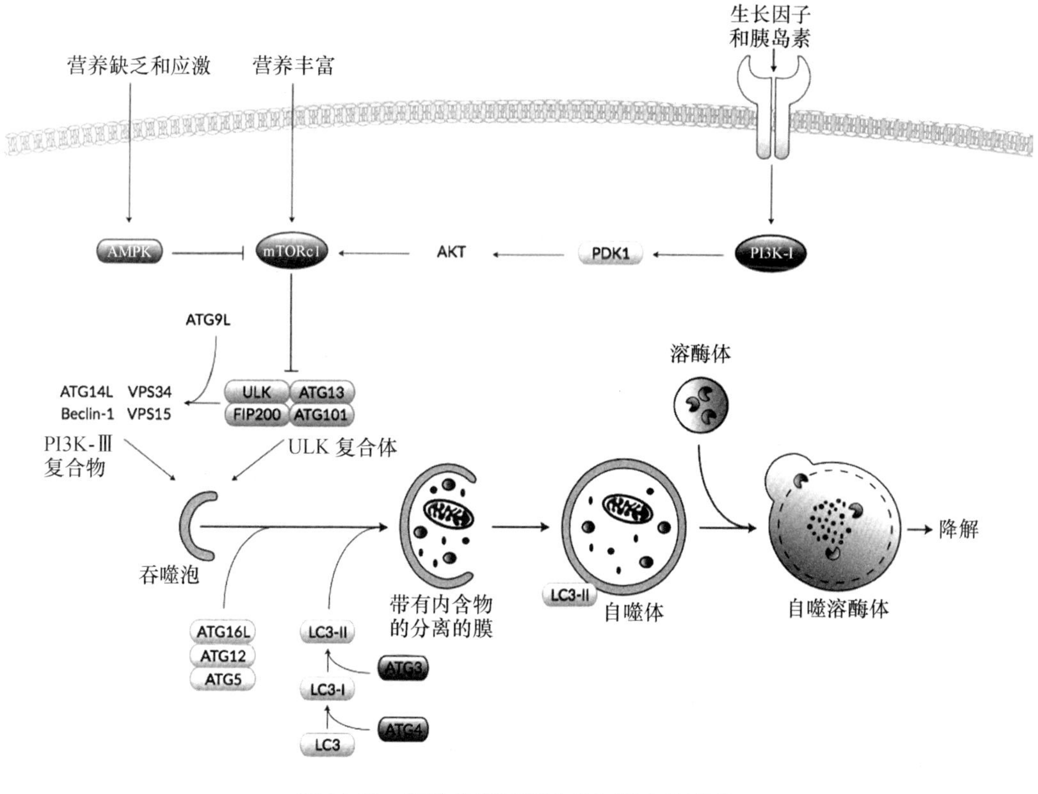

图 14-13　细胞自噬过程及参与调节的因素

在正常细胞中，细胞自噬持续地以较低速率进行，当细胞遭遇特殊情况，如动物发育的特殊阶段或细胞面临代谢压力时（如营养缺乏或生长因子缺乏），会大量发生细胞自噬。分子和细胞器通过自噬降解，为蛋白质合成提供能量和必需的氨基酸，因此自噬是促进细胞存活的自我保护机制。再者，细胞自噬具有自我“清理门户”的功能，与泛素介导的蛋白质降解途径不同，细胞自噬不仅能够降解错误折叠的蛋白多聚物，还能够降解功能失常的细胞器，甚至可以清除细胞内的病原体。同其他生物学活动一样，细胞自噬也是在基因调控下进行的。目前已克隆了若干与细胞自噬作用相关的基因。自噬基因（autophagy-related gene，Atg）作为细胞自噬过程中的关键基因，首先于酵母中发现，目前发现该家族成员超过 30 个，其中大部分在线虫、果蝇等模式生物中发现的 *Atg* 基因在哺乳动物细胞内均有同源蛋白。Atg 家族蛋白彼此形成复合物，在细胞自噬的各个阶段发挥作用。例如 Atg1、13、17 负责接收细胞营养状态的信号；Atg6 介导分离膜泡的形成；Atg5、8 和 12 负责介导膜泡的扩展。在细胞正常的状态下，生长因子如胰岛素浓度正常，与细胞表面受体结合后，能够激活磷脂酰肌醇 3- 激酶（phosphoinositide 3-kinase，PI3K），进而活化激酶 Akt/PKB，再通过结节性硬化症相关蛋白 TSC1/2 和 G 蛋白 Rhe b 活化蛋白激酶 mTor（mammalian target of rapamycin），后者能够抑制 Atg1 的激酶活性，从而抑制细胞自噬的发生；当细胞处于营养缺乏等应激状态时，生长因子浓度下降，mTor 的活性被抑制，导致 Atg1 活化，促进自噬体的形成。

最近研究发现在生长因子缺乏的条件下，糖原合酶激酶 3（glycogen synthase kinase-3，GSK3）活性增高后磷酸化，并随之激活乙酰转移酶 TIP60（HIV-1 Tat interactive protein，60 kDa）；在葡萄糖缺乏的条件下，腺苷一磷酸依赖的蛋白激酶（adenosine monophosphate dependent protein kinase，AMPK）通过磷酸化激活，使自噬核心机器中的蛋白激酶 ULK1（即 Atg1）的乙酰化水平增强而启动细胞自噬（图 14-14）。另有学者发现乙酰化酶 Esa1 和去乙酰化酶 Rpd3 通过乙酰化作用可调节 Atg3 和 Atg8 的相互作用而影响自噬。

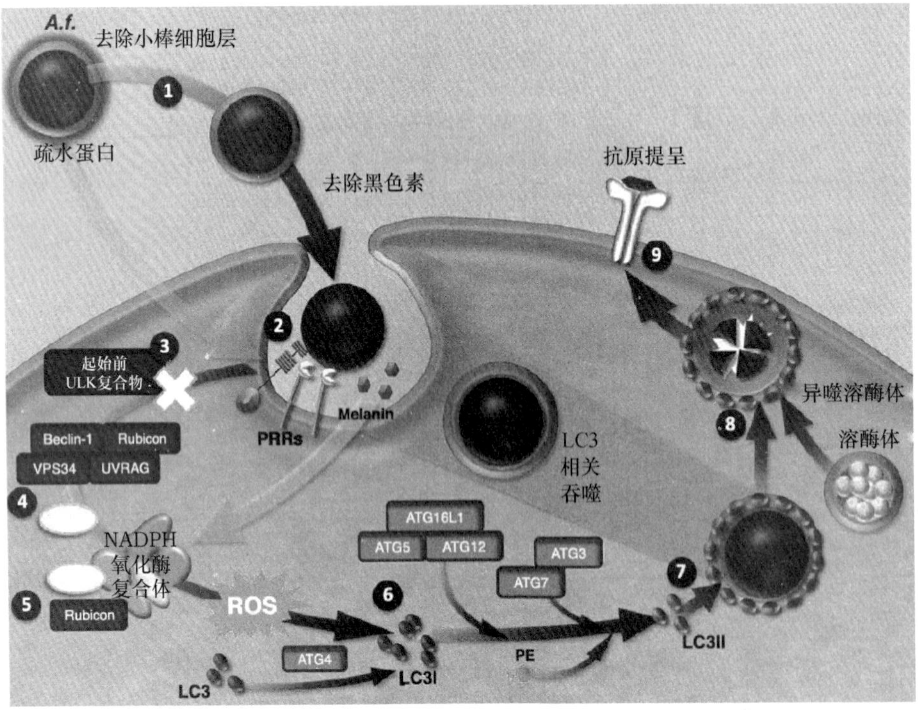

图 14-14 细胞缺乏生长因子或葡萄糖诱导细胞自噬模式图

除 *Atg* 基因外，另一种称为 *LC3*- Ⅰ / Ⅱ 的基因在调节自噬方面也发挥重要作用（图 14-15）。*LC* 基因编码的微管相关蛋白 1A/1B 轻链 3（microtubule-associated protein 1A/1Blight chain 3，LC3）是一种胞浆可溶性蛋白，分子量 17 kDa，广泛存在于哺乳类动物细胞以及培养细胞中。自噬发生后，胞浆蛋白或细胞器等需要降解成分被自噬体吞噬，与此同时，在多种 Atg 作用下，胞浆中 LC3- Ⅰ可与磷脂酰乙醇胺（PE）共价结合，形成 LC3- Ⅰ / PE，即 LC3- Ⅱ，后者即可被招募到自噬体膜表面。当自噬体与溶酶体融合，形成自噬性溶酶体之后，自噬底物在自噬溶酶体中开始降解。与此同时，LC-3- Ⅱ也在自噬体腔内中发生降解，因此，溶酶体中出现 LC3- Ⅱ在某种程度上反映出自噬的活化程度。鉴于 LAP（LC3-associated phagocytosis）信号通路存在于绝大多数细胞自噬过程中，因此被认为是最重要的自噬调节系统之一。采用蛋白印迹杂交和免疫荧光检测 LC3- Ⅱ已经成为评价自噬的进程的可靠方法。

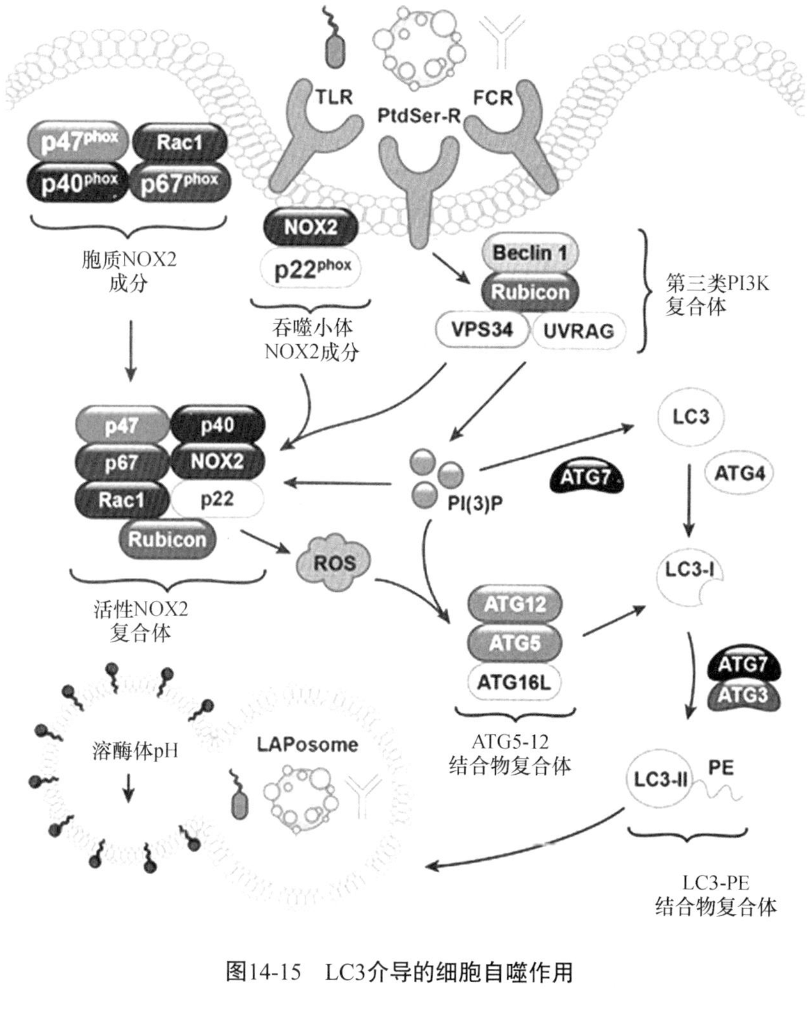

图14-15　LC3介导的细胞自噬作用

此外，细胞自噬对于个体发育非常重要，如在果蝇中，敲除 *DrAUT1*（果蝇中 *Atg3* 的同源物）导致脂肪细胞不能自噬而使得昆虫变胖；在线虫中，利用 RNA 干扰技术（RNAi）抑制 *Atg6*、*Atg8*、*Atg18* 同源基因表达，可导致线虫发育停止在第一幼虫阶段。Qu 等证明在小鼠胚胎发育过程中 *Atg* 基因是清除凋亡细胞所必需的。可见，细胞自噬对维持个体正确的发育模式非常重要。

而对于一些疾病，如神经退行性疾病，人们原先认为细胞自噬是这些疾病的元凶，现在实验证明，*Atg5* 和 *Atg7* 敲除小鼠脑中均可见蛋白质聚集引发神经功能退化。因此，细胞自噬很可能是进化过程中形成的一种重要的细胞保护机制。虽然近年来在自噬的分子机制和调控机制等方面取得了一些进展，但自噬与凋亡、坏死等死亡模式之间的相互依存及转化关系、自噬的信号转导途径以及自噬的起源等许多问题尚不清楚，特别是自噬与肿瘤关系的研究刚刚开始，自噬究竟是抑制肿瘤还是促进肿瘤发生，药物治疗诱发的自噬究竟是杀死还是保护肿瘤细胞，这些问题在研究中越来越受到关注。

二、细胞焦亡

细胞焦亡（pyroptosis）是近几年新发现的一种伴随着炎症反应的程序性细胞死亡方式。细胞焦亡在形态学上同时具有坏死和凋亡的特征。与细胞凋亡相似的是，发生焦亡的细胞同样会出现细胞核浓缩、染色质 DNA 断裂以及 TUNEL 染色阳性、膜联蛋白 V 染色阳性。但与凋亡不同的是，细胞发生焦亡时，细胞膜上形成众多 1 ～ 2 nm 的孔隙，使细胞膜失去完整性，导致细胞膜失去调控物质进出的能力，最终导致细胞膜溶解，释放出细胞内容物，诱发炎症反应。

细胞焦亡是机体在感知病原微生物侵染后启动的免疫防御反应，在拮抗和清除病原感染以及内源危险信号中发挥重要作用。相比于细胞凋亡，细胞焦亡发生得更快，并会伴随大量促炎症因子的释放。细胞发生焦亡时会释放白细胞介素 -1β（IL-1β）和白细胞介素 -18（IL-18），募集更多的炎症细胞，扩大炎症反应。过度的细胞焦亡会诱发多种自身炎症性和自身免疫性疾病。目前细胞焦亡被认为由两种 Caspase 介导，即 Caspase-1 和 Caspase-4/5/11。对细胞焦亡的深入研究有助于认识炎性疾病，为临床防治提供新思路。细胞焦亡与细胞凋亡均属于程序性细胞死亡方式，但是焦亡并不由传统的凋亡分子 Caspase-3 介导，而是由炎性半胱氨酸蛋白酶介导。存在于小鼠体内的炎性半胱氨酸蛋白酶包括 Caspase-1 和 Caspase-11；存在于人体内的炎性半胱氨酸蛋白酶包括 Caspase-1、Caspase-4 和 Caspase-5。研究人员相继证实在人体和小鼠体内存在着经典焦亡途径和非经典焦亡途径两种焦亡方式，细胞在受到不同的刺激时会通过不同的通路启动焦亡进程，广泛地参与到疾病的发生发展中。

三、细胞裂亡

细胞裂亡（mitotic cell death，MCD），又名有丝分裂灾变（mitotic catastrophe），是指细胞经过一次有丝分裂后才开始死亡的现象。裂亡现象最初是在研究 X 线杀伤肿瘤细胞机制时发现的。用 1.4 Gy 的 X 线照射叙利亚仓鼠细胞时发现，79% 的克隆停止生长，21% 的克隆缓慢生长，停止生长的细胞形成多个微核而死亡。用中国仓鼠卵巢细胞（CHO）也观察到，X 线照射后单细胞分裂 12 ～ 23 代后停止生长，出现非均质的巨大细胞。细胞裂亡表现为细胞多核化、细胞体积变大、DNA 多倍体、DNA 泳带弥散等特点，与细胞凋亡相比，其微核均染、不出现亚 G_1 峰。

当细胞周期的进行被打乱时，将会出现不正常的细胞分裂，称为有丝分裂灾变。胞内或胞外的很多因子的刺激都将导致细胞裂亡，裂亡的细胞将越过细胞周期关卡的调控，往往是一个细胞周期的事件还未结束就开始进入下一个细胞周期事件，如 DNA 复制前就开始子细胞的形成过程，这些细胞在形态上表现出正常分裂的特点，如细胞外基质降解、细胞变圆、细胞体积减小、染色质凝集、核纤层解聚、核膜崩解等，在此情况下，也形成纺锤体，但染色体不能正确定向进入细胞两极。与正常分裂细胞相比，这些细胞含有“降解”或“粉状”DNA，这是由于 DNA 不完全复制造成的。在某些特定条件下，发生裂亡的细胞可以恢复有丝分裂而成为间期多倍体细胞。

细胞分裂与细胞死亡是生命运动在微观水平上表现出的对立统一，对细胞死亡的研究迟于细胞分裂将近 1 个世纪。细胞面对死亡有多种选择，可以是坏死、凋亡、自噬、焦亡，也可能是某种未知的死亡方式。对于细胞死亡方式的全面探索以及不同死亡方式之间相互关系的揭示，不但能够丰富人类对生命现象的认识，而且可以为癌症和老年性疾病的防治提供理论依据。

第四节　细胞凋亡与疾病

20 世纪 90 年代以来，对细胞凋亡的研究成为生命科学的重要课题。细胞凋亡降低细胞数量，细胞增殖增加细胞数量，它们之间的平衡是机体稳态的基本条件。细胞的正常增殖与死亡过程一旦发生紊乱，就会导致疾病的发生。随着细胞凋亡概念的深化，人们对疾病发病机制有了新的认识，即凋亡失调可导致许多疾病发生。

一、细胞凋亡不足

细胞凋亡不足可导致应死而未死的细胞增多，导致病变细胞增多、受累器官体积增大、功能异常，引起疾病的发生。

1. **肿瘤**　多年来，人们一直认为肿瘤的发生主要与细胞增殖和分化的异常有关，认为肿瘤是一种“增殖紊乱或分化异常”性疾病。而现在，随着细胞凋亡研究的深入，人们从另一个视角认识到肿瘤的发生与细胞凋亡不足有着密切关系。更强调肿瘤有可能是“凋亡障碍性”的结局，是细胞增殖和凋亡平衡失调的综合性结果。大量实验结果证明，生物体内每一个器官的细胞数量都有严格的界限，该器官一旦受到损伤，可通过残留细胞的再生（一种细胞增殖方式）来恢复原有的细胞数量。还有一些增殖活跃的组织（如骨髓、小肠上皮和子宫内膜），其细胞在正常状态下也会发生蜕变和死亡，但这些组织的自我更新能力都很强，故一般不会引起机体的病理改变。目前认为，当体内一种细胞分化到终末状态时，固化（built-in）在细胞内的程序就会发挥作用，令细胞停止生长，这种过程称为复制性细胞衰老（replicative cell senescence）。细胞凋亡不足时，导致细胞进入无序、失控的生长状态，本应通过细胞凋亡方式而自行死亡的正常细胞会意外地存活下来。有研究表明肿瘤的发生发展与肿瘤细胞的凋亡现象相关且共存，与细胞凋亡的速度密切相关。有研究证实，癌前病灶中细胞凋亡率比周围正常组织高出约 8 倍，提示细胞凋亡参与了肿瘤的起始过程，而正常细胞癌变前对细胞凋亡作用异常敏感，很容易经凋亡途径被清除，提示癌变前细胞通过凋亡作用，对机体发挥调节机制、清除“异常”而进行自我保护。其次，肿瘤细胞作为幼稚分化细胞，本身的遗传具有不稳定性，故经常可逃脱复制性细胞衰老程序的控制，并逃脱机体免疫系统的实时监控，使肿瘤细胞免于细胞凋亡。研究证明，在很多肿瘤细胞中有肿瘤抑制基因的缺失或突变。如当 *p53* 基因缺失或突变后，细胞凋亡过程减弱，使机体肿瘤的发生率明显增加。研究发现，非小细胞肺癌中 *p53* 基因突变率达 50% 以上，在小细胞肺癌，其突变率可高达 80%。肿瘤细胞中癌基因过量表达，其产物不仅可以刺激肿瘤细胞生长，也能阻断肿瘤细胞凋亡，使肿瘤细胞数目增加。例如哺乳动物的首个凋亡相关基因 *Bcl-2* 是从滤泡淋巴瘤（follicular lymphomas）细胞中克隆出来的，由于染色体重排，*Bcl-2* 编码区与免疫球蛋白的增强子相连，导致 Bcl-2 蛋白的过量表达，使肿瘤细胞继续生长、抵抗凋亡。Bcl-2 虽然不影响细胞的增殖速度和分裂率，但由于 Bcl-2 的高表达，抑制了细胞凋亡的进程，可使细胞的存活期延长，因此，肿瘤不仅是细胞增殖和细胞分化异常的疾病，同时也是凋亡异常的疾病。

根据上述观点，有人提出了肿瘤治疗的新思路，即设法在肿瘤组织中诱导细胞凋亡，增加死亡 / 增殖细胞的比值。临床上对恶性肿瘤采取的化疗、放疗均有诱发肿瘤细胞凋亡的作用。

2. **自身免疫性疾病**　自身免疫性疾病是指机体对自身抗原发生免疫应答而导致自身组织

损伤和功能障碍的一类疾病。正常情况下，免疫系统在发育过程中已将针对自身抗原的免疫细胞进行了清除，其中清除方式之一就是细胞凋亡，如果凋亡不足，不能有效消除自身免疫性细胞，则导致自身免疫病。例如：①系统性红斑狼疮：Fas 是存在于多种细胞和肿瘤细胞表面的受体。在免疫系统中 FasL 主要存在于免疫系统活跃的 T 淋巴细胞表面。T 细胞上表达的 FasL 与 Fas 相互作用，可诱导细胞凋亡。这种凋亡对自身反应性淋巴细胞及免疫反应后过剩的细胞清除非常必要。系统性红斑狼疮患者的外周血单核细胞 *Fas* 基因有缺失突变，不能有效地消除自身免疫性 T 细胞克隆，使大量自身免疫性淋巴细胞进入外周淋巴组织，产生抗自身组织的抗体，出现多器官损害。②非胰岛素依赖型糖尿病（IDDM）：由于 T 细胞和 B 细胞中的 Fas 表达减少，T 和 B 淋巴细胞凋亡受阻，免疫细胞凋亡率下降，导致大量 T 细胞和 B 细胞浸润于胰岛 β 细胞中，对胰岛 β 细胞实施攻击，最终引起胰岛 β 细胞凋亡，使之不能正常分泌胰岛素。③类风湿关节炎（RA）：类风湿关节炎的炎症部位在滑膜，当炎症细胞浸润关节时，导致关节滑膜细胞增生，滑膜增厚，形成血管翳，破坏关节结构，血管翳分泌一些细胞因子使关节周围软组织损伤。RA 患者中 Fas 介导的凋亡减少，从而使炎症细胞不能及时被清除，引起自身免疫反应。④多发性硬化症（MS）：系神经系统炎性脱髓鞘为主的一种疾病，产生髓鞘质的细胞（OGD）成了炎症的靶细胞，进而发生纤维化，产生斑点。OGD 的破坏、死亡导致髓鞘质减少和神经功能的障碍。Fas/FasL 介导的细胞凋亡的下降，可减轻疾病的严重程度。还有慢性甲状腺炎等均是由于针对自身抗原的淋巴细胞凋亡不足，进而攻击自身组织所致。临床上治疗自身免疫性疾病常用的糖皮质激素，其主要机制之一就是诱导自身免疫性 T 细胞发生凋亡。

二、细胞凋亡过度

在疾病发生发展过程中，很多致病因素不仅导致细胞坏死，也诱发细胞凋亡。细胞凋亡过度是某些疾病发生与演变的细胞学基础。

1. **心血管疾病** 研究发现，人类血管内皮细胞、平滑肌细胞和心肌细胞普遍存在凋亡现象，探讨凋亡在心血管疾病中的作用是心血管细胞分子生物学研究的一个重要方面。①急性心肌梗死和缺血再灌注损伤：以往认为急性心肌梗死和缺血再灌注损伤引起的心肌细胞死亡是坏死。近年来研究证实，急性心肌梗死的梗死灶及其周边区细胞不但有坏死，也有凋亡。一般来说，缺血早期、轻度缺血或慢性缺血以细胞凋亡为主，反之，以细胞坏死为主；梗死灶的中央以细胞坏死为主，周边区以细胞凋亡为主。细胞凋亡常先于细胞坏死，细胞凋亡与坏死共同促使梗死面积向四周扩展。陈旧性心肌梗死的病灶与正常心肌的交界处同样也存在细胞凋亡。缺血再灌注损伤与细胞凋亡也密切相关，1992 年 Schumer 等在缺血再灌注的大鼠肾组织中观察到细胞凋亡现象。1994 年 Gottlieb 等在家兔离体心脏验证了缺血再灌注损伤致心肌细胞凋亡。上述原因引起细胞凋亡的机制尚不清楚，可能与氧化应激、抑制凋亡基因 / 促进凋亡基因表达失衡等有关。②心力衰竭：以往人们对心力衰竭发病机制的研究主要集中在心肌细胞的功能异常。近年来的研究表明，慢性充血性心力衰竭的心肌细胞有凋亡的形态学特征。在压力负荷过重引起的心力衰竭动物模型上，发现在左心肥大的同时，心肌细胞数量减少，经分析系心肌细胞凋亡所致。心力衰竭时心肌细胞凋亡可能与多种因素有关，如氧化应激、压力或容量负荷过重、缺血、缺氧及细胞因子（如 TNF）等均可诱导心肌细胞凋亡。其中细胞因子特别是 TNF_{α} 更受到关注，这是因为在心力衰竭患者的血中有高水平的 TNF_{α}，衰竭的心脏过度表达 TNF_{α}，TNF_{α} 以及其他的细胞因子对心肌有负性变力作用，并能加重心力衰竭。心肌细胞凋亡的发现，提示心力衰竭的发病机制不仅与心肌细胞功能异常有关，而且与心肌细胞凋亡有关，心肌细胞凋亡在心力衰竭的病理生理变化中起一定作用。阻断诱导心肌细胞凋亡的信号或阻断这些信号与死亡程序连接起来的有关通道，将有助于遏止凋亡，为临床上预防和控制心力衰竭提供了新思路。③动脉粥样硬化症（arteriosclerosis，AS）：近来发现，细胞凋亡同增生平行相伴。它对内皮的损伤、增生的抑制、粥样病灶的形成和斑块的剥脱有一定的影响。凋亡与增生的平衡是血管结构正常的保障。AS 是由于细胞凋亡过度和失去对细胞增生的制约，结果导致血管的细胞结构和功能异常，非细胞成分增多，促成粥样病变的形成，同时导致管壁变形、变硬，血管重构。再者，AS 细胞凋亡往往活跃在粥样斑块处，造成斑块的不稳定性，易引发斑块的脱落，造成冠心病急性事件发生。因此，深入研究细胞凋亡可为寻找、开发新的 AS 治疗措施提供有力的证据。

2. 神经退行性疾病　神经细胞在出生后不再发生分裂和增殖，因此，神经细胞一旦损伤则很难修复，容易发生细胞凋亡。许多神经性疾病是以特定神经元的慢性进行性丧失为特征的，这些疾病的神经细胞死亡均属于凋亡，如阿尔茨海默病（Alzheimer disease，AD）、帕金森病（Parkinson disease，PD）、肌萎缩侧索硬化症等。

AD 的主要病理特征是脑实质内 β - 淀粉样蛋白沉积。实验表明，将大鼠大脑的原始海马神经元反复暴露于一定浓度的与 β - 淀粉样蛋白同源的人工合成的多肽之后，细胞的存活率急剧下降，并出现细胞凋亡的形态学变化。对 AD 患者的尸检发现，海马及基底神经核的胆碱能神经元丧失达 30% 以上，大脑皮质也有不同程度的神经元丧失。动物实验及尸检均表明，AD 造成神经元丧失的主要机制是细胞凋亡。由于大量神经元凋亡，致使大脑皮质广泛萎缩，脑回变窄，脑沟变宽，脑室扩大，出现痴呆的临床表现。AD 患者神经元凋亡的机制可能是有关诱导因素（如氧自由基）作用于神经元，引起 Ca^{2+}内流增加，然后激活与 β - 淀粉样蛋白合成有关的基因，使神经元内 β - 淀粉样蛋白含量增加，从而导致神经元凋亡。据此，临床上使用尼莫地平（钙通道阻滞药）、维生素 E（抗氧化剂）等阻抑细胞内 Ca^{2+}浓度的上升或清除氧自由基，以延缓神经元凋亡，改善 AD 症状。

在肌萎缩侧索硬化症患者体内发现有与神经元凋亡抑制蛋白有关的基因突变，神经元凋亡抑制蛋白缺乏，导致脊髓前角运动神经元大量凋亡，肌内出现神经性萎缩，以致严重影响人体的运动功能。

3. 感染性疾病　细胞凋亡在防御病原微生物的感染中有重要意义，这是因为宿主细胞利用凋亡来清除病原微生物，防止其扩散。任何事物都有两面性，感染所致的细胞凋亡是某些疾病（如艾滋病）主要的发病机制。①病毒感染：由 HIV 引起的艾滋病的发病机制主要是宿主 $CD4^+$T 细胞被选择性破坏，导致 $CD4^+$T 细胞显著性减少。HIV 感染不仅能够使成熟 $CD4^+$T 细胞凋亡，还可以使造血干细胞和未成熟 T 细胞凋亡，进而影响细胞分化和再生。此外，HIV 也可诱导其他免疫细胞如 B 细胞、$CD8^+$T 细胞、巨噬细胞凋亡，因而造成机体免疫功能严重缺陷，患者容易继发各种感染及恶性肿瘤而死亡。病毒性肝炎的组织学改变除细胞坏死外，也提示有细胞凋亡，如出现凋亡小体、嗜酸性小体等。细胞凋亡过程中，各种细胞因子在诱导或抑制细胞凋亡中起着重要作用。体外补充 IL-2 或抗 IL-10、抗 IL-4，均能够抑制感染 HIV 患者 T 细胞凋亡，使患者 T 细胞恢复免疫功能。因此 HIV 感染引起机体细胞因子网络功能失调是诱发细胞凋亡的重要原因之一。②细菌与寄生虫感染：某些致病菌既可引起宿主细胞坏死，又可引起细胞凋亡。例如，福氏志贺菌杀死巨噬细胞的机制是诱导细胞凋亡；百日咳鲍特菌可引起上皮细胞和巨噬细胞凋亡；幽门螺杆菌也可引起相应细胞凋亡。某些细菌毒素如白喉外毒素可诱发细胞凋亡，细菌内毒素可诱发小鼠胸腺细胞凋亡。某些寄生虫（如疟原虫）感染诱导的细胞凋亡在疾病发病机制中也起重要作用。近年来研究发现，Fas 和 Apo-1 系统与病毒感染肝细胞的清除有密切关系。HCV 和 HBV 感染的慢性肝炎患者肝细胞表面表达大量的 Fas 抗原，在活动性炎症区域可观察到有大量的 Fas 表达。这些提示 Fas/FasL 系统参与病毒性 T 细胞肝炎的发病。还有 TGF- β 1 是一种生长抑制因子，在体内可抑制肝细胞增殖，诱导肝细胞凋亡。有实验证实，正在进行凋亡的肝细胞可被 TGF- β 1 前体的酶标抗体染色，而正常或坏死的肝细胞则不被染色。因此，TGF-β1 可以作为凋亡细胞区别于坏死细胞的一个分子标志。

三、细胞凋亡不足与过度并存

人体组织器官由不同种类的细胞构成，由于细胞类型的差异，对致病因素的反应也有所不同。因此，在同一组织或器官，有些细胞表现为凋亡不足，有些细胞则表现为凋亡过度，同一组织或器官出现细胞凋亡不足与凋亡过度并存的现象。例如，动脉粥样硬化时，其血管内皮细胞凋亡过度，而血管平滑肌细胞凋亡不足。内皮细胞凋亡使血管内皮防止脂质沉积的屏障作用减弱，加速粥样斑块的形成。由于凋亡活跃于斑块处，易于造成斑块脱落而致严重后果。内皮细胞凋亡后，可以启动凝血机制在病变局部形成血栓，加重血管腔狭窄。在动脉粥样硬化过程中，血管平滑肌细胞增殖幅度明显升高，为了维持平滑肌细胞数目的动态平衡，细胞凋亡的幅度也会升高，但细胞增殖始终占主导地位，增殖数大于凋亡数，加之病变处非细胞成分增多，导致血管壁增厚、变硬。

心律失常也与细胞凋亡不足或凋亡过度有关。例如，房室交界区 P 细胞凋亡不足，残留的 P 细胞可能是产生异位节律的根源。病态窦房结综合征、房室传导阻滞等可能与细胞凋亡过度有关。

小结

细胞衰老与死亡是细胞生命活动中的基本规律，机体的衰老与细胞的衰老死亡又是两个概念。通常将机体的形态、结构和生理功能衰退的现象总称为衰老，而细胞衰老是指细胞在正常环境条件下发生的生理功能和增殖能力减弱以及细胞形态变化，并趋向死亡的现象。细胞总体的衰老反映了机体的衰老，但机体的衰老并不等于所有细胞的衰老，机体的衰老是以总体细胞的衰老为基础的。

细胞衰老主要表现为细胞对环境变化的适应能力和维持细胞内环境恒定能力的降低。这些表现是以形态结构与生化改变作为基础的，如细胞膜体系、骨架系统、线粒体、细胞核的形态结构及细胞内的 DNA、氨基酸、蛋白质等大分子的生物学功能均会发生一系列变化。目前，导致衰老的学说有很多种，包括内因、外因、自由基理论、细胞内程序衰老学说、端粒与端粒酶学说等，人们从不同角度、从更深的分子层次对衰老的原因和本质进行探讨，使得细胞衰老机制研究有了突破性进展。

细胞死亡形式有细胞坏死、细胞凋亡、细胞自噬、细胞焦亡和细胞裂亡等。这些细胞死亡方式虽然结局相同，但过程与机制截然不同，表现在形态学、生物化学变化、分子机制、结局和意义等各个层面。细胞凋亡，也称程序性细胞死亡，是由基因编码的细胞主动死亡过程，发生在多细胞生物体，其意义是为调控机体生长、发育、分化等过程提供相对稳定的内环境。细胞凋亡是一个由基因调控的程序化的细胞死亡过程，有着自己固有的调控机制，受制于一套特有的信号转导体系。同时凋亡信号的转导系统又具有多样性，它可因细胞的种类、来源、生长环境及诱因的不同而存在差异，可与细胞增殖、分化的途径存在一些共同通路，同时凋亡的多条信号途径间又存在互通的交叉部分，使得凋亡信号转导及调控机制构成非常复杂的系统。在凋亡过程中有诸多的基因参与，它们各自在凋亡过程中起着正、负调控作用。而细胞坏死是细胞对外来伤害的一种被动反应，是细胞突发性的病理性死亡。细胞自噬是机体在营养物质缺乏条件下的细胞自噬细胞器、细胞内大分子，为机体供能的死亡方式。细胞裂亡是细胞受外界射线等干扰，细胞周期被打乱而出现不正常的细胞分裂，之后细胞死亡的一种方式。细胞焦亡，即细胞炎性坏死，是伴随大量炎性因子释放的一种细胞死亡方式。

随着细胞凋亡概念的深化，人们对疾病发病机制有了新的认识，认识到凋亡失调可能是许多疾病的重要发病机制，应该从全新的角度了解疾病的发生、发展、转归的机制。同时人们正在根据凋亡发生的各个环节，探索针对性的疾病防治方法，为疾病防治提供了新的思路，如用目的基因导入法为肿瘤化疗提供新的思路和靶点，具有一定的应用前景。如果能利用细胞凋亡的相关基因研究成果，应用基因工程、细胞生物学技术，开展基因治疗，无疑将使许多疾病的治疗取得突破性进展。

（杨宏新）

中英文专业词汇索引

A

B

C

D

E

F

G

H

J

Q

R

S

T

W

X

Y

Z

主要参考文献

[1] Alberts B, Johnson A, Lewis J, et al. Molecular Biology of the Cell. 5th ed. Oxfordshire: Garland Science, 2007.

[2] Lodish H. Molecular Cell Biology. 8th ed. New York: W. H. Freeman and Company, 2016.

[3] Alberts B, Johnson A, Bray D. Essential Cell Biology. 4th ed. New York: W. W. Norton & Company, 2016.

[4] Karp G. Cell and Molecular Biology. 7th ed. New Jersey: Wiley, 2013.

[5] Hancock J. Cell Signalling. 4th ed. Oxford: Oxford University Press, 2017.

[6] Weinberg R. The Biology of Cancer. 2nd ed. Oxfordshire: Garland Science, 2013.

[7] Schaefer GB, Thompson J. Medical Genetics. New York: McGraw-Hill, 2014.

[8] Watson JD, Baker TA, Bell SP, et al. Molecular Biology of the Gene. 7th ed. New York: Pearson, 2013.

[9] Goodman SR. Medical Cell Biology. 3rd ed. New York: Academic Press, 2007.

[10] Browder LW. Developmental Biology: A Comprehensive Synthesis. Volume 5. New York: Plenum Press, 1988.